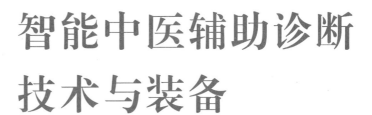

智能中医辅助诊断技术与装备

主　审　王天芳　胡镜清

主　编　王俊文

副主编　王传池　王远军　杨　杰　屈　凯

全国百佳图书出版单位

中国中医药出版社

· 北 京 ·

图书在版编目（CIP）数据

智能中医辅助诊断技术与装备 / 王俊文主编 . — 北京：
中国中医药出版社，2023.12
ISBN 978-7-5132-8533-9

Ⅰ . ①智…　Ⅱ . ①王…　Ⅲ . ①中医诊断学—智能技术
Ⅳ . ① R241-39

中国国家版本馆 CIP 数据核字（2023）第 202354 号

中国中医药出版社出版

北京经济技术开发区科创十三街 31 号院二区 8 号楼
邮政编码　100176
传真　010-64405721
山东临沂新华印刷物流集团有限责任公司印刷
各地新华书店经销

开本 787×1092　1/16　印张 23.25　彩插 0.5　字数 518 千字
2023 年 12 月第 1 版　2023 年 12 月第 1 次印刷
书号　ISBN 978-7-5132-8533-9

定价　92.00 元
网址　www.cptcm.com

服 务 热 线　010-64405510
购 书 热 线　010-89535836
维 权 打 假　010-64405753

微信服务号　zgzyycbs
微商城网址　https://kdt.im/LIdUGr
官 方 微 博　http://e.weibo.com/cptcm
天猫旗舰店网址　https://zgzyycbs.tmall.com

《智能中医辅助诊断技术与装备》编委会

主　编　王天芳（北京中医药大学）
　　　　胡镜清［中国中医药科技发展中心（国家中医药管理局人才交流中心）］

主　编　王俊文（中国中医科学院中医基础理论研究所）
副主编　王传池（广东省新黄埔中医药联合创新研究院）
　　　　王远军（上海理工大学）
　　　　杨　杰［中国中医科学院中医药信息研究所（中医药数据中心）］
　　　　屈　凯（陕西省中医医院）

编　委（以姓氏笔画为序）
　　　　于丽丽（澳门科技大学）
　　　　马晓彤（中国中医科学院中医基础理论研究所）
　　　　马嘉轶（中国中医科学院中医基础理论研究所）
　　　　王小满（北京博奥晶典生物技术有限公司）
　　　　王丽婷（清华大学）
　　　　王朝辉（江西中医药大学）
　　　　尹继瑶（中国中医科学院中医基础理论研究所）
　　　　田　雨［中国中医科学院中医药信息研究所（中医药数据中心）］
　　　　邢婧瑜（北京中医药大学）
　　　　朱　龙（福建中医药大学）
　　　　刘久健（北京悦天光电技术有限公司）
　　　　刘长松（清华大学）
　　　　刘国萍（上海中医药大学）

刘明媛（上海理工大学）

刘路路（北京博奥晶典生物技术有限公司）

孙志波（中国中医科学院中医基础理论研究所）

李　炜（上海理工大学）

李　航（博奥生物集团有限公司）

杨莹莹（北京中医药大学）

邱士庆（北京印刷学院）

宋　委（北京身心康科技有限公司）

宋晓慧（中国中医科学院中医基础理论研究所）

张　智（博奥生物集团有限公司）

张广福（北京斯脉福科技发展有限公司）

陈　彦（清华大学）

林雪娟（福建中医药大学）

郑昭瀛（中国中医科学院中医基础理论研究所）

赵　燕（北京中医药大学）

姜燕华（中国中医科学院中医临床基础医学研究所）

钱程一（上海理工大学）

郭　壮（中国中医科学院中医基础理论研究所）

黄　斌（北京身心康科技有限公司）

靳梦姣（上海理工大学）

前　言

20世纪70年代起，国内研发了中医脉诊仪等诊法客观化设备和仪器，为中医装备辅助诊断奠定了重要基础。目前我国市场上已拿到批件的上市产品包括舌面仪、脉象仪、红外仪、经络检测仪等。与西医受益于装备等现代科技发展取得的飞速进展相比，中医诊疗装备企业数量少且分散，目前这些仪器多用作科研和治未病用途，真正用于临床诊断的尚不多，这种状况在很大程度上制约了中医药在现代社会的发展和使用。

由于中医理论自成体系，难以用现代生物学等现代科技进行医理解释，中医工程研究长期面临中医理论自身的复杂性和综合性，适合中医理论的工程技术标准难以建立，中医界人员和其他学科人员沟通存在困难，以及跨学科人才难以培养和极度缺乏等诸多问题。中医理论与现代科学技术之间似乎存在一道鸿沟，需要搭建接口和桥梁进行对接。

应上述需求，本专著拟通过研究总结智能化、客观化中医诊断信息采集方法和技术，以及对现有较为成熟的10余种中医诊断装备的检测原理、组成和操作规范等进行全面梳理，搭建一座中医工程化及科技中医化的桥梁，为中医诊断装备及智能中医辅助诊断模型的研发和应用提供参考，也为中医诊断装备的操作和使用提供培训资料。

在本书撰写过程中，我们对现代中医诊断装备进行了全面调研，并在此基础上将全书分为技术篇、装备篇和应用篇。在技术篇，对智能化中医诊断关键技术进行了简单介绍，包括中医诊断信息的规范化和标准化、客观化诊断数据采集技术、智能辅助诊断统计和数学模型、中医思维体系诊断模型四部分，这些内容可以为拟建立智能辅助诊断模型的研究者提供技术参考；在装备篇，对常用的14种中医诊断装备，分别介绍了其中医理论基础、现代感知或检测原理、装备基本组成及规范化使用操作方法，这些内容适用于广大设备开发及使用操作人员；在应用篇，展示了常用中医诊断装备在健康评估、疾病和证候诊断及疗效评价中的应用情况，为打算用中医装备开展科研和临床工作的人士提供具体案例和示范。希望本书的出版能促进医务工作者和相关人员对于中医装备检测原理的深入理解，并帮助他们掌握相关操作规范，促进中医装备真正为中医医生诊断疾病、辨证应用或疗效评价增加客观化的检测指标；同时，也便于积累中医客观化数据，为中医药疗效证据的研究提供客观工具。

参与撰写本书的各位作者包括来自中国中医科学院、北京中医药大学、中医药科技发展中心、清华大学、上海理工大学、澳门科技大学、上海中医药大学、福建中医药大学、江西中医药大学等高校和科研院所的教授、研究者，以及多位来自四诊仪、经络仪、红外检测仪等中医诊断装备生产企业的专业人员。此外，中国中医科学院张启明研究员、张维波研究员、赵宇平研究员、卢红蓉研究员、岳广欣研究员对本书的编写提出了大量宝贵建议，王晋中、李春清等多家装备生产企业负责人为本书的撰写提供了资料和图文使用权，在此一并致谢。

希望在将来，中医诊断装备的发展可以使中医医生获得更多的客观化标准化检测数据，并由此积累更多中医药临床有效性证据；同时，智能辅助诊断技术的进步，也必将促进新装备的研发、中医药经验传承、远程诊疗及临床智能辅助决策等的发展，使中医医生也如西医医生一般，能得到各种诊断装备的武装，并能更好地服务患者。

本书的出版，得到了中国中医科学院科技创新工程重大攻关项目（CI2021A00113）、国家自然科学基金项目（82074334）及中国中医科学院优秀青年科技人才（传承类）培养专项（ZZ13-YQ-110）的资助。由于涉及中医学与理工科的交叉，同时跨越最古老与最现代的两端，尽管编撰期间付出努力极多，但疏漏之处在所难免，恳请读者同道批评指正，任何建议问题及合作需求请联系 64030398@qq.com。

王俊文

2023 年 2 月 28 日

目 录

中篇　装备篇

下篇 应用篇

绪

论

智能中医辅助诊断技术是在中医学理论指导下，以中医临床实践为基础，应用人工智能（artificial intelligence，AI）相关技术与方法，研究开发用于模拟、延伸和扩展中医医生诊断智慧的理论、方法、技术、装备及应用系统。智能中医辅助诊断装备是指采用智能技术，通过传感器客观模拟中医望、闻、问、切的信息获取方法，并通过特征抽取、机器学习和深度学习等智能分类技术，得到类似疾病诊断、中医辨证和疗效评价等智能化结果。智能中医辅助诊断技术和装备是一门新的交叉学科技术，中医人工诊断是其模拟的目标和核心，研究基础是标准化、客观化，由于中医诊断包括诊法和辨证、健康评估技术、疗效评价等，智能中医辅助诊断技术也涉及相应的方面。

一、中医诊断装备概述

中医诊断装备是指能辅助中医望、闻、问、切"四诊"和辨证论治的仪器、设备、器具、材料及其他物品（包括所需软件），是在中医理论指导下应用现代科学技术和方法研发的医疗装备。其研发活动和中医临床使用需求情况密切相关。20世纪70年代起，我国国内就开始了诊法客观化、仪器化的研究，为中医装备辅助诊断奠定了重要基础。目前我国已拿到批件的上市产品包括舌面仪、脉象仪、红外仪、经络检测仪等。

（一）中医诊断装备所检测的生物信号

中医学的整体观念认为人体是一个内外协调统一的有机整体，人体自身的结构与功能保持动态平衡，各脏腑、经络、形体官窍在生理上息息相关，在病理上相互影响。中医学诊断疾病要求做到整体审察，从整体上进行多方面考虑，全面收集望、闻、问、切"四诊"信息，做到"四诊合参"，因此信息的传递和交换极为重要。中医诊断装备通过检测、分析、处理大量的信号，提取有用信息，如心电、脑电等电生理信号，以及体温、血压、脉搏、呼吸等。

（二）中医诊断装备的结构和工作方式

1. 中医诊断装备的结构　主要由信号采集、信号预处理、信号处理、记录与显示、数据存储等系统构成。

（1）信号采集系统　主要包括被测对象、传感器或电极，是中医诊断装备的信号源。被测对象是需用仪器测量的物理（化学）量、特性和状态等，如生物电、生物磁、压力、流量、位移（速度、加速度和力）、阻抗、温度（热辐射）、器官结构等。这些量都需通过传感器或电极直接或间接测得。例如面诊仪以面部的色泽、纹理、表情等为被测对象；舌象仪检测舌体形态、舌色和舌苔状态等；压力型脉诊仪检测脉搏处的压力，通过传感器模拟手指的感觉以判别脉象的"位、数、形、势"等；红外热像仪利用红外探测器等接收被测目标的红外辐射能量而获得红外热像图。

信号采集系统的传感器和电极直接影响装备的整机性能，传感器可将反映人体功能状态信息的物理量或化学量转变为电或电磁信号，而电极的作用是直接从人体提取电信号。例如超声式脉诊仪的位移传感器可以检测血管壁的弹性、收缩等，以区分脉象特征；红外成像仪的温度传感器可检测局部温度变化。目前，舌面仪的信号采集系统可自动优化光源和拍摄设置，提升了装备性能。

（2）信号处理系统　包括信号预处理和信号处理两个部分。

由于人体信号的幅度和频率都较低，易受到空间电磁波及人体其他信号的干扰，因此，在分析、存储、记录信号之前，应对信号进行一些预处理，以保证检测结果的准确性。预处理一般包括过压保护、放大、识别（滤波）、调制/解调、阻抗匹配等。例如舌面仪对舌面图像进行裁剪、区域分割和特征提取等预处理，脉诊仪使用信号放大器对脉搏搏动转换成的电信号进行放大预处理。

信号处理部分是中医诊断装备的核心部分，对装备性能的优劣、精度的高低、功能的多少起决定性作用。一般通过模数转换（analog to digital converter，A/D）将放大后的模拟信号转换为数字信号送入计算机或微处理器进行处理，完成包括信号的运算分析、诊断、存储等功能。例如红外热像仪将物体发出的不可见红外能量转变为可见的热图像；压力型脉诊仪则将脉搏的搏动转换成电信号，再输入放大电路，将微弱的生理病理信号记录、处理，再对脉搏波进行分析诊断。

（3）信号的记录与显示系统　信号记录与显示系统的作用是将处理后的生物信号变为可供人直接观察的形式。记录显示的效果明显、清晰，便于观察和分析，能正确反映输入信号的变化情况。按照工作原理不同，记录与显示设备又可分为直接描记式记录器、存储记录器、数字式显示器等。

面对大数据的爆炸式增长，大数据的量、异构性、高时效性需求与日俱增，数据存储的容量和系统的存储性能备受关注。数据存储具有很强的现实意义。数据存储主要分为块存储、文件存储、对象存储三种方式。多数舌面仪采用文件储存方式储存舌面特征图像。

（4）辅助系统　包括控制和反馈、数据存储和传输、标准信号产生和外加能量源等部分，其配置和结构随各种装备的用途和性能而变化，功能越复杂、精度和自动化程度越高的装备辅助系统应越齐备。

2. 中医诊断装备的工作方式　中医诊断装备根据其所检测、处理生物信号的方法不同，采用直接或间接的、实时或延时的、间断或连续的、模拟或数字的工作方式。例如检测体温的变化时，可以采用直接的、实时的、间断的工作方式；而检测脉象变化时，则需用直接的、实时的、连续的工作方式才能测出完整的波形图。

装备的直接工作方式是指装备的检测对象容易接触或有可靠的探测方法，其传感器或电极能用检测对象本身的能量产生输出信号。如脉诊仪需将脉搏部位紧贴仪器探头，充分接触测量点以保证测量的准确性。而间接工作方式是指装备的传感器或电极与被测对象不能或无法直接接触，需通过测量其他关系量间接获取欲测对象的量值。如面诊仪、舌象仪等通过拍摄设备采集和提取特征图像，不需接触患者面部和舌体，实现全程无创无触点测试。

装备的连续或实时工作方式，是指在假设人体被测参数基本稳定不变的情况下，能在一个极短的时间内输出、显示检测信号。例如能实时显示脉搏信号，自动判读脉象的"位、数、形、势"，识别脉图特征参数。而间隔或延时工作方式则需经过一段时间才能输出所检测的信号。例如舌面仪经过深度学习和显著性检测等技术，定性定量分析舌面特征后生成检测报告。

间断工作方式适用于检测生理参数变化缓慢的信息，而连续工作方式适用于检测生理参数变化迅速的信息。诊断装备的工作方式应与检测对象的变化相适应。多数智能中医检测装备采用连续的工作方式采集患者信息，但舌苔动态变化、脉图节律变化等则通过间断方式收集患者信息。

计算机在处理生物信号方面的优点，使得中医诊断装备检测、处理生物信号从模拟的工作方式发展为模拟和数字两种方式。目前，传感器和电极均属模拟的工作方式，较简单方便；而将模拟量进行 A/D 转换后再由计算机进行信息处理，再次经过数模转换（digital to analog converter，D/A）输出所测信号，这样的仪器是数字的工作方式。数字的工作方式具有精度高、重复性好、稳定可靠、抗干扰能力强等特点。

（三）中医诊断装备的分类

随着 AI 技术的发展，中医智能诊断装备的应用场景逐渐涌现，对中医诊断装备的分类比较复杂，目前还难以统一，存在着从不同角度对装备进行分类的问题。

1. 基本分类方法　根据检测的目标或生理参数对中医诊断装备分类，能够对任一参数的各种测试方法进行比较。例如各种面诊仪均可检测面色，各种舌诊仪均可检测舌体、舌苔特征及舌下络脉等，各种脉诊设备均可检测脉搏的脉位、脉宽、脉力、脉率、流利度、紧张度、均匀度、长度等要素。

根据转换原理的不同进行分类，有利于对各种传感器（电极）进行比较，并推广应用。例如各种脉象仪基于压力压强检测、光电、超声等不同的原理，采用不同种类的传感器检测和展示脉象，市面上已出现了各种各样的脉诊仪器，如 BYS-14 型四导脉象仪、多维脉象检测仪、自动加压的三部脉象仪等。

此外，根据生理系统中的应用分类及根据临床的专业分类，均各有方便之处。

2. 按用途分类　根据设备的用途和使用场景进行分类，简单明了，方便医务人员使用。中医诊断装备根据用途分类，包括健康管理装备和疾病辨证诊断装备。

（1）健康管理装备　　主要用于健康状态的评估和中医体质辨识。例如指尖血液容积波脉诊仪，使用简便、成本低、可家用，可连续测量（如每天一次）脉诊相关健康指标，在某些测量指标逐渐恶化的过程中、出现器质性病变之前，提前进行预警，对于健康状态的评估、治未病和预后管理有重要意义；基于面部特征的中医体质辨识系统和舌面脉信息采集体质辨识系统等，可通过提取舌、面部颜色和纹理特征辨识受检者的健康状态和体质特征。

（2）疾病辨证诊断装备　　为了贴合临床实际，中医诊断设备主要根据各生理系统和临床专业分类，方便医者使用。例如使用电子鼻进行肺癌筛查、检测呼吸道细菌，并可将慢性胃炎的寒热病性反映于气味图谱以辨别证型；采用 Z-BOX 舌象数字化分析仪探究慢性胃炎患者腻苔形成过程中舌苔代谢物质的变化、以评价临床疗效；脉诊仪可采集脉象信息并提供脉图，从而为冠心病等疾病的辨证分型提供客观化依据。

二、智能中医辅助诊断关注的问题

1. 传统中医诊断中存在的问题　　由于中医诊断缺乏客观、明确的诊断标准和指南，不同医生往往会根据自己的经验和认识做出不同的诊断，导致诊断结果的不一致性和主观性。诊断过程中，需要依靠医生的经验和判断力进行包括详细的病史询问在内的望、闻、问、切"四诊"等步骤，医生常常需要花费大量的时间和精力进行诊断，导致诊断效率低下；而医生的经验和判断力受到个体差异、认知偏差等因素的影响，因此诊断结果的准确性存在一定的局限性；中医诊断的结果往往是主观判断和经验积累的结晶，难以量化和验证，也难以与西医学进行比较和交流。以望、闻、问、切"四诊"为代表的传统中医诊断中往往存在诊断标准不一致、诊断效率低下、诊断准确性有待提高、诊断结果难以量化和验证等问题。

为了解决上述问题，中医学领域进行了大量研究，以促进中医诊断的规范化、标准化，建立操作规范和证候诊断标准，明确疗效评价指标等具体方法和技术。中医诊断标准化和规范化可以使中医诊断过程可量化、可测量，为中医证候研究、真实世界研究，以及支撑客观化、智能化诊断和更大范围的中医药大数据分析和积累奠定基础。

2. 智能化技术在中医领域应用适应性问题　　智能中医辅助诊断研究的目的是将中医理论和人工智能技术相结合，利用计算机算法和数据分析方法，发掘中医传统知识，从而帮助中医医生更准确地进行病证辨识、诊断和治疗，提高中医治疗效果。

由于中医领域的知识存在一定的特殊性，在智能中医辅助诊断研究过程中，首先，需要对中医的病证和诊断知识进行形式化表示，并建立相关的知识库或者规则库，从而使得计算机的识别、处理和分析等有据可循；在此基础上，需要通过医学传感器等客观化数据采集技术收集中医四诊信息，通过人工标注、解读并建立深度学习等分类模型，或依据形式化表示的知识或者逻辑规则进行计算和比对，达到智能辅助诊断的目的。这两方面的研究互相支撑、互相促进，就像人的头脑思维和肢体感觉器官一样，不能偏废。

三、智能中医辅助诊断关键共性技术

智能中医辅助诊断的核心目标是实现对中医人工诊断的模拟，其关键共性技术需要从中医诊断和智能技术这两个角度出发来研究。从中医诊断的角度，迫切需要突破的共性技术，一是标准化和规范化；二是需要对诊断特征及中医思维进行知识表示，以便于计算机自动计算和推理等，这对于以自然语言处理为基础的中医智能问诊及各类专家系统的研制都至关重要。在智能技术方面，一是基于计算机视觉技术、传感器技术等对中医望、闻、问、切"四诊"诊法的客观化模拟；二是基于神经网络、深度学习等数学模型和统计技术进行中医智能辨证、健康评估技术和疗效评价等。这两个方面你中有我，我中有你，而又彼此相向而行，最终目标都是走向中医诊断和智能技术的深度融合。

（一）中医诊断的标准化和规范化

中医诊断的标准化和规范化是智能中医辅助诊断技术的重要基础，主要研究规范化的操作和语言表达，建立术语标准和操作标准；接入中医四诊仪等诊法客观化设备和仪器，试图克服诊疗过程中医生的主观性等问题。而智能中医辅助诊断技术可以进一步通过将中医理论体系进行形式化表示和数字化处理，构建中医标准化的知识库和规范体系，从而提高中医理论的可传承性和可操作性，促进中医学发展和传承。

中医诊断规范化标准体系建设面临的主要问题首先是客观化、严密性不够，其次是与临床、科研的契合度还不够，也还有一些技术性的限制因素。智能中医辅助诊断技术和装备的应用，包括四诊仪等设备，以及各类以问诊为基础的中医专家系统的研发，不仅促进了中医诊断方法的客观化，更大意义在于促进了中医诊疗数据的数字化、标准化和规范化。

通过中医诊断的标准化和规范化研究，实现数据规范化传输，可异地完成信息的读取和再现，促进中医远程医疗跨区、跨国合作交流。中医智能辅助诊断医疗设备包括中医智能辅助诊断软件、中医智能辅助诊断仪器等，也可以实现对中医病证的快速识别和辅助诊断，提高中医临床治疗的效率和准确性。并且智能中医辅助诊断技术的研究和应用将有望为中医临床治疗提供更加科学、精准和有效的支持和帮助，对中医诊断的标准化和规范化、中医学的发展和传承具有重要的意义。

（二）诊断特征及中医思维的知识表示

1. 知识表示和中医思维模拟　知识表示是知识的符号化和形式化的过程，是用机器表示知识的可行性、有效性的一般方法，是一种数据结构与控制结构的统一体，既考虑知识的存储，又考虑知识的使用。知识表示可以看成是一组描述事物的约定，把人类知识表示成机器能处理的数据结构。

中医诊断遵循中医取象比类的思维特点，以阴阳五行为思维基础，中医诊断涉及大量的主观判断和经验积累，知识体系与现代科技体系间尚有一些不同之处。运用本体等知识表示方法来为中医诊断建立一个形式化的、共享的、明确化的、概念化的规范，是建立相关本体和知识库，整合和处理大量的患者数据和中医文献，进行智能化的中医辅助诊断研究，模拟中医辨证思维，以及开发中医诊断装备的基础。

2. 特征提取 是智能中医辅助诊断技术中的重要环节，它是将中医病证的丰富特征进行提取和表达的过程。传统的特征提取方法通常基于人工经验和领域知识，难以准确地表达中医病证的复杂特征。

利用特征提取技术对中医病证进行自动化的特征提取和表达，可以有效提高中医病证诊断的准确性和效率。以中医经络电生理信号诊断为例，中医经络是中医理论体系中的重要概念，其存在和循行畅通与人体健康密切相关。中医经络电生理信号可以反映中医经络的功能状态和异常情况。利用特征提取技术对中医经络电生理信号进行处理，可以提取出信号的频率、幅度、相位等多维特征，用于描述中医经络的状态和异常情况。

近年来，深度学习等技术通过建立深层神经网络模型，可以实现对中医病证的自动学习和特征提取，为智能中医辅助诊断技术的发展提供了强大支持。

（三）客观化数据采集技术

中医诊断中的客观化数据采集技术，主要指基于计算机视觉（computer vision，CV）及传感器技术对中医望、闻、问、切"四诊"诊法的客观化模拟。中医望诊中用到的 CV 技术包括但不限于舌图等各类图片的获取，而用到的传感器技术，除了常见的压力传感器用于脉诊，电子鼻用于闻诊，也可能会涉及比如汗液检测等各种最新的生物传感器。

1. 计算机视觉技术 2006 年前后，随着深度学习（deep learning，DL）的出现，CV 飞速发展，影像辅助诊疗从技术上来说已相对成熟。在中医学领域，CV 等图像识别和处理技术主要用于望诊。传统中医望诊包括望神、色、形、态，与人工智能结合最多的是望舌和面。即用深度学习尤其是卷积神经网络（convolutional neural networks，CNN）构建图像分类器，处理各种图形图像。

除了舌诊和面诊，现在已经发展出了手诊、目诊、甲诊等适用于人体不同部位的图像诊断方法，均可基于中医全息分区诊断等理论，通过识别特定全息分区下的疾病特征来为疾病诊断提供参考。目前人工智能在这几种不同部位的图像识别中均有应用产品。如中医目诊在传统中医望诊的基础上，发展了按照五轮学说的分区望诊法、虹膜诊断法及眼底图像分析法等借助现代诊断设备的诊断方法，据此提取不同特征，结合 AI 和智能硬件建立的大数据分析平台拟用于健康体检等应用场景。

2. 传感器技术 传感器是指能感受被测量并按照一定的规律转换成可用输出信号的器件或装置。它可以实现对中医病证的生理和病理信息的实时监测和获取，并为中医望、闻、问、切"四诊"诊法的客观化模拟提供重要数据支持。

使用传感器技术实现对中医经络的电生理信号、皮肤温度、脉搏及中医望、闻、问、切"四诊"的部分内容等多种生理信号的监测和采集，可以帮助中医医生进行病证的评估和诊断。比如中医脉诊常用的压力传感器、光电传感器和五维非接触式光学计量脉搏信号获取系统，以及中医闻诊系统中使用的以呼出气为检测目标的气相色谱 – 声表面波传感器等。目前中医诊断领域常用的传感器主要包括电阻式传感器、电感式传感器、电容式传感器、压电式传感器、磁电式传感器、热电式传感器、光电式传感器等。

在通过传感器获取测量信号之后，还需要用不同算法进行脉象特征分析和模式分类，并对信号做出诊断。比如人体脉搏有小波域特征、时域特征、频域特征等多种特征，而卷积神经网络、贝叶斯网络及 BP（back propagation）神经网络等用于学习和挖掘脉象特征，收缩压和脉压、心率和脉搏波速度等定量变量可以用来描述定性脉搏图像所包含的强度、深度和速度等信息。

（四）智能模型与数理统计

智能中医辅助诊断中，为了达到中医辨证、健康评估技术和疗效评价等目的，通常采用机器学习、深度学习技术等，配合 CV 和 NLP 技术，处理图片和文本等客观化信息，希望将中医理论与数学模型相结合，通过大量的病例数据分析，寻找疾病与中医证候之间的内在联系和规律，训练机器的分析学习和识别处理文字、图像和声音等数据，以帮助中医医生提高中医诊断的准确性和治疗效果。

以中医舌诊为例，基于卷积神经网络的舌象图像识别模型可以对舌头的形态、颜色、苔质和舌下脉络等信息进行自动化的识别和分析。研究人员则需要收集一批舌象图像数据集，包括正常舌象和不同疾病状态下的舌象，例如舌质红、苔厚腻、舌绛、舌胖等。之后利用深度学习技术训练舌象图像识别模型，将其应用于中医辅助诊断系统中。系统可以自动地对图像进行识别和分析，给出相应的舌象名称、证型等信息，为智能辨证、健康评估和疗效评价提供支持。

目前常用于模拟中医临床诊疗规律的智能数理统计模型包括决策树、支持向量机、人工神经网络和贝叶斯分类器等。

四、展望

与西医血压计、心电图机等装备几百年的研发历史相比，中医诊断装备的研发尚处于初级阶段。然而，中医装备的研发有幸与智能化技术的进展基本同时代存在，若能搭上智能化技术的快车，其发展速度和市场前景可能会超出既往的预期和想象。

上篇 技术篇

第一章　中医思维体系诊断模型

中医诊断是指根据中医学理论对患者进行检查，收集患者的病情资料，进而运用中医学理论和思维对病情资料进行辨别、分析、综合的方法及技能。在长期的医疗实践活动中，历代医家积累了丰富的临床诊断经验，形成了独特的中医诊断体系和思维模型，包括以望、闻、问、切"四诊"为代表的独特的诊察方法和对人体病理本质的整体、动态的认识，即被认为是中医学特色和优势的辨证论治。由于部分诊断装备会以某一流派或者某一专家的诊断模型进行智能化建模，因此本章介绍基于中医思维体系的常见诊断模型。

中医诊断遵循中医取象比类的思维特点，以阴阳五行为思维基础。在这套独特的中医思维体系下，目前常见的用于支撑中医诊断装备的诊断模型有两类：一类是面向"治未病"或健康评估的中医体质概念，以九种体质分类模型最为常见；另一类是面向"辨证论治"或者疾病诊疗的诊断模型，主要有病因病机模型、病位诊断、病性诊断、病势诊断等。由于直接模拟医生辨证思维各方面难度较大，在中医装备辅助诊断中，通常采用舌、脉等诊法的诊断特征为分类目标，将诊断结果表达为舌色红、苔黄或二十八脉的分类等。这算是第三类诊断模型，但其实它并不是独立于前两类模型之外的，它是模拟前两类模型而产生的，是实现这种模拟的一个过程模型。在后续各论部分会分别介绍，本章只介绍前两类诊断模型。

第一节　中医思维体系简介

一、阴阳学说

阴阳的概念形成于对天地日月、四时寒暑、昼夜阴晴等自然现象的观察，凡具有对立相反又相互关联的事物和现象或同一事物内对立的两个方面，都可以用阴阳概括。阴阳的对立统一是天地万物运行的根本规律，中医学以阴阳的交感、对立、互根、消长、转化及自和规律，认识和说明生命、健康和疾病，指导临床诊断和疾病防治。

阴阳学说的基本内容主要包括阴阳交感互藏、阴阳对立制约、阴阳互根互用、阴阳消长平衡、阴阳相互转化等。中医学运用阴阳学说划分人体的上下、内外、表里等部位和组织结构，进而概括人体的生理功能、病理变化，应用于疾病的诊断、指导疾病的防治、确立疾病的治则治法。例如人体上部为阳、下部为阴，四肢外侧为阳、内侧为阴，体表为阳、体内为阴。精、气、血、津液等构成人体生命活动的基本物质。其中，气固守精、血、津液于外，运动不息而属阳；精、血、津液流于脏腑形体官窍而属阴。六淫病邪中，风邪升动、暑邪与火邪炎热升散而属阳，寒邪清冷、湿邪重浊趋下而属阴。中医诊断时，闻诊中呼吸有力、声高气粗者为阳，呼吸微弱、声低气怯者为阴。

中医诊断常用的望、闻、问、切"四诊"是基于医者触觉、听觉、视觉等自身感觉，对疾病性质的区分。而西医学中各种医疗设备的医用传感器均是对人天生感觉的延伸。医用传感器通过一定的量化标准将定性感觉扩展为定量的检测指标，如振动类传感器可鉴别心音、呼吸音、语音等的强弱，流量传感器可判断呼吸的频率等，由此推断疾病状态的虚实等性质。

二、五行学说

五行即木、火、土、金、水五种基本物质的属性及其运动变化。中医学以木、火、土、金、水五种物质的属性和运动规律分析、归纳人体的形体结构和生理功能，建立以五脏为中心、与自然环境密切联系的五脏系统，运用五行的生克制化体现人体自身及其与外界环境的统一性，指导疾病的诊断和防治。

五行的特性可以概括为"木曰曲直，火曰炎上，土曰稼穑，金曰从革，水曰润下"。中医学在天人相应思想的指导下，按照五行特性，分别运用取象比类法和推演络绎法，将自然界和人体的各种事物、现象进行归类，构建以五脏为中心的五行系统，并进一步阐释五脏的生理特点。例如南方炎热，与火的温热特性相似，故南方归属于火；心具有主血脉而推动血行、主神明而为脏腑之大主的功能，相应于火之炎热、升腾、光明的特性，故心属火；已知心属火，小肠、脉、面、舌、喜与心相关，故亦归属于火。

五行生克制化是五行系统的正常自我调节机制，通过五行的相生、相克、制化来维持五行系统的平衡稳定。中医学说运用五行生克制化理论分析五脏间的主要关系，将五脏联系成一个有机整体，运用五脏相生理论描述五脏生理间的资生关系和"母病及子、子病犯母"的相生传变关系，用五行相克理论描述五脏病理间相互影响的制约关系和"相乘、相侮"的相克传变关系，以五行学说促进疾病的诊断、控制疾病的传变、指导疾病的防治。例如木生火，相应肝藏血以济心血；火克金，相应心火之阳热，制约肺气清肃太过；水生木，肾精不足无法资助肝血，"母病及子"而致肝肾精血亏虚证；木生火，心血不足可累及肝血亏虚，而致"子病犯母"的心肝血虚证；木乘土，肝失疏泄、肝气上逆影响脾胃的纳运功能，导致肝脾不和；而木侮金，肝火亢盛时上炎侮肺，形成肺阴耗伤的肝火犯肺证。

中医问诊采集系统的开发是指在整体思维和五行理论的指导下，研制五脏系统问诊量表和五脏系统问诊数据库[1]，将繁杂的疾病发生部位、脏腑复合症状梳理为脏腑系统，推动问诊信息采集的程序化和数字化。中医问诊采集系统亦将五行理论结合辨证论治的思维方式，根据症状的部位、性质与诱因进行针对性问诊，以五行系统间的生理、病理联系为基础判断疾病的传变与转归。

三、全息理论

全息理论是指生物体的整体与部分存在高度相似性，部分是整体的等比例缩影，与中医学的整体观念和辨证论治观念相契合。全息理论最早始于物理学，是"全部信息"的缩写，中医学的全息理论来自张颖清教授[2]于1973年发现的第2掌骨桡侧全息穴位群，这些穴位与人体相应部位或器官的生理病理上均有相关性，并且其穴位分布恰似整个人整体组织器官的缩影。

中医全息理论是对中医学整体观念的进一步补充与发展，广泛应用于针灸选穴和中医诊断望诊、切诊的临床实践。例如：①第1掌骨、第2掌骨、胫骨、桡骨等线性全息穴位群和耳穴、头针、足部反射区等平面全息穴位群。②面部的脏腑分候，将面部各部位按照其与人整体上相对应的脏腑组织关系，依次排列于面部，形成按照人体脏腑组织分布顺序依次排列且包含人体完整信息的浓缩全息图。③舌尖、舌中、舌根和舌两侧各部分的颜色能有效地反映心肺、脾胃、肾和肝胆等部位的病情。④将目的不同部位分属五脏，归纳为"五轮学说"，若将目诊的水平观察改为旋转90°的垂直观察，无论目内眦或目锐眦在上，都如同人体心脏在上，白睛与眼睑在中似肺脾居中，而黑睛、瞳仁则居下如肝肾居下。⑤寸口诊法中两手各有寸、关、尺，共六部。左寸候心，右寸候肺；左关候肝胆，右关候脾胃；两尺候肾。以寸关尺三部诊断上中下三焦疾病，似人体部位脏腑上下顺序依次排列，体现了局部反映人全身脏腑气血运行变化的中医整体观思想。

全息理论结合中医五轮学说、八廓学说，已广泛运用于创新型中医目诊仪器的眼部特征提取和综合分析，指导更加精细的人体白睛脉络研究；面诊仪器对面部不同区域纹理和轮廓的量化分析、舌诊仪器的舌体区域标定和舌象分区识别分析亦是中医全息理论指导下的中医诊断现代化和客观化发展的产物。

四、象思维

象思维是以直观的形象、物象、现象为基础，以意象、应象为特征和法则来类推事物发展变化规律的思维方式。"象形"是汉字的主要构造法，达到汉字与所指事物的形似或神似。中医学运用象思维描摹中医学知识和临床实践，从而认识生命、健康和疾病，其主要包括形象思维、意象思维和应象思维。

1. 形象思维　主要采取观察法，是用直观形象和表象分析解决问题的思维方式。例如：①中医学观察五脏，形容心"状如连蕊"、肺"虚如蜂巢"、脾"扁似马蹄"等，将藏于体内的脏腑形象、生理功能和外在表现称为"藏象"。②中医学通过"观物取象"认识病因。观察自然界的风由空气流动引起，"风胜则动"，将临床上凡是肢体动摇的震颤、抽搐，病位游走不定的病象归因于"风邪"。③中药"以象名之"。根之形象如人形者，名曰人参；全株密生白色绒毛，状如白头老翁者，名曰白头翁。

2. 意象思维 是在形象思维的基础上，运用概念、判断、演绎和推理等方法，从具体事物的形象、现象、表象中抽取事物本质的思维方式。如自然界春季属木，阳气生发，草木枝叶条畅，而肝的疏泄功能主升散，性喜条达舒畅，与春之木气相像，故将肝归属于木。

3. 应象思维 是以取象比类的方法，根据某类事物的特性，将与其相同或相似特性的物象、现象归纳为同一类别，以此证彼的思维方式。例如：以中国地域的东、西、南、北四海，合于人体的气海、血海、髓海和水谷之海；以自然界的器物形象，合于"五脉应象：肝脉弦，心脉钩，脾脉代，肺脉毛，肾脉实"，以应于春、夏、长夏、秋、冬阳气的生长化收藏。

总之，中医象思维是在形象思维的基础上，通过意象思维和应象思维的抽象提炼，据象归类事物，对于中医学理论体系和临床实践活动有重要的指导意义和应用价值。

在中医象思维的指导下，中医脉诊研究整合出"四脉定证"[3]的脉象诊断理论，并将脉象波动较大甚则延伸至大鱼际的"上鱼际脉"（溢脉），脉动向下延伸至尺部仍弦而有力的"长弦脉"（韧脉），寸关两部脉动微弱而如豆状、结聚于关部的"聚关脉"（聚脉），以及脉象大小、快慢、强弱均不等的"涩脉"（紊脉）作为新型中医脉诊仪器的基础脉象，影射人体实热阳亢、寒冷凝滞、气郁与气血虚弱等基础证型，初步判断人体的"寒、热、虚、实"病性偏颇。

第二节 诊断模型及映射关系

一、健康状态评估模型

（一）气血津液

1. 气 气是存在于人体内活力很强、运动不息的极细微物质，气的升降出入运动是维持人体生命活动的基础。人体一身之气中，元气是生命活动的原动力，推动和激发人体的生长发育，调节各脏腑、经络、形体、官窍的生理活动；宗气聚于胸中，主司呼吸，调节气血运行，滋养元气；营气最富营养，可化生血液，营养全身；而卫气剽悍滑利，护卫肌表，抵抗外邪；一身之气分布到某一脏腑或经络，即为脏腑之气、经络之气，可推动和激发脏腑、经络的生理活动。

2. 血 血是行于脉中，循环流注全身，营养和滋润人体的液态物质。血液濡养全身，使面色红润，肌肉壮实，皮肤和毛发润泽，感觉灵敏，运动自如。血液充盈则化神，使精力充沛，神志清晰，感觉灵敏，思维敏捷。

3. 津液　津液是人体一切正常水液的总称，包括脏腑、形体、官窍的内在液体及其分泌物。津性状清稀，布散体表能滋润皮毛肌肉，输注孔窍能滋润鼻、目、口、耳等官窍；液性状稠厚，灌注濡养脏腑，充养骨髓、脊髓、脑髓，流注关节使关节滑利，屈伸自如。

（二）体质分类

1. 中医体质的概念及其在中医诊断装备中的应用　在中医体质学中，体质的概念是指在人体生命过程中，在先天禀赋和后天获得的基础上所形成的形态结构、生理功能和心理状态方面综合的、相对稳定的固有特质[4]。常见的中医体质类型主要分为平和质、气虚质、阳虚质、阴虚质、痰湿质、湿热质、血瘀质、气郁质、特禀质9种。

在智能中医诊断装备中，常将9种中医体质类型作为输出变量，匹配不同的智能辅助诊断技术和不同的输入数据。如道生的智能体质辨识仪中，以体质问卷为输入变量，而华南理工大学的机器人以舌面图像为输入变量，二者的输出变量均为9种体质类型。

2. 中医体质分类依据　辨识体质类型，主要是从形态结构、生理功能及心理活动3个方面的特征入手[4]。

（1）平和质特征　①形体特征：体形匀称健壮。②心理特征：性格随和开朗。③常见表现：面色、肤色润泽，头发稠密有光泽，目光有神，鼻色明润，嗅觉通利，味觉正常，唇色红润，精力充沛，不易疲劳，耐受寒热，睡眠安和，胃纳良好，二便正常，舌色淡红，苔薄白，脉和有神。④对外界环境适应能力：对自然环境和社会环境适应能力较强。⑤发病倾向：平素患病较少。

（2）气虚质特征　①形体特征：肌肉松软。②心理特征：性格内向，情绪不稳定，胆小不喜欢冒险。③常见表现：主项：平素气短懒言，语声低怯，精神不振，肢体容易疲乏，易出汗，舌淡红、胖嫩、边有齿痕，脉象虚缓。副项：面色萎黄或淡白，目光少神，口淡，唇色少华，毛发不泽，头晕，健忘，大便正常，或虽便秘但不结硬，或大便不成形，便后仍觉未尽，小便正常或偏多。④对外界环境适应能力：不耐受寒邪、风邪、暑邪。⑤发病倾向：平素体质虚弱，卫表不固易患感冒；或病后抗病能力弱，易迁延不愈；易患内脏下垂、虚劳等病。

（3）阳虚质特征　①形体特征：多形体白胖，肌肉松软。②心理特征：性格多沉静、内向。③常见表现：主项：平素畏冷，手足不温，喜热饮食，精神不振，睡眠偏多，舌淡胖嫩边有齿痕，苔润，脉象沉迟。副项：面色㿠白，目胞晦暗，口唇色淡，毛发易落，易出汗，大便溏薄，小便清长。④对外界环境适应能力：不耐受寒邪，耐夏不耐冬；易感湿邪。⑤发病倾向：发病多为寒证，或易从寒化，易病痰饮、肿胀、泄泻、阳痿。

（4）阴虚质特征　①形体特征：体形瘦长。②心理特征：性情急躁，外向好动，活泼。③常见表现：主项：手足心热，平素易口燥咽干，鼻微干，口渴喜冷饮，大便干燥，舌红少津少苔。副项：面色潮红，有烘热感，两目干涩，视物模糊，唇红微干，皮肤偏干，易生皱纹，眩晕耳鸣，睡眠差，小便短，脉象细弦或数。④发病倾向：平素易患有阴亏燥热的病变，或病后易表现为阴亏症状。⑤对外界环境适应能力：平素不耐热邪，耐冬不耐夏；不耐受燥邪。

（5）痰湿质特征　①形体特征：体形肥胖，腹部肥满松软。②心理特征：性格偏温和，稳重恭谦，和达，多善于忍耐。③常见表现：主项：面部皮肤油脂较多，多汗且黏，胸闷，痰多。副项：面色黄胖而暗，眼胞微浮，容易困倦，平素舌体胖大，舌苔白腻，口黏腻或甜，身重不爽，脉滑，喜食肥甘，大便正常或不实，小便不多或微混。④发病倾向：易患消渴、中风、胸痹等病证。⑤对外界环境适应能力：对梅雨季节及潮湿环境适应能力差，易患湿证。

（6）湿热质特征　①形体特征：形体偏胖。②常见表现：主项：平素面垢油光，易生痤疮粉刺，舌质偏红、苔黄腻，容易口苦口干，身重困倦。副项：心烦懈怠，眼筋红赤，大便燥结或黏滞，小便短赤，男易阴囊潮湿，女易带下量多，脉象多见滑数。③心理特征：性格多急躁易怒。④发病倾向：易患疮疖、黄疸、火热等病证。⑤对外界环境适应能力：对湿环境或气温偏高，尤其夏末秋初，湿热交蒸气候较难适应。

（7）血瘀质特征　①形体特征：瘦人居多。②心理特征：性格内郁，心情不快易烦，急躁健忘。③常见表现：主项：平素面色晦暗，皮肤偏暗或色素沉着，容易出现瘀斑，易患疼痛，口唇暗淡或紫，舌质暗、有瘀点，或片状瘀斑，舌下静脉曲张，脉象细涩或结代。副项：眼眶暗黑，鼻部暗滞，发易脱落，肌肤干或甲错，女性多见痛经、闭经，或经色紫黑有块、崩漏。④发病倾向：易患出血、癥瘕、中风、胸痹等病证。⑤对外界环境适应能力：不耐受风邪、寒邪。

（8）气郁质特征　①形体特征：形体偏瘦。②心理特征：性格内向不稳定，忧郁脆弱，敏感多疑。③常见表现：主项：平素忧郁面貌，神情多烦闷不乐。副项：胸胁胀满，或走窜疼痛，多伴善太息，或嗳气呃逆，或咽间有异物感，或乳房胀痛，睡眠较差，食欲减退，惊悸怔忡，健忘，痰多，大便偏干，小便正常，舌淡红，苔薄白，脉象弦细。④发病倾向：易患郁证、脏躁、百合病、不寐、梅核气、惊恐等病证。⑤对外界环境适应能力：对精神刺激适应能力较差，不喜欢阴雨天气。

（9）特禀质特征　①形体特征：无特殊，或有畸形，或有先天生理缺陷。②心理特征：因禀质特异情况而不同。③常见表现：遗传性疾病有垂直遗传，先天性、家族性特征；胎传性疾病为母体影响胎儿个体生长发育及相关疾病特征。④发病倾向：过敏体质者易药物过敏，易患花粉症；遗传疾病如血友病、先天愚型及中医学所称"五迟""五软""解颅"等；胎传疾病如胎寒、胎热、胎惊、胎肥、胎弱等。⑤对外界环境适应能力：适应能力差，如过敏体质者对过敏季节适应能力差，易引发宿疾。

中医学强调"因人制宜"，辨别体质有助于掌握人体的脏腑经络、精气血阴阳的盛衰，预测易感病因和发病倾向，指导养生防病和个体化诊疗。对疾病的诊断、治疗、预防和养生、康复有重要意义。

二、疾病状态诊断模型

（一）病因病机模型

1. 外感六淫 风、寒、暑、湿、燥、火。

（1）风 风邪侵袭肤表、经络，卫外功能失常。表现：恶风、恶寒、恶风发热，汗出，咳嗽，鼻塞、喷嚏、流清涕，咽痒、咽痛，皮肤突起风疹、瘙痒，急起面睑浮肿、麻木，口眼㖞斜、痉挛、抽搐，肢体关节游走性疼痛，脉浮缓。

（2）寒 寒邪侵袭机体，阳气被遏，凝滞收引。表现：恶寒、寒战、肢厥，无汗，形体蜷卧，头身、脘腹、腰背、关节拘急冷痛，得温痛减，鼻塞流清涕，痰白清稀，呕吐清水，口淡不渴，大便清稀，小便清长，月经量少、痛经，脉紧迟缓。

（3）暑 夏令感受暑热之邪，耗伤津气，阻闭气机。表现：发热、恶热，身热不扬，汗多，气喘，心烦口渴，胸闷呕恶，气短神疲、倦怠乏力，甚则卒然昏倒，惊厥抽搐，汗出不止，小便短黄，舌红干燥，脉虚数。

（4）湿 外界湿邪侵袭，导致湿浊停聚，阻遏气机。表现：头重如裹，身体酸重，肢体关节、肌肉酸重疼痛，胸脘痞闷，纳呆恶心，口甜黏腻，痰多、质黏稠，面色晦垢，皮肤瘙痒、湿烂，便溏质黏，小便浑浊，带下量多，舌苔滑腻，脉濡滑。

（5）燥 干燥气候耗伤人体津液。表现：皮肤皲裂脱屑，口鼻咽喉干燥，鼻衄，咽痒，干咳，痰少而黏、难咯，口渴，大便干结，小便短黄，舌燥少津。

（6）火 火热之邪侵袭机体，导致阳热之气过盛。表现：发热、壮热、胸腹灼热，甚则烦躁、肢厥抽搐，急躁易怒、神昏谵语，汗多，口渴喜冷饮，面赤，目赤肿痛，口鼻气灼、鼻翼扇动，唇周痈肿疮疡，多食易饥，口臭、口苦，吐血、衄血，大便秘结，小便短黄，舌红苔黄或灰黑干燥，芒刺舌，脉数洪大。

2. 内生五气 内风、内寒、内火、内湿、内燥。

（1）内风 体内阳气亢逆导致的风动之证。表现：肢体抽搐，角弓反张，直视上窜，瘛疭，惊跳，肢颤头摇，眼花，口眼㖞斜，舌动异常，肢体肌肤麻木、口舌发麻；头晕，两手握固，牙关紧闭，舌体歪斜，皮肤瘙痒，筋惕肉瞤。

（2）内寒 机体阳气虚衰，温煦气化功能减退，虚寒内生或阴寒之气弥漫。表现：畏寒喜热，形寒肢冷，手足不温，疼痛剧烈、痛处固定，面色㿠白，痰、涕、涎液稀薄清冷，尿频清长，泄泻，舌体淡胖，苔白，脉沉迟滑。

（3）内火 脏腑阴阳失调导致的火热内扰。表现：壮热面赤，烦躁，大汗，口渴，尿少，便秘，舌红脉数；五心烦热，骨蒸潮热，消瘦，盗汗，舌红少苔，脉细数；甚则牙痛，齿衄，咽痛，颧红。

（4）内湿 脾运化水液功能障碍导致的湿浊蓄积停滞。表现：头重如裹，肢体重着或屈伸不利，胸闷咳嗽，脘腹胀满，食欲不振，小便不利，便溏，水肿，口甜腻，舌苔厚腻，脉滑。

（5）内燥　体内津液耗伤导致干燥少津。表现：肌肤干燥不泽，起皮脱屑，甚则皲裂，口咽唇焦，舌上无津，鼻目涩少泪，爪甲脆折，小便短少，大便燥结。

3.情志　喜、怒、忧、思、悲、恐、惊。

（1）喜　过度喜乐导致心气涣散不收。表现：精神不集中，神志失常，狂乱，甚则大汗淋漓，气息微弱，脉微欲绝。

（2）怒　过怒导致肝气疏泄太过，气机上逆，血随气逆。表现：头胀头痛，面红目赤，甚则呕血，昏厥卒倒，食欲不振，腹痛腹泻。

（3）思　过度思虑伤脾，导致脾气结滞，运化失职。表现：精神萎靡，反应迟钝，不思饮食，腹胀纳呆，便溏。

（4）悲（忧）　过度悲忧耗伤肺气，导致肺失宣降。表现：精神不振，意志消沉，胸闷气短，懒言乏力。

（5）恐　过度恐惧伤肾，导致肾气不固，气陷于下。表现：二便失禁，遗精，滑精，骨痿。

（6）惊　猝然受惊伤及心肾，导致心神不定、气机逆乱、肾气不固。表现：惊悸不安，慌乱失措，甚则神志错乱，二便失禁。

4.气相关　气虚、气滞、气郁、气逆、气脱、气陷、气不固、气闭。

（1）气虚　元气亏虚，脏腑功能活动减退。表现：气短，声低，神疲懒言，倦怠乏力，肢体痿软，活动劳累后加重，恶风，自汗，易感冒，面色淡白，食少腹胀，便溏，尿频或排尿无力，舌淡脉虚。

（2）气滞　体内某部位、脏腑、经络的气机阻滞。表现：情志抑郁、太息、烦躁，头目胀痛，胸闷，胸胁脘腹胀痛或窜痛、痛处不固定、嗳气矢气则舒，脘腹痞胀，肠鸣亢进，腹痛欲泻、排便不爽、溏结不调，脉弦。

（3）气郁　肝失疏泄，气机不畅。表现：胸胁、少腹胀满疼痛，走窜不定，情志抑郁，善太息，妇女乳房胀痛、月经不调、痛经、闭经，苔薄白，脉弦。

（4）气逆　气机升降失常，逆而向上。表现为头晕目眩、昏厥，咳嗽喘促，呃逆、嗳气，呕吐，咯血、呕血。

（5）气脱　气血亏虚至极，元气欲脱。表现：气息微弱，大汗，面色苍白，口开目合，手撒身软，对光反射消失、瞳孔散大，大小便失禁，脉微欲绝。

（6）气陷　气虚而升举无力，清阳下陷。表现：头晕，气短，声低懒言，神疲嗜睡，倦怠乏力，眼睑下垂，脘腹坠胀、内脏下垂，排便无力、肛门坠胀、脱肛。

（7）气不固　气虚而失固摄功能。表现：恶风，自汗，小便失禁、遗尿、余沥不尽，大便失禁，男子遗精滑精、早泄，女子月经淋沥不止、滑胎。

（8）气闭　脏腑的经络、官窍阻塞，气机完全不通。表现：突然昏仆、神昏谵语或神志痴呆恍惚，对光反射消失、瞳孔散大或缩小，腹部硬满，矢气无、胃蠕动波、肠鸣消失，尿液潴留。

5. 血相关 血虚、血瘀、血脱、出血、血寒、血热。

（1）血虚 血液亏虚，脏腑、经络、组织失却濡养。表现：头晕，多梦，健忘，心慌、心悸，面色淡白，睑唇指甲色白，肢体麻木，目干涩、视物模糊，发干燥易脱，肌肤甲错、瘙痒，出血色淡，月经量少色淡或闭经，脉细。

（2）血瘀 血液瘀积，血行受阻。表现：固定痛、刺痛、夜间痛甚，面色紫暗黧黑，口唇青紫，肌肤甲错，腹露青筋，颈脉怒张，肢体血肿，出血色暗成块，局部质硬肿块、推之不移，月经色紫暗、夹血块，舌质紫暗、有斑点，舌下脉络曲张，脉涩。

（3）血脱 大量失血后面色苍白，头晕眼花，心悸，舌淡或枯白，脉微或芤。

（4）出血 呕血、咳血、痰中带血，鼻衄，齿衄，便血，尿血，斑疹，紫癜，崩漏。

（5）血寒 寒邪客于血脉，凝滞气机，血行不畅。表现：冷痛，肤色紫暗、发凉，形寒肢冷，得温则减，舌淡紫，苔白润而滑，脉沉迟或弦紧或涩。

（6）血热 火热炽盛，侵迫血脉，血液妄行。表现：咳血，吐血，衄血，尿血，便血，崩漏，血色鲜红、质地黏稠，舌红绛，脉弦数。

6. 津液相关 痰、饮、水、湿、津液不足。

（1）痰 体内水液凝聚成痰，痰浊停聚或流窜。表现：咳痰多而质黏稠，喉中痰鸣，头晕、头眩，神志错乱，昏迷，吐涎沫，肢体麻木、半身不遂、屈伸不利，局部出现圆滑包块，形体肥胖，咽中异物感，胸闷胸痛，脘痞、纳呆、呕恶，舌淡胖大，苔滑腻，脉滑。

（2）饮 水饮停聚于肺、心包、胸胁和胃肠等处。表现：脘腹痞胀，水声辘辘，泛吐清水；肋间饱满胀痛；胸闷，心悸，息促不得卧；身体、肢节疼重；咳嗽痰多，质稀色白，甚则喉间哮鸣；头目眩晕；舌苔白滑，脉弦或滑。

（3）水 体内水液输布运化失常而停聚于低下、松弛部位。表现：头面、肢体，甚或全身浮肿，按之凹陷不起，或为腹水而见腹部膨隆、叩之音浊，小便短少不利，周身困重，舌淡胖，苔白滑，脉濡或缓。

（4）湿 体内水液运化失常，导致湿浊停积，阻遏气机与清阳。表现：倦怠乏力，胸闷咳嗽，面垢眵多，头重如裹，脘腹痞满，食欲不振，口甜腻，便溏或下痢脓血，小便不利、浑浊，带下量多。

（5）津液不足 津液亏损，脏腑组织失却充盈滋润，表现为口、鼻、唇、舌、咽喉、皮肤干燥，皮肤枯瘪、缺乏弹性，眼球深陷，口渴欲饮，小便短少而黄，大便干结难解，舌红少津，脉细数无力。

7. 阴阳相关 阴虚、阳虚、阴盛、阳亢、阳浮、亡阳、亡阴。

（1）阴虚 阴液亏少，虚火偏旺，滋润濡养功能减退。表现：形体消瘦，口燥咽干，两颧潮红，五心烦热，潮热盗汗，小便短黄，大便干结，舌红少津、少苔，脉细数。

（2）阳虚 阳气亏损，机体失却温煦。表现：肢厥身凉，筋骨、脘腹、腰背凉感，口不渴、渴欲饮热，自汗，怔忡，面色㿠白，痰涕清稀，五更腹泻，完谷不化，水肿，夜尿多，舌淡有齿痕，脉虚、迟。

（3）阴盛　阴寒之气过盛。表现：精神萎靡，语声低微，蜷卧，畏冷肢凉，口淡不渴，纳差，小便清长或短少，大便溏泄。

（4）阳亢　阳气旺盛，亢扰于上。表现：急躁易怒，头目胀痛，阵发烘热，头重脚轻，血压高，面色红赤。

（5）阳浮　阳气虚衰，阴寒内盛，以致虚阳浮越。表现：下肢厥冷，阵发烘热，面色泛红如妆，但头出汗，咽干，口腔痛，小便清长，五更泄泻，完谷不化。

（6）亡阳　阳气极度衰微欲脱。表现：冷汗淋漓，汗液稀淡，面色苍白，手足厥冷，肌肤不温，神情淡漠，呼吸气弱，舌质淡润，脉微欲绝。

（7）亡阴　体内阴液严重亏乏欲竭。表现：汗热而黏，如珠如油，身热肢温，虚烦躁扰，呼吸气急，口渴饮冷，小便极少，皮肤皱瘪，目眶凹陷，面赤颧红，唇舌干焦，脉细数疾，按之无力。

8. 其他　食积、虫积、脓、毒、疠气。

（1）食积　宿食积滞胃肠。表现：饮食不慎病史，脘腹痞胀、疼痛，纳呆恶食，嗳气酸腐，呕吐酸馊或宿食，大便腥腐臭秽，矢气臭如败卵，舌苔厚腻、腐垢，脉滑。

（2）虫积　寄生虫在体内繁殖、积聚，阻滞气机，耗伤营气。表现：脐腹疼痛，脐腹包块，大便排虫，呕吐蛔虫，睡中磨牙，多食易饥，嗜食异物，体瘦，乏力，面色萎黄。

（3）脓　火热毒邪等与气血搏聚，瘀积蒸酿而腐败成脓。表现：疮痈成脓肿、破溃流脓；咳吐脓痰，呕吐脓血，泻脓血便，排脓性尿，舌苔腐腻，脉滑。

（4）毒　毒邪侵袭，邪盛成毒。表现：壮热，神昏，斑疹紫黑，舌绛或起芒刺，苔黑焦燥，痈疖疮疡，肌肤红肿溃烂（热毒）；皮肤溃烂，出疹，渗液流脂水，瘙痒（湿毒）；突起风团、痒麻，抽搐，舌强语謇（风毒）；流脓，咳腥臭痰，大便有脓血或如黄糜，脓尿（脓毒）。

（5）疠气　传染性、流行性强的外感病邪侵袭人体。表现：发病急骤，出现发热、扰神、动血、生风、剧烈呕吐等危重病状。

（二）病位模型

1. 五脏六腑及经络定位模型　心、肝、脾、肺、肾（五脏）及其经络和反射区；小肠、胆、胃、大肠、膀胱、三焦（六腑）及其经络和反射区；脑、骨、胆、女子胞（奇恒之腑）；目、耳、鼻、咽、齿（官窍）。

（1）心　包括心脏本身及心系病变、手少阴心经循行部位的特殊病变和心反射区的异常反应。

心脏和心系病变：①心界扩大，心包积液，心悸，怔忡，胸闷，气喘，心痛，心烦，失眠多梦，神志恍惚或狂乱。②舌痛，舌衄，舌体溃烂，口舌生疮，指端、口唇紫暗，脉细数或促、结、代。

手少阴心经循行部位病变：心痛，瘰疬，腋臭，肩臂疼痛，臂丛神经损伤，上臂内侧疼痛麻木，上肢痿痹，胁肋疼痛，手腕痛，手心发热。

心的反射区异常反应：①面部：鼻根色泽晦暗枯槁。②舌部：舌尖色红、芒刺。③目部：血轮，即目眦淡白或红肿赤痛。④耳部：耳甲腔中心最凹陷处，约平外耳道口中央压痛、变形、变色、水疱、结节、丘疹、凹陷、脱屑、电阻降低。⑤手部：掌面第4、5掌骨之间，掌骨头的下方凹陷处压痛。⑥足部：左足脚掌第4跖骨与第5跖骨前段之间，肺反射区之后压痛。

（2）肝　包括肝脏本身及肝系病变、足厥阴肝经循行部位的特殊病变和肝反射区的异常反应。

肝脏和肝系病变：①肝大，胁胀，身黄、目黄，谷丙转氨酶升高，腹水，腹露青筋，肝掌，蜘蛛痣。②肢体抽搐震颤，角弓反张，两手握固，瘛疭，筋挛肉眴，头晕、头重脚轻，头摇惊跳，善太息，急躁易怒，精神抑郁，大便溏结不调。③两目直视上窜，目花，视物模糊，眼干涩，羞明畏光，目赤肿痛，暴盲，耳肿流脓、暴鸣暴聋。④肢麻不仁，关节屈伸不利，瘿瘤，乳房胀痛、结块，乳衄，阴部疼痛、瘙痒、湿疹，月经错乱、量少、痛经，带下色黄气臭。

足厥阴肝经循行部位病变：足跗、内踝肿痛，下肢痿痹，膝髌酸痛，腰骶引痛少腹，少腹肿，疝气，胁肋胀痛，右上腹痛，乳房胀痛，腰痛胸满，偏头痛，颠顶疼痛。

肝的反射区异常反应：①面部：鼻柱色泽晦暗枯槁。②舌部：舌边色红、芒刺、苔黄。③目部：风轮，即黑睛灰白浑浊，目睛凝视。④耳部：耳甲艇边缘后下方，耳轮脚消失处外上方压痛、变形、变色、水疱、结节、丘疹、凹陷、脱屑、电阻降低。⑤手部：右手第4、5掌骨中段压痛。⑥足部：右足脚掌第4跖骨、第5跖骨前段之间压痛。

（3）脾　包括脾脏本身及脾系病变、足太阴脾经循行部位的特殊病变和脾反射区的异常反应。

脾脏和脾系病变：①腹部隐痛，腹胀，慢性出血，腹水，白蛋白低，水肿，面睑浮肿。②形体肥胖、身体困重，倦怠乏力，嗜睡，少气懒言，肌肉萎缩，气下坠感，内脏下垂，肛门坠胀，排尿、排便无力。③久不欲食，长期食少，食后痞胀，恶心，口甜黏腻，腹泻、便溏、五更泻、完谷不化，小便浑浊，带下量多、色白气腥。

足太阴脾经循行部位病变：足踝痛，胸胁痛，下肢痿痹，膝股内侧疼痛，腹股沟肿痛，胸胁胀满，气喘，舌根强痛。

脾的反射区：①面部：鼻尖色泽晦暗枯槁。②舌部：舌中苔白厚腻、黄腻或舌苔剥脱。③目部：肉轮，即胞睑色黑晦暗，睑缘赤烂，胞睑肿胀，胞睑下垂，胞睑不闭、嗜睡露睛。④耳部：耳甲腔外上方，耳轮脚消失处外下方压痛、变形、变色、水疱、结节、丘疹、凹陷、脱屑、电阻降低。⑤手部：左手掌面第4、5掌骨近心端之间，第2～5掌骨中段处横带外上方压痛。⑥足部：左足脚掌第4、5跖骨之间，心反射区下方约一横指处压痛。

（4）肺　包括肺脏本身及肺系病变、手太阴肺经循行部位的特殊病变和肺反射区的异常反应。

肺脏和肺系病变：①呼吸不畅，气机不利，胸闷，胸痛，三凹征阳性，桶状胸，肺部干、湿啰音，气喘，气息微弱。②咳嗽，咳血，痰多，鼻塞，鼻流清涕或浊涕，鼻翼扇动，鼻衄，喉痒，喉中哮鸣，咽喉肿痛，声音嘶哑、重浊，久病失声。③盗汗，自汗、易感冒，无汗，尿少，水肿。

手太阴肺经循行部位病变：肩背疼痛，肩部寒冷疼痛，肘臂挛痛，臑臂内侧前缘疼痛，手腕痛。

肺的反射区异常反应：①面部：眉心色泽晦暗枯槁。②舌部：舌尖红。③目部：气轮，即白睛红赤灼热、白睛发黄。④耳部：耳甲腔中心最凹陷处的上、下周围压痛、变形、变色、水疱、结节、丘疹、凹陷、脱屑、电阻降低。⑤手部：双手掌面，第 2 ～ 5 掌指关节上，每一个第一节指骨下端的一条横带压痛。⑥足部：双足第 3 ～ 5 趾根部约一横指宽的带状区压痛。

（5）肾　包括肾脏本身及肾系病变、足少阴肾经循行部位的特殊病变和肾反射区的异常反应。

肾脏和肾系病变：①小便特多，夜尿多，尿频，遗尿，排尿无力，余尿不尽，小便失禁，管型尿，蛋白尿，尿如脂膏，五更腹泻，完谷不化，大便失禁。②骨蒸发热，水肿、腰以下肿甚，腰膝酸软、腰痛，气短而喘，脑鸣，健忘，智力减退，头发枯白、稀疏易脱，面色黧黑，眼眶暗黑，耳鸣、听力减退，牙龈萎缩、牙齿松动。③小儿生长发育迟缓，早衰，男子遗精、滑精、阳痿、早泄，阳强易举，精冷不育，女子经少、闭经、性欲衰退、不孕。

足少阴肾经循行部位病变：足跟痛，足心热，内踝肿痛，下肢厥冷，小腿内侧疼痛，膝股疼痛，少腹胀痛，疝气，咳嗽气喘，乳痛，腰脊疼痛、痿弱无力。

肾的反射区异常反应：①面部：双颊色泽晦暗枯槁。②舌部：舌根苔厚腻或舌苔剥脱。③目部：水轮，即瞳孔缩小或散大。④耳部：耳甲艇上缘，对耳轮下脚下方后部压痛、变形、变色、水疱、结节、丘疹、凹陷、脱屑、电阻降低，耳郭焦黑干枯、瘦削萎缩。⑤手部：手掌中部，掌骨头下一横指，第 2 ～ 5 掌骨中段处横带上方压痛。⑥足部：双足足底部，第 2、3 跖骨体之间，近跖骨底处，蜷足时中央凹陷处压痛。

（6）小肠　包括小肠本身病变、手太阳小肠经循行部位的特殊病变和小肠反射区的异常反应。

小肠病变：①肠鸣亢进或肠鸣音消失、矢气无，腹部膨隆、硬满、板状腹，腹胀，脐腹部疼痛。②食下腹泻、呕吐，呕吐粪样物，小便赤涩疼痛，小便混浊，柏油便，大便潜血强阳性，腹痛欲泻，排便不爽。

手太阳小肠经循行部位病变：手指挛痛，手腕痛，肘臂疼痛麻木，肩胛、肩臂外侧后缘痛，上肢不遂，项背强痛，腰背痛，咽喉肿痛，耳聋，耳鸣，目黄，颊肿，齿痛。

小肠的反射区异常反应：①面部：鼻翼旁色泽晦暗枯槁。②耳部：耳轮脚上缘中 1/3 处压痛、变形、变色、水疱、结节、丘疹、凹陷、脱屑、电阻降低。③手部：大肠反射区中央处压痛。④足部：双足脚掌中部凹陷区域压痛。

（7）胆　包括胆本身病变、足少阳胆经循行部位的特殊病变和胆反射区的异常反应。

胆的病变：①胆囊肿大，胁下疼痛，胁胀，目黄、身黄，黄疸指数高。②胆怯易惊，惊悸不宁，心烦失眠，犹豫不决，口苦呕恶，呕吐苦水，厌油腻。

足少阳胆经循行部位病变：头痛、偏头痛，眩晕，目赤肿痛、目翳、目外眦痛，耳鸣、耳聋，面痛、颔痛、齿痛，口眼㖞斜，鼻塞、鼻渊，颈项强痛，瘰疬，腋下肿，上肢不遂，胸胁满闷，肩背疼痛，腰脊酸痛，下肢外侧痛，下肢痹痛、麻木不遂，足跗疼痛，足外侧发热。

胆的反射区异常反应：①面部：鼻柱旁色泽晦暗枯槁。②耳部：耳甲艇边缘后上方压痛、变形、变色、水疱、结节、丘疹、凹陷、脱屑、电阻降低。③手部：右手第4、5掌骨中段内下方压痛。④足部：右足脚掌第3、4跖骨中段之间压痛。

（8）胃　包括胃本身及胃系病变、足阳明胃经循行部位的特殊病变和胃反射区的异常反应。

胃及胃系病变：①胃脘部疼痛、肿块，胃部振水音、蠕动波，胃脘胀满、嘈杂，干呕，呕吐清水、宿食，呕血，吞食梗阻，柏油样便，大便潜血阳性。②嗳气酸腐，呃逆，纳呆，饥不欲食，消谷善饥，口臭，牙龈红肿，牙痛，齿衄。

足阳明胃经：目赤痛痒，目翳，眼睑眴动，口眼㖞斜，面肌痉挛，口角流涎，耳聋、耳鸣，鼻衄，齿痛，咽喉肿痛，咳嗽气喘，瘰疬，胸痛，乳痈，腰膝冷痛，半身不遂，膝髌疼痛，下肢痿痹，转筋，足痿无力。

胃的反射区：①面部：鼻翼色泽晦暗枯槁。②耳部：耳轮脚消失处压痛、变形、变色、水疱、结节、丘疹、凹陷、脱屑、电阻降低。③手部：掌面靠近第1、2掌骨之间压痛。④足部：双足脚掌第1跖骨中部约一横指宽处压痛。

（9）大肠　包括大肠病变、手阳明大肠经循行部位的特殊病变和大肠反射区的异常反应。

大肠病变：腹痛，肠鸣，便秘，泄泻，便溏，下痢赤白、里急后重，便血，大便脓细胞多，大便有脓血、脓液、黏液，大便细扁，肛门灼热疼痛，痔疮，久泄脱肛，大便失禁。

手阳明大肠经循行部位病变：头痛，癫痫，目赤肿痛，目眩，视物不明，口眼㖞斜，鼻塞，鼻流清涕，鼻衄，齿痛，胸闷心悸，咳嗽气喘，咽喉肿痛，瘰疬，瘿气，后头痛，项强，肩背疼痛，脊柱酸痛，腰骶痛，股腘疼痛，腿足挛痛，小便不利，痔疾，遗精，月经不调，带下。

大肠的反射区异常反应：①面部：颧骨下色泽晦暗枯槁。②耳部：耳轮脚上缘内1/3处压痛、变形、变色、水疱、结节、丘疹、凹陷、脱屑、电阻降低。③手部：右手掌面，第4、5掌骨底之间，腕骨的前缘，小鱼际下1/3处、2～5掌骨中段处的横带压痛。④足部：双足胫骨内侧后方，趾长屈肌腱间，踝骨后方向上延伸四横指带状区压痛。

（10）膀胱　包括膀胱本身病变、足太阳膀胱经循行部位的特殊病变和膀胱反射区的异常反应。

膀胱病变：长期尿频，小便灼热、涩痛、淋沥，尿潴留，尿闭，遗尿，尿路砂石，脓尿，小便失禁，小便浑浊，尿血，尿细胞增多，小腹痛，小腹部肿块。

足太阳膀胱经循行部位病变：小便不通，遗尿，癫狂，目痛，鼻塞多涕，头痛，项背、腰脊、腘窝、足跟等处疼痛。

膀胱的反射区异常反应：①面部：人中色泽晦暗枯槁。②耳部：耳甲艇上缘，对耳轮下脚下方中部压痛、变形、变色、水疱、结节、丘疹、凹陷、脱屑、电阻降低。③手部：右手掌面，第4、5掌骨底之间，腕骨的前缘，小鱼际下1/3处、第2～5掌骨中段处的横带处压痛。④足部：内踝前下方脚掌内侧舟状骨下缘压痛。

（11）脑（神）　包括脑的思维等精神活动失常和脑反射区的异常反应。

精神活动失常：①神昏谵语，突然昏仆，神志错乱、狂乱，恐惧，幻觉。②脑鸣，眩晕，神情淡漠，痴呆，言语不利，恍惚，失眠多梦，健忘，神疲。③心烦，情绪易激动，躁扰不宁，胆怯易惊，睡眠不实。

脑的反射区异常反应：①舌部：舌动异常，舌体强硬。②目部：瞳孔散大或缩小、对光反射消失。③耳部：轮屏切迹最中心凹陷处压痛、变形、变色、水疱、结节、丘疹、凹陷、脱屑、电阻降低。④手部：拇指第二横纹以上部位压痛。⑤足部：双足踇趾趾腹压痛。

（12）女子胞　包括女子胞本身的病变及其反射区的异常反应。

女子胞的病变：月经期、量、色、质异常，痛经，经闭，崩漏，恶露不下或不畅，带下量多，胞宫癥瘕肿块，小腹疼痛，阴道异常流血，性欲衰退，不孕，滑胎、早产。

女子胞的反射区异常反应：①面部：人中色泽晦暗枯槁。②耳部：三角窝最凹陷处压痛、变形、变色、水疱、结节、丘疹、凹陷、脱屑、电阻降低。③手部：将手腕弯成90°时，桡骨头内侧面下方凹陷压痛。④足部：双足足跟骨内侧，内踝后下方的三角形区域压痛。

（13）骨　骨或关节疼痛、畸形、脱位，关节肿胀、活动不利甚或僵硬，关节内作响。

2. 经典流派诊断模型　太阳、阳明、少阳、太阴、厥阴、少阴（伤寒诊断模型）；卫分、气分、营分、血分（卫气营血诊断模型）；胸膈［上焦］、少腹［下焦］、脾胃［中焦］（三焦诊断模型）。

（1）太阳　外感病邪初期侵袭肌表，正邪相争，营卫失和。表现：恶风、恶寒、恶寒发热，无汗，头痛、身痛、项强，喷嚏，鼻塞流清涕，脉浮。

（2）阳明　外感病过程中病邪内传阳明，导致的阳热亢盛，胃肠燥热。表现：身大热，汗出，口渴引饮，或心烦躁扰，气粗似喘，面赤，苔黄燥，脉洪大；日晡潮热，手足濈然汗出，脐腹胀满硬痛而拒按，大便秘结不通，甚则谵语、狂乱、不得眠，舌苔黄厚干燥，或起芒刺，甚至苔焦黑燥裂，脉沉迟而实或滑数。

（3）少阳　邪犯少阳导致的胆火内郁，经气不畅。表现：寒热往来，口苦，咽干，目眩，胸胁苦满，默默不欲饮食，心烦喜呕，脉弦。

（4）太阴　脾阳虚弱，邪从寒化，气机郁滞。表现：腹满而吐，食不下，口不渴，自利，时腹自痛，四肢欠温，脉沉缓而弱。

（5）少阴　病邪深入少阴，心肾阳气虚衰。表现：无热恶寒，但欲寐，四肢厥冷，下利清谷，呕不能食，或食入即吐，脉微细，甚或欲绝，或见身热反不恶寒，甚则面赤；心烦不得眠，口燥咽干，或咽痛，舌尖红少苔，脉细数。

（6）厥阴　伤寒病发展到最后阶段，出现阴阳对峙、寒热交错的厥热表现。表现：消渴，气上撞心，心中疼热，饥而不欲食，食则吐蛔。

（7）卫分　温热病邪侵袭肌表，卫气功能失常。表现：发热，微恶风寒，发热重恶寒轻，少汗，头痛，咳嗽，咽喉肿痛，口干微渴，舌边尖红，苔薄黄，脉浮数。

（8）气分　温热病邪内传脏腑导致的正盛邪炽，阳热亢盛。表现：发热，不恶寒，反恶热，汗出，口渴，尿黄，舌红苔黄，脉数有力。

（9）营分　温热病邪内陷导致的营阴受损，心神被扰。表现：身热夜甚，口不甚渴或不渴，心烦不寐，甚或神昏谵语，斑疹隐隐，舌质红绛无苔，脉细数。

（10）血分　温热病邪深入阴血，导致动风、动血、耗阴等。表现：身热夜甚，躁扰不宁，甚者神昏谵语，舌质深绛，脉弦数；斑疹显露，喘，胸痛，咯痰黄稠；心烦懊恼，坐卧不安，日晡潮热，便秘腹胀，痛而拒按，甚或谵语、狂乱，苔黄干燥甚则焦黑起刺，脉沉实；口苦咽干，胸胁满痛，心烦，干呕，脉弦数；持续低热，暮热早凉，手足蠕动，五心烦热，口干咽燥，形体干瘦，神疲耳聋，舌干少苔，脉虚细。

（11）胸膈〔上焦〕　温热之邪侵袭手太阴肺和手厥阴心包，在胸膈部位而非心、肺的病变。表现：胸腔积液，胸胁胀闷、疼痛，胸骨后疼痛，膈间肿块或吞食梗塞感、梗堵感、灼热感，呃逆。

（12）脾胃〔中焦〕　温热之邪侵犯中焦脾胃，从燥化或从湿化。表现：身热气粗，面红目赤，腹满便秘，渴欲饮冷，口燥咽干，唇裂舌焦，小便短赤，大便干结，苔黄燥或焦黑，甚则神昏谵语，脉沉实有力；或身热不扬，头身困重，胸脘痞闷，泛恶欲呕，小便不利，大便不爽或溏泄，舌苔黄腻，脉细而濡数。

（13）少腹〔下焦〕　温热之邪侵袭下焦，劫夺肝肾之阴，在下腹部而非膀胱、大肠、胞宫、精室的病变。表现：少腹部疼痛、胀满、肿块，排便不爽，腹痛欲便，阴道出血，带下多而黏。

（三）病性模型

1. 寒　感受寒邪，或阳虚阴盛，导致功能活动受抑制而表现出具有"冷、凉"性质的症状：恶寒，或畏寒喜暖，肢冷蜷卧，局部冷痛，口淡不渴，痰、涕、涎液清稀，小便清长，大便溏薄，面色白，舌质淡，苔白而润，脉紧或迟。

2. 热　感受热邪，或脏腑阳气亢盛，或阴虚阳亢，导致机体活动亢进而表现出具有"温、热"性质的症状：发热，恶热喜冷，口渴欲饮，面赤，烦躁不宁，痰涕黄稠，小便短黄，大便干结，舌红少津，苔黄燥，脉数。

（四）病势模型

1. 虚　人体阴阳、气血、津液、精髓等正气亏虚，表现出具有"不足、松弛、衰退"性质的症状：病程长，体质虚弱，精神萎靡，声低息微，畏寒，添衣近火得温则减，腹痛喜按，胸腹胀满按之不痛，舌质淡嫩，苔少或无，脉迟无力。

2. 实　人体感受外邪，或疾病过程中阴阳气血失调，体内病理产物蓄积，表现出具有"有余、亢盛、停聚"性质的症状：病程较短，体质壮实，精神亢奋，声高气粗，高热，恶寒，腹痛拒按，按之疼痛，舌质老，苔厚，脉实有力。

参考文献

［1］郑舞，刘国萍，朱文华等．中医脾系问诊信息采集系统研制与评价［J］．中国中医药信息杂志，2013，20（11）：19-21.

［2］张颖清，生物全息诊疗法［M］．山东：山东大学出版社，1987：6.19.

［3］范天田，姚博，马文辉．基于"方脉对应"模式谈刘绍武对情志病的诊疗思路［J］．山西中医学院学报，2018，19（1）：4-5.

［4］王琦．中医体质学［M］．北京：人民卫生出版社，2005：82-85.

第二章 中医诊断标准化和规范化

　　智能中医辅助诊断技术和装备的发展面临的挑战，包括中医诊断理论的主观性和复杂性、中医诊断数据的可重复性和可比性，以及中医证候分类和诊断标准的统一性等。通过名词术语规范化、标准化，建立操作规范和证候诊断标准，明确疗效评价指标等具体方法和技术，中医诊断标准化和规范化可以使中医诊断过程可量化、可测量，为智能诊断技术提供规范化、标准化的中医诊断数据，使得智能辅助诊断技术更加准确和可靠；也可以提供标准化的中医证候分类和诊断标准，使得智能辅助诊断技术可以更好地理解和应用中医诊断理论。

第一节　证候及症状名词术语标准化和规范化

　　古代中医典籍中，证候、症状的名称、术语由于时代背景的不同，有各自的特点，多不统一，这种情况不利于中医证候诊断及疗效评价相关科学研究的开展。近几十年来，中医学者持续开展中医证候及症状的规范化、标准化研究，编写了《中医药学基本名词术语》《中医症状鉴别诊断学》《中医证候鉴别诊断学》《实用中医诊断学》等专著，制定了常见疾病的证候诊断标准，如血瘀证、脾虚证、肾虚证等的诊断标准；在国家政府层面，相继颁布了《中药新药临床研究指导原则》《中医病证诊断疗效标准》《中医病证分类与代码》《中医临床诊疗术语》等成果。这些为中医证候研究、真实世界研究及更大范围的大数据积累奠定了基础。

一、证候及症状名称与名词术语标准化、规范化

　　"症状""证候"等术语的规范化研究，指利用国际、国家、行业等中医药术语标准对实际诊疗中的术语进行规范。

（一）中医诊断学术语规范化的原则

　　中医诊断学术语规范化一般有以下五大原则：①术语与临床概念相一致：术语的规范要与临床相结合；②具有诊疗属性：能够更好地指导临床诊疗疾病；③必要性：中医诊断学术语的规范化十分必要，能够更好地发展中医诊断学，使之走向国际化；④普遍性：能够普遍适用于临床及教学；⑤明确性：术语的命名应该准确、明确，不能够模棱

两可。中医诊断学术语规范化的原则能让学者们更加严谨地学习和指导教学。不论原则怎么规范，最后是为了更好地服务于临床，帮助医务工作者治疗疾病，所以要将其灵活运用于临床及学校的教学工作。

（二）中医诊断学术语规范化的方法

一般由研究者制定进行术语规范的规则，常见的中医诊断学术语规范化的方法有以下几种：①症状加临床意义相结合：有的以证为主，有的以病为主，有的以病证为主；②以主症加主要病机相结合为主，与症状术语提示的临床意义前后关联；③与临床发展需要相结合：以易为临床所掌握运用的名称作为正式名称；④构建中医诊断学术语体系、相关网络、词语表、量表等。

例如，首选按照中医名词委颁布的《中医药学基本名词术语》对文献中辨证分型、症状的名称进行规范。对于《中医药学基本名词术语》中不涉及的证候、症状名称再按照《中医诊断学》《中医证候鉴别诊断学》进行规范。对于以上 3 种规范标准中没有叙述的证候、症状类型按原文献予以保留。

在操作层面，在以往的证候研究中，中医诊断学术语的规范化工作有两个环节必不可少：一是调查问卷和量表的制作环节，需要采用规范的术语来描述问题和作为备选症状；二是在数据处理环节，数据录入后，需要对不规范的术语进行标准化处理，以便得到准确的结果。

就"症"描述的标准性与规范化，有研究者[1]提出，从明确症名定义、统一规范症名、拆分复合症名、区分症状轻重、避免诊断性症名、纳入客观指征等几个方面对中医"症"的描述进行规范，通过建立系统标准体系，进行"症"的量化分级，规范信息采集过程，借助微观指标辨证等开展中医"症"的规范化研究。

在真实世界研究中，术语规范化作为基础性工作，已提前融入信息系统的构建、数据录入时的即时纠错等环节中，但由于涉及的数据量和面都更广更多，以术语规范化为代表的多源异构数据的处理和规范化，有可能会在人工智能的帮助下更快速高效地完成。在未来很长一段时间内，它将与信息系统的便捷性和人工智能的智能化程度高度相关，仍将是真实世界研究中的重要基础工作。

二、症状的鉴别诊断与量化分级

1. 症状鉴别诊断　是对临床表现相类似的疾病所出现的症状进行鉴别比较。即根据"异病同症"的思想，对相似症状所代表的不同疾病和不同病机进行鉴别和判断。也就是说，从临床症状的分析着手，以望、闻、问、切四诊为手段，应用中医辨证常用的八纲辨证方法，按照中医理论来确定疾病的阴阳、表里、寒热、虚实，病在哪脏哪腑、哪经哪络，按照中医的病因学说找出引起疾病的原始病因，从而拟定中医的治疗原则和选方用药。

对于中医临床辨证来说，临床症状相互之间关系的研究也很重要。例如舌质颜色的研究分析：舌色的红色和紫色在颜色程度上是什么关系？重度的红色和紫色是什么关系？两者是否属于重复？是否可以替代？必须注意到舌色从正常的淡红色开始，到红色再到紫色是一个连续不断的发展过程，是一个整体。

2. 症状量化分级　明确症状名称的内涵和外延是对症状的定性，用量化的症状标明病情的轻重缓急也显得尤为重要。当然在中医典籍中已有对症状进行量化处理的范例，如《伤寒论》中就将汗出分为无汗、微似汗、微汗、汗出、汗多、大汗等情况，这些模糊定量及半定量的症状，主要用于反映病情的轻重，同时也成为辨证的组成部分，有时则成为辨证的关键。

近年来，受西医学和心理学中一些对主观症状的量化分级方法的影响，中医临床研究中也会采用相关的量表来对症状进行计量，在此基础上开展证候的量化诊断及疗效评价研究。

（1）Likert 五点评分法　对症状条目，可以采用 1 ~ 5 计分：1 代表根本没有；2 代表有，较轻；3 代表有，一般；4 代表比较严重；5 代表很严重。对舌脉等体征条目，采用二值化处理，即分"无""有"两个等级。为了与症状条目的计分相对应，使后续的量表赋权和积分处理更加合理，舌脉条目的"无"和"有"分别计 1 分和 3 分。这种四诊条目量化方法比较科学客观，且可操作性强，便于选用恰当的统计学方法，是目前较为可行的一种四诊条目量化模式。

（2）适合疗效评价的自拟 4 级计量规则（王俊文，2012）　由于目前对于症状信息的计量尚缺少公认的标准，因此一般都采用自拟的症状信息计量规则。如针对中医复诊医案的自拟 4 级计量规则，包括：0（无相关症状）、1（症状轻微）、2（一般或未特殊说明的症状）、3（症状严重）这四个等级，可对中医复诊医案的症状信息进行模糊计量。

治疗前症状信息以规范后的每一个证候或症状群为一个录入单位，"有"或"无"分别记作"2"或"0"，特别表明症状严重者记"3"，特别表明症状轻微者记"1"。

治疗后症状信息记录症状减轻者，在原症状分值的基础上减 1；记录加重者，在原症状分值的基础上加 1；治疗后中未再提及的症状记"0"；治疗后出现治疗前未记录的症状按治疗前症状的记分方法，"有"或"无"分别记作"2"或"0"，特别表明症状严重者记"3"，特别表明症状轻微者记"1"。

（3）通用量表和症状评估工具　西医学和心理学中对于主观性症状的描述和评估工具，在国内外经过了较多的研究实践，可以借鉴用于中医症状的计量。如汉密尔顿抑郁量表（HAMD）、焦虑自评量表等对抑郁和焦虑等症状的量化评定，以及视觉模拟评分法（visual analogue scale，VAS）测量疼痛强度（图 2-1）等。

```
0——1——2——3——4——5——6——7——8——9——10
无痛      轻度        中度        重度
```

图 2-1　视觉模拟评分法

中医界研究者也制作了一些症状评估量表,如王天芳等借鉴心理测量学的研究方法,对疲劳进行量化研究,研制出疲劳自评量表,可用于疲劳评定和分级计量。

(4)多参数综合量化模型　针对中医症状中包含的多参数体征,有学者提出根据症状出现频率、持续时间、性质程度、与外界刺激的关系等多参数综合量化。症状分级计分后采用相加计数法、分类记数法等进行指标积分记数,然后根据指标出现率和指标积分高低,结合临床实际进行诊断,应属半定量诊断方法。进一步研究中引入权重概念,以权重反映症状主次,以计分反映症状轻重,使其发展成为定性与定量相结合的计量诊断,为量化研究启迪了思路。

总之,必须具有整体观念,在掌握全部研究症状的整体高度的基础上,弄清楚症状相互之间的关系,才可以探讨对症状的量化处理,这些都需要组织相关专家进行讨论,然后进行规范与统一确定。只有科学的症状量化才能成为中医证候量化的前提和基础,运用于临床试验或者真实世界研究中才更科学。

第二节　中医诊法人工操作规范

智能中医诊断本质上是对人工中医诊断的模拟。中医诊察疾病的方法包括望诊、闻诊、问诊和切诊四种(合称"四诊"),是在历代医家长期医疗实践的基础上逐步形成和发展起来的,并随着时代的进步不断得到补充和完善。中医"四诊"操作程序及方法的规范化、标准化是进行智能中医诊断技术和装备研究的基础。随着时代的发展、科技的进步,智能中医诊断技术和装备研究最新的、成熟的研究成果,也可能会应用到中医诊法操作的修订、补充及细化中。

一、环境要求

1.诊断室要保持清洁、整洁,气氛要安静、舒适;应定期对诊断室进行清洁消毒,防止细菌和病毒的滋生和传播;此外,要保持适宜的温度和湿度,避免对诊断造成影响。

2.诊断仪器和工具要保持干净,要经过严格的消毒处理,保证无菌状态,以免污染诊断环境。

3.诊断照明要充足。诊断室要有足够的自然光或者人工照明,以便医生进行望、闻、问、切"四诊"等环节的诊断;同时,也要注意照明的柔和度,不要过于刺眼或者造成过度反射,以免影响医生的诊断。

4.诊断床或椅要舒适,应选用舒适的材料和设计,以便患者在接受诊断时感到舒适和放松。

5.防止干扰和打扰。在进行中医人工诊断时,要避免干扰和打扰。医生要集中注意力，以便准确地观察患者的各项指标。

二、中医四诊的规范化操作

中医诊法需要遵循一定的诊断步骤和流程，包括询问病史在内的望、闻、问、切"四诊"等环节，严格按照操作规范进行。

（一）望诊

望诊的基本内容包括望全身和望局部。

1. 全身望诊　望全身情况包括望神、色、形、态四个方面。望神判断患者神气所属类型（如得神、少神、失神、假神、神乱等）。望色主要针对面部肌肤颜色和光泽，在观察整体气色的基础上，对患者面部不同部位（如额部、鼻部、左右颊部、左右颧部、下颌部等）的色泽进行仔细观察。形的望诊主要观察患者形体的强弱、胖瘦及其体质形态，必要时对青春期的男、女观察第二性征；形的望诊以动静、强弱、仰俯、伸屈为要点，应观察患者自然状态下的动静姿态。另外，注意观察患者被迫出现的一些特殊姿态，并注意姿态变化与病情变化间的关系。观察患者出现的一些异常动作（如半身不遂、四肢异常动态、肌肉痿软、行走困难等）。

2. 局部望诊　望局部情况包括望头面、五官、颈项、躯体、四肢、二阴、皮肤等，以及望舌、望排出物，注意观察形态色泽及有无特殊情况存在等。另外，儿科尚有望小儿食指络脉的专门诊法。

（1）舌诊　主要从观察舌质及舌苔两方面入手，诊断内容基本如下：①舌质的观察：主要包括舌神、舌色、舌形、舌态及舌下络脉。②舌苔的观察：主要从苔质及苔色入手。苔质，观察舌苔的有无及多少等。观察透过舌苔能否隐隐见到舌体，舌苔表面津液的多少，以辨别舌苔的厚薄与润滑、燥糙等。观察苔质的致密程度、颗粒大小，必要时，应借助揩舌、刮舌等方法，以区分腐苔与腻苔。观察舌苔是否有剥脱及剥脱的位置、范围及特征等，以区分前剥苔、中剥苔、根剥苔、花剥苔、镜面舌、地图舌、类剥苔等。观察舌苔是否紧贴舌面、是否容易刮去，以辨别苔的真假或有根与无根。苔色，观察舌苔颜色的浅深变化，以辨别白苔、黄苔、灰苔、黑苔等。注意舌面上不同部位舌苔的颜色变化及舌面上多种颜色的相兼出现。应区分饮食或药物造成的染苔，如有怀疑可结合问诊帮助判断。

舌诊的基本操作程序如下：患者可取坐位或仰卧位，但必须使舌体面对光线，以便于观察。要求患者自然伸舌，舌体放松，舌面平展，舌尖略向下，充分暴露舌体，不可过度用力伸舌。伸舌时间不应过长，以免舌体过分卷曲紧张，或伸舌时间过长，引起舌色及舌面干湿度等改变。望舌下络脉时，让患者张口，将舌体向上腭方向翘起，舌尖轻抵上腭，勿用力太过，勿用上牙挤压舌尖，使舌体自然放松，舌下络脉充分显露。望舌的顺序：望舌时一般先看舌尖，再看舌中、舌侧，最后看舌根部；先观察舌质的神、色、形、态，再看舌苔的有无及苔质和苔色。望舌时注意既要迅速敏捷，又要全面准确，尽量缩短患者伸舌的时间。必要时可辅以其他诊察方法配合望舌。如可用刮舌、揩舌的方法观察苔底，鉴别舌苔有根、无根，以及是否属于染苔等。刮舌时可用消毒压舌板的边缘，以适中的力量，在舌面上由舌根向舌尖轻刮 3 ～ 5 次；如需揩舌，则用消毒纱布裹于食指上，蘸少许 0.9% 氯化钠溶液在舌面上揩抹数次。

（2）望小儿食指络脉　指观察 3 岁以内小儿食指掌侧前缘部的浅表络脉。要求家属抱小儿于光线明亮处，医生用左手拇指和食指握住小儿食指末端，以右手拇指在小儿食指掌侧前缘由指尖向指根部推擦数次，即从命关向气关、风关直推，至医生可以看清络脉为止。应注意用力要适中，以络脉显见为宜。若络脉十分显著，可直接观察。观察小儿食指络脉显现部位的浅深、位置、形状及色泽。

（3）望排出物　观察患者的痰、涕、涎、唾、月经、带下、大便、小便、呕吐物等分泌物、排泄物、病理产物的形、色、质、量等。

此外，望诊还需注意：光线充足；诊室温度适宜；充分暴露受检部位。

（二）闻诊

闻诊包括听声音和嗅气味。听声音包括听患者的语声、语言、呼吸、咳嗽、呕吐、呃逆、嗳气、太息、鼻鼾、喷嚏、肠鸣等各种声响；嗅气味包括嗅患者身体及其分泌物、排泄物所散发的，弥漫至病室的各种气味。

听声音一般注意患者各种声音的高低强弱、发生频次等；嗅气味特别注意腐臭味、腥臭味，以及诸如"烂苹果气味"等特殊气味的鉴别。

（三）问诊

问诊的基本内容包括一般情况、主诉、现病史、既往史、个人史、婚育史、月经史和家族史等。

询问患者的基本情况，应至少包括姓名、性别、出生年月日、民族、婚姻状况、职业、籍贯、工作单位、住址等。主诉主要询问促使患者就诊的最主要的症状、体征及其持续时间。现病史主要询问包括发病情况、病程经过、诊治经过及刻下症在内的相关情况。

既往史的询问，主要询问患者既往健康状况、疾病史、传染病史、预防接种史、手术外伤史、输血史、食物或药物过敏史等。

个人史的问诊主要包括生活经历、精神情志、饮食嗜好及生活起居。婚育史及月经史，分别询问患者的婚姻状况（如是否结婚、离异、寡居、同居等）、结婚年龄、配偶健康状况、有无子女等，并注意保护患者的隐私。对于女性患者，应询问其月经史的情况，如初潮年龄、月经周期、经期、末次月经（或闭经时间），以及月经的量、色、质及绝经年龄等。对于已婚妇女及未婚有性生活者应询问妊娠次数、生产胎数、生产方式及有无流产（如有流产史则应询问流产方式与次数及末次流产时间）、早产、难产等。

家族史询问患者父母、兄弟姐妹、子女及其他与患者生活关系密切者（如配偶、同居伴侣等）的健康和患病状况，必要时询问直系亲属的死亡原因，以辨别是否有遗传性疾病或传染性疾病等。

（四）切诊

切诊是医者用手指或手掌对患者的脉和全身特定或相关部位进行触、摸、按、叩，并通过手的触觉及患者的反应状态，以了解病情、诊察疾病的方法。

1. 脉诊　脉诊的基本操作程序包括：①诊脉部位选取：切脉通常切按寸口部位。当寸口正常位置未感觉到脉动时，应注意是否为斜飞脉或反关脉，并按照其脉行位置进行切按。根据需要还可以采用三部九候诊法或人迎寸口诊法，具体诊脉的方法可参考寸口诊法。②患者体位：诊脉时患者可取端坐位或仰卧位，前臂自然向前平伸，与心脏近于同一水平，呈直腕、仰掌、手指微微弯曲姿势，并将手腕部放置于脉枕或其他软质物上，使寸口部充分伸展，以保持局部气血流畅，便于切脉。如果患者被迫处于半仰卧位，则可将其手以放松状态放置于医生手上，医生站立于病床的侧边，以手代枕，将患者的手腕托于手掌上。③寸口诊法医生操作步骤：调息→布指→一指定三关→运指。④诊脉时间：每手诊脉时间不少于1分钟，两手以3分钟为宜，以体察可能发生的脉象变化。

脉象要素：医者在按照上述脉诊操作程序诊脉时，首先应注意识别构成脉象的八个基本要素，即脉位、脉率、脉力、脉长、脉宽、脉律、脉紧张度、脉流利度。

2. 按诊　应根据望、闻、问诊的情况，有目的地进行，并且结合患者的异常感觉和反应变化，进行综合分析。

按诊时的体位，根据患者的具体情况及按诊的需要，指导患者按照下列体位之一或多种体位配合进行检查，如坐位、卧位、仰卧位、侧卧位及俯卧位，不同体位用于不同部位的诊察。医生操作体位也根据对患者按诊部位的不同，可采取坐位或站位。

按诊的内容主要包括头颈部、胸胁部、脘腹部、四肢、皮肤及特定腧穴的按诊等，不同部位按诊根据其结果及所辐射的体内脏器采用触、摸、按、叩等不同的手法进行诊断。

三、中医诊断记录

在完成中医诊断后，需要进行详细的记录，包括望、闻、问、切等各个环节的诊断结果和分析，便于后续的治疗和跟踪，即形成中医病历。

中医病历书写的要求和内容，依照2010年卫生部和国家中医药管理局制定的《中医病历书写基本规范》执行。要求表达清晰、格式准确、使用规范医学术语，客观、真实、准确地记录诊断各环节中的结果。主要内容包括主诉、现病史和中医病、证的诊断。其中，需要注意以下几点：主诉的确定和正确书写；现病史和既往史的划分；现病史的书写要求系统、完整、准确、翔实；"诊断"的内容应同时包括病名和证名。

总之，中医诊断人工操作规范的严格遵循可以保证诊断的准确性和可靠性，为患者的治疗提供有力的支持。

第三节　证候及其诊断标准

一、中医证候诊断标准体系

建立"中医证候诊断标准体系"的最终目的是为了区分不同的人体状态，以便于对其进行研究与干预。一个客观、可用的中医证候诊断标准体系应该是对现实中客观存在的各种人体状态之特征的客观、真实描述，其对任一人体状态分类下所属的任一子情况都应有所描述，且其可以确实地将人体不同状态区分开来；此外，还需特征选择恰当，便于准确比对。

中医证候判断和临床疗效评价等均面临一个共同的难题，就是证候诊断"金标准"的缺乏。目前的研究中，常用的中医证候诊断标准有 4 种：用相关专业委员会制定的证候标准；总结专家经验建立辨证标准；应用流行病学方法建立初步辨证标准；以收集的病例资料中临床医生做出的原始中医辨证为准。这些方法只能在一定程度上满足对于中医证候标准的需求，难以提供一致认可的辨证结果，更难以保证其准确性和客观性。

现阶段证候量化诊断研究模式初步概括为筛选相关因素范围、确立证候诊断条目及赋权、确立证候诊断阈值 3 个关键步骤（刘槟，2020）。在病证结合的基础上建立宏观和微观相结合、定性与定量相结合的证候诊断标准的模式既具有现实可行性，又具有一定的客观性和规范性，是中医标准化的一条途径。建立该模式的证候诊断标准，其主要方法有以下几种：

1. 文献分析的研究方法　中医辨证论治体系是古代医家在临床实践过程中不断形成和完善的，其流传至今的许多著作、论述都是今天进行证候诊断标准研究的基础和前提。对历代中医典籍进行系统发掘整理、阐释评价，确为当前继承中医学的中心环节，是建立中医证候诊断标准的必要前提。另外，随着网络技术的迅猛发展，与证候相关的文献数量相当可观。因此，对公开发表的与证候相关的文献资料进行系统整理和分析，是当今为建立证候诊断标准提供依据的一条有效途径。尤其是当前有关西医疾病与中医证候的关系的认识，主要通过现代文献体现。

2. 临床流行病学调查的研究方法　按照循证医学的原则，通过临床流行病学调查，收集西医某一疾病的中医症状表现，并分析其分布特征，可为建立证候诊断标准提供较为客观的依据。

3. 基于数理统计分析的研究方法　在证候诊断标准的研究中，引入多种适宜的数理统计方法对无事先辨证的数据和有事先辨证的数据分别进行无监督和有监督的分析，可增加研究结果的客观性。如近年来的一些研究已将聚类分析、因子分析、基于熵的关联度理论、神经网络、隐结构法等数理统计分析方法尝试运用到证候诊断标准的研究中，在一定程度上为阐述中医证候或证候要素与症状之间的多重对应关系及症状对不同证候或证候要素的贡献度提供了依据。

4. 基于专家集体智慧的研究方法　组织和发动全国的中医专家、学者及具有丰富经验的临床医生参与证候诊断标准的讨论，充分吸收专家学者的意见，在基于专家经验的基础上，通过会议形式的专家论证及专家问卷咨询等形式建立证候诊断标准，也是建立中医证候诊断标准的常用途径。通过该方法所得到的专家共识，既能反映现代中医的学术水平和辨证水平，也能在一定程度上确保证候标准的权威性、先进性和指导性。

初步探讨中医证候诊断标准体系的建立，需首先明确两个概念：一是"指标"，是多个特征的代表，在统计学中的表述为"变量"，在中医学的表述为"某症状的有无"或是"某症状的严重程度"。二是"事件"，即指某个具体的特征，在统计学中的表述为"变量的具体取值"，在中医学的表述为"某症状的有无"或是"某症状的轻重"。

目前，中医证候诊断标准的研究尚存在很多难以解决的问题，比如证候诊断的金标准缺失，临床资料收集不完善使研究结果不能全面反映临床现象，研究中没有建立疑似病例诊断标准等。有待于真实世界研究更大样本量、更全数据信息被纳入中医证候研究中，以建立更优化的中医证候诊断标准体系。

二、证候的量化诊断

现阶段证候量化研究普遍先对某一疾病的某具体证候可能涉及的相关因素（包括相关症状、体征、舌脉等四诊信息）进行筛选，然后再从筛选范围内收集临床数据并进行统计分析，以提高研究效率和准确度。临床上相关因素主要通过文献调研、临床信息采集及专家问卷的途径获得，涉及的主要方法包括频数法及德尔菲法等。

以单证分层证候诊断模式为例，即在脏腑辨证、气血津液辨证的基础上，采用单证的研究方法，将证候分层至不能再进一步划分，然后分别制定各个层级证候的诊断标准，最终形成一个完整的辨证体系。如肺气虚证的一级诊断为虚证；二级诊断区分表里，如里虚证；三级诊断在二级诊断的基础上，再分气、血、津、液、寒、热，如气虚证；四级诊断加上病位因素，例如肺气虚证，并逐级完善各级的诊断标准。结论显示，四级层次诊断的思路具有较高的条理性，且与八纲辨证理论相切和，使研究结果能充分用中医理论进行解释；同时，这种基于单证的研究起到了证候"降维升阶"的效果，也避免了复合证候易出现的概念界定困难而造成偏倚。

第四节　中医临床疗效评价指标体系

中医疗效评价指标体系是在借鉴西医学对疾病的疗效评价指标的基础上，结合中医自身特点和优势，纳入能够反映中医证候和中医优势的疗效评价指标。中医疗效评价指标体系包括西医学疾病的疗效评价指标、反映中医证候的相关疗效评价指标或突出中医疗效优势的指标、基于患者主观感受的患者报告结局指标或生存质量指标，以及卫生经济学指标等多维评价要素的评价指标体系。

一、疾病的疗效评价指标

西医学对疾病的疗效评价，长期着重于评价疾病指标（包括各种有效率、病死率、复发率、并发症发生率等）、实验室指标、影像学指标（包括心电图、X光、CT等）等诸方面。随着西医学模式从生物医学向社会－生物－心理医学模式的转变，西医学对疾病的疗效评价更加全面。2006年有国际组织提出，临床疗效评价包括4个方面的内容，即临床（医务）人员报告结局（CROs）、生理（实验室指标）报告结局（LROs）、护理人员报告结局（NROs）和基于患者自身报告的临床结局（PRO）[2]。然而，以解剖、病理生理等为基础的疗效评价指标不能完全评价中医疗效。因此，统计学、循证医学及临床流行病学的方法被引入中医疗效评价，通过分析疗效与现代生物医学信息、药物基因组学、药物蛋白质组学和药物代谢组学信息的相关关系，探索中医临床疗效的正、负相关指标。

二、证候的疗效评价指标

"证"是中医诊断与疗效评价的核心，撇开"证"的改善及其评价，不能完全体现与评价中医疗效。王永炎院士在973项目"证候规范及其与疾病、方剂相关的基础研究"的研究基础上提出，证候是一个非线性的"内实外虚""动态时空"和"多维界面"的复杂巨系统，包括"证"与"候"两个方面[3]。证，是指对疾病所处的一定阶段的病机概括，或非疾病机体的一定阶段的机体状态的概括；候，是指这种病机或状态的可被观察到的外在表现。对证候的概念及其关系的认识，为评价中医证候的改善及其疗效提供了评价标的及其标准。

目前，我国国内许多学者已对中医证候疗效评价方法、标准及范围等进行了有益的探索。原卫生部《中药新药临床研究指导原则》[4]提出将证候改善程度纳入评价中医证候的指标，用于评价证候改善程度的症状、体征则是采用构成证候诊断的主要症状和次要症状的分值来衡量。证候疗效评价时或采用尼莫地平法［尼莫地平法的计算公式：

疗效指数＝（治疗后得分－治疗前得分）/治疗前得分×100％］计算治疗前后的证候积分变化，或单独对主要症状积分变化进行评价。李振华等[5]认为证候的诊断指标侧重于该指标有或无，是一种静态的展现，为证候的诊断提供依据；证候的评价指标侧重于该指标在治疗或发展中的变化，是一种动态的展现，为证候的评价提供依据。相同的指标在诊断与评价体系中的权重存在一定的差异，因而在临床诊断与评价过程中应注意区别运用。王雪峰等[6]认为并不是所有的疾病都适合用证来评价中医干预因素的疗效；而是否将中医证候疗效指标纳入中医临床疗效评价体系中，则要根据具体干预目标及干预疾病的种类、综合权衡中医疗效定位、相应的中医证候疗效指标的客观化程度及评价侧重点等几方面因素加以选择。刘凤斌等[7]提出把量表的方法学引入中医临床证候疗效评价中，把望、闻、问、切"四诊"信息的量化与中医辨证诊断结合起来，根据中医药理论的特点，按照量表研制的原则对现有的西方量表进行修订，增加新的条目或模块，以构成"特色量表"来评价中医的证候疗效。

三、基于患者主观感受的疗效评价指标

基于患者主观感受的疗效评价指标，即基于患者自身报告的临床结局（patients reported outcome，PRO），指通过访谈、自评问卷或其他数据捕捉工具，如有关患者的日常生活、健康状态和治疗措施等方面的日志，得到直接来自患者报告的相关资料。这类疗效评价指标直接来自患者对于自身健康状况各个方面的测量，没有医生或其他任何人对于患者反应的解释。

国际常用的健康状况量表包括由美国医学结局研究（medical outcomes study，MOS）组研制的 SF-36 健康调查问卷[8]、McEwen 1970 年建立的诺丁汉健康调查表（Nottingham health profile，NHP）[9]、Mafilyn Bergner 1981 年研制并修订的疾病影响程度量表（Sickness Impact Profile，SIP）[10]，以及心理健康相关量表等。这些量表大多经过信度、效度、反应度等科学性考核，已得到领域内的广泛认可。法国里昂大学专门为药厂和临床研究提供量表服务的机构 MAPI 研究所网站提供的数字显示，他们已拥有测评量表 1000 多个，经过严格的信度、效度、反应度考评的量表有 300 多个，测评内容涉及临床各科。PRO 量表作为评价临床疗效的工具，在医学界形成了一套通用的研究模式。美国食品药品管理局（FDA）也发布了《PRO 研究应用于临床药物研制和疗效评价的指南草案》，对 PRO 量表的研制和评价进行了规范。

PRO 量表可更加客观地评价中医药临床疗效，突显其治疗慢性病、疑难杂症及肿瘤等疾病的优势，因此在中医界尤其受到重视。刘凤斌[11]认为中医问诊的指标为软指标，PRO 测评量表的方法对软指标评价结果的实用性和可操作性较高。刘建平[12]认为，数千年来中医学的望、闻、问、切"四诊"中的问诊收集的患者包括饮食起居、烦恼等的主观感受就属于 PRO 的内容，中医问诊的内容与 PRO 的内容非常接近。他还认为，以症状疗效评价为主的中医药临床疗效评价，借鉴西方的 PRO 量表评价的方法来研制

评价工具，建立中医特色的量表评价体系，可使中医药疗效评价更加客观化和定量化。刘保延等[13]将症状性指标与生存质量相结合，并借鉴国际通用的研究模式，研制了包括中风、痴呆、脾胃病等10种疾病的中医药 PRO 量表，为中医药 PRO 量表的研制提供了参考，初步奠定了中医药 PRO 量表的研究体系。

四、中医安全性评价指标

凡是药物就存在疗效和毒副作用的问题，中药也不例外。因此，中医疗效评价指标体系也应当涵盖安全性评价指标。首先，中医安全性评价指标体系是在中药质量控制体系的基础上建立的[14]。中药由于数千年来一直应用于人体，其总体安全性是可以肯定的，但中药种类多，同一种中药由于生长地域环境不同、种属不同，使本已复杂的成分变得更为复杂，一些中药含有天然毒素或重金属等，中药的某些成分长期或大剂量使用会造成肾损害、肝损害，或致癌等。其次，中医安全性评价指标体系不能完全按照西医学的安全性评价体系进行，而必须考虑中药的使用特点：一是遵循辨证论治原则，对证用药，而不是简单地按病用药；二是中药的配伍使用，某些中药的毒副作用可以通过药物的配伍使用而减轻或消除，如甘草、绿豆、大枣、生姜等的配伍使用。此外，中药的使用具有特殊性，因此对其安全性的评价当包括以下两方面：①建立中药单味药的安全性评价。不能因为某种中药含有一种已经证实对人体有毒副作用的成分，就禁止使用该中药，而应对该味中药进行整体安全性评价，同时对其有毒副作用的成分进行标识和含量控制。对有毒中药，不仅要研究其毒性，还要研究其疗效，在疗效与安全性之间权衡利弊。②建立中医"复方"和"证候"二者相关的疗效评价体系。

五、中医卫生经济学评价指标

中医卫生经济学评价指标可从经济学的角度对治疗方案进行评价，考察治疗方案的经济学价值，从而为卫生资源的优化配置提供决策辅助，是中医疗效评价指标体系中重要的一部分[15]。卫生经济学评价着眼于从经济学角度对方案进行评价，即考察方案的经济价值，但一个具有经济学价值的方案未必是疗效最好的方案；临床疗效评价从临床治疗的角度来评价方案的优劣，即考察方案的临床价值，虽然有较好的疗效，但如果其治疗成本昂贵，也无法被普通民众所接受。因此，中医卫生经济学评价帮助临床医生在疗效的基础上，寻求成本和效果之间的最佳平衡点。首先，成本评价指标应涵盖直接医疗成本、直接非医疗成本（如交通费、营养费、外地家属的住宿费等），以及间接成本（因病死或病残而造成的成本）。其次，根据不同的评价目的选择中医卫生经济学评价指标。如在成本效果分析中，评价方案优劣的指标是成本效果比和增量成本效果；在成本效用分析中，评价指标是每获得一个质量调整生命年或伤残调节生命年所耗费的成本量；成本效益分析则是考察每减少一个病死率或病残率所挽回的社会损失与干预成本的差值。

参考文献

［1］魏佳，夏淑洁，陈锦明，等.论中医"症"描述的准确性与规范化［J］.天津中医药，2020，37（5）：535-539.

［2］U. S. Department of Health and Human Services FDA Center for Drug Evaluation and Research; U.S. Department of Health and Human Services FDA Center for Biologics Evaluation and Research; U.S. Department of Health and Human Services FDA Center for Devices and Radiological Health. Guidance for industry: patient-reported outcome measures: use in medical product development to support labeling claims: draft guidance［J］. Health Qual Life Outcomes. 2006;4: 79.

［3］郭蕾，王永炎，张志斌.关于证候概念的诠释［J］.北京中医药大学学报，2003，26（2）:5-8.

［4］郑筱萸.中药新药临床研究指导原则（试行）［S］.北京：中国医药科技出版社，2002.

［5］李振华，李保双，唐旭东，等.胃火炽盛证诊断与评价指标体系的构建［J］.中华中医药杂志，2010，12，25（12）：1968-1970.

［6］梁茂新，王雪峰.中医疗效评价评价指标和方法研究需要解决的认识问题［J］.世界科学技术——中药现代化，2006，8（1）：31-35.

［7］刘凤斌，方积乾，王建华.中医药临床疗效评价的探讨［J］.中药新药与临床药理，2004，4（7）：290-292.

［8］Stewart AL Measuring functional and well-being: the medical outcomes study approach［M］. Durham NC: Duke University Press, 1992: 15-20.

［9］Hunt SM, Mckznna SP, McewenJ, etal. The Nottingham Health Profile: subjective health status and medical consultations［J］.SocSciMed, 1981.28(2): 221-229.

［10］BergnerM, BobbittRA, PollardWE, etal. The Sickness impact Profile:validation of a health status measure［J］.MedCare, 1976, 14(1): 57-67.

［11］刘凤斌.中医临床疗效评价量表实施设想［J］.中国中医药报，2003，17（2）：3-4.

［12］陈薇，刘建平.临床疗效研究中的患者报告结局［J］.中国中西医结合杂志，2009，29（8）：746-749.

［13］张艳宏，刘保延，刘志顺，等.PRO与中医临床疗效评价［J］.中医杂志，2007，48（8）：680-682.

［14］唐光华，姜良铎.从循证医学谈中医证据水平特点及提高对策［J］.中国中医药信息杂志，2003（7）：8-9.

［15］于嘉，谢雁鸣.中医卫生经济学评价的研究思路与方法［J］.中国中医药信息杂志，2006（6）：106-108.

第三章　客观化诊断数据采集技术

客观化诊断数据采集技术是指通过各种现代化的技术手段，收集与分析来自患者身体的生物数据，以提高医生对病情判断的准确性和治疗效果。在中医诊断领域，除了西医的各种诊断方法外，常见的中医特色的客观化诊断数据采集技术包括计算机视觉技术和传感器技术。与西医常用的计算机断层扫描（CT）、磁共振成像（MRI）等图像诊断技术不同，中医望诊采用的客观化诊断数据采集技术更偏重于视觉模拟，更直观，也更多地与环境相关。同理，中医的脉诊客观化数据采集中，用到了压力、光电等多种传感器，以模拟人的触觉，获取复杂的脉象诊断指标。

对于中医的智能中医辅助诊断来说，即便是单一诊法，例如舌象、脉象等，其数据采集也可能是多源多模态的，单一模态数据无法提供足够的信息来支持准确的诊断。同时，中医讲究"四诊合参"，综合望、闻、问、切"四诊"收集到的信息。因此，通过特征抽取、词向量等技术，可以在更多层面对多模态数据进行融合处理，可以提高诊断的准确性。

第一节　基于计算机视觉技术的中医望诊图像采集

一、图像采集的环境要求和注意事项

在中医"四诊"中，望诊可以通过计算机视觉技术来智能化中医诊断。望诊是中医诊断疾病的重要依据之一，其包括舌诊、面诊等几方面。在面诊过程中，中医主要通过观察患者的面色进行诊断。面色包括色和泽，色是指青、赤、黄、白、黑五色，泽是指五色的荣润与晦暗。健康人面色红润光泽，略微带黄；患者的面色则往往发生相应的病理信息改变。中医五行说中的五脏配五色理论认为，面部的不同色各有所主，青主肝，赤主心，黄主脾，白主肺，黑主肾；还认为青色主风、寒、痛、惊风等证，赤色主热证，黄色主温热、寒湿、血虚等证，白色主虚寒证，黑色主寒、痛、劳损及血瘀等证。面部各部位色泽的信息，为诊断体内脏腑病变的定位与定性提供了部分依据。

在舌诊过程中，中医主要通过观察患者的舌苔、舌质及舌形进行诊断。如苔薄，多见于疾病初起，病邪在表，病情轻浅；苔厚，则提示病邪入里，或内有食积痰湿，病情较重。舌质绛，多为热入营血等。同时，不同性质的病邪，可常在舌上反映不同的变化。如黄苔多表示热邪内盛；舌质有瘀点或瘀斑，往往是瘀血的征象。如果舌色变化，

则可提示病势进退。如舌苔由白转黄变灰黑，多为病邪由表入里，由寒化热，由轻转重；若舌苔由燥转润，由厚变薄，则属津液渐复，病邪渐退之象。

因此，可以通过采集患者面部及舌部的图像数据来智能化中医诊断。望诊图像信息采集前的环境要求如下：

1. 确保光线的准确性　传统的中医利用视觉观察面色和舌象，条件是要有足够柔和的自然光，然而自然光是不断变化着的，由于人眼具有颜色恒常性，有经验的中医师在自然光线稍微差一点时，也可以进行望诊。但是图像采集设备不具备人眼这一功能，所以在拍摄面色和舌象时，需要确保光线的准确性。

2. 采集室内的温度要适宜　适宜的温度可以保证患者全身上下气血畅通，皮肤和肌肉也会自然放松，患者真实的体征方能表现出来。而在温度较低的环境下，患者全身气血不畅，肌肉收缩，难以准确获取患者的体征信息，会严重影响采集到的面诊数据的准确性。

3. 选择合适的拍摄设备　不同拍摄设备得到的图像数据会有较大的差距，为了便于智能化中医望诊，需要确保所采集数据的一致性。为了保证中医望诊数据的客观真实，需要选取较为高清的拍摄设备。

4. 设计合适的图像采集箱　在面诊数据采集过程中，不同的光源、温度、物距等都会对图像信息造成影响，从而导致中医望诊的不确定性，所以需要设计合适的图像采集箱。图像采集箱可以固定患者的位置，这样可以避免患者面部及舌部数据受位置光距等客观因素的影响。

二、如何获取望诊图像

在中医诊断数字化过程中，医生一般通过患者的数字化图像进行望诊，望诊可以通过计算机视觉技术获取人体面色和舌象的客观化。因此，根据以上所需环境要求，选取合适的环境及硬件设备来获取望诊图像信息。

（一）光源的确定

一般认为，晴天上午 10 时左右的日光比较符合中医对望诊的要求，根据表 3-1 列出的自然光在不同时间的色温值可知，上午 10 时左右的色温约为 5500K。另外，根据色温与显色指数的特性，色温为 5000 ～ 7000K，显色指数 Ra > 85，是比较合适望诊的光照条件，因此选择光源时应尽量满足这一参数。

表 3-1　不同时间段自然光的色温值

光线类别	光源条件	色温值（K）
自然光	日出后或日落前 1 小时的直射光	3800
	中午时平均直射光	5400

光线类别	光源条件	色温值（K）
自然光	上午 10 点至下午 2 点平均昼光	5500
	冬季中午平均昼光	5500 ～ 8000
	夏季中午平均昼光	6000 ～ 6500
	阴天散射光	6100 ～ 8000

对于望诊数据的采集，很难在固定时间的自然光下进行，因此，可以根据以上适合中医望诊的色温和显色指数来选取合适的光源。可供选择的光源类型一般有卤素灯、荧光灯和 LED 光源等。近年来较多的研究者使用白光发光二极管（LED）作为光源，LED 光源具有显色指数高、体积小、驱动电压低、照度及色温较为稳定等优点，能保证拍摄图像时光照环境的均匀与稳定。各光源的主要性能如表 3-2 所示。经各光源性能对比分析，卤素灯发热大，会影响望诊图像的采集质量；荧光灯频闪，易影响拍摄效果；多个 LED 灯组成的光源最为适合望诊图像数据的采集。

表 3-2　各光源性能比较

	卤素灯	荧光灯	LED 灯
使用寿命（小时）	5000 ～ 7000	5000 ～ 7000	60000 ～ 100000
亮度	亮	较亮	很亮
有无频闪	无	有	无
特征	发热大，价格便宜，比较费电	发热少，扩散性好，较便宜，较省电	发热少，使用便利，省电

（二）温度的确定

在望诊数据采集中，适宜的温度才能使患者的真实体征表现出来。因此，应保持数据采集室内恒定的适宜温度。

（三）拍摄设备的确定

一般来说，拍摄设备的像素应不低于 200 万，像素越高，图像清晰度越高。现阶段一般选择高清摄像头和单反相机作为拍摄设备。高清摄像头虽然体积小，控制方便，成本低，但是图像质量不及单反相机，因此，更应选取单反相机作为图像采集拍摄设备。

1. 相机镜头的选择　镜头的主要作用是折射光线，在焦点平面上汇聚成清晰的画面。由镜头中心到焦点的距离叫焦距，焦距是镜头分类的重要标准。相机镜头一般分为定焦镜头和变焦镜头。定焦镜头的焦距固定不变，光学品质较为优秀；但变焦镜头焦距可以调节，给拍摄提供了极大的便利。由于面部和舌部图像的采集需要近距离拍摄，且前期需要根据相机安装位置的实际情况调整焦距，所以选择变焦镜头。

2. 相机的设置　单反相机拍摄图像时，应该预先设置好相机的各项操作功能（主要包括镜头焦距、曝光模式、测光方式、光圈系数、快门速度、景深等），然后取景、对焦和测光。拍摄距离较近时，景深会自然变小，而面部和舌部图像的采集对于景深有较严格的要求，所以通过缩小光圈来尽量延长景深。此外，拍摄图像时，为了避免患者有瞬间的移动和抖动，快门速度不能太慢，因此，曝光模式选择光圈优先模式。中央重点测光适合被摄主体位于画面中央区域，既能突出主体又兼顾周围环境，在采集患者面部和舌部图像时，画面的位置正好处于中央重点测光的范围内，因此测光方式选择中央重点测光。当相机测光后获得一定的曝光量，只需设置好光圈系数，快门速度根据曝光量可自行调节。单反相机的参数设置可参考表 3-3。

表 3-3　单反相机设置参数

焦距	曝光模式	测光方式	光圈系数	快门速度	物距	ISO 感光度	白平衡
18mm	光圈优先（A 模式）	中央重点测光	F ≥ 8	程序自动调节	250mm	200 ~ 800	手动预设

（四）图像采集箱的设计

图像采集箱可以确保光源的准确性，并具有固定作用，确保望诊数据采集的一致性。箱体内部通过一块隔板分为前后两个空间，前面为光源照亮区域，后端为相机、电源等的安装空间。隔板上需要安装确定的光源；在隔板的中心位置需要设置一个大于相机镜头的孔，用于拍摄。箱体的前端是人脸贴附的一块面板，所以需要开出满足人脸要求的椭圆孔对人脸进行定位，且隔板距前端面板距离 250mm，符合图像采集设备的物距需求。经过如上设置后，可以通过图像采集箱来获得患者面部和舌部图像信息用于智能化中医望诊，图像采集箱的整体结构如图 3-1 所示。

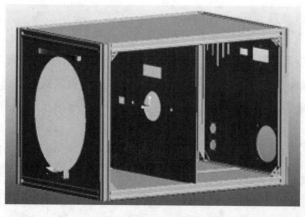

图 3-1　图像采集箱

三、获取满足特征提取的图像

在中医采集到望诊所需的面部及舌部图像后，需要对图像数据进行包括舌在人脸中的定位、舌在复杂环境中的分割提取和舌的苔质分离的预处理，这些步骤是之后进行面色、舌象特征提取的基础。

（一）舌体图像分割

舌体的自动分割在望诊客观化研究中具有至关重要的地位，其需要将舌体的轮廓识别出来，便于后续的舌质、舌苔分离和特征提取分析过程。

1.基于阈值的分割方法　是目前最为简单、最为广泛的并行区域分割技术。在应用中通过分析图像灰度直方图获取其波峰及波谷，各组波峰及波谷均为图像一类区域表现，能够获得图像一类目标或多个目标阈值，在阈值的分析下也就能够获取图像一个或若干个部分的信息。在对不同类信息实施区分过程中也就可以实现对同类信息的合并，归类为同一类物体，以此实现对图形的目标区域划分。

2.基于区域的分割方法　图像分割中常见的一种分割方法就是区域生长法，其主要机理是由某个特定属性的像素为原点，周围相邻的像素与原点进行对比，将具有相似性质的点合并到区域内，直到没有满足条件的像素为止。因此，第一个像素的特性决定了区域生长的好坏。简而言之，由某个像素点向外辐射一定条件内的距离，这将得到一个区域，从而能够进行下一步的分割操作。

3.基于聚类的分割方法　聚类就是将未知类数据在不同类或簇中实施分类的过程，其中集中在同一类中的对象相似性比较高，不同类对象间存在较大的相异性。基于聚类的分割算法是依照相应特征空间实现对图像时域中像素的聚类分析，对于存在有相同特征像素的所处特征空间也就能够实施聚类，也可以实施分割。

利用以上三种分割方法可以实现对舌象的精确分割。

（二）基于 K- 均值聚类的舌质、舌苔图像分离

在中医学相关研究中，舌诊是医生分析和诊断疾病的重要依据，考察的对象主要是舌头的形状、色泽，舌苔的厚薄、颜色及舌质、舌苔的分布状态等。利用计算机图像处理技术对分割后的舌体图像进行苔质分离，有利于进一步实现舌苔与舌质的特征提取与分析，对舌诊的智能化研究具有重要意义。

CIELab 颜色空间中的 a 分量对舌质图像中的红色很敏感，且该颜色空间的颜色变化均匀，因此可采用基于 a 分量的 K– 均值聚类算法实现舌质、舌苔的分离。该方法的流程图如图 3-2 所示。

苔质分离过程主要实现步骤如下：

（1）首先将输入的分割舌体图像进行 CIELab 颜色空间转换，并使用大津算法对 a

分量的舌体图像进行二值化。

（2）在二值化后的舌体图像中选取合适的种子点，对提取的 a 分量的舌体图像进行 K– 均值聚类。

（3）基于 K– 均值聚类方法，不断调整聚类中心，得到最优的聚类结果，生成舌质与舌苔的 Mask。

（4）利用生成的 Mask 从原始舌体分割图像中获取对应的舌质与舌苔图像。

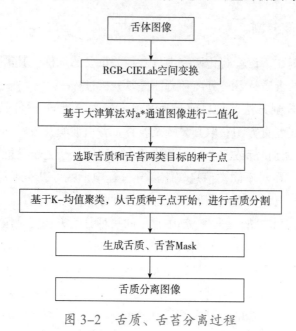

图 3-2 舌质、舌苔分离过程

第二节 基于传感器技术的中医切诊、闻诊

医学的产生可以说是伴随着传感器的产生而来的。中医望、闻、问、切"四诊"，就是运用了人类天生的传感器——触觉、听觉、视觉等人类自身的感觉。从传统的听筒、小锤到如今的内窥镜、CT、B 超，再到现在应用于临床的各种手术机器人，医用传感器延伸了医生的感觉器官，把定性的感觉扩展为定量的检测，是医疗设备的关键器件。医用传感器是医学临床诊断的"口舌"，在临床医学诊断、治疗、康复等阶段发挥着必不可少的作用，成为制约高水平先进医疗设备发展的关键技术。

近年来，针对临床医学的特点和临床应用的需要，医用传感器技术成为医疗信息化的重要技术基础，改变了传统医用传感器体积大、性能差的缺点，形成了全新的现代的新型医用传感器技术，正向着智能化、微型化、多参数、可遥控等崭新的方向快速发展。

一、中医诊断装备中常用的传感器介绍

随着现代计算机技术及数字信号处理技术的不断发展，越来越多的先进技术被广泛应用到医学科技领域，如传感器技术。人们在日常生活中所遇到的信号大都是非电量的，这些信号很难被放大、处理和传输。传感器就是将物理、化学、机械等外界参量转化为便于计算机或电子仪器所接收和处理的电学量或光学量的一种装置。医用传感器作为临床医学诊断中医生的"感觉器官"，是生物医学测量、诊断、治疗、数据处理等工作中必不可少的关键元件且意义重大。医用传感器是指将生物体各种不同的生命信息转换为生物测量和医学仪器可用的输出信号的器件或装置。在西医学中，医用传感器代替了医生的感觉器官并起到延伸作用，它能提供生物医学检测、连续监护、人体疾病治疗和控制、临床检验的信息。目前医用传感器已成为高水平先进医疗设备发展的关键技术。

由于人体生理信息分为电信息和非电信息两大类，因此检测人体不同信息需要用不同的传感器。目前主要根据探测的变化量的性质和医用传感器的作用原理对医用传感器进行分类。

（一）根据探测的变化量的性质分类

1. 位移传感器 该类医用传感器是利用测量人体的器官和组织的大小、形状、位置的变化来判断这些器官的功能是否正常。如测得大血管的周长变化和血压变化之间的关系，可以算出血管的阻力和血管壁的弹性；测量胸围变化来描记呼吸；测量肠蠕动、胃收缩以了解消化道功能等。

2. 振动传感器 该类医用传感器是利用人体中各类振动量的变化，判断这些器官的功能是否正常。如根据各种生理病理声音，如心音、心脏的搏动、呼吸音、血管音，判断心脏、肺部的功能及人体震颤。

3. 压力传感器 该类医用传感器是利用人体的各部压力变化，判断这些器官的功能是否正常。如测量血压、心内压、眼压、颅内压及子宫压等等。在呼吸机运行系统中，可通过压力传感器测量计算患者呼气期间的二氧化碳水平，以调节输入压力大小，使患者呼吸顺畅。

4. 流量传感器 该类医用传感器是利用人体中某部位的流量变化，判断这些器官的功能是否正常。如根据患者呼吸快慢，通过进气泵控制，调节通气量大小与速度，使患者呼吸和进气频率保持一致，以提供肺部足够的氧浓度。

（二）根据医用传感器的作用原理分类

1. 电阻式 电阻式位移传感器，是一种将位移转换成电阻变化的传感器。主要分为电位器式、应变片式和弹性变应计三种。如测量肌肉收缩电位器，以电位器作中心轴，

肌肉收缩时，双脚和两臂分开带动电位器中心点移动，从而记录下肌肉的收缩曲线。

2. 电感式　电感式位移传感器用位移来改变单线圈的自感或双线圈的互感。电感式传感器主要用于位移测量和可以转换成位移变化的机械量（如力、张力、压力、压差、加速度、振动、应变、流量、厚度、液位、比重、转矩等）的测量。常用电感式传感器有变间隙型、变面积型和螺管插铁型。可用于测量机体内部各器官的大小尺寸变化。血管内外径等。

（三）中医诊疗中常见的传感器

1. 压力式脉象传感器　压力传感器在中医脉诊仪中扮演着至关重要的角色。这些传感器精确测量患者脉搏的力度和波动，为中医专业人士提供了一种量化和客观评估脉象的方式。通过高灵敏度和精细的压力变化检测，压力传感器能够捕捉到细微的脉搏特征，从而辅助中医诊断，提高脉诊的准确性和效率。目前已研制出单探头、双探头及三探头压力式脉象传感器，其中，单探头传感器种类较多且应用广泛，但较为简单的结构导致在采集脉象信息时存在局限性，与之相比多探头传感器能获得更丰富的脉象信息。随着技术的不断进步，这些传感器的应用有望进一步优化传统的脉诊方法，为中医现代化贡献力量。

2. 光电式脉搏传感器　在中医脉诊领域，光电传感器的应用正日益成为技术革新的焦点。这种传感器通过非侵入式地检测人体脉搏波动，准确捕捉脉搏的细微变化。其工作原理是利用光源照射皮肤并通过光电探测器接收反射或透过血管的光，从而获得脉搏信号。通过对脉搏波形的分析，可以指导医生判断患者的气血状况、脏腑功能、病理变化等信息。这一技术不仅提高了脉诊的准确性和重复性，为脉象的数字化发展带来了可能，还为中医诊断提供了便捷、客观的量化手段，是现代中医脉诊仪器不可或缺的关键组件。

3. 电子鼻　是一种模拟人类嗅觉系统的传感器阵列，能够检测和辨识复杂气味的模式。这一技术不仅能提高产品质量控制的准确性，还能在环境监测、健康诊断等多个行业中发挥重要作用。在中医嗅诊领域，电子鼻通过捕捉和分析患者呼出的气体成分，为诊断提供了量化的数据支持。同时，电子鼻还可以用于检测和识别中草药的气味成分，为中药的质量控制和鉴别提供了一种新型手段。这种融合传统医学与现代电子技术的方法，不仅提高了嗅诊的准确性，也为中医的标准化和国际化铺平了道路。

4. 红外传感器　在中医诊断实践中，红外成像技术凭借其非侵入性和高灵敏度的特点，正逐渐成为一种重要的辅助诊断手段。这些高精度传感器能够检测人体发出的红外辐射，从而为医生提供关于人体不同部位的温度分布图。这种温度分布图能够反映出人体的生理和病理状态，对于诸如经络堵塞、炎症等中医关注的病变有着重要的指示作用。除了温度测量，现代的红外传感器还配备了先进的图像处理算法，可以将人体表面的温度分布转化为清晰的三维图像，从而帮助医生直观地观察到人体内部的病理变化。

红外传感器作为中医诊疗设备中一种重要的辅助诊断手段，以其非侵入性、高灵敏度为中医诊疗提供了强有力的技术支持。

5. 经络腧穴阻抗传感器 在中医学领域，经络腧穴的状态被认为是评估人体健康状况的重要指标。近年来，随着生物电阻抗技术的发展，经络腧穴阻抗传感器应运而生，为传统中医经络检测提供了一种新的科学化、量化手段。该传感器通过测定腧穴区域的电阻抗变化，能够非侵入性地探测经络气血流通的功能状态，为诊断和治疗提供了客观的数据支持。与传统的经验判断相比，经络腧穴阻抗传感器以其精确度高、重复性好、操作简便等优点，正逐渐成为中医经络研究及临床应用中不可或缺的工具。

（四）医用传感器的进展

近年来，新型的科学技术前沿与生命科学的进步结合，成为新型医用传感器研究和产品开发的推动力，促使医用传感器朝着智能化、量子化、集成化、微型化、可遥控化及多参数、多功能化等方面发展。

1. 智能化 随着信息时代的到来，在生物医学工程领域，计算机、微电子等技术的进步带动了医用传感器的发展。信息量的增长使得传感器的精度、可靠性、响应要求越来越高，传统的大体积传感器因无法满足上述需要而被淘汰，在这种情况下，智能化传感器得到了突飞猛进的发展。智能化传感器由微传感器、微处理器、微执行器和接口电路组成。其主要作用是可根据输入信号进行判断并制定决策，可根据软件控制做出决定，可与外部信息进行交换，并具有自检测、自修正等功能。

2. 微型化 微型传感器的典型特点是体积小，其敏感原件的尺寸一般为微米级。经过多年努力，微型传感器技术已广泛应用于医疗领域中。在临床中，微型传感器可以将所需的信息如血液、胃酸、体液中的特定成分等准确地传给医生。此外，微型传感器可以凭借其"娇小"的体积进入常规仪器不能到达的部位，将病灶的位置进行实时反馈。典型的微型传感器是"电子药丸"所带的微传感器，其大小近似于药片，可口服，内装有无线发射器，用于测量胃液成分，可将胃液信号直接通过无线电发送到体外，使医生及时了解胃液情况。

3. 多参数 多参数传感器由若干敏感元件组成，不同的敏感元件具有不同的物理结构和化学性质，因此可实现用一个传感器实时测量多种参数，实现多种传感器功能。多参数传感器大多用于人工嗅觉方面，如"电子鼻"，它是由一个交叉选择式气体传感器阵列和相关的数据处理技术组成，并配以恰当的模式识别系统，具有识别简单和复杂气味的能力。在临床应用中，"电子鼻"可以绘画出患者的"呼吸图"，从而方便医生观察判断患者是否受到细菌感染。此外，"电子鼻"还能提供对抗细菌的抗生素。

4. 可遥控 遥控传感器就是将遥控技术与传感器技术进行结合形成一种新型的可遥控传感器。在临床诊断治疗中，在患者体内植入或让患者吞服一些检测体内各种参数的传感器或定期释放药物的装置时，需要使用遥控技术在体外控制这些传感器。如微型传感器中的"电子药丸"就是利用遥控技术来完成定点采样、药物释放、图像采集等任务。

随着人们健康意识的不断提高和现代医学手段的多样化，其他一些新型传感器如 DNA 传感器、光纤传感器、无创检测传感器等也逐渐展露出其优异的性能，成为现代临床诊断研究的重点领域，医用传感器技术的创新必然会推动现代临床医学的更快发展。

二、数据预处理和存储

（一）数据预处理

在数据挖掘过程中，数据的质量直接决定了模型的预测和泛化能力的好坏。然而在现实生活问题中，原始数据往往非常混乱、不够全面，可能包含大量缺失值，也可能包含大量噪声，这将非常不利于算法模型的训练。因此在采集完数据后，建模的首要步骤就是数据预处理，其目的是去除原始数据中的无效数据、不规范数据、错误数据；补齐数据中的缺失值；对数据范围、量纲、格式、类型进行统一化处理；得到标准的、干净的数据，提供给数据统计、数据挖掘等使用。数据预处理主要有以下步骤：处理缺失值、数据标准化、特征选择。

1. 处理缺失值　此步骤主要在数据清洗阶段，缺失的数据主要分为数据记录丢失和各种原因而导致的数据记录的空缺。相对于丢弃而言，通过一定的方法将缺失的数据补上在缺失值处理中更加常见。常用的补齐数据中的缺失值方法有均值插补、同类均值插补等。均值插补是针对属性距离可度量的样本，可使用该属性有效值的平均值来插补缺失的值。同类均值插补是将样本数据分类后以该类中样本的均值来插补缺失值。

2. 数据标准化　由于算法要求样本具有零均值和单位方差，一般需要对数据进行标准化处理。数据标准化是将不同规格的数据转换到统一规格或将不同分布的数据转换到某个特定范围。此类操作也被称为无量纲化。数据标准化常用的有最小 – 最大标准化、Z-score 标准化等方法。最小 – 最大标准化又称为 min-max 标准化，是指对原始数据进行线性变换，设 min 为属性的最小值，max 为属性的最大值，主要原理就是将原始值通过 min-max 标准化映射到 [0，1] 区间的值。该方法的公式为：

$$标准化后的数据 = \frac{原始数据 - 最小值}{最大值 - 最小值}$$

Z-score 标准化是基于原始数据的均值和标准差进行数据标准化，适用于属性最大值和最小值未知的情况。其公式为：

$$标准化后的数据 = \frac{原始数据 - 均值}{标准差}$$

3. 特征选择　在实际的数据处理过程中，特征维度通常过高，增大了模型的计算复杂度。所以需要对多维数据的特征进行选择，去除不必要的特征。特征选择是从所有特征中，以统计检验中的分数及相关性指标为依据，选择出对模型建立有用的特征，避免导入不必要的特征。消除不相关的特征能够在降低学习任务的难度、降低模型复杂度的同时，也会提高模型的表达能力。常见的特征选择分为过滤式、包裹式、嵌入式。过滤式特征选择是先对数据集进行特征选择后，再训练学习器。包裹式选择是将要使用的学习器的性能作为特征子集的评价指标，该方法可针对特定的学习器进行优化，较过滤式特征选择效果更好。

（二）数据存储

面对大数据的爆炸式增长，且具有大数据量、异构型、高时效性的需求时，数据的存储不仅有存储容量的压力，还给系统的存储性能、数据管理乃至大数据的应用方面都带来了挑战。数据存储具有很强的现实意义，只有采取合理的数据存储方式，才能够有利于数据的管理、检索等。数据存储主要分为块存储、文件存储、对象存储三种方式。

1. 块存储 一般体现形式是卷或者硬盘，数据是按字节来访问的。块存储对里面存的数据内容和格式是一无所知的。块存储只负责数据读取和写入，因此性能很高，适用于对响应时间要求高的系统，如数据库等。

2. 文件存储 一般体现形式是目录和文件，数据以文件的方式存储和访问，按照目录结构进行组织。文件存储可以对数据进行一定的高级管理，比如在文件层面进行访问权限控制等。文件存储可以很方便地共享，因此用途非常广泛。比如常用的 NFS、CIFS、FTP 等都是基于文件存储的。

3. 对象存储 一般体现形式是一个 UUID，数据和元数据打包在一起，作为一个整体对象存在一个超大池子里。对于对象访问，只需要报出它的 UUID，就能立即找到它，但访问的时候对象是作为一个整体访问的。对象存储可以非常简单地扩展到超大规模，因此非常适合数据量大、增速又很快的视频、图像等。

第三节 特征提取

一、图像特征

（一）图像特征的分类

图像的特征可以分为四类：①图像的视觉特征，包括边缘、轮廓、形状、纹理和区域等；②图像的统计特征，包括灰度直方图特征、矩特征，其中矩特征包括均值、方差、峰度及熵特征等；③图像变换系数特征，包括傅里叶变换、离散余弦变换、小波变换等；④图像代数特征，包括矩阵的奇异值。

（二）图像特征提取

特征提取（feature extractor）是指将原始输入数据的数据维度减少或者通过变换或重新排列组合的形式将原始特征进行整理的过程。其中，数据特征减少维度的目的在于从一组数据中挑选出一些最有效的特征，常见的方法包括主成分分析、奇异值分解等。对数据特征进行变换或重新排列组合是为了得到更有利于分类、更本质、更少的新特征的过程。

1. 边缘特征　图像边缘是图像最基本的特征，所谓边缘是指图像局部特征的不连续性。灰度或结构等信息突变处称之为边缘。例如，灰度级的突变、颜色的突变、纹理结构的突变等。边缘是一个区域的结束，也是另一个区域的开始，利用该特征可以分割图像。

图像的边缘有方向和幅度两种属性。边缘通常可以通过一阶导数或二阶导数检测得到。一阶导数是以最大值作为对应的边缘的位置，而二阶导数则以过零点作为对应边缘的位置。

要得到一幅图像的梯度，则要求在图像的每个像素点位置处计算偏导数。我们处理的是数字量，因此要求关于一点的邻域上的偏导数的数字近似，因此一幅图像 f 在 (x, y) 位置上的 x 和 y 方向上的梯度大小计算如下：

$$\frac{\partial f(x,y)}{\partial x} = \lim_{x \to 0} \frac{f(x+\epsilon, y) - f(x,y)}{\epsilon}$$

$$\frac{\partial f(x,y)}{\partial y} = \lim_{x \to 0} \frac{f(x, y+\epsilon) - f(x,y)}{\epsilon}$$

2. 形状特征　形状特征有两类表示方法，一类是轮廓特征，一类是区域特征。图像的轮廓特征主要针对物体的外边界，而图像的区域特征则关系到整个形状区域。以下介绍几种典型的形状特征描述方法。

（1）轮廓特征　轮廓是一系列相连的点组成的曲线，代表了物体的基本外形。其与边缘的不同在于：①轮廓是连续的，边缘并不全都连续；②边缘主要作为图像的物体特征，而轮廓主要用来分析物体的形态（如周长和面积）；③边缘包括轮廓。一般在二值图像中寻找轮廓，寻找轮廓是针对白色物体，即物体是白色，而背景是黑色。其描述方法主要有边界特征法、边界方向直方图法、傅里叶形状描述符法等。

边界特征法：通过对边界特征的描述来获取图像的形状参数。其中 Hough 变换检测平行直线和边界方向直方图方法是经典方法。Hough 变换是利用图像全局特性而将边缘像素连接起来，组成区域封闭边界的一种方法，其基本思想是点 – 线的对偶性。

边界方向直方图法：首先微分图像求得图像边缘，做出关于边缘大小和方向的直方图，通常的方法是构造图像灰度梯度方向矩阵。

傅里叶形状描述符法：傅里叶形状描述符（Fourier shape deors）的基本思想是用物体边界的傅里叶变换作为形状描述，利用区域边界的封闭性和周期性，将二维问题转换为一维问题。由边界点导出三种形状表达：曲率函数、质心距离、复坐标函数。

（2）区域特征　其描述方法主要有几何参数法、形状不变矩法等。

几何参数法：形状的表达和匹配采用更为简单的区域特征描述方法，如采用有关形状定量测量（如矩、面积、周长等）的形状参数法。需要说明的是，形状参数的提取必须以图像处理及图像分割为前提，参数的准确性必然受到分割效果的影响，对分割效果很差的图像，形状参数甚至无法提取。

形状不变矩法：利用目标所占区域的矩作为形状描述参数。

（3）纹理特征　是一种全局特征，反映的是图像中同质现象的视觉特征，体现物体表面的具有缓慢变换或周期性变化的表面组织结构排列属性。图像纹理通过像素及其周围空间邻域的灰度分布来表现，即局部纹理信息。另外，局部纹理信息不同程度上的重复性，就是全局纹理信息。

纹理特征的提取方法可分为：①基于结构的方法，将要检测的纹理建模，在图像中搜索重复的模式。②基于统计数据的方法。

纹理特征的提取与匹配主要有灰度共生矩阵、Tamura 纹理特征、自回归纹理模型、小波变换等。①灰度共生矩阵特征提取与匹配主要依赖于能量、惯量、熵和相关性四个参数。② Tamura 纹理特征基于人类对纹理的视觉感知心理学研究，提出 6 种属性，即粗糙度、对比度、方向度、线像度、规整度和粗略度。③自回归纹理模型（simultaneous auto-regressive，SAR）是马尔可夫随机场（MRF）模型的一种应用实例。

二、仪器信号特征

（一）脉象信号

脉象是指中医用手指感受到的脉搏搏动的形象。脉搏由心脏的收缩舒张运动引起，经富有弹性的动脉管，从主动脉传播至各分支动脉。脉学古籍中也有"心主血，其充在脉""五脏所主，心主脉"之类的表述，由此可知人体脉象信号中含有大量心血管类生理信息；不仅如此，中医学认为人体脉象信号还可以反映人体五脏六腑的运行、气血的盛衰及经络的循行是否正常。如今，常见的脉诊方法为寸口三部九候脉诊法，即医生通过指腹触按患者腕后的寸、关、尺三部进行取脉，通过调整指腹触按的压力，结合感受到患者脉搏跳动的深浅、力度和节奏，来判断患者患病的部位及成因。根据医生手指触按压力的大小，将取脉压力分为浮、中、沉三个状态。

长期以来，中医通过手指感受脉搏的跳动情况，进而对患者的病情进行诊断。在诊断过程中，易受中医主观因素和个人经验的影响，中医的诊断结果和实际脉象之间可能会有一定的差异。对于同一患者，不同的中医可能会给出不同的结论。与此同时，患者的脉象不能记录，无法进一步对其机理进行分析研究。以上情况使得中医脉诊难以统一判断标准，不利于脉诊的发展。

　　脉诊客观化的第一步就是采集患者的脉象信号。与中医切脉不同，采集脉象信号时将脉搏转换为量化的数字信号，从而避免了中医因主观感受而对脉象的分析判断产生影响，也为后续脉象信号的分析识别做好数据准备。目前，常用的脉象传感器包括压力传感器、多普勒传感器、光电传感器等。

　　1. 脉象信号的预处理　　通过脉象仪采集的脉搏信号通常带有畸变，常见的畸变信号为高频噪声、基线漂移、伪迹和饱和。在对脉搏信号进行特征提取的过程中，如果原始信号中存在大量的畸变信号，就会因为数据包含太多的异常值而影响特征提取的准确性，从而影响后续的研究，对于模式识别和机器学习模型的训练产生不利的影响。因此，在进一步分析信号前，需要通过信号预处理的过程来提升信号质量，保证分析结果的准确性。

　　（1）高频信号　　脉搏信号中存在的高频噪声一般是由电网工频干扰引起。通常可以使用滤波器对高频信号进行过滤，例如使用截止频率分别为 50Hz 和 60Hz 的高通滤波器来过滤工频干扰造成的高频噪声；采用平滑滤波器和零相位滤波器来获得适当频带并消除噪声。目前常见的脉搏信号高频噪声滤除方法是傅里叶变换与小波变化，与傅里叶变换滤波相比，小波变换方法使得脉搏信号滤波后信号波形尖峰处细节保持得更加良好。

　　小波变换在低频部分时间分辨率较低，但是频率分辨率较高；在高频部分则刚好相反，时间分辨率较高，频率分辨率较低，随着小波分解层数的增大，小波的分解作用集中于低频部分。小波分解对于分析非平稳的信号和提取信号的局部特征来说很适合。

　　假设信号 $f(t) \in T^2(S)$ ，将其小波变换定义为如下式：

$$P_f(a,b) = \int_{-\infty}^{+\infty} f(t)M(a,b)dt$$

其中，$a \in R^+$ 和 $b \in R^+$ 分别表示尺度因子和识别因子，且小波基函数 $M_{a,b}(t)$ 为：

$$M_{a,b}(t) = \frac{1}{\sqrt{a}} M(\frac{t-b}{a})$$

其中，称为小波母函数，推导后可得到小波变换的频域表达形式为：

$$P_f(a,b) = \frac{1}{\sqrt{2\pi}} \int_{-\infty}^{+\infty} \sqrt{a}F(\omega)M(\alpha\omega)e^{j\omega t}d\omega$$

　　脉搏信号是典型的非平稳和非线性信号，其本身奇异点较多，并且信号噪声大多集中在高频范围，因此小波变换非常适合处理脉搏信号。

　　（2）基线漂移　　主要是由于人体呼吸和运动造成的。基线漂移是耦合在脉搏信号中的低频信号分量，它的出现会使得脉搏信号形成局部波形异常，从而导致时域分析时提取的特征点出现偏差。消除基线漂移的常用策略有曲线拟合和滤波。基于曲线拟合的策略包括线性插值、多项式曲面拟合及三次样条插值估计等方法。

　　（3）饱和与伪迹　　脉搏信号中存在的饱和与伪迹是两种常见并且难以去除的畸变。饱和畸变是指脉搏信号波形幅值超过采集设备所能记录的最大值或最小值，使得采集设备最终记录的脉搏信号的波形尖峰或低谷出现削平现象，这种信号采集时发生的信息丢失难以恢复。常用的伪迹检测方法首先将脉搏信号分割为多个子段，再从子段中提取均值、方差及样本熵等统计信息，最后依据这些统计特征判别子段是否含有伪迹畸变。随着深度学习的发展，目前也有研究者在探索使用神经网络进行伪迹检测，端到端的学习方式避免了人工的特征工程工作。

2. 去噪效果评价 一般在对去噪效果进行评价时，采用信噪比（signal noise ratio，SNR）与均方根误差系数（root mean squared error，RMSE）来进行定量描述。其中，SNR 可以用于衡量信号的去噪效果，SNR 越大说明信号的去噪效果越好；RMSE 可以衡量去噪后信号的失真度，RMSE 越小说明去噪后的信号和原始信号相比失真程度越低。定义式如下：

$$SNR = 10 \cdot \lg \left(\frac{\sum\limits_{i=1}^{n} f^2(i)}{\sum\limits_{i}^{n} [p(i) - f(i)]^2} \right)$$

$$RMSE = \sqrt{\frac{1}{n} \sum\limits_{i=1}^{n} [p(i) - f(i)]^2}$$

其中 $f(i)$ 代表噪声的原始信号，$p(i)$ 代表去除噪声后的脉搏信号。

3. 脉象信号的特征提取 现有的脉搏信号特征提取方法包括频域分析法、时域分析法、时频域结合分析法、非线性分析、曲线拟合、降维及基于神经网络的方法等。

（1）时域分析 主要从脉搏信号波形图中提取极值点或拐点作为脉搏波形特征点，这些时域特征点通常具有某些生理意义，在进行脉搏信号分析时，将波形特征点与其相应的生理意义结合，会得到一些在医学上具有可解释性的分析结果。由于时域分析法比较直观且易于理解，该方法成为目前脉搏信号分析中最为普遍使用的方法。时域上常用波形参数有主波波峰高度、重搏波波峰高度及潮汐波波峰高度等。

（2）频域分析 时域波形特征不能够完全体现脉搏波信息，同时脉搏波在不同频段具有不同信息，因此引入频域分析法对脉搏信号进行分析。频域分析法主要通过脉搏信号相应的频谱图对脉搏信号进行分析，通常使用傅里叶变换实现信号在时域和频域之间的转换。与时域特征的相关性分析表明，谐波幅值、初相角与时域特征参数中间均具有相关性，且两者均能反映出人体动脉硬化情况及外周阻力的大小，具有一定的生理意义。

（3）时频域分析法 使用短时傅立叶变换或小波变换等方法作为脉搏波时频域分析法，可以获得脉搏信号频谱随时间变化的图像。

（4）非线性动力学分析 近年来，随着非线性问题在生物医学信号中的出现，传统的线性分析方法已不能满足于解决此类问题。非线性动力学由此而生，并在生物医学信号中逐渐成为重要的分析方法之一。随着非线性动力学的发展，越来越多的学者尝试将其应用于脉象信号的分析中，探究脉象信号的非线性与脉象类型之间的关联。常用的方法包括近似熵分析、Lempel-Ziv 分解及 Lyapunov 指数分析等。

（5）降维特征提取　基于降维的特征提取方法，其主要思想是在低维空间表示高维测量信号。常用的方法有独立分量分析法（principal component analysis，PCA）、主成分分析法和线性判别分析法（linear discriminant analysis，LDA）等。

（6）深度学习特征提取　基于深度学习的特征提取方法已在医疗图像分析、心电图检测等领域广泛应用。但在针对脉搏信号的分析研究领域中，此类特征提取方法应用较少。与图像分析领域相同，目前常用于脉象信号分析的深度学习模型为卷积神经网络。

（二）舌象信号

传统中医的舌脉诊断过程大多是在自然环境下进行的，使得舌脉观测过程中存在着较多的不确定性因素。例如，传统舌诊经常在开放式的自然环境下进行，受到自然光线和地点方位等不可控的因素影响，从而导致舌象观测获得的颜色特征不稳定，甚至出现失真。并且传统中医对于舌诊的文字描述缺乏统一的详细标准，在一定程度上造成舌诊的观测结果常常因为人为的因素导致可重复性不强。

随着数字图像处理技术的快速发展，以及多媒体应用的迅速普及，作为舌诊客观化研究基础的舌图像采集也在逐渐地朝着数字化的方向发展。如今的舌象采集系统可以通过数码照片的方式对舌象研究信号进行采集。

1. 彩色舌图的预处理　由于在采集过程中，受试者伸出口外的舌面区域的面积要远大于置于口内的舌下区域，因此对同一尺寸的舌面图像和舌下图像而言，舌下图像必然包含更多的无用信息，例如舌体区域、牙齿、嘴唇及面部等背景信息。因此，为了避免无用信息对于后续分析步骤的不良影响，需要将舌腹面区域从舌下图像中分割出来，以便更准确地从舌下图像中提取出舌下静脉轮廓。

2. 彩色舌下图像的特征提取　彩色舌图为三通道的图像，其信号特征提取可以参考图像特征提取。

（1）颜色特征　通过提取舌面、舌苔的颜色特征，可以分析患者的体质和病情。一般采用基于颜色空间的特征提取方法，例如 HSV 颜色空间、Lab* 颜色空间等。

（2）纹理特征　舌面、舌苔具有丰富的纹理特征，通过纹理特征的提取可以反映舌部的状况。一般采用基于小波变换、灰度共生矩阵（GLCM）等方法进行纹理特征提取。

（3）形状特征　舌面、舌苔的形态也可以反映患者的病情。通过基于形状的特征提取方法，可以提取出舌面、舌苔的轮廓、凸包、面积等特征，用于分析患者的病情。

（4）组合特征　将以上不同的特征提取方法结合起来，综合分析舌诊图片的多种特征，可以提高舌诊的准确性和稳定性。

第四节　词向量

一、词向量概述

词向量（word embedding）技术是将自然语言中的词转化为稠密向量的过程，语义相似的词会有相似的向量表示。在自然语言处理中，首先需要将词语转化为计算机可以识别的方式，常用的两种方式分别是离散表示和分布式表示。常见的离散表示为one-hot编码，例如n=5，则对应的one-hot编码为：

$$1:\begin{bmatrix} 1, & 0, & 0, & 0, & 0 \end{bmatrix}$$
$$2:\begin{bmatrix} 0, & 1, & 0, & 0, & 0 \end{bmatrix}$$
$$3:\begin{bmatrix} 0, & 0, & 1, & 0, & 0 \end{bmatrix}$$
$$4:\begin{bmatrix} 0, & 0, & 0, & 1, & 0 \end{bmatrix}$$
$$5:\begin{bmatrix} 0, & 0, & 0, & 0, & 1 \end{bmatrix}$$

其优点在于可以对每个词进行独立编码，且对应的编码有且仅为1。但缺点也较为明显。首先，当序列总数过多时，所对应的编码数也相应增加，这会导致开销较大。其次，若只考虑词汇在系统中的位置，相关的编码方法并没有办法直接表达词汇所表达的意义。例如：

1.医生在把脉。
2.护士在拿药。
3.医生和患者在交流。

在上述的三句话中，若只考虑词汇出现的情况，则句子1和句子3都出现了"医生"这个词汇，按照one-hot的编码规则来看，两者的关系更近。但是按照句子所表达的含义来说，句子1和句子2都属于医护人员工作的过程，这两者才是表达了类似的含义，所以句子1和句子2的关系更近。

基于以上情况，在自然语言处理中使用了分布式表示，常用的方法即是词向量。在了解one-hot编码的缺点之后，词汇划分的方式可以由单个词汇对应单独编码改为将意思相近的词汇分在一起的方式进行。以上述例子为参考：可以将"把脉"和"拿药"放在一个类别中，"医生"和"护士"放在一个类别中，"患者"单独放在一个类别中，如图3-3所示，这样所表达的含义会更清晰。

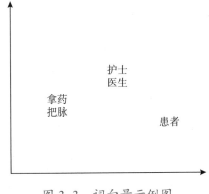

图3-3　词向量示例图

　　embedding 在数学中的定义可表示为一个函数，将变量 X 通过映射的方式转化为变量 Y，而 word embedding 则是将词汇通过类似的方式映射到另外一个空间维度中，得到对应的多维向量。简而言之，就是通过找到一个合适的函数在新的空间中重新对词汇进行表达。目前较为经典的语言模型有 word2vec、GloVe、ELMo、BERT。

二、经典语言模型简介

　　1.word2vec　源于 2013 年，其核心思想是通过词的上下文信息得到词的向量化表示，主要方法有两种：连续词袋模型（continuous bag of words，CBOW）、连续跳字模型（Skip-gram，SG）。

　　CBOW 是通过目标词的上下文的词来预测目标词，如图 3-4 所示，取大小为 2 的窗口，通过目标词前后两个词来预测目标词。具体的做法是，设定词向量的维度 d，对所有的词随机初始化为一个 d 维的向量，然后要对上下文所有的词向量编码得到一个隐藏层的向量，通过这个隐藏层的向量预测目标词。CBOW 中的做法是简单的相加，然后做一个 softmax 的分类，例如一个词汇表中有 V 个不同的词，就是隐藏层 d 维的向量乘以一个 W 矩阵 $R^{d \times V}$ 转化为一个 V 维的向量，然后做一个 softmax 的分类。

　　Skip-gram 的原理与 CBOW 相似，如图 3-4 所示，它的输入是目标词，先是将目标词映射为一个隐藏层向量，根据这个向量预测目标词上下文两个词，因为词汇表大和样本不均衡，同样也会采用多层 softmax 或负采样优化。

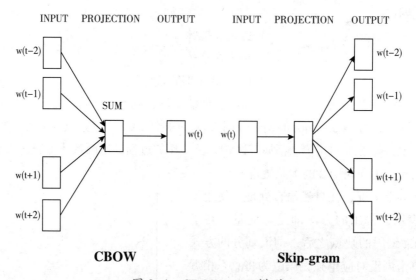

图 3-4　CBOW、SG 模型

　　2.GloVe　word2vec 只考虑到了词之间的局部信息，并没有考虑到词与其他位置词的关系，这在长语句中会出现很多问题。因此，GloVe 的提出是为了弥补对于整体信息忽略的问题，在考虑局部信息的同时，又考虑到整体的信息。通过设计目标函数来拟合某个中心词和其他词的相关程度，把语句中的词共现次数作为词向量学习逼近的目标，当语句比较少时，有些词汇共现的次数可能比较少，可能会出现一种误导词向量训练方向的现象。

3.ELMo　word2vec 和 GloVe 存在一个问题，即词在不同的语境下其实有不同的含义，而这两个模型词在不同语境下的向量表示是相同的。ELMo 就是针对这一点进行了优化。ELMo 有两个优势：①能够学习到单词用法的复杂特性；②学习到这些复杂用法在不同上下文的变化。针对①，通过多层的 stack LSTM 去学习词的复杂用法，不同层的输出可以获得不同层次的词法特征，且不同的层可以针对词义消歧需求任务和词性、句法需求任务，分别对应不同的权重。②的需求则通过使用预训练策略和微调策略来实现。

4.BERT　自然语言处理中共包含 4 大任务，如图 3-5 所示，分别为序列标注、分类任务、句子关系判断、生成式任务。BERT 为前 3 个都设计了极其简单的下游接口，有效提升了实验效果。BERT 和 ELMo 的工作方式类似，都是在大规模的语料库中进行预训练，在输入下游任务后对模型进行微调，因此效果较好。ELMo 模型采用的是 LSTM 模型，是单向的，按照顺序进行推理；LSTM 模型作为一个序列模型，必须等到前一步计算结束之后才可以进行下一步计算，并行计算能力较差。BERT 采用 Transformer 作为编码器，在预测时可以综合考虑上下文信息。

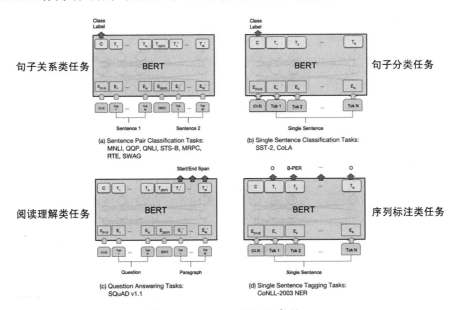

图 3-5　BERT 下游任务接口

三、词向量在中医领域的应用

在大数据的时代背景下，智能化发展已经成为各行各业的发展追求，在中医学领域，也同样希望可以发展智能辅助诊疗系统。然而，中医学知识体系庞大且错综复杂，极其依赖医生的临床经验，并面临很多挑战：①医疗数据中充满噪声，不管是向患者问诊获取的文本数据，还是患者舌象等图像数据，对预测结果产生有效影响的往往是细节特征。②中医诊疗任务是专业性极强的预测任务，需要丰富的领域背景知识作为指导。③中医临床门诊数据采集成本高，可用的数据有限，对神经网络模型建模效率的要求比其他任务更高。④中医门诊以全科医学为主，在实际情况中常常需要面对罕见病例的情况，这就要求智能中医辅助诊疗模型具备少样本甚至零样本学习（又称零次学习）的能力。除了上述挑战之外，真实门诊场景下采集的问诊、望诊数据，需要克服自然语言中的不确定语境，以及计算机视觉中多种光照、多种拍摄角度、拍摄质量不均衡等各种可能对最终系统性能的干扰因素。

1. 中医知识图谱   中医文献大都是以自然语言的方式描述的，而且纷繁复杂，医疗记录中蕴含着症状、诊断信息，医书中蕴含方剂、病理信息，药物典籍中蕴含组分、制作方法信息等，若采用人工方法提取这些信息，会耗费大量的人力物力，因此可以考虑利用词向量模型进行古籍特征信息提取。

目前，知识图谱被广泛地应用于各个领域，其中医疗领域是知识图谱重要的研究领域之一。但是，专门的医学方向特别是中医学方向知识图谱的构建研究仍较少。中医学对中医知识没有统一的描述，不同医家对疾病的具体证型及划分标准存在差异，由此在一定程度上阻碍了中医学知识的共享与应用。中医学经过了千百年来的积累，从最初的《黄帝内经》（以下简称《内经》）、《神农本草经》，以及后来出现的《伤寒论》等各种中医文献，记录了大量的中医名方及中医药知识，后人在此基础之上不断地进行改进和补充，完善了中医学知识体系结构。中医药知识虽然丰富，但是由于数据结构的不同，大部分都无法直接使用。目前，网络上的结构化数据和半结构化数据大量共享，可以通过数据间结构化的关系挖掘隐含的新知识。但是中医药知识大量的数据以非结构化的文本形式存储，在较大程度上阻碍了中医药知识的共享和有效利用。使用人工检索的方法从这些海量的医学文本中提取知识无法满足现代研究的需求，这就需要采用更加高效、准确的现代化方法进行提取。随着计算机技术的不断发展，给人们从这些"多源异构"的数据中提取有用的数据提供了有效的方法。上海曙光医院构建了中医药知识图谱，以症状、疾病和中药材为节点，并将该知识图谱与统一的医学语言模型进行对接，给出疾病治疗的相关知识。中国中医科学院构建了中医养生知识图谱，对体质、症状、疾病与养生方法之间的关联关系进行提取，以中医养生处方为中心节点进行构建，可以根据疾病与症状推荐中医养生处方；缺点是忽略了疾病和症状的多对多关系，针对同时出现的多个症状无法综合推荐中医养生处方，也无法对疾病进行预测。目前，对于中医学领域知识图谱的构建研究仍处于起步阶段，对于药物与疾病之间的隐含知识仍然需要更多的挖掘实践。利用知识图谱技术对"多源异构"的中医名方知识进行提取并加以利用，是中医学领域知识图谱的一项重要的研究任务。

2. 问诊领域   问诊作为中医"四诊"中了解患者大致疾病类型的一项，可以有效地对患者疾病进行定位，并进行分诊。智能问诊主要处理的是患者在门诊过程中的对话录音转置为文本信息，或者是在线中文医疗咨询的问题文本记录。智能问诊系统可以提供高效、便捷的中医问诊服务，通常包含输入／输出设备和智能诊断模型两个部分，其呈现的载体包括智能手机、电脑网页等。技术实现上主要分为患者症状量化、智能诊断两个步骤，前者提取患者证候特征，后者根据特征对其病证进行识别或分类。问答方式则一般分为调查问卷和语音问答两种方式。调查问卷是指系统通过问诊证候量表对患者身体状况信息进行收集；而语音问答是指用户通过语音方式描述身体状况，通过自然语言处理获取语义信息，再进行疾病的分析和诊断。目前的中医问诊系统为获取标准化的问诊答案，大多采用证候诊断量表进行问卷式问诊，一般通过浏览器或小程序方式对用户健康信息进行问答式采集。而在传统中医诊疗中，通常需要医生一个人对患者进行全方位的诊断，这不仅导致医生的工作内容加重，还需要在问询中确定具体病因。

不同于利用临床病历、处方等强专业性文本进行疾病分类，普通患者的求医问题通常仅包含对患者自身体感的大致描述，不具备此类文本所带有的强专业性，表述随意，很多患者甚至无法描述体感症状的准确名称，整句提问中往往只有只言片语能够准确反映患者疾病的类别，它们被混杂在大多数的上下文中，使得从患者求医咨询类问题中判断所述疾病的类型相比从电子病历等文本中判断更加困难。而这恰恰是移动诊疗服务中急需解决的一个问题，即利用患者提供的自述性的咨询文本，进行分类，并预测患者所属的科室。随着神经网络语言模型和 word2vec 的提出，深度学习方法逐渐在众多自然语言处理任务中获得了很好的结果，这其中就包括文本分类。对于中医患者提问文本的处理，Zhou H.[1] 将双向 LSTM 结合条件随机场的架构应用到了中文医疗文本的自动标注上，He J.[2] 和 Ji B.[3] 分别将深度神经网络应用于中文医疗文本的命名实体识别和自动问答系统。Ren F.[4] 将深度学习技术应用于中文医疗文本中的关系抽取任务。近两年，基于注意力机制的 Transformer 架构通过多方向的上下文关系建模，在文本分析领域取得了惊人的结果[5]，Xue K.[6] 利用基于 Transformer 架构的 BERT 语言模型对中医文本进行关系抽取。在以上研究背景下，配合中医学领域知识图谱，对患者在线提问的医疗咨询文本进行建模，提升患者医疗咨询提问科室分类的准确性是一项较为基础又十分重要的工作，为后续进一步增强辅助诊断服务的功能及质量有着重要的意义。

问诊智能化基于问诊数据挖掘和确定证型与症状之间的关系，可作为望诊等技术的有效补充。为了实现这一目的，如何设计更具针对性的有效问诊问题则至关重要。目前常用的方法就是参照"十问歌"或利用推荐算法来给出中医问诊提示，因此也就需要准备问诊数据集。目前应用中常见的有 DS01-A 和 DKF-I 中医四诊仪中的问诊模块等。目前已有的真实问诊数据集涉及包括冠心病、缺血性中风病和慢性疲劳综合征等病症，并已标注了症状与证型的关联关系。

参考文献

［1］Zhou H, Guo W, Ke D, et al. Annotations of Chinese Electronic Medical Record using BiLSTM-CRF based Networks［C］//Proceedings of the 2019 International Symposium on Signal Processing Systems. 2019: 131-135.

［2］He J, Fu M, Tu M. Applying deep matching networks to Chinese medical question answering: a study and a dataset［J］. BMC medical informatics and decision making, 2019, 19（2）: 52.

［3］Ji B, Li S, Yu J, et al. Research on Chinese Medical Named Entity Recognition Based on Collaborative Cooperation of Multiple Neural Network Models［J］. Journal of Biomedical Informatics, 2020: 103395.

［4］Ren F, Yuan S, Gao F. Extraction of Transitional Relations in Healthcare Processes from Chinese Medical Text based on Deep Learning［C］//Proceedings of the 2019 4th International Conference on Mathematics and Artificial Intelligence. 2019: 56-60.

［5］Vaswani A, Shazeer N, Parmar N, et al. Attention is all you need［C］//Advances in neural information processing systems. 2017: 5998-6008.

［6］Xue K, Zhou Y, Ma Z, et al. Fine-tuning BERT for Joint Entity and Relation Extraction in Chinese Medical Text［J］. arXiv preprint arXiv:1908.07721, 2019.

第四章　智能辅助诊断统计和数学模型

智能中医辅助诊断统计和数学模型可以将中医理论与数学模型相结合，通过大量的病例数据分析，寻找疾病与中医证候之间的内在联系和规律，以提高中医诊断的准确性和治疗效果。由于中医学数据庞大而复杂，症－证、方－证之间的数据关系具有模糊、冗余、非定量、非线性的特点，因此，非线性数学建模方法更有利于模拟中医临床诊疗规律。本章主要介绍决策树、支持向量机、人工神经网络和贝叶斯分类器。

一、决策树

（一）概述

决策树是常见的机器学习方法，它基于树状结构进行决策，一般由一个根结点、若干个内部结点和叶结点构成，每个内部结点对应着一个属性判定，叶结点对应最终的决策结果。该算法最符合人类在自然情况下对分类问题的处理机制，所以决策树算法也是机器学习算法中最具有可解释性的一类算法。当医师对医学影像进行疾病诊断的时候，往往会进行一系列的子判断，如"在该部位的图像中是否存在阴影""该阴影边界是否清晰""这块区域是否是由病理性变化引起的""是否存在肿瘤"等。

显然，需要通过一系列的子判断才能得到我们真正感兴趣的最终判定结果，例如"是否存在肿瘤"。对于每一次子判断都会得到一个判断结果，根据该判断结果可以得到更进一步的判定问题，而该问题的结果只被限制于上一次判断的结果之中，通过不断限制每一步判断结果的范围从而得到最终的判断结果。

（二）属性选择

决策树是一个递归的过程，在这个过程中，判定属性的选择尤为关键，我们希望选择最合适的属性对样本集合进行判定划分，使划分后的样本具有更高的相关性，也就是样本集合纯度更高。

信息增益（information gain）是选择判定属性的一个重要指标，代表对样本集合纯度的提升。对于样本集合 D，若使用 a 属性进行划分可以得到 m 个分支，将第 i 个分支中所包含的样本记为 D^i，则以 a 为判定属性对样本 D 进行划分可以获得的信息增益可表示为：

$$Gain(D,a) = Ent(D) - \sum_{i=1}^{m} \frac{|D^i|}{|D|} Ent(D^i)$$

其中，$\frac{|D^i|}{|D|}$ 表示依据不同分支所含的样本数对其赋予权重，样本越多权重越大。$Ent(D)$ 为信息熵（informationentropy），代表样本集合的纯度。若在当前样本集合 D 中第 k 类样本所占比例为 P_k，则 D 的信息熵表示为：

$$Ent(D) = -\sum_{k=1}^{K} p_k \log_2 p_k$$

其中 K 表示最终决策结果的种类，在结果为"好"与"坏"、"是"与"否"等二分类问题中，$K=2$。

通常来说，信息增益越大，表示以 a 属性进行划分所带来的纯度增益越大，因此部分决策树常以信息增益为准进行属性的选择。但由于信息增益对产生分支更多的属性有所偏好，在决策中可能会带来不利影响，因此又有了增益率（gainratio）的概念，公式如下：

$$Gain_{ratio(D,a)} = \frac{Gain(D,a)}{IV(a)}$$

其中 $IV(a)$ 称为 a 的固有值，a 产生的分支越多，$IV(a)$ 越大：

$$IV(a) = -\sum_{i=1}^{m} \frac{|D^i|}{|D|} \log_2 \frac{|D^i|}{|D|}$$

在选择属性时，先找出信息增益高于均值的属性，再从中选取增益率最高者即可。

（三）剪枝处理

决策树在训练过程中为了正确分类，不断重复划分过程，常常会造成分支过多而过拟合。剪枝处理就是主动去掉部分分支，以降低过拟合风险。其基本策略包括预剪枝和后剪枝两种。

预剪枝就是在结点的划分前先行估计，判断当前划分能否提升决策树的泛化性能，若为否，则停止划分，并标记结点为叶结点，但这种策略很容易产生"视界局限"，一旦标记为叶结点，则再无生长的可能。而后剪枝则是在决策树生成后，自下而上地对非叶节点进行判断，如果将当前结点下的子树替换为叶结点能提高决策树的泛化能力，则执行该操作，由于决策树已经得到了充分的生长，因此剪枝后决策树较为平衡，可以避免"视界局限"，但其计算量要远远大于预剪枝。

决策树对数据的处理过程直观，易于解释，模型评测也较为容易；但在连续数据的处理中仍然存在局限。

二、支持向量机

（一）概述

支持向量机（support vector machine，SVM）是针对分类任务的模型，是定义在特征空间上的间隔最大的线性分类器，其学习策略是间隔最大化。其核心内容是在 1992 ~ 1995 年之间提出的，后续仍在不断发展并得到广泛的应用。

（二）间隔与支持向量

分类的基本思想就是在给定的训练集 $D=\left\{(x_1,y_1),(x_2,y_2),\ldots,(x_m,y_m)\right\}, y_i \in \{+1,-1\}$ 中划定一个超平面，将数据按不同类别进行区分。

在图 4-1 所示平面中存在两种不同类型的点，SVM 算法的思想就是求出可以正确划分数据集且与数据几何间隔最大的超平面，即 $\omega x+b=0$。对于线性可分的数据集 $D=\{(x_1,y_1),\cdots,(x_n,y_n)\}$，$x_i \in R^n$，$y_i \in \{+1,-1\}$，$i=1,2\cdots,n$，样本点 (x_i,y_i) 到超平面的几何间隔为：

$$\gamma_i = \frac{y_i\left(\omega x_i + b\right)}{\omega}$$

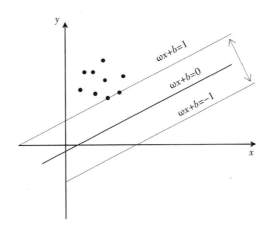

图 4-1 二维 SVM 分隔线

距离超平面最近的样本点满足：

$$\begin{cases} \omega x_i + b = +1, & y_i = +1 \\ \omega x_i + b = -1, & y_i = -1 \end{cases}$$

上式即为"支持向量"，两者到超平面的距离之和称为"间隔"，如图 4-2 所示，表达式为 $\gamma = \dfrac{2}{\omega}$。

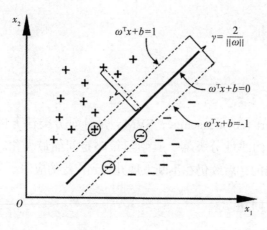

图 4-2　SVM 间隔示意图

（三）SVM 求解

前面提到，SVM 的策略是找到最大间隔，即 γ 最大化，也就是 ω 最小化，等价于 ω^2 最小化，于是可得到：

$$
\begin{cases}
min \dfrac{\|\omega\|^2}{2} \\
s.t. y_i\left(\omega^T x_i + b\right) \geq 1, i = 1, 2, \ldots, m
\end{cases}
$$

这就是 SVM 的基本型，是一个凸二次规划问题，可使用拉格朗日乘子法得到其对偶问题，并通过 SMO 算法求解拉格朗日乘子，进而求出参数 ω 和 b，即分别对 ω 和 b 求偏导，得到的函数取零后，将得到的等式代回拉格朗日函数，就会得到原问题的对偶问题。在 SVM 中，由于满足 KKT 条件，所以原问题与对偶问题是等价的，具体步骤如下：

$$
L_p \equiv \frac{\|\omega\|^2}{2} - \sum_{i=1}^{m} \alpha_i y_i \left(\omega^T x_i + b\right) + \sum_{i=1}^{m} \alpha_i
$$

$$
\begin{cases}
\dfrac{\partial L_p}{\partial \omega} = 0 \Rightarrow \omega = \displaystyle\sum_{i=1}^{m} \alpha_i y_i x_i \\
\dfrac{\partial L_p}{\partial b} = 0 \Rightarrow \displaystyle\sum_{i=1}^{m} \alpha_i y_i = 0
\end{cases}
$$

$$
\begin{cases}
\max_{\alpha} \displaystyle\sum_{i=1}^{m} \alpha_i - \sum_{i=1}^{m}\sum_{j=1}^{m} \alpha_i \alpha_j y_i y_j x_i x_j \\
s.t. \displaystyle\sum_{i=1}^{m} \alpha_i y_i = 0 \\
s.t. \alpha_i \geq 0, i = 1, 2, \ldots, m
\end{cases}
$$

其中 α 为拉格朗日系数，也是方程中唯一的自变量，根据拉格朗日乘数法求出 α_1，就可以得到对应的 (ω, b)，即：

$$\omega = \sum_{i=1}^{m} \alpha_i y_i x_i$$

$$b = -\frac{\max\limits_{i: y_i = -1} \omega^T x_i + \min\limits_{i: y_i = 1} \omega^T x_i}{2}$$

（四）核方法

由于 SVM 处理的是线性可分问题，对于非线性问题则需要将其映射到更高维的特征空间，使其在高维空间内线性可分。例如图 4-3 在二维空间中无法用分隔线区分的数据集，可能在三维空间中存在一个平面可以区分类别。同时 Vapnik 还认为，当维数趋于无穷时，一定存在这样一个超平面，可以将不同类型的样本进行区分，由此引出了核函数解决数据升维的问题。

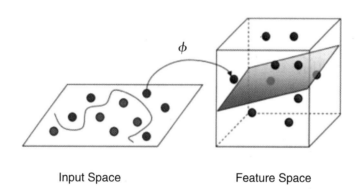

$$\phi$$

Input Space   Feature Space

图 4-3 使用核方法升维

以 $\phi(x)$ 表示映射后的特征向量，则超平面为：

$$f(x) = \omega\phi(x) + b$$

类似可得到：

$$\min_{\omega, b} \frac{1}{2} \omega^2$$

$$s.t. y_i\left(\omega\phi(x_i) + b\right) \geq 1, \quad i = 1, 2, \ldots, n$$

在对偶问题中引入核函数（kernel function）$K(x, z) = \phi(x)\phi(z)$，以此代替高维空间内两样本的内积。常见的核函数有高斯核函数、拉普拉斯核函数、sigmoid 核函数等（表 4-1）。

表 4-1　常用核函数

名称	表达式	参数
线性核	$K(x, x_i) = x_i^T x_j$	
多项式核	$K(x, x_i) = \left(x_i^T x_j\right)^d$	$d \geq 1$ 为多项式的次数
高斯核	$K(x, x_i) = \exp\left(-\dfrac{\|x_i - x_j\|^2}{2\delta^2}\right)$	$\delta > 0$ 为高斯核的带宽（width）
拉普拉斯核	$K(x, x_i) = \exp\left(-\dfrac{\|x_i - x_j\|}{2\delta^2}\right)$	$\delta > 0$
Sigmoid 核	$K(x, x_i) = \tanh\left(\beta x_i^T x_j + \theta\right)$	$tanh$ 为双曲正切函数，$\beta > 0$，$\theta < 0$

在现实实例中，往往很难找到一个超平面可以使样本完全区分，因此又有了"软间隔"的概念，即允许部分样本不满足间隔约束，这就是软间隔支持向量机。

VM 模型简化了分类问题，其计算的复杂程度只与支持向量有关，不受样本空间维度的限制。但这也同时意味着，当支持向量个数过多时，计算的复杂度也更大，且 SMO 算法的时间成本较高，因此 SVM 模型通常更适用于小样本量任务。

三、人工神经网络

人工神经网络（artificial neural network，ANN）是由具有适应性的简单单元组成的广泛并行互连的网络，其基本单元即为神经元模型。神经元模型模拟了大脑神经网络中神经元之间相连和激活的模式。McCulloch 和 Pitts 在 1943 年提出"M-P 神经元模型"，该模型一直沿用至今。模型中 n 个神经元的传输值以不同权重的连接关系进行传递，将总输入值与当前神经元的阈值进行比较，并通过激活函数（activation function）产生输出。因此 M-P 神经元又称为阈值逻辑单元（threshold logic unit）。

深度前馈网络（deep feedforward network），也叫做前馈神经网络（feedforward neural net-work），或多层感知机（multilayer perceptron，MLP），是最为典型且基础的深度学习模型。可以将前馈网络看作一个函数映射 f^*，对于分类器而言，前馈网络就是以 θ 为参数，将 x 自变量映射为类别 y。

这种网络被称为"前向"（图 4-4），是因为信息作为自变量 x，经过函数 f 的层层映射最终得到结果 y，过程中并不包含反馈的连接。在医学图像分类中最为广泛使用的卷积神经网络（convolutional neural networks，CNN）就是一种前馈神经网络，而在自然语言处理中应用的循环神经网络（recurrent neural network）就是一种包含反馈连接的神经网络。

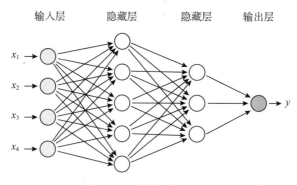

图 4-4　前向神经网络

前馈神经网络之所以被称作网络（network），是因为它们通常用许多不同函数复合在一起来表示。例如，我们有三个函数 f^1、f^2 和 f^3，连接在一个链上，以形成 $f(x)=f^3(f^2(f^1(x)))$。这些链式结构是神经网络中最常用的结构。在这种情况下，f^1 被称为网络的第一层（first layer），f^2 被称为第二层（second layer），以此类推。链的全长称为模型的深度（depth），这个术语也是"深度学习"这个名词的由来。

假设最终的目标是映射函数 f^*，训练神经网络的目的就在于将网络映射函数 f 的结果无限逼近 f^* 的结果。随着网络层数的加深，整个神经网络必须决定如何使用这些层的输出得到最终的目标结果，而对于每一层而言，训练数据并没有告诉它们需要的输出结果，但是它们的输出会影响到之后层的结果，所以这些层被称为"隐藏层"。

前馈神经网络中隐藏层的每个单元都可以看作一个神经元，它接受的输入来源于许多其他的单元，并且通过激活函数计算自身的激活值，非常类似于神经科学中神经元的工作方式，所以前馈神经网络可以被称为"神经"网络。从某种程度上来说，前馈神经网络可以看作是对于人脑工作方式的模拟。

如果神经网络只是简单的线性函数叠加，那无论叠加多少层，神经网络都不会具备非线性函数的拟合能力，所以在每个单元的输出后都会增加一个非线性激活函数，为神经网络提供了非线性拟合能力，以下是神经网络中常用的激活函数（表 4-2）。

表 4-2　常用激活函数

函数名称	表达式	函数图像
Sigmoid	$f(x)=\dfrac{1}{1+e^{-x}}$	

续表

函数名称	表达式	函数图像
Tanh	$f(x) = \dfrac{e^x - e^{-x}}{e^x + e^{-x}}$	
ReLU	$f(x) = \max(0, x)$	

（一）BP 算法和 BP 网络

基础的感知机由输入层和输出层构成。其中，输出层为 M-P 神经元，进行激活函数的处理；输入层不进行函数处理。因此，仅具有一层功能神经元的感知机，学习能力十分有限，要处理非线性数据就需要增加功能神经元的层级，即在输入层与输出层之间增加隐层（hidden layer）。图 4-5 所示为具有一层隐层的神经网络结构，层间所有神经元互连，无同层或跨层连接，这种至少存在一层隐层的神经网络称为"多层前馈神经网络"（mulit-layer feedforward neural networks）。

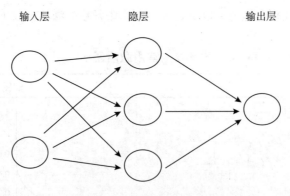

图 4-5　单隐层神经网络

BP（back-propagation）算法，即误差逆传播算法，是人工神经网络最具代表性的学习算法，可用于多种神经网络的训练；由于以训练多层前馈神经网络最为常见，因此

"BP 网络"一般代指使用 BP 算法训练的多层前馈神经网络。

BP 算法是一个迭代学习的过程。首先随机赋予连接权和阈值，对当前输出计算误差；再将误差逆向转播至隐层神经元；进而对连接权和阈值进行调整。以一个单隐层的 BP 网络为例，有 m 个输入神经元，n 个输出神经元和 l 个隐层神经元，设输入层第 i 个神经元与隐层第 j 个神经元之间的连接权为 ω_{ij}，隐层第 j 个神经元的阈值为 β_j，其与输出层第 k 个神经元的连接权为 υ_{jk}，输出层第 k 个神经元的阈值为 θ_k，对于训练集 $D=\{(x_1,\ y_1),\ \cdots,\ (x_m,\ y_m)\}$，$x_i \in R^m$，$y_i \in R^n$，输出层第 k 个神经元的输入值为 $A_k = \sum\limits_{j=1}^{l} \upsilon_{jk} b_j$，假定训练实际输出值为 $\hat{y}_k$，则 $\hat{y}_k = f\left(A_k - \theta_k\right)$，其均方误差为 $E_k = \dfrac{1}{2}\sum\limits_{k=1}^{n}(\hat{y}_k - y_k)^2$，给出学习率 η，则可通过梯度下降的策略求出 υ_{jk}、θ_k 等的更新公式。具体推导公式此处不再详述。

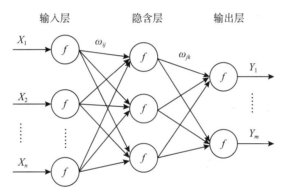

输入层　　　　隐含层　　　　输出层

图 4-6　BP 神经网络

以上为标准 BP 算法，对训练集中每一实例均进行一次参数更新。另有累计 BP 算法，基于累计误差最小化的原则，在读取整个训练集后才进行一次更新。虽然累计 BP 算法更新频率更低，但面对大数据集时，标准 BP 算法往往更具优势。

由于对 BP 网络而言，只要隐层有足够多的神经元，网络就可无限逼近任意输入到输出的映射，因此 BP 网络常发生过拟合，通常采用早停或正则化的策略来解决。此外，利用 BP 算法训练参数的过程容易陷入局部极小，目前的跳出策略尚不成熟。

（二）RBF 网络

RBF（radial basis function）网络，即径向基神经网络，是一种单隐层前馈神经网络，其隐层神经元的激活函数采用径向基函数进行处理，输出层为线性处理单元。RBF 网络的基本思想是用 RBF 作为隐单元的"基"构成隐含层空间，这样就可以将输入矢量直接映射到隐空间，而不需要通过权连接。当 RBF 的中心点确定以后，这种映射关系也就确定了。而隐含层空间到输出空间的映射是线性的，即网络的输出是隐单元输出的线性加权和，此处的"权"即为网络可调参数。其中，隐含层的作用是把向量从低维度的 p 映射到高维度的 h，这样低维度线性不可分的情况到高维度就可以变得线性可分了，主要就是核函数的思想。这样，网络由输入到输出的映射是非线性的，而网络输出对可调参数而言却又是线性的。网络的权就可由线性方程组直接解出，从而大大加快学习速度，并避免局部极小问题。RBF 神经网络的基本结构如图 4-7 所示。

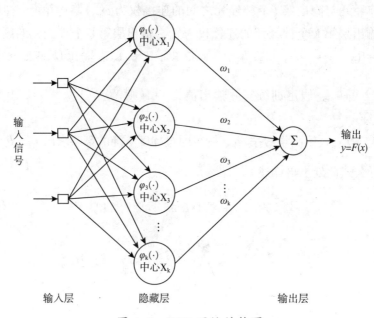

图 4-7　RBF 网络结构图

RBF 神经网络的中所使用的径向基函数包含多种类型，常见的包括以下几种：

（1）多二次函数

$$\varphi(r)=(r^2+\mu^2)^2 \qquad\qquad ①$$

（2）逆多二次函数

$$\varphi(r)=\frac{1}{(r^2+\mu^2)^{1/2}} \qquad\qquad ②$$

（3）高斯函数

$$\varphi(r)=\exp(-\frac{r^2}{2\sigma^2}) \qquad\qquad ③$$

在式①-②中，μ 为中心向量，$r=\|x-\mu\|$ 代表输入向量与隐节点中心之间的欧式距离，σ 为 RBF 网络隐节点处径向基函数的核宽，它反映了径向基函数的衰减速度。σ 取值越大，隐节点处的径向基函数就越平滑，其覆盖的区域相对就越大。σ 取值越小，隐节点处的径向基函数越尖锐，其覆盖的区域相对就越小。最常使用的径向基函数主要为式③中的高斯径向基函数。在高斯径向基函数中，函数值随着数据到中心点距离的增加而衰减，故而只有与中心点接近的数据值会对参数调节起作用。

RBF 神经网络与 BP 神经网络存在一定的区别：①局部逼近与全局逼近。BP 神经网络的隐节点采用输入模式与权向量的内积作为激活函数的自变量，而激活函数采用 Sigmoid 函数。各调参数对 BP 网络的输出具有同等地位的影响，因此 BP 神经网络是对非线性映射的全局逼近。RBF 神经网络的隐节点采用输入模式与中心向量的距离（如欧式距离）作为函数的自变量，并使用径向基函数（如高斯函数）作为激活函数。神经元的输入离径向基函数中心越远，神经元的激活程度就越低（高斯函数）。RBF 网络的输出与部分调参数有关。譬如，一个 ω_i 值只影响一个 y_i 的输出，RBF 神经网络因此具有"局部映射"特性。所谓局部逼近是指目标函数的逼近仅仅根据查询点附近的数据。而事实上，对于径向基网络，通常使用的是高斯径向基函数，函数图像是两边衰减且径向对称的，当选取的中心与查询点（即输入数据）很接近的时候，才对输入有真正的映射作用；若中心与查询点很远的时候，欧式距离太大的情况下，输出的结果趋于 0，所以真正起作用的点还是与查询点很近的点，所以是局部逼近。而 BP 网络对目标函数的逼近跟所有数据都相关，而不仅仅来自查询点附近的数据。②中间层数的区别：BP 神经网络可以有多个隐含层，但是 RBF 只有一个隐含层。③训练速度的区别：使用 RBF 的训练速度快。一方面是因为隐含层较少；另一方面，局部逼近可以简化计算量。对于一个输入 x，只有部分神经元会有响应，其他的都近似为 0，对应的 ω 就不用调参了。④ RBF 网络是连续函数的最佳逼近，而 BP 网络不是。

（三）模糊神经网络

模糊神经网络（fuzzy neural network，FNN）全部或部分采用模糊神经元构成，是模糊逻辑与神经网络的结合。神经网络通过权重表达映射，长于精确数据的处理，而模糊逻辑则更擅长知识的逻辑表达。但无论是神经网络还是模糊逻辑，都是输入域到输出域的映射关系，也是对人脑思维的模拟，各有优势又不乏共性。因此，两者结合十分适用于处理非线性、模糊性的中医学数据。

1. 模糊系统　模糊系统不仅不拘泥于被控对象的数学模型，还能准确地进行判断和决定，是一种应用十分广泛的技术。其通过人类专家的经验和知识形成模糊语言规则，生成模糊控制列表，并在实际应用中经过反复修正，采用模糊逻辑控制进行推理，在隶属度函数映射的区间中找到相对应的值，最后把推理结果转化为系统中的实际控制量，然后输入到被控对象上。由于是人类自定义的规则，也许会出现考虑不周，或者产生偏差而出现规则漏洞，控制上就会出现偏差。

（1）模糊化　首先要将定义好的变量作偏差，形成误差和误差变化率，通过规定的特定语言值，通常分为 7 个不同几何区域，包括负大、负中、负小、零、正小、正中、正大。然后采用对该系统更贴合的隶属度函数，如三角形、梯形、钟形和高斯形，通过变量的不同的值来对应隶属度函数中的值，找到其中的隶属度，也就是对应着特定区间，意味着能同时对应一个或几个不同的值。

（2）模糊推理运算　模糊推理运算使用模糊规则和模糊化、去模糊化等技术，将模糊的输入值映射为模糊的输出值，以实现对不确定性、模糊性问题的处理。实际上就是对模糊变量进行运算的过程，以得出更优的模糊变量。

（3）精确化　经过模糊推理运算得出来的仍是模糊的量，需要经过精确化的过程，把推理后的模糊量转化成系统中所需的精确量。去模糊化的方法一般采用面积重心法。

2. 神经网络　人工神经网络是一种试图模仿生物神经元的特征，通过每个神经元对信号做出处理后，才一层一层地传递下去，其中增加网络权值进行训练类似于突触一样，然后对所有加权输入进行求和处理并通过同一个门槛，在门槛设置一定的阈值，如果加权和超过阈值则会认为神经元被损伤，将重新继续训练优化，直到低于或者等于阈值被传输下去。在神经网络系统中，常用的有自适应线性神经网络、径向基神经网络、BP 神经网络、小脑模型神经网络和 PID 神经网络等。神经网络系统是一种互联的形式，通过抽象和简化作为智能化的体现，反映人脑的基本特征。其在智能控制上有着绝对的优势，比如：能够逼近任意的非线性函数；对于信息可以同时处理与存储；可以多输入和输出；能优化量级的迭代学习训练和适应环境而改变其学习规则。作为智能控制领域一个重要的分支，人工神经网络控制通过参考结果来进行优化预测的控制方法，有机融合了生物神经网络的分析法、重构法和计算机的理论法，对于很多复杂的非线性、不确定、不确知的系统，有着更好的优势。神经网络包括输入层、隐层和输出层，为了精确学习，通过输入 – 输出的样本训练确定权值，而自学习的过程是不断优化权值。主要的学习模式有监督学习、非监督学习和强化学习。

3. 模糊神经网络　模糊神经元具有一般神经元的功能，同时具有处理模糊信息的能力，一般分为由"IF-THEN"规则描述的模糊神经元、具有清晰输入的模糊化模糊神经元和具有模糊化输入的模糊神经元。

对于专家经验性的知识，由神经网络直接获取具有一定的困难，因此 FNN 的设计一般先提取初始规则和隶属度函数，而后采用神经网络进行调整，其基本结构主要包括模糊化、模糊推理和去模糊化三部分。由于连续函数的输入和输出必须为实数，因此模糊化和去模糊化是必须的，并在模糊推理部分实现与神经网络的转换。

模糊推理具有单向性，所以常见的 FNN 多为多层前馈神经网络（图 4-8），输入层和输出层可以直接接收或产生模糊数，以隶属度函数表达，输入层、隐层及输出层之间的连接权同样为模糊数。图 4-8 所示的 FNN 模型即为 BP 网络的模糊化。

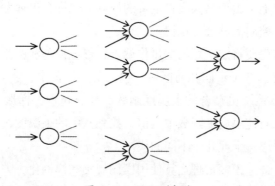

图 4-8　FNN 模型

模糊神经网络的结构如下：

（1）模糊化　把确定输入的误差变量通过隶属度函数转化成为新的一种模糊变量组

成的集合。

（2）知识库　即存储的某应用场合的各类被控对象的数据和各类选用搭配的函数和解法规则，是模糊控制器的核心。①该数据库存储着输入变量使用的各种模糊集合和不同的隶属度函数及不同的推理算法，这个不是简单的存储数据，而是关于在模糊化、模糊推理和去模糊化的过程中使用的依据和条件。②规则库存储着各种制定的运算规则，通过对被控对象的控制，用各种模糊集合组合出一种规则表，来对比出相应的语言变量。

（3）模糊推理机　作用是将模糊化后的模糊变量通过知识库中的模糊规则，通过隶属函数映射成另一种模糊值。

（4）输入层　把模糊推理后的模糊变量传递给神经网络的输入层，根据经验知识选择性地确定主成分分析中需要增加或减少变量。

（5）隐含层　增加网络权值的自学习时间，增加隐含层中神经元的个数或者层数，进一步降低误差，提高非线性逼近能力和精度。

（6）输出层　输出系统待分析的多个具有网络模型的模糊变量，传递给模糊控制器的去模糊化模块。

（7）精确化　即把神经网络自学习优化后的模糊变量转化为实际用于控制的清晰量。

除了基于 BP 网络的 FNN 外，还有模糊 RBF 网络、Fuzzy ART 网络等，但在中医专家系统的研究中并不多见。此外，当前 FNN 面临的一个很重要的问题，就是其前馈型的局限，构造反馈型 FNN 可以有效地解决成组、动态学习等问题。

（四）粗糙集与神经网络

粗糙集（rough set）理论，是继概率论、模糊集、证据理论之后的一种处理不精确、不确定与不完全数据的新的数学方法。粗糙集主要用于对信息系统进行约简和分类。

粗糙集基于不确定性理论，即自然界和人类社会活动中的现象可以分为确定性现象和不确定性现象，其中的确定性现象指在一定条件下必然会出现的现象。对于信息系统来说，更应该被关注到的是不确定现象，对于不确定性可以分为以下 3 类：①随机性，即因为事物的因果关系不确定，从而导致事件发生的结果不确定，可以用概率进行度量。②模糊性，即因为事件在质上没有明确的定义，在量上又没有明确的界限，导致事件呈现"亦此亦彼"的性态，为事物类属的不确定性，可以用隶属度来度量。③粗糙性，即因为描述事件的知识或信息不充分、不完全，导致事件间的不可分辨性。粗糙集在那些不可分辨的事件都归属一个边界域，所以粗糙集中的不确定性是基于一种边界的概念，当边界域成一空集时，问题变为确定性。

经典集合理论认为，一个集合完全由其元素所决定，一个元素要么属于这个集合，要么不属于这个集合，其隶属函数 $\mu(x) \in \{0,1\}$ 是二值逻辑。模糊集合理论认为，事物具有中介过去性质，而非突然改变，集合中的每一个元素的隶属函数 $\mu(x) \in \{0,1\}$，即

在闭区间 [0,1] 可以取任意值，隶属函数可以是连续光滑的，因此模糊集合对不确定信息的刻画是精细而充分的；但隶属函数不可计算，凭人的主观经验给定。模糊集合把用于分类的知识引入集合，一个元素 x 是否属于集合 X，需要根据现有知识来判定，可分为 3 种情况：x 肯定不属于 X、x 肯定属于 X，以及 x 可能属于 X 也可能不属于 X，具体属于哪种情况依赖于我们所掌握的关于论域的知识。粗糙集的隶属函数呈阶梯状，对不确定性信息的描述是粗糙的，但粗糙隶属函数是可计算的。

粗糙集与神经网络相结合的方法在各领域中一直是专家学者研究的方向之一，也是近年来的热点问题。与传统的模糊集相比，粗糙集具有客观准确的特点，可以用于减少神经网络的黑箱特性。在复杂的大型系统中，用粗糙集对数据进行属性约简，可以大幅度减少输入层神经元节点个数，从而达到优化算法结构的效果。在疾病预测方面，通过层次分析法初步建立属性体系，再利用粗糙集进行属性约简，可以提高神经网络的预测准确度。

（五）卷积神经网络

对于神经网络而言，隐层数目越多，神经元数目和激活函数的嵌套层数就越多，模型的学习能力就越强大；然而模型越复杂、参数越多，模型的训练效率也就越低。随着云计算和大数据时代的到来，计算能力的提升降低了模型训练的难度，以深度学习为代表的复杂模型开始越来越受到关注。

卷积神经网络（convolutional neural network，CNN）是深度学习的代表算法之一，是一种包含卷积计算且具有深度结构的前馈神经网络，对于图片、音频、视频等方面的识别与分类具有很强的优势，对于机器学习和深度学习都有着较高的地位。CNN 的输入层可以接收多维数据，图 4-9 展示了最为常见的输入二维图像的 CNN 网络模型，主要包含输入层、卷积层、池化层、全连接层和输出层，除了输入和输出层，CNN 中其他层均会被多次堆叠。

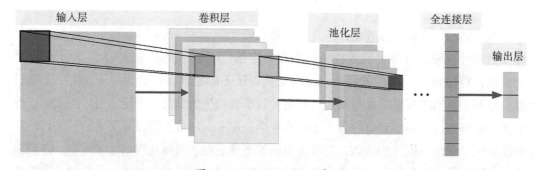

图 4-9　CNN 网络示意图

卷积是卷积神经网络特有的结构，理解卷积是理解卷积神经网络的关键。卷积层通过设置一定大小的卷积核对图像进行卷积操作，从而得到图像的特征信息。卷积核也可称作滤波器，合适的卷积核可以对图像起到滤波作用，比如整体边缘滤波等。卷积网络通过多次训练学习最合适的卷积操作参数，从而学习图像的特征，例如颜色、形状、纹理等信息。通常，卷积神经网络包含多个卷积层，以从图像中提取多层次的特征。

卷积层负责对输入信息进行特征提取，提取后的特征图输入池化层进行选择过滤。池化层又称为下采样层，在网络中一般处于卷积层之后，全连接层之前。池化层的主要目的是用于特征选择和信息过滤，极大地降低网络计算量。池化层常用的方法有平均池化层（average pooling），最大池化层（max pooling）。平均值池化操作是选择所有元素的平均值作为池化后的结果，最大值池化操作是选择所有元素的最大值作为池化后的结果。

激活函数往往伴随着卷积层并用，其本质是一个非线性映射函数，主要用来将网络非线性化，使得网络可以更好地处理非线性问题，增强网络拟合各种分布的能力。从本质上讲，激活函数是对生物功能模型神经元的模拟。在神经科学领域，神经元的状态由确定的阈值进行判定，若输入的信号量低于该阈值，神经元将处于休眠状态，若输入的信号量高于该阈值时，神经元将处于兴奋状态。通常使用 Sigmoid 函数和 RELU 函数作为激活函数。

全连接层则与 BP 网络中的隐层相同，负责对特征值进行非线性组合；输出层与全连接层相连，结构与 BP 网络中的输出层也是相同的。在卷积神经网络中全连接层一般都处于模型的尾处，全连接层网络的连接方式与传统人工神经网络相同，前一层的所有元素和下一层的所有元素相连。在卷积神经网络中，通常使用全连接层将多维向量转变为一维向量进行特征融合，可将全连接层和 Softmax 函数结合起来对图像进行分类。全连接层不具备特征提取能力，而是对高阶特性进行非线性组合得到最终的输出。

对于卷积神经网络来说，隐藏层层数越多，对应的训练、检验结果会越好，但是网络的效率则会更差。卷积神经网络的隐藏层层数的增加主要依靠卷积层和池化层的叠加，随着网络深度的增加，特征图的尺寸也会随之减小。越靠近网络输入端，网络学习到的特征越初级，如纹理信息、面积信息；而越靠近网络输出端，网络越能学习到更高级的语义信息。

CNN 可以使用 BP 算法进行训练，也可以采用非监督学习的范式，在中医专家系统中常用于舌象的分类。CNN 在小数据样本的医学影像处理问题上具有优秀的性能。AlexNet、VGGNet、InceptionNet、残差网络（residual network，ResNet）、密集连接网络（densely connected convolutional network，DenseNet）和全卷积神经网络（fully convolutional network，FCN）都是基于 CNN 网络改进后的经典模型。AlexNet 在每次卷积操作之后使用 ReLU 激活函数加快收敛速度；同时使用局部响应归一化方法来提高分类的精度；最后利用 Dropout 降低过拟合问题。VGGNet 与 AlexNet 结构一样，由卷积层和全连接层构成，因此被看作是加深版的 AlexNet。VGGNet 证明了在一定程度上加深网络的结构深度是可以提高网络整体性能的。Inception 模块中的多个小尺寸卷积核的尺寸大小是不同的，同时这些不同尺寸的卷积核是同时进行卷积操作的，它们将对同一个输入分开进行卷积操作，之后对应得到不同大小的感受野和特征输出，而后再将这些不同大小的特征拼接起来，得到这个 Inception 模块的整体的特征输出。ResNet 与过往的卷积神经网络不同，它引入了残差学习（residual learning）这种"shortcut connection"的连接方式，帮助网络"抄近路"。ResNet 的输出与输入不同于过往的简单映射，它学习的是输入与输出之间的残差关系，这种学习方法使得含参层不单一，学习更有效；同时网络的训练效率会更高，收敛速度也会更快。

（六）循环神经网络

RNN 具有 CNN 不具备的记忆性，适用于对序列非线性特征的学习中，所以通常被应用于自然语言处理领域。虽然 RNN 不常被应用于计算机视觉领域，但是由于疾病的发展往往是有时序性的，所以也有少量的研究者将 RNN 应用于对疾病未来发展的预测中。

图 4-10 中可以直观地看到，RNN 网络在每一个时刻都有一个输入 x_t，经过网络 t 时刻的状态 A_t 获得当前时刻的输出 h_t，而 t 时刻的网络状态由 $t-1$ 时刻的网络状态及输入共同决定，这样的设计使得网络在时间序列上具有记忆功能。之后提出的双向循环神经网络（bidirectional recurrent neural network，BRNN）及双向长短期记忆网络（bi-directional long-short term memory，BiLSTM）都是基于 RNN 网络改进后的模型。

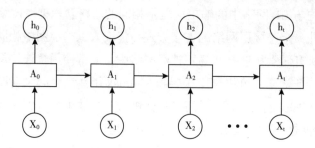

图 4-10　RNN 网络示意图

四、贝叶斯分类器

贝叶斯决策论是概率框架下实施决策的基本方法，通过概率和误判损失来选择最优的类别标记。

假定有 $L=\{c_1, c_2, \cdots c_l\}$，$c$ 为分类标记，将一个 c_i 样本误标为 c_j 的损失为 λ_{ij}，则对于样本 x，其条件风险为：

$$R\left(c_j|x\right) = \sum_{i=1}^{L} \lambda_{ij} P\left(c_i|x\right)$$

我们希望最小化风险，于是可以得到最小化分类错误的贝叶斯最优分类器：

$$h\left(x\right) = \arg\max_{c \in L} P\left(c|x\right)$$

这时，我们需要先求得后验概率 $P(c|x)$。根据贝叶斯定理 $P\left(c|x\right) = \dfrac{P\left(c\right)P\left(x|c\right)}{P\left(x\right)}$，问题就转化为了基于样本估算先验概率 $P(c)$ 和似然 $P(x|c)$，而 $P(x)$ 是用于归一化的证据因子，对于给定的样本 x，$P(x)$ 与分类无关。$P(c)$ 代表着类样本在样本空间中的占比，可以通过各类样本出现的频率进行估计。而对于 $P(x|c)$，贝叶斯学派认为，可假定参数

服从于一个先验分布，再基于观测数据来计算参数的后验分布。

1. 朴素贝叶斯分类器 朴素贝叶斯分类器（naïve Bayes classifier）基于"属性条件独立性假设"，假定所有已知属性独立地对分类结果产生影响，则可以得到：

$$P(c|x) = \frac{P(c)P(x|c)}{P(x)} = \frac{P(c)}{P(x)}\prod_{i=1}^{d}P(x_i|c)$$

式中，d 为属性数目，x_i 为 x 在第 i 个属性上的取值。则朴素贝叶斯分类器的表达式为：

$$h_{nb}(x) = arg\max_{c \in L}P(c)\prod_{i=1}^{d}P(x_i|c)$$

可见，朴素贝叶斯分类器是基于训练集估计先验概率和每个属性的条件概率，在实际应用中可选用懒惰学习、增量学习等不同的方式。

2. 半朴素贝叶斯分类器 由于在现实中，朴素贝叶斯分类器的假设往往难以成立，于是对属性条件独立性假设进行适当的放松，即考虑部分属性间的依赖关系，从而既不需要进行完全联合概率计算，又不至于彻底忽略比较强的属性依赖关系，由此产生了半朴素贝叶斯分类器（semi-naïve Bayes classifier）。常用的策略为"独依赖估计"，假定每个属性在类别之外最多只依赖于一个其他属性。表示为：

$$P(c|x) \propto P(c)\prod_{i=1}^{d}P(x_i|c, pa_i)$$

pa_i 为 x_i 的父属性，即其所依赖的属性。在实现中有 SPOED、TAN、AODE 等不同的方法。

3. 贝叶斯网 贝叶斯网（Bayesian network）也称为信念网（belief network），借助有向无环图表达属性之间的关系，并使用条件概率表描述属性的联合概率分布。贝叶斯网中，每一个结点对应一个属性，边表示了直接的依赖关系（图 4-11），每个属性与其非后裔属性相独立，即结点只直接依赖其父结点。图中 $P(A^0, B^1, C^1, D^0, E^0)=0.0486$。

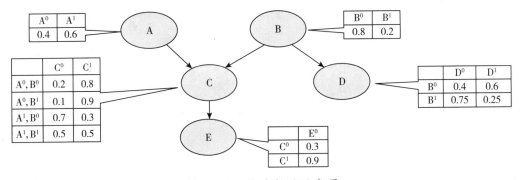

图 4-11 贝叶斯网示意图

中 篇

装备篇

第五章　舌诊仪

舌诊包括望舌质、舌苔和舌下络脉三个方面，是中医望诊的重要内容。因其简便易行、临床实用价值高，而受到历代医家的重视，形成了系统的理论体系。但是传统舌诊的结果往往过于主观，容易出现误差，同时也无法做到精确记录舌象。因此，为了满足研究的可重复性和学术交流的方便性，舌诊仪应运而生。通过对舌的图像进行预处理、裁剪与分割及苔质分离、特征提取等，舌诊可以给出舌色、苔色、苔质、舌形等定性指标及舌象的定量化参数供临床参考。这符合舌诊客观化的发展要求，有利于中医学走向世界，使其能够更好地为人类健康事业作出贡献。舌诊仪的研制也被纳入国家重点科研项目。

第一节　中医舌诊理论概述

舌诊是观察患者舌质和舌苔的变化以诊察疾病的方法，是望诊的重要内容，是中医诊法的特色之一。舌诊具有悠久的历史，早在《内经》中就有望舌诊病的记载。如《素问·刺热》曰："肺热病者，先淅然厥起毫毛，恶风寒，舌上黄。"指出了表邪传里，肺胃热盛，舌苔变黄的转化规律。《灵枢·经脉》曰："唇青、舌卷、卵缩，则筋先死。"汉代张仲景《伤寒杂病论》将舌诊作为中医辨证的一个组成部分。《金匮要略》指出："病人胸满，唇痿舌青……为有瘀血。"以舌青作为有瘀血的依据。元代舌诊专著《敖氏伤寒金镜录》中记载舌象图36幅，结合临床进行病机分析，并确定方药及推测预后。明清时期，随着温病学派的兴起，对辨舌验齿尤为重视，对温病的辨证论治起到重要的指导作用。临床实践证明，在疾病的发展过程中，舌的变化迅速而又鲜明，它犹如内脏的一面镜子，凡脏腑的虚实、气血的盛衰、津液的盈亏、病情的浅深、预后的好坏，都能较为客观地从舌象上反映出来，成为医生诊病的重要依据。近代，随着医学科学的发展，对舌诊的研究更加深入，开展了舌诊现代化、客观化的研究，对舌象形成的原理有了更加深入的了解，对舌象的临床应用有了新的拓展[1]。

一、舌的形态结构

舌为一肌性器官，由黏膜和舌肌组成，故《灵枢·经脉》说："唇舌者，肌肉之本也。"它附着于口腔底部、下颌骨，呈扁平而长形。其主要功能是辨识滋味，调节声音，拌和食物，协助吞咽。《灵枢·忧恚无言》说："舌者，音声之机也……横骨者，神气所使，主发舌者也。"《中藏经·论小肠虚实寒热生死逆顺脉证之法》曰："小肠主于舌之官也，和则能言，而机关利健，善别其味也。"舌肌是骨骼肌，呈纵行、横行和垂直方向排列，使舌自由地伸缩、卷曲，柔软而无偏斜，保证了舌的功能活动[1]。

　　舌是横纹肌组成的肌性器官，呈扁平长形，附着于口腔底部、下颌骨、舌骨等组织。如图 5-1 所示，舌的游离部分称舌体，是中医舌诊的主要部位。舌体上面是舌面，舌面又分舌尖、舌边、舌中、舌根。舌体下面是舌底，舌底正中为舌系带，两侧有浅紫色的舌静脉称为舌脉，舌脉是望舌下的主要内容。

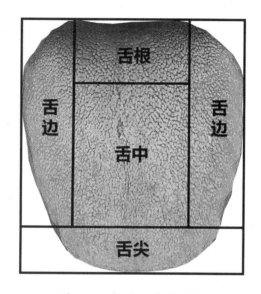

图 5-1　舌的区域分割图

　　如图 5-2 所示，舌面覆盖着一层半透明的黏膜，黏膜上皮直接与致密的固有膜相贴，并有许多舌肌纤维起止于此。舌的肌肉中以横纹肌为主，舌肌固有层有丰富的血管、淋巴管、神经及腺体等组织，这些组织与舌体的形态、色泽有关。

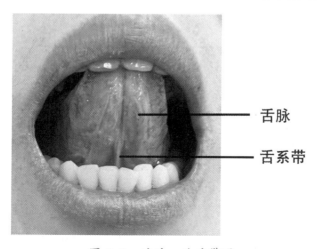

图 5-2　舌脉、舌系带图

舌面黏膜上有许多细小的乳头，根据乳头的不同形态可分为丝状乳头、蕈状乳头、叶状乳头、轮廓乳头4类。其中，蕈状乳头是影响舌色的主要原因，丝状乳头是形成舌苔的主要原因，叶状乳头、轮廓乳头主要与味觉功能有关。蕈状乳头和丝状乳头主要分布在舌前2/3部位[2]。

二、舌诊原理

舌与脏腑、经络、气血津液有着密切的联系，主要通过经络和经筋联系起来。

（一）舌与脏腑经络的关系

如图5-3所示，舌为心之苗，手少阴心经之别系舌本。通过望舌色，可以了解人体气血运行情况，从而反映"心主血脉"的功能。此外，舌体运动是否灵活自如，语言是否清晰，在一定程度上又能反映"心藏神"的功能。《灵枢·脉度》还指出："心气通于舌，心和则舌能知五味矣。"说明舌的味觉与心神的功能亦有关。

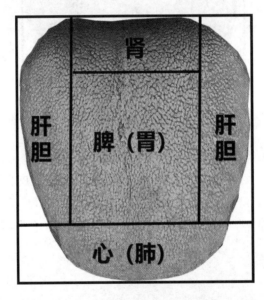

图5-3 舌诊脏腑部位分属图

舌为脾之外候，足太阴脾经连舌本、散舌下。舌居口中，司味觉。《灵枢·脉度》说："脾气通于口，脾和则口能知五谷矣。"故中医学有脾开窍于口之说。中医学还认为，舌苔是由胃气蒸化谷气上承于舌面而成，与脾胃运化功能相应；舌体赖气血充养。所以舌象是全身营养和代谢功能的反映，与脾主运化、化生气血的功能直接有关。

肾藏精，足少阴肾经夹舌本；肝藏血、主筋，其经脉络于舌本；肺系上达咽喉，与舌根相连。其脏腑组织，通过经络直接或间接同舌产生联系，从而使舌成为反映机体功能状况的"镜子"。一旦体内发生病变，就会出现舌象变化，所以观察舌象的各种变化，可以测知体内脏腑的病变。

脏腑病变反映于舌面，具有一定的分布规律。根据历代医籍记载，其中比较一致的说法是：①舌质候五脏病变，侧重血分；舌苔候六腑病变，侧重气分。②舌尖多反映上焦心肺病变，舌中部多反映中焦脾胃病变，舌根部多反映下焦肾的病变，舌两侧多反映肝胆的病变。

此外，《伤寒指掌·察舌辨证法》还有"舌尖属上脘，舌中属中脘，舌根属下脘"的说法。据临床观察，如心火上炎多出现舌尖红赤或溃破；肝胆气滞血瘀常见舌的两侧出现紫色斑点或舌边青紫；脾胃运化失常，湿浊、痰饮、食滞停积中焦，多见舌中厚腻苔；久病及肾，肾精不足，可见舌根苔剥等。某些脏腑病变在舌象变化上有一定的规律，但并非绝对，还需结合其他症状，加以分析辨别。

（二）舌与气血津液的关系

舌为血脉丰富的肌性组织，有赖气血的濡养和津液的滋润。舌体的形态和舌色与气血的盈亏和运行状态有关，舌苔和舌体的润燥与津液的多少有关。

舌下肉阜部有唾液腺腺体的开口，中医学认为唾为肾液、涎为脾液，均为津液的一部分，其生成、输布离不开脏腑的功能，尤其与肾、脾、胃等脏腑密切相关。所以通过观察舌体的润燥，可以判断体内津液的盈亏及病邪性质的寒热[3]。

三、舌诊的方法

望舌时患者可采取坐位和仰卧位，但必须保证舌面光线明亮，便于观察。伸舌时必须自然地将舌伸出口外，舌体放松，舌面平展，舌尖略向下，尽量张口使舌体充分暴露。如图 5-4 所示，伸舌过分用力，舌体紧张、蜷曲或伸舌时间过长，会影响舌的气血流行而引起舌色、舌苔、干湿度的变化。

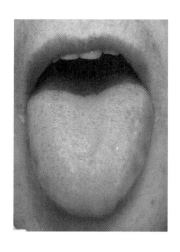 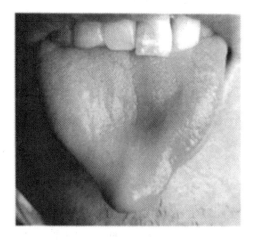

图 5-4 伸舌姿势

望舌的顺序是先看舌尖，再看舌中、舌侧，最后看舌根部；先看舌体的色质，再看舌苔。因为舌质的颜色易变，若伸舌时间过久，舌体易随血管变形而发生色泽变化，导致舌质色泽失真，而舌苔覆盖于舌体上，一般不会随观察的久暂而变化，所以望舌应该先看舌质，再看舌苔。在望舌的过程中，既要迅速敏捷，又要全面准确，尽量减少患者的伸舌时间。如果一次望舌判断不清，可令患者休息 3 ～ 5 分钟后重复望舌一次。

除了通过望诊了解舌象的特征以外，必要时还应配合其他诊察方法。如清代梁玉瑜在《舌鉴辨正》里提出用刮舌验苔的方法进行舌诊，认为刮去浮苔，观察苔底是辨舌的一个重要方面。若刮之不脱或刮而留污质，多为里有实邪；刮之易去，舌体明净光滑，则多属虚证。刮舌可用消毒压舌板的边缘，以适中的力量，在舌面上由后向前刮 3 ～ 5 次；如需揩舌，则用消毒纱布裹于手指上，蘸少许生理盐水在舌面上揩抹数次。这两种方法可用于鉴别舌苔有根无根，以及是否属于染苔。

此外，还可询问舌上味觉的情况，舌体有无麻木、疼痛、灼辣等异样感觉。

四、舌诊的注意事项

舌诊是临床诊断疾病的一项重要依据，为了使舌诊所获得的信息准确可靠，就必须讲究望舌的方式方法，注意排除各种操作因素所造成的虚假舌象。

1. 光线的影响　光线的强弱与色调对颜色的影响极大，稍有疏忽易产生错觉。如图 5-5 所示，望舌以白天充足、柔和的自然光线为佳，光线要直接照射到舌面；避免面对有色的光线。

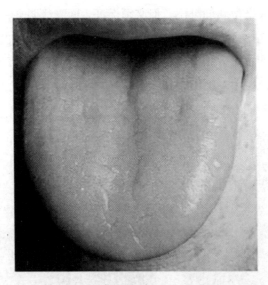

图 5-5　自然光线下的舌体图

如在夜间或暗处，用日光灯为好。光照的强弱与色调常常会影响判断的正确性。如图 5-6 所示，如光线过暗，可使舌色暗滞；用普通的灯泡或手电筒照明，导致舌苔黄白两色难以分辨；日光灯下，舌色多偏紫；白炽灯下，舌苔偏黄色。周围有色物体的反射光，也会使舌色发生相应的改变。

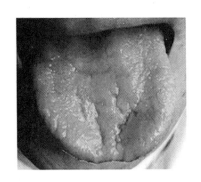 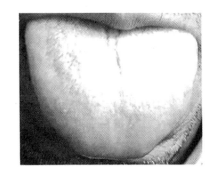

光线过暗　　　　　　　　　　　　　灯光下

图 5-6　光线对苔色的影响

2. 饮食或药物的影响　饮食和某些药物可以使舌象发生变化。如进食后，由于口腔咀嚼的摩擦、自洁作用而舌苔由厚变薄；多喝水可使舌苔由燥变润；过冷过热或刺激性的食物可使舌色发生变化，如刚进辛热食物，舌色偏红（图 5-7）；多吃糖果、甜腻食品，或服用大量镇静剂后，可使舌苔厚腻（图 5-8）；长期服用某些抗生素，可产生黑腻苔或霉腐苔（图 5-9）。

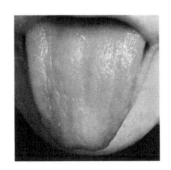 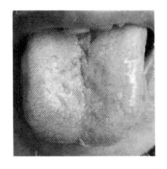

图 5-7　饮食过热使舌色红　　　　　图 5-8　过食甜腻食品舌苔变厚腻

某些食物或药物，可以使舌苔着色，称为染苔。如食花生、瓜子、杏仁等富含脂肪的食物，舌面留有黄白色渣滓，看似腐腻苔（图 5-10）。饮用牛乳、豆浆，舌苔变白、变厚；食用蛋黄、橘子，舌苔染成黄色；食用各种黑褐色食品、药品，或吃橄榄、酸梅，长期吸烟，使苔染成灰色、黑色[2]。

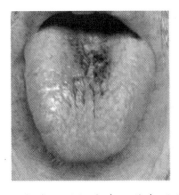 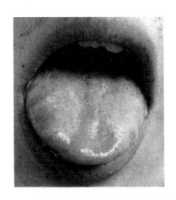

图 5-9　长期服用抗生素，苔色黑黄而腻　　图 5-10　吃瓜子后舌面渣滓看似腐腻苔

第二节　现代舌诊仪

舌诊作为中医学最具特色的诊断方法之一，具有重要的临床诊断意义。历代中医医家都对舌诊十分重视，但是由于传统舌诊一般是在现场依靠医生目测进行诊察和判断，其结果往往过于主观，容易出现误差，同时也无法做到精确记录舌象。这既无法满足研究上要求的可重复性，同时学术交流也相对困难。

目前，舌诊仪是实现中医舌诊客观化的重要仪器，但尚缺乏统一的使用和研发标准。随着数字图像处理技术的普及，作为中医舌诊现代化与客观化的产物，它的研发为舌象信息的量化奠定了基础，符合舌诊客观化的发展要求，有利于中医走向世界，使其能够更好地为人类健康事业作贡献[4]。国内科研机构逐渐开展了中医舌诊客观化研究，且为了进一步推动舌诊客观化的发展，舌诊仪的研制被纳入国家重点科研项目。

随着医学的现代化和全球化，中医客观化诊断技术已经在标准化和自动化方面得到快速发展。当前的客观化舌诊基于二维舌图像，可得到颜色、纹理、形态、润燥等生理信息，在一定程度上能反映病理情况。由于深度信息的缺失，也存在诸多技术难题，如作为二维舌像分析基础的舌体分割困难，不能反映舌表面的齿痕、点刺、裂痕等细节信息，极大地约束了舌象信息的全面性，妨碍了医生的正确诊断。

而三维舌像蕴含了真实舌的所有信息，全面的生理信息为疾病的正确诊断和早期发现提供了保障，同时可解决二维舌像上的技术难题，如利用深度信息即可完成舌体分割。此外，建立三维舌模型对多个领域都有极大的益处，如掌握人类发音过程中舌头的形变规律对于头颈外科医生及语言学家十分重要，在生物力学、人机交互、计算机辅助语言教学、电影制作等方面也都将发挥极大的作用。因此，三维舌像研究是十分必要且有价值的，已经成为当今舌诊客观化的研究热点[5]。

一、舌诊仪研发历史

自我国改革开放以来，不断有相关科研人员对舌诊进行现代化研究，但由于我国相关科技水平相较于国外还是落后，以至于在一段时间内该研究基本上未取得实质性进展。国外也有学者在舌诊方向进行研究。虽然西方科学技术相对先进，仪器优良，对舌图像处理方面也较为理想，但是科技水平的优势只能研究其表面，没有中医理论的指导，其研究受到严重的限制。

20 世纪 80 年代，我国逐渐走向世界，科技迅猛发展。中国科学技术大学孙立友等人提出利用计算机图像识别技术进行舌诊客观化研究，认为应系统、完整地总结舌诊理论和临床经验，运用现代科学方法为舌诊建立客观指标，使其更准确、更客观地反映人体功能状态，把舌诊研究建立在可靠的科学数据与图形的基础上，从而提高中医理论学术水平和临床诊断能力[6]。

1994年，余兴龙等[7]运用色度学原理、数字图像处理技术和现代光学技术，与中医辨证论治学说及丰富的临床经验相结合，研制了"中医舌诊自动识别系统"。该系统由照明系统、彩色摄像机、真彩色图像处理单元、计算机组成，并把样本训练技术与模糊聚类方法结合，建立计算机判别标准，实现舌象自动识别。临床试验表明，自动辨舌与专家辨舌比较，舌质符合率89.23%，舌苔符合率94.20%。但光源和采集设备的落后，使得舌象采集过程较为复杂，需要人体端坐，手动调焦。计算机储存小、性能低，在针对舌象处理时也不能自动化，使得整个系统的可用性降低。

1999年，沈兰荪等[8]研制出基于彩色图像处理的中医舌象分析仪，采用神经网络模型技术，建立描述颜色特征的系统模型，实现三刺激值匹配的彩色校正，并实现舌图像采集环境和方法的标准化；采用基于数学形态学和HIS模型的舌图像分割算法及FCM聚类算法实现舌象分析；以及采用舌图像数据的无损压缩、存储和管理技术，使得舌象仪的可用性有所提高。

2002年，周越等[9]提出一种基于图像处理的舌象检测与分析方法，将传统中医舌诊中舌的特征进行数字化。应用2DGabor小波变换和色度信息较为准确地检测出舌体区域，运用统计方法标定舌质和舌苔点及确定其颜色的算法。舌苔的厚度通过色度信息和2DGabor小波系数能量（GWTE）进行量化。该方法用色度学理论和小波变换把舌体区域从背景中分割出来，并对舌苔和舌质的颜色特征进行了标定。

2004年，许家佗等[10]对模糊C均值（FCM）聚类算法、K-means分层聚类、学习矢量量化（LVQ）神经网络分类器等各类方法进行研究和探讨。从舌体、舌苔的区域分割着手，应用"分裂－合并算法"将舌象根据颜色进行了区域划分，并对彩色空间的应用进行分析对比，实现舌色与苔色的自动化识别。

2010年，覃武星等[11]利用图像分割算法实现了舌体的自动分割。他指出基于颜色的传统分割方法在舌体和嘴唇之间分割的不足，并在此基础上提出用边缘检测算法先找出舌体的大致轮廓，然后用Snake算法对大致的轮廓进行矫正，实现舌体图像的自动分割。基于500幅舌图像进行的实验结果表明，该方法的分割正确率达到95.6%。

二、舌诊仪的种类

（一）二维舌诊仪

清华大学和中国中医科学院西苑医院合作研究，以Munsell颜色系统为色标，运用色度学、光学技术、数字图像处理技术和计算机硬件技术，建立了中医舌诊自动识别系统。该系统以中医辨证论治学说为指导，将计算机软件技术与临床辨舌经验结合，利用样本训练系统，根据模糊数学理论，确定有关舌象的定义域，进行纹理分析。临床研究了366例淡红舌、暗红舌、紫红舌、暗紫红舌四种舌象，符合率86.34%[12]。

北京工业大学针对 SIPL 型中医舌象分析仪因受限于采集环境和设备体积，不能满足卧床患者舌象采集的问题，采用高色温高显色性的卤钨灯等装置，研发出小型舌象采集装置。针对新Ⅲ型舌象采集装置采集条件变化带来的图像颜色重现问题，将多项式回归离线颜色重现方法和感兴趣区域离线颜色重现方法用于舌图像的颜色校正，并提出基于最大熵估计的离线颜色重现方法和自适应局部线性回归离线颜色重现方法[13]。

天津医科大学研究团队利用 LED 作为主要光源，减小了仪器体积，提高了显色性和电气安全性；采用积分球的照明几何条件，提高了光照的均匀性，基本上解决了舌苔和唾液由于反射而造成的难以区分的现象。在完成了舌体分割、舌苔和舌质分离等过程后，对舌质、舌苔的颜色进行了识别和诊断。研究结果表明：大部分图片的舌体分割效果较好，但由于客观原因，有些图片存在一定的误差；在用动态阈值法进行舌质、舌苔分离时，舌苔明显、边界清楚的图片分离效果较好，舌苔分布散乱、没有明显边界的图片分离效果受到影响；舌质、舌苔颜色的识别过程取得了较为理想的结果[14]。

北京中医药大学近 20 年以来致力于舌诊与脉诊研究，搭建了多个舌象获取与特征提取系统。最新研制的舌象获取与图像处理系统，是由舌图像采集部分、视频数据传输部分及舌图像存储分析部分组成，可通过舌象数据库来区分各种各样的舌图像[15]。

2013 年，复旦大学研制了基于 Java 语言开发的安卓平台的舌诊分析系统，通过优化 Canny 方法准确获取舌头的轮廓，提取舌头区域内的特征，最后利用提取的特征进行诊断结果计算，实现舌诊仪的便携式检测[16]。

以上各研究机构研制的舌象获取与分析系统，其工作过程如下：首先采集二维舌图像，然后通过计算机或手机对二维舌图像进行图像处理，实现舌体与背景的分离和舌苔及舌质的颜色特征、舌表面纹理特征的提取等，最后对其进行分析诊断。与传统中医舌诊方法相比，这些方法在一定程度上提高了舌诊的准确性和客观性。

（二）三维舌诊仪

二维舌诊仪是对二维舌图像进行特征提取、分析与识别，能够提供的舌体的轮廓尺寸与纹理信息有限，无法提供舌体的轮廓尺寸、舌苔厚度及舌裂纹长度等三维信息，这会直接影响诊断结果。因此，与二维舌图像对比，舌体的形态轮廓、舌苔厚度及齿痕深度等三维信息不仅能够为中医提供更完整的诊断信息，还能够为中医的诊察分析提供客观量化的依据。

目前，天津大学、山东大学及北京工业大学等高校对舌面的三维重建工作有过一定程度的研究，主要采用光栅投影技术、双目立体视觉技术、多目立体视觉技术及光度立体视觉技术等非接触视觉测量技术，进行舌体表面的三维重建。

2011 年，山东大学刘志等[17]研制了基于多视角图像和有限元法的三维舌体重建系统。它是由 4 个型号为 HDV-1302UC 的数码相机、2 个产生接近日光光谱的气体放电光源、1 个亮度可调的激光器等组成。首先，激光束投射到舌面产生特征点，由 4 个安装于不同角度的数码相机同时拍摄舌头图像；其次，根据多目立体视觉原理计算舌头表面点的三维空间坐标，其中，激光投射到舌头表面，是为了增加被测表面的特征信息，以便于匹配。该方法能够提供较为准确的舌体三维模型，但不能分辨舌表面的舌苔、裂纹及齿痕等细微结构，且不能完整获取舌表面的颜色信息。

2012 年，天津大学王学民等[18]研究的三维全息舌象获取方法，采用了光栅投影三维测量技术，提供了一种新型的检测手段和检测设备。该设备是由积分球均匀光源装置、工业 CCD 摄像机、数字投影仪及计算机等组成。其工作原理是在采集舌头三维信息时，数字投影仪将 N 幅具有不同初始相位的正弦光栅条纹投射至舌头表面，通过 CCD 摄像机拍摄这 N 幅光栅图像，并采用 N 步相移法求解各点相位主值，通过解包裹相位算法求解各点的绝对相位值，最后根据相位差与舌头表面测量点高度信息的函数关系求解舌面测量点的三维信息。当需要采集舌面图像时，将投影仪产生的光通过积分球均匀光源设备，将其产生平面的环照光用来照射舌体，从而通过 CCD 摄像机可以获取舌体的二维信息。综合舌体表面二维图像和三维信息可以比较准确地复原舌体所携带的信息，从而在一定程度上提高了病情诊断的准确性。然而截至目前，该方法并没有实际应用于舌诊仪的研制中。

2015 年，北京工业大学蔡轶珩等[19]采用光度立体法研制了一个舌体三维信息采集装置。光度立体法是在不一样的光照条件下，通过对某一个角度摄取的多幅图像（大于等于 3 幅）进行计算，求得物体表面法向量方向的一种方法。系统由摄像机、4 个均匀分布的白色 LED 光源、升降台及计算机等组成。首先，拍摄 4 幅不同光照方向下的图像，采用亮度阈值法判断图像中的反光部分；对于舌面的非反光部分，通过联立不同图像的亮度方程计算其舌面法向量及纹理反射率；对于反光部分，采用反光剔除算法将其剔除，再通过其余图像里的非反光点计算其舌面法向量及纹理反射率；并进行深度信息的求解，完成舌面的三维重建工作。目前，该方法可以提供舌体的形态轮廓及舌裂纹等纹理信息，但舌体三维重建的平均误差高达 3.6mm，且舌体边界区域的重建误差较大，故三维重建精度有待进一步提高。

2016 年，天津大学郭丹等[5]采用双目立体视觉法进行了舌体的彩色三维重建。舌象采集系统由两个平行放置的佳能 600D 相机和一个纽曼 PH06A 微型投影仪组成。由于舌表面属于双目立体视觉中较难处理的弱纹理区域且其颜色相近，难以检测其特征点，因此该系统使用投影仪产生黑白相间条纹以增加舌表面的特征点，同时用于充当照明设备。该系统采用 Canny 算子进行角点检测，并采用改进的线性种子点增长算法进行特征点匹配，最终获得舌头上表面的彩色三维点云数据，系统分辨率达到 0.1342mm。然而，受投影仪投射的黑白条纹影响，其三维点云数据的颜色信息失真较为严重，纹理特征较难分辨，有待进一步改进。

三、舌诊设备产品例举

（一）中国中医舌诊 AI 开放平台

中国中医舌诊 AI 开放平台又名人工智能舌诊实训与考核系统。其以客观量化的舌象辨识为基础，如图 5-11 和图 5-12 所示，通过精选舌象库进行正向学习，随机拍摄舌象进行反向训练，提供智能化、规范化、系统化的舌诊实训与考核。与传统舌诊仪器相比，中医舌诊 AI 开放平台的优势明显（表 5-1）。

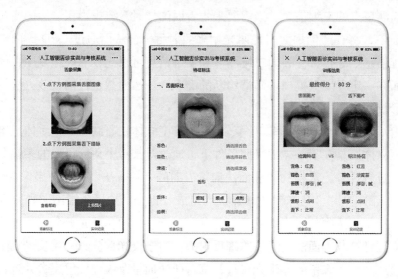

图 5-11　人工智能舌诊实训与考核系统手机应用图

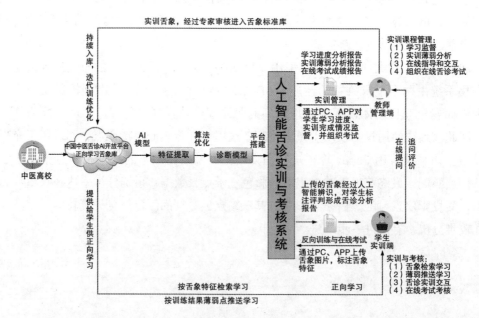

图 5-12　人工智能舌诊实训与考核系统架构图

表 5-1　中医舌诊 AI 开放平台与传统舌诊仪器对照表

舌诊仪器对比	中国中医舌诊 AI 开放平台	传统舌诊仪器
算法	深度学习、机器学习算法模型	传统图像算法，精度较低
价格	前期免费，性价比高	硬件价格昂贵
拍摄环境	支持不同光照环境、不同设备采集的舌象	需要相对固定的拍摄环境、设备
检测速度	20s 获取舌象检测结果	检测速度慢
舌象特征	舌象特征指标丰富	舌象特征参数较少
普及度	手机端即可完成检测，不需硬件，便于普及	硬件设备，占用场地，普及度低
应用领域	智能开放平台，应用领域广阔	舌象信息采集及辅助体质辨识

（二）中医舌象数字化辅助诊断系统

由天津中医药大学与天津天堰科技股份有限公司联合研制开发的中医舌象智能辅助诊断系统，是应用于医院临床及中医学院校教学过程中的辅助诊断产品。研发团队遵循现代中医舌诊原理，结合我国中医舌诊发展趋势和特点，用先进的计算机技术制作了这套舌象智能辅助诊断系统。它能满足临床需要，并支持远程专家会诊，方便医院在特殊情况下对疑难病症的诊治；同时可用于教学，通过舌象自测系统，使舌诊教学更加直观，增强了学生的学习兴趣，有助于客观评价学生舌诊基本功的掌握情况。

中医舌象智能辅助诊断系统的产品特点：①可采集静态或动态舌象，色彩真实；②利用指纹进行身份识别；③显示屏带触控功能，互动性强；④自动生成舌象诊断报告；⑤系统提供舌象题库，用于学生自我评测，题库可扩展；⑥专家可进行远程协助或会诊。

（三）舌脉象采集分析仪（JKYL-1202-7B 型）

1. 产品概述　舌脉象采集分析仪（JKYL-1202-7B 型）具备中医舌象分析及中医脉象分析两个单元。通过专用采集器对患者舌象信息及脉象信息进行采集，采集到的数据通过中医舌象定量分析系统及中医脉象分析系统对信息进行判读、分析，最终给出中医舌象诊断报告及中医脉象诊断报告。分析仪可记录及保存不同时期的舌象、脉象的特征变化，对疾病的疗效评估具有重要的参考价值，为健康状态的辨识、干预效果的评价提供客观化依据。

2. 结构组成　JKYL-1202-7B 型由 7B 主机、中医舌象分析系统、中医舌象采集器、中医脉象分析系统、中医脉象采集器等单元组成。

3. 功能特色　①检测操作者通过中医舌象信息采集系统、中医脉象信息采集系统对患者进行信息采集，通过分析系统获得相关的量化检测数据，为中医临床提供辨证参考。②预留升级端口，可与中医经络穴位检测、中医体质辨识装备相连接，实现综合辨证。

4. 产品特点 ①具有舌脉象、经络穴位、体质辨识采集分析仪医疗器械注册证。②多领域优秀团队精深研发，融合国内顶级名老中医的辨证经验数据。③具备升级预留口，可升级中医经络检测单元，实现中医宏观、微观综合辨证。

5. 应用范围 ①中医院治未病中心、门诊、康复中心、住院部等科室；②基层医疗中医诊疗科室、中医馆等机构；③综合医院的体检中心、中医科、中医住院部、康复科等科室；④中医药科研机构、临床试验教学；⑤健康养老机构中心等。

（四）中医舌诊仪、舌象采集分析仪、中医舌象智能辅助诊断系统

中医舌诊仪、舌象采集分析仪、中医舌象智能辅助诊断系统（XM-SX-Ⅲ型）是数据挖掘技术、机器视觉技术相结合的产品。该产品安装方便、操作方便、安全可靠、配置灵活，既能用于各大中医学院校舌象相关的教学、科研，又适用于医生舌诊的辅助分析，适用范围较广。

1. 功能特色 ①计算机控制内部相机进行自动对焦拍摄，操作简单，图像清晰，完全实现舌象采集自动化；②采用数字化舌象采集平台与标准化方法还原，使舌象真实再现；③内部摄像采用模拟自然光源并能进行光线调节，使采集环境保持稳定；④由计算机自动分析采集到的图像并进行判断；⑤可以随时查询病例报告；⑥可以分析舌质颜色、舌苔颜色、舌形状、舌态；⑦内置消毒灭菌装置，操作前使用，避免交叉感染；⑧软件可以根据实际舌象的瘀斑、点刺、齿痕、裂纹等症状，用文字显示舌象特征、临床病症及饮食、用药建议。

2. 产品特点 ①中医舌象采集分析仪具有自主学习功能，通过不断学习，有效提高系统自主诊断准确性；②支持自动分析，且允许人工修正，以提高诊断的准确性；③准确分析舌质、舌苔等，并直观显示结果；④支持初诊、复诊分离，实现便捷就诊；⑤支持多关键字的查询统计；⑥支持诊断分析报告打印；⑦用户权限管理，提高安全性；⑧自动对焦（即自动舌体捕获）；⑨灯光控制功能。

3. 软件功能 使用软件为中医舌象诊断系统（图5-13）。

（1）用户权限管理，提高系统安全性（图5-14）。

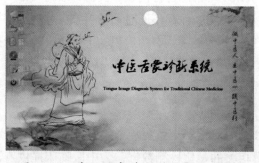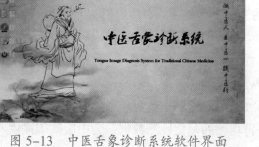

图5-13 中医舌象诊断系统软件界面 图5-14 中医舌象诊断系统登录界面

（2）病理、临床库可以持续更新，具备学习能力，且具备自动提取舌体、自动分

析舌体、自动分析后手动调整等功能，大大提高了学习的准确度（图 5-15）。

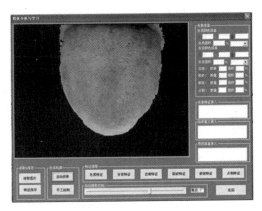

图 5-15　中医舌象诊断系统分析与学习

（3）快捷的初诊、复诊入口，操作方便、快捷（图 5-16、图 5-17）。

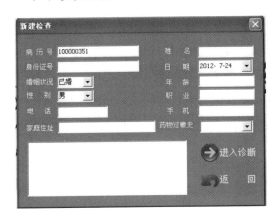
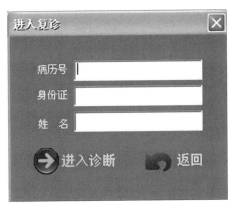

图 5-16　中医舌象诊断系统初诊信息录入界面　图 5-17　中医舌象诊断系统复诊信息界面

（4）功能强大的视频分析能力，既可实时诊断，又可能根据需要进行人工调整（图 5-18）。

（5）灵活多变的查询统计能力，数据分析能力（图 5-19）。

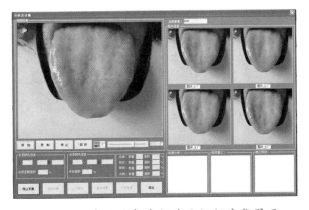
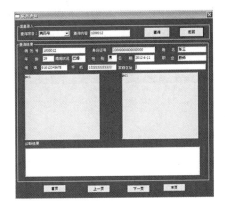

图 5-18　中医舌象诊断系统视频采集界面　　图 5-19　中医舌象诊断系统查询
与统计界面

（6）病例学习。单击主界面中的"病例学习"选项，进入学习界面，包括读取、保存、舌体轮廓提取、特征提取、自动提取控制、量化数据显示、舌象特征录入、临床诊断录入、饮食指导及用药建议录入等选项，学习与分析过程采用人机交互的方式（图5-20）。

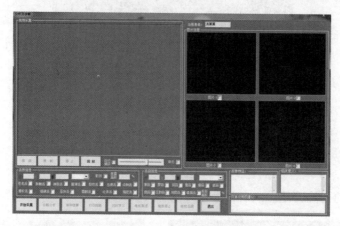

图5-20　中医舌象诊断系统病例学习与分析界面

（7）自动获取。单击自动获取按钮，如果参数正确，舌体提取成功；若存在不足，可通过自动提取控制中的进度条及取反控制框选择来进行控制（图5-21）。

（8）特征提取。为了便于分步处理，此处特征提取分步骤完成，分别提取舌质特征、舌苔特征、齿痕特征、裂纹特征、瘀斑特征及点刺特征。点击某功能按钮后，相关特征将被量化。例如，单击舌质特征、舌苔特征按钮后，数据结果自动分析（图5-22）。

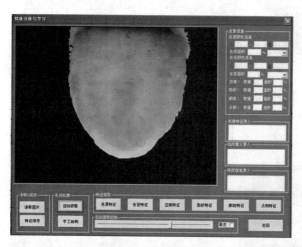

图5-21　中医舌象诊断系统病例自动获取界面

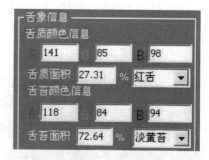

图5-22　中医舌象诊断系统特征分析界面

（9）人工绘制。对于某些来自其他途径的图片，会存在自动获取舌头错误的情况，此时可以通过人工绘制来完成。单击"人工绘制"后，在图像显示区域，单击右键将出现菜单，包括"选中舌体""勾画轮廓""撤销"。其中"选中舌体"仅需在舌头四周点选四个点，单击"绘制完成"后再自动识别完成；"勾画轮廓"则是按住鼠标左键后通过拖动完成绘制，绘制完成后单击"绘制完成"便实现舌体提取。"撤销"是可以对绘制过程觉得不满意的地方进行撤销，最多支持 5 步撤销。

（10）出具支持打印的中医舌象诊断系统诊断报告（图 5-23）。

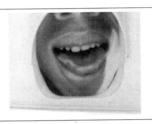

中医舌象辅助诊断报告

姓　　名：张三　　　　　　姓　别：男　　　　年　　龄：22
既往病史及药物过敏史：
无

舌象特征：
舌色白里透红，淡红适中，舌体气血荣润；舌常伸于口外或伸舌反复舐口唇；苔薄而白。

临床意义：
或正常。或①胸肋苦满或上腹部疼痛，或胆囊部明显压痛。②发热或低热持续，呈寒热往来。③心烦喜吐，或呕吐，口苦，默默不欲饮食。④脉弦。

饮食及用药建议：
小柴胡汤：柴胡 24g，黄芩 9g，人参 6g，半夏（清）9g，甘草（炙）5g，生姜（切）9g，大枣（擘）4 枚。

医生签字：
2018 年 3 月 25 日

图 5-23　中医舌象诊断系统诊断报告界面

（五）道生便携式舌象仪

道生便携式舌象仪（图 5-24）用于舌象图像采集、存储与输出；可同时记录、分析、保存舌象的原始图像、客观化数据、舌象属性特征，为健康状态辨识、中医辨证提供客观化依据。

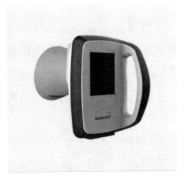
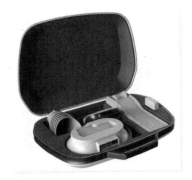

图 5-24　道生便携式舌象仪

1. 功能特色　①标准的光源环境系统（供科研应用）：光谱接近自然光，显色指数≥ 92%；智能修正光源环境。②先进的图像智能算法。③综合运用深度学习及显著性检测技术，智能分析 50 余种舌面特征。

2. 应用领域　基层中医药服务能力提升工程，中医远程医疗、远程教学，基层医疗机构，移动科研数据采集，家庭医生。

（六）中医舌诊仪（高级版、基础版、便携式）

山东普瑞森医疗是一家专业从事中医舌诊仪、中医舌象采集仪解决方案研发及经营的现代化专业公司。其舌诊仪产品包括：①中医舌诊仪（高级版）：全自动化舌像采集分析；②中医舌诊仪（基础版）：单机加密狗，只能所授权机器使用；③中医舌诊仪（便携式）：全程无创无触点测试，携带方便。

功能特色　①在特定光源环境下采用照相机获得舌象信息；②对接 HIS、LIS 系统，实现全医院信息互通；③强大的系统集成功能，全自动舌诊图像采集、处理、输入；④计算机自动分析判断，随时查询并打印报告；⑤人性化设计易操作，模块化设计易扩展。

（七）医疗版中医舌诊仪

功能特色　①运用计算机标准化技术，对舌象信息进行采集和分析，包括舌色 14种、舌络 3 种、舌形 9 种、舌态 5 种、苔形 12 种、苔色 4 种、苔质 12 种，以及局部特征 3 种。②计算机自动化操作。③舌象、面色自动拍照功能：采用专业拍摄光源，高频无闪烁，光源特性接近自然光源，照射均匀无暗区，无反光，无阴影；暗箱采集环境，防止外界光线的干扰；显色指数 Ra ≥ 90；色温在 5000 ～ 6000K。可以通过计算机程序远程控制相机拍摄。采用专业单反相机，具备微距拍摄功能，像素大于 1800 万，舌象、面色采集单元的图像分辨率在水平和垂直方向均 ≤ 0.5mm。

第三节　中医舌诊仪的组成与工作原理

舌诊仪主要由舌象采集系统和舌象特征处理系统两部分组成。舌诊仪的工作原理是由计算机控制相机进行拍摄，完全实现舌象采集的自动化。采用数字化舌图像采集平台与标准化方法还原，使舌象真实再现。通过对舌图像的采集和分析，可以全面满足舌象诊断需要。仪器采用高频荧光恒定光源系统技术，采集环境稳定，满足舌象的色彩还原性、示真性和可重复性的要求。

以下介绍一种便携式舌诊仪的具体组成。

一、舌象采集系统

舌象采集系统主要由采集罩、光照环境、拍摄模块、控制装置、图像存储及传输模块等几部分组成，具体结构详见图 5-25、图 5-26。

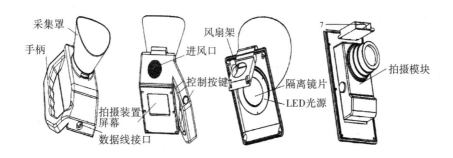

图 5-25 手持式舌象采集装置结构图

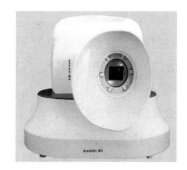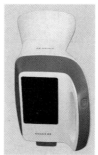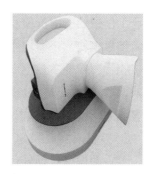

图 5-26 手持式舌象采集装置实物图

1. 采集罩 采集罩为喇叭状结构，属可拆卸部分。该部分采用易消毒、可重复利用的材质（为避免交叉感染也可选用价格低廉的一次性套筒）。采集罩内侧具有良好的光谱特性和高漫反射性能，可以保证能够真实地反映光源的光谱特性。

使用时将采集罩的上缘置于患者的鼻下方，下缘可有效地托住并固定下颌，以形成暗箱环境（可阻挡外部光线的射入），保证采集舌象时光照环境的统一。

2. 光照环境 通过对中医望诊的多个临床环境实际参数的测量[4]，可以确定以色温平均值（5127.88±564.20）K、照度平均值（2655.0±689.1）Lx 作为参考标准来寻找人造光源。通过综合比较白炽灯、卤钨灯、荧光灯、发光二极管（LED）等人造光源的性能，从安全性、频闪、发热量等多方面考虑，采用显色指数高、体积小、驱动电压低、照度及色温较为稳定的白光发光二极管（LED）光源[5]，以保证拍摄舌象时光照环境的均匀与稳定。

3. 拍摄模块 拍摄模块是手持式舌象采集装置的关键部分，主要包括成像设备及控制装置两部分。成像设备的优劣直接决定图像的质量，而图像的质量影响到后续图像处理平台的工作。

目前常用的成像设备包括数码相机、数码摄像机及摄像头，从体积、性价比等多方面考虑，采用对色温、照度等宽容度高，像素大于 1600 万的数码相机，并将控制装置设在手柄上。

4. 防雾化模块　该模块主要由隔离镜片及通风装置组成。隔离镜片位于采集罩及拍摄模块之间，一是为了保证拍摄装置（数码相机）的镜头清洁，不被污染；二是该镜片选用 UV 滤镜，LED 光源设置在镜片周围，UV 滤镜可过滤入射光，便于为拍摄提供稳定的光照环境。

5. 图像存储及传输模块　舌图像采集完成后存储至相机内存卡，通过有线或无线方式传输至图像处理平台。

二、舌象特征处理系统

舌象特征处理系统由患者信息模块、舌象分析模块、信息管理模块三部分组成。该平台是便携式舌诊仪的重要组成部分，决定了舌图像判断分析结果的准确性、定量参数在临床科研工作中的应用价值及临床医生使用的便捷与否等。

1. 患者信息模块　该模块主要包括患者基本信息的建立、正确从便携式舌诊采集系统识别并接收舌图像样本数据。舌图像样本能够以图片格式保存在该模块，并且便于舌象分析模块调取舌图像进行分析。

2. 舌象分析模块　该模块运用国际照明委员会（CIE）色差公式和支持向量机（SVM）、动态形态模型（ASM）、学习矢量量化（LVQ）神经网络分类器等多项成熟的先进技术，对舌图像进行预处理、裁剪与分割及苔质分离、特征提取等，给出舌色、苔色、苔质、舌形等定性指标及舌象的定量化参数供临床参考。舌象分析模块工作流程见图 5-27，舌象定性指标（4 类，25 种）见表 5-2。

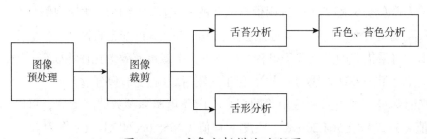

图 5-27　舌象分析模块流程图

表 5-2　舌象定性指标

类型	定性指标
舌色	舌淡红、舌淡、舌红、舌绛、舌暗红、舌淡紫、舌紫暗、舌边尖红（局部特征）、瘀斑瘀点（局部特征）
苔色	苔白、苔黄白相兼、苔黄、苔灰黑

续表

类型	定性指标
苔质	苔薄、苔厚、苔腻、苔腐、苔少、苔无、苔剥
舌形	胖、瘦、齿痕、点刺、裂纹

3. 信息管理模块 该模块包括患者基本信息查询、修改及删除，舌图像信息查询与删除，患者信息及舌图像信息导出，同一患者不同舌图像信息对比等功能。该功能模块的合理设置，对后期利用采集到的样本进行科研及改进提升算法有重要意义[20]。

三、操作要点及注意事项

1. 舌象采集的要求 ①自然伸舌，无卷曲：舌体有卷曲时拍摄，容易产生阴影，会影响舌象信息采集的可靠性；②缩短伸舌时间：应尽量减少患者伸舌时间，以避免舌体疲劳，否则影响伸舌的稳定状态；③饮食因素等。

2. 注意事项 饮食对舌象的影响很大，常使舌苔形、色发生变化。

由于咀嚼食物反复摩擦，可使厚苔转薄；刚刚饮水，则使舌面湿润；过冷、过热的饮食及辛辣等刺激性食物，常使舌色改变。某些食物或药物会使舌苔染色，出现假象，称为"染苔"。患者在舌象数据采集前 1 小时内不能进食可导致染苔的有色食品、饮料和药物，例如蛋黄、牛奶、豆浆等。这些都是因外界干扰导致的一时性虚假舌质或舌苔，与患者就诊时的病变并无直接联系，不能反映病变的本质。

第四节　舌诊仪的应用、存在的问题与展望

一、舌诊仪研究发展概述

在舌诊仪的研究方面，经过多年的发展，舌诊仪型号规格众多，所使用的硬件设备各异，用于舌象特征处理的软件也多种多样，并未形成统一的标准，其研究结果限制了中医舌诊的标准化。

在应用舌诊仪的中医舌诊客观化研究方面，首先，这些研究所涉及的疾病虽分布于各主要人体系统中，但其种类仍欠广泛，且大多样本量较少，不利于形成规律；其次，研究关注颜色多而舌形、苔质少，舌象特征的整体分析多而舌象分区研究少，在这些方面仍有较大的待挖掘潜力。

舌诊仪的发展为中医舌诊客观化作出了重要的贡献。在今后该领域的研究中，应着力于建立统一的舌象特征处理软件标准，使用国际通用的最适合中医舌诊的颜色空间，更好地发挥舌诊仪的优势，在临床病证结合的中医舌诊现代化研究中扩大疾病谱，增加

样本量，综合分析较为全面的舌象特征，获得更加客观化的指标，进一步推动中医舌诊的现代化发展。

二、舌诊仪的应用

当前，舌诊仪已应用于临床与科研中，其作用包括辅助辨证、疗效评价与健康管理。其具体应用见本书下篇"应用篇"第十九章"智能中医诊断技术与装备应用进展"的相关内容。

三、舌诊仪客观化发展存在的问题

1. 量化手段不足　舌诊客观化研究起初的重要目标就是舌象特征的量化表达，以解决中医临床语言文字表述的模糊性问题。同时，舌象特征的量化也是中医临床研究的有效手段，是进一步研究中医诊断内涵和国际化推广的基础。从目前的量化手段来看，舌色、苔色一般采用颜色空间坐标（RGB，Lab）来表示，虽然有了量化值，但其三通道表示与中医临床认识不匹配，基本丢失了中医辨色的含义，最后不得不归结于定性描述（舌色偏红），或简单趋势性描述（某坐标值偏高），并未充分利用量值优势。而其他舌象特征量化指标，如腐腻指数、点刺指数、胖瘦指数、瘀斑指数等，则解释性不够，又未能细化与临床辨识的对应性，临床认可度不高，应用研究中往往等同于分类手段。另外，一些客观化分析的输出仅是分类识别结果，与临床定性观察差别不大，不能起到良好的辅助作用。

2. 采集及记录信息的标准化不够　经过多年的发展，舌诊客观化设备的型号规格众多，所使用的采集设备各异，用于舌象特征处理的软件也多种多样。最为关键的是，由于研究初期对信息标准化的重视不够，各种设备对同一对象的采集数据表现不一致，使得不同设备平台得到的数据不能互换共享，限制了研究成果的交流及不断提升，也降低了客观化信息的可信度。近年来，舌诊标准化研究已经得到了重视，在国际标准化组织 ISO/TC 249 相关学者的努力下，目前已有设备光源、舌图像分析系统、色板等相关标准出版，但是技术标准化方面仍处于起步阶段，相关规范化研究仍有很大空间。

3. 在量化基础上提供的分析工具不足　在舌诊客观化应用研究中，目前普遍采用的是相关性分析或差异性分析。例如，舌诊客观指标与生化指标之间的相关性分析、舌象客观指标与中医证型之间的相关性分析、治疗前后舌象客观指标的差异性分析、疾病组与正常组之间舌象客观指标的差异性分析等。但是这些分析受到种种条件的限制，往往比较粗浅。得到的结论通常是"某特征与疾病指标或病程存在正（负）相关""对照组之间的客观指标差异具有统计学意义"等，而一些研究更是仅利用客观化分析技术中的分类功能，没有更全面的分析手段来充分利用量值信息确定更具体的对应关系及差异规律，得出的结论对临床的指导意义不高。另一方面，这些相关性研究中多缺乏必要的医

理解释（如颜色坐标值与某症状、证候的相关性），仅停留在经验总结，难以得到具有
指导价值的实用性结论。

4. 量化及相关分析研究的系统性、规模性有待提高　目前研究的舌象特征及疾病范
围虽然大多均有所涉及，但样本量普遍较少，难以形成规律性结论。其次，研究关注颜
色多而涉及舌形、苔质特征少，样本分布也不均衡，不利于形成系统的结论。

5. 研究者局限有待突破　目前中医舌诊客观化技术研究与中医临床研究的结合还不
够密切，中医临床研究者多数采用较为简单的技术手段，研究该领域普遍关注的相关性
及差异性问题；而客观化技术研究者更多专注于数据采集与分析技术本身，忽略临床研
究的真实需求，提供的技术手段缺乏中医指导，对于辅助临床诊断意义有限。两个领域
研究者深入交流、互为补充，才能实现真正有价值的成果[21]。

四、创新型舌诊仪研究进展

1. 基于手机终端的舌诊系统　一般的舌诊仪多配备遮罩、标准光源、专业数码相
机等，用于专业舌诊研究，但体积较大，不便普通患者个人使用。王尉荧等[22]建立
基于手机终端的舌象图像色差校正函数模型，以 TDA-1 型小型舌诊仪为参照标准，通
过 5 种不同型号的手机设备在实验最优条件下，对 349 例舌象进行标准色卡 L*a*b* 色
值采集与分析，建立并优化反向传播（BP）神经网络模型。研究结果表明，基于手机
终端建立的舌诊色差校正函数模型所得预测输出值接近由 TDA-1 型小型舌象仪拍摄所
得 L*a*b*，因此该校正模型可有效进行色差校正以提高手机所拍摄舌象图像的色值精
确度。

该模型校正技术可降低手机拍摄图像与真实舌象间的色值误差，提高舌象拍摄的颜
色精确度。利用移动终端收集舌象数据，其便捷性优于舌诊仪等专业设备，适合大众在
日常进行舌象检测和记录，有利于临床医患之间信息交流。

舌诊参数检测作为一种简便易实现的客观诊断方法，在全民健康数据采集、中医健
康档案建立、疾病预防等方面有重要意义。利用舌象大数据可为找寻舌诊客观规律奠定
基础，促进中医舌诊客观化发展。

2. 基于深度学医技术的舌诊系统　大数据、云计算、深度学习算法等信息技术的发
展，为中医舌诊的客观化研究提供了技术支撑。舌体分割任务位于舌象分析流程的最前
端，其任务是利用计算机图像处理技术将舌体区域从拍摄到的图像中精确地分离出来，
形成边界清晰的独立的图像，并以此图像为数据基础，从颜色、形态、纹理等方面开展
相关数据分析。既往舌体分割任务多采用传统图像技术完成，除在分割精度方面存在不
足外，此类方法的自动化程度也无法满足未来舌诊智能化的发展需要。

李宗润[23]采用 UNet、DeepLabV3 两种深度学习技术和动态轮廓、颜色分解与阈
值化模型两种传统图像识别方法对图片中的舌体区域进行分割。UNet 与 DeepLabV3
两种深度学习模型利用训练集数据对模型进行训练，再使用测试集数据做分割测试；

动态轮廓、颜色分解与阈值化模型则使用测试集数据进行分割测试。最后对 4 种模型的分割结果使用平均交并比与像素精确度进行评价。研究结果表明，深度学习技术相较于传统图像识别方法可更精准地完成舌体分割任务，有利于中医舌象的自动化识别。

3. 中医舌图像质量评价系统　中医舌诊由于缺乏客观的评价标准，因而不利于中医舌诊的传承和推广。随着计算机科学技术的发展，可借助图像处理与模式识别的有关知识对舌诊进行量化研究，使其更加科学化、客观化、标准化。舌诊仪的研发是舌诊客观化的一个重要里程碑，获取满足中医临床要求的舌图像是舌诊仪得出准确分析结果的前提，但目前的舌诊仪没有考虑不同人的舌体大小差异性，将舌体面积小的归为未完全伸出的不合格类型，没有对唾液较多而影响诊断的舌体进行研究，从而导致选取的纹理特征对舌图像分类效果不佳。

张翔等[24]根据中医舌诊的临床要求，对采集的舌图像基于 Contourlet 变换的统计特征、基于灰度共生矩阵的旋转不变纹理特征、颜色和几何特征，然后用这些特征训练一个基于支持向量机的分类器来对舌图像进行评价，筛选出合格与不合格的舌图像，该方法对舌图像样本的分类准确率达到 93.5%，对于不同类型的舌图像均具有较好的分类效果。

五、舌诊仪研究展望

（一）舌诊仪颜色空间技术发展展望

颜色空间及中医诊断仪器的应用为中医诊断客观化、现代化发展提供了强大的活力与动力，但也存在一些问题和争议：①在仪器的研制上，缺乏统一规范的标准，所采集的图像及数据信息良莠不齐。②中医辨证诊断结果受季节、地域等因素的影响，目前尚未形成足够大的样本库对不同条件下采集的诊断数据进行分析比对。③无法评价仪器的临床效用及其研究报告的规范程度，故难以判断仪器在临床上的应用效果。

针对上述情况，可从以下方面进行思考：

1. 制定诊断客观化仪器生产、图像数据提取及临床应用评价等方面的统一标准，建立诊断客观化大数据库，并加强各地间的信息数据交流。

2. 舌诊客观化的研究内容多为舌色、苔色的辨识及舌部图像的分割，而少有对舌形、舌态、舌神、苔质的研究。一方面可对舌诊展开多方位的研究；另一方面，医生也应当在临床上宏观把握患者舌神之荣枯、舌体灵动与否及舌象在病程中的变化，并结合其他"四诊"内容，对患者病情、预后做出综合判断。

3. 目前，颜色空间大多应用于舌面部的客观化研究，而中医望诊的内容不仅局限于此。已有学者基于颜色空间对尿液颜色进行数据分析；也有学者通过颜色空间获得舌象量化指标，寻找与西医理化指标间的联系。小儿病理指纹、患者所排病理产物的颜色均属中医望诊范畴，但对此进行客观化研究较少。因此，颜色空间有望被应用于中医望诊客观化中的更多领域[25]。

（二）舌诊仪智能化技术发展展望

近年来科学技术的不断成熟，使得舌诊智能化研究有了较大进展，随着不同阶段的探索，应尽早找到一种有效且易于形成统一标准的技术方法，为今后在舌象采集环境标准、图像标准、图像处理方法、步骤标准、特征物提取标准、舌象分析标准等的统一做好积淀。今后在不断探索的同时，也需提高对形成统一标准的重视。

目前，舌诊信息化、智能化研究与中医诊断客观化研究存在脱节。由于目前中医智能化诊断技术还不够成熟，应用于临床的成果不够普及，同时也由于中医诊断学的复杂性及需要经验积累等因素，要实现高智能化的诊断系统还有难度。在中医学者研究中，大多数都是停留在对研究组和对照组舌象特征的比较上，与中医药临床有所分离。然而，理工专业的学者又更多集中于图像识别技术、图像分析等技术，缺少中医诊断学理论指导，对临床诊断应用帮助不够明显。总结下来就是实现智能中医诊断学现代化研究需要多学科、多领域的合作支撑，比如中医学、数学、物理学、计算机等领域的人才，同时还需有效地利用现有研究成果，借助人工智能开放平台等实现更具临床实际意义的研究。

从舌诊研究进展看，首先需借助西医学手段，推进立足传统中医理论的舌诊指标微观化研究；其次，进一步探索舌诊内容的定量化，并借助现代信息技术，多学科、多领域联合开展研究舌诊智能系统化。舌诊智能化研究可以给中医学带来诸多优势，通过人工智能和中医诊断技术的结合，不但能够推进我国中医诊断学的发展，还可以减轻医疗人员的工作量，还能有效地减少医学诊断的误诊率，也可以避免医生主观判定的一些弊端，弥补不足。随着研究的进展，中医智能诊断技术将会不断完善。未来在中医学诊断治疗的研究方向中，人工智能诊断专家系统也是一个重点。随着大数据、网络传输、硬件设备等技术的不断深入，将可以模拟出具有专家思维和判断力的系统，同时还具有高精度率、高效率、高完善率等优势。在硬件方面，中医智能诊断设备还具有便携方便、处理能力强、操作简单、可随时监测等优势，同时还可以借助网络连接来储存和分析数据，通过这些数据医生可以远程诊断，为患者提供便捷。目前，中医智能化诊断还不能完全实现将中医"四诊"结合为一体，更多的是单一方面的诊断，早日实现该目标将是研究者们共同的努力方向[26]。

六、总结

国家《中医药信息化发展"十三五"规划》指出，中医药信息化是实现中医药振兴发展的重要引擎和技术支撑。作为中医诊断信息化研究的重要内容，舌诊客观化技术及应用研究任重道远。多年来，中医舌诊客观化技术研究已取得了一定的成果，并且其在疾病及相关指标、中医证候、疗效评价、体质的客观化辨识等方面也有一定的实际应用。但是，其从技术手段到应用研究仍然有很多不足，需要理工与临床两类研究人员通力合作。技术领域应充分认识临床需求，界定医生能与不能的功能范围，发掘技术潜在优势，扩充中医临床能力边界，起到真正的辅助作用。临床领域应借助先进的技术手段，扩大研究的疾病谱及样本量，系统深入地分析中医临床诊断规律，以提升其传承效率和国际化水平。管理层面上，需加强舌诊信息采集规范及数据精度评价等标准制订，以打通不同设备之间的数据屏障；建立一定规模的中医舌诊信息规范性数据库，以便相关研究的性能评价；推广中医舌诊设备在各级医疗平台的临床应用及评价，从而有效推动中医舌诊客观化研究进程。

参考文献

［1］朱文锋．中医诊断学［M］．北京：中国中医药出版社，2007：70，71.

［2］许家佗．中医舌诊彩色图谱［M］．上海：上海中医药大学出版社，2009：2，5.

［3］龚一萍．中医舌诊彩色图谱［M］．北京：中国中医药出版社，2010：6，10.

［4］庄淑涵，李馨，田之魁，等．基于文献计量学的舌象仪研究［J］．世界科学技术 - 中医药现代化，2020，22（5）：1545-1552.

［5］郭丹，王学民，王瑞云，等．基于双目立体视觉的舌重建［J］．传感技术学报，2016，29（9）：1317-1322.

［6］孙立友，程钊，高逢生，等．利用计算机图像识别技术进行舌诊客观化研究的探讨［J］．安徽中医学院学报，1986（4）：5-7.

［7］余兴龙，竺子民，金国藩，等．中医舌诊自动识别系统［J］．仪器仪表学报，1994（1）：67-72.

［8］沈兰荪，赵忠旭，王爱民，等．基于图像处理的中医舌像分析仪的研究［J］．国外电子测量技术，1999（6）：33-35.

［9］周越，沈利，杨杰．基于图像处理的中医舌像特征分析方法［J］．红外与激光工程，2002（6）：490-494.

［10］许家佗，周昌乐，方肇勤，等．舌像颜色特征的计算机分析与识别研究［J］．上海中医药大学学报，2004（3）：43-47.

［11］覃武星，李斌，岳小强．一种基于初始化 Snake 轮廓线的混合舌图像分割算法［J］．中国科学技术大学学报，2010，40（8）：807-811.

［12］余兴龙，谭耀麟，竺子民，等．中医舌诊自动识别方法的研究［J］．中国生物医学工程学报，1994（4）：336-344.

［13］曹美玲．新型中医舌象仪的研制和舌图像的颜色重现［D］．北京：北京工业大学，2008.

［14］高凯．基于数字图像处理的中医舌象诊断系统的研究［D］．天津：天津医科大学，2008.

［15］朱庆文，杨学智，司银楚，等．便携式舌诊信息获取与分析设备［J］．世界科学技术 - 中医药现代化，2007，9（5）：157-160.

［16］Qi Zhang, Hui-Liang Shang, Jia-jun Zhu, et al. A new tongue diagnosis application on Android platform［C］. IEEE International Conference on Bioinformatics and Biomedicine, 2013.

［17］LIU ZH, WANG H J, XU H, et al. 3D Tongue Reconstruction Base on Multi-view Images and Finite Element［C］. Advances in information Sciences and Service Sciences(ALSS), 2011, 3(11): 60-66.

［18］王学民，陆小佐，周鹏，等.三维全息舌象获取方法：中国,CN201210006553.9［P］.2012-01-10.

［19］蔡轶珩，张琳琳，盛楠，等.基于光度立体法的中医舌体三维表面重建［J］.电子与信息学报，2015, 37（11）: 2564-2570.

［20］邱丹，周敏，周会林，等.手持式舌象仪的研制［J］.上海中医药杂志，2016（2）: 12-14.

［21］蔡轶珩，胡绍斌，关静，等.中医舌诊客观化技术发展分析及应用探讨［J］.世界科学技术-中医药现代化，2021, 23（7）: 2447-2453.

［22］王尉荧，王璐，徐怀瑾，等.基于手机终端的舌诊色差校正函数模型研究［J］.中华中医药杂志，2021, 36（2）: 1020-1024.

［23］李宗润.基于深度学习技术的舌体分割模型研究与舌象智能化应用探索［D］.成都：成都中医药大学，2020.

［24］张翔，胡广芹，张新峰.中医舌图像的质量评价研究［J］.世界中西医结合杂志，2017, 12（11）: 1607-1611.

［25］夏雨墨，高慧，王庆盛，等.颜色空间在中医望诊客观化研究中的应用进展［J］.中国中医药信息杂志，2021, 28（4）: 135-139.

［26］徐熊，宋海贝，温川飙，等.基于智能信息处理的舌诊客观化研究［J］.电脑知识与技术，2020, 16（22）: 182-184, 197.

第六章　面诊仪

面部望诊（简称面诊）作为中医特色诊法之一，是中医望诊的重要内容，是指通过对面部及五官的神情、色泽、形貌及神态的外在观察，以探知人体气血的盛衰和五脏六腑的虚实变化，从而为辨证论治提供依据。传统中医望诊方式依赖于医师的主观判断，颇具主观性质。在时代机遇和中医学发展需求等大的背景下，人工智能、大数据等计算机技术的不断发展，带动了中医面诊信息量化研究的快速发展。

随着计算机技术在中医学中的应用，基于不同原理研发的中医面诊仪克服了传统依靠中医医师的个人经验进行面诊的缺陷。面诊仪模拟传统中医面部神、色、形、态望诊合参的思维模式，采用统一设备、标准光源的技术方法，基于面部神情、色泽、形貌、动态等多源融合面部特征，为辨体（身心特征）、辨证、辨病及"治未病"等提供依据。中医面诊仪可广泛应用于辨体质、辨疾病、辨证候等方面。

本章基于对中医面诊理论、中医面诊仪研发现状、产品特点、目前存在的问题及创新型中医面诊仪研究趋势的讨论，以期为促进中医面诊的客观化提供参考和建议。

第一节　中医面诊理论概述

望诊为中医四诊之首，其操作简便，获取信息丰富，历来备受医家重视。中医学认为，人体血脉、经络皆上荣于头面，所以在望诊时尤为注重对头面部的观望。《灵枢·阴阳二十五人》中就通过望面部之色泽、五官特征及全身形态以区分出 25 种体质类型。

一、面诊理论

（一）中医面诊的意义

中医学认为，望诊作为四诊之首，是"望、闻、问、切"的第一步，是中医学诊断病证的开始阶段。望诊是指医生通过视觉对人体的全身及局部进行有目的的观察，以了解健康状况、测知病情的方法[1]。《灵枢·本脏》曰："视其外应，以知其内脏，则知所病矣。"其中，面诊作为望诊的重要组成部分，随着几千年来中医学理论与实践的不断发展，已经拥有了较完善的理论基础。随着时代的发展，面诊因其独特的诊法和较完善的理论而在临床中不断应用。同时儿童、精神分裂症等精神类疾病患者在接受诊疗时配合度低，面诊因其便捷性成为辨证论治的首要参考依据。

面诊的内容包含望面部及五官的神情、色泽、形貌、动态。面部有目、舌、口、鼻、耳，分别与五脏相关联。《灵枢·五阅五使》记载："鼻者，肺之官也；目者，肝之官也；口唇者，脾之官也；舌者，心之官也；耳者，肾之官也。"因此，观察面部及五官的变化可以了解相关脏腑的病变。

（二）面部区域或官窍的脏腑分属

早在《内经》中就阐述了面部区域或官窍的脏腑分属的具体方法，主要包括五色配五脏、面部分候五脏、五脏风病色部、明堂色部、五官色部5种划分方法[2、3]。面部不同区域或官窍分候不同脏腑的生理功能和病理变化。

1.五色配五脏　《灵枢·五色》记载了五色配五脏的划分方法，以五色分属于五脏，其对应关系是"青为肝，赤为心，白为肺，黄为脾，黑为肾"。同时以五色反映疾病的不同性质，即"黄赤为热，青黑为痛，白为寒"。这种根据五色主病，即患者面部五色变化以诊察疾病的方法称为"五色诊"。

2.面部分候五脏　《素问·刺热》记载了面部分候五脏的划分方法，按照五行学说，将面部方位划分为五方，五脏与面部五方的五行属性一一对应。面部分候五脏方法指出，颜面不同区域分属不同脏腑，即额部候心，鼻部候脾，左颊候肝，右颊候肺，颏部候肾。因此，根据不同部位色泽的变化，可推断相应脏腑的病变。如在五脏热病中，面部不同部位出现赤色提示不同脏腑的热病，"肝热病者左颊先赤，心热病者颜先赤，脾热病者鼻先赤，肺热病者右颊先赤，肾热病者颐（颏）先赤"。临床应用时，应以观察患者面部整体色泽变化为主，以分部色诊为辅。

3.五脏风病色部　《素问·风论》记载了五脏风病色部的划分方法，指出白、赤、青、黄、黑五色及眉上、口、目下、鼻上、肌（颐）上5个区域分别与肺、心、肝、脾、肾相对应，如果相应的脏发生风病，可在相对应的区域出现色泽变化。

4.明堂色部　《灵枢·五色》记载了明堂色部的划分方法，"明堂骨高以起，平以直，五脏次于中央"。此种方法通过借用古代建筑学中的术语，运用取类比象的方法，对面部不同区域与官窍进行划分和命名。其中，"明堂"是指鼻部；"阙"是指眉间；"庭"是指额部；"蕃"是指双侧的颊部；"蔽"是指耳门，即双侧耳前的部位；"基"是指面部最下方的下颌部[4]。此种方法被后世称之为明堂藩蔽图[1]。《灵枢·五色》在上述明堂藩蔽图的基础上进一步描述了面部不同区域的脏腑组织的分属：庭－面首，阙上－咽喉，阙中－肺，下极－心，直下－肝，肝左－胆，肝下－脾，方上－胃，中央－大肠，夹大肠－肾，当肾－脐，面王以上－小肠，面王以下－膀胱子处。即天庭为首面，首面之下（阙上）为咽喉；咽喉之下（阙中、印堂）为肺；肺之下（阙下、山根、下极）为心；心之下（鼻柱、年寿）为肝；肝部左右为胆；肝下（明堂、准头）为脾；脾两旁（方上）为胃；胃外侧（中央、颧下）为大肠；夹大肠为肾；明堂外侧（鼻端）为小肠，明堂以下为膀胱、子处[5]。

5. 五官色部 《灵枢·五阅五使》记载了五官色部的划分方法，根据五脏所主官窍的理论进行划分，以五官五色测候五脏常变，即"五官者，五脏之阅也"。观察五官之色症，可以测知五脏之病，如"肺病者，喘息鼻张；肝病者，眦青；脾病者，唇黄；心病者，舌卷短，颧赤；肾病者，颧与颜黑"，因此这种对应关系也结合了望色、望形、望态等多方面的内容。

总体来讲，面部区域或官窍的脏腑分属的具体方法是将面部不同区域或官窍分属于不同的脏腑。目前，通过五分法将面部区域或官窍与五脏相对应的方法最为常用[5]。

二、面诊内容及客观化研究

面诊是指通过对面部及五官的神情、色泽、形貌及神态的外在观察，从而为辨证论治提供依据。早在《内经》中就提出了面部特征与五脏六腑、内部气血的生理、病理状态息息相关，如《灵枢·邪气脏腑病形》指出"十二经脉，三百六十五络，其血气皆上于面而走空窍"。《灵枢·五色》曰："五色各见其部，察其浮沉，以知浅深；察其泽夭，以观成败；察其散抟，以知远近；视色上下，以知病处。"提出可以通过分析面部色泽，进而分析病变阴阳、表里、轻重、新久、善恶，乃至邪正虚实及转归。

计算机技术的发展使面诊信息的处理趋于精准，它可以识别人眼无法分辨的细微变化。通过借助计算机技术，量化分析面部颜色、纹理及轮廓等特征，将这些特征值与特征数据库中的阈值进行比对，便可自动给出面部特征的分析结果，完成面部特征的提取和分析[6]。

（一）望色泽

望色泽又称"色诊"，是指观察人体皮肤色泽变化以诊察病情的方法。色诊的内容包括望皮肤的颜色和光泽。《望诊遵经·色以润泽为本》中记载："夫光明润泽者，气也，青赤黄白黑者，色也。有气不患无色，有色不可无气也。"说明通过观察面部色泽的变化可以判断脏腑精气的盛衰，从而判断病情轻重，推测疾病预后。

在色诊中，由于对面色的判断较为直观易行，早在20世纪80年代，便有研究人员运用测色仪、色差仪等仪器实现对面部颜色的定量化描述，并开展了对不同证型患者面色差异的研究。目前，对中医面色诊的客观化研究也主要集中在颜色望诊方面。

中医面色诊的研究主要集中于面部图像采集、人脸检测与对齐、面部轮廓提取、五官定位，以及特征提取等技术领域[7、8]。①中医望诊采集时环境因素至关重要，一般建议采用自然光线。蔡轶珩等[9、10]认为国际照明委员会推荐的D65标准日光（色温6500K），可减少面诊时光线的误差，是人眼判断颜色的适用光源，是目前相对标准的望诊系统环境光。②刘昔等[11]为提高人脸最终识别正确率，提出了一种基于Gabor小波幅值与相位的人脸识别提取方法，这种改进的Gabor小波变换特征提取算法降低了特征向量的维度。③人脸识别后需要对面部轮廓提取、对五官定位，分别识别出额部、鼻部、右颊、左颊及颏部等部位。区域定位技术包括 Snake 算法、边缘检测算法等，如陈淑华[12]运用肤色模型方法定位面部皮肤区域，面部图像二值化采用最大类间方差法二值化的方法，首先采用更精确的眼睛定位方法——人眼高亮度分布特征突出眼睛特征，然后依据统计的五官几何分布关系再把各区域进行分割。④面色特征提取方面，通常使用红绿蓝、色差信号、色调 – 饱和度 – 明度、颜色 – 对立空间、饱和度、青色 – 品红 – 黄色 – 黑色等颜色空间模型，如上官文娟[13]将色调、红绿范围、饱和度、亮度、黄蓝范围等融合在一起提出了一种基于多颜色空间融合的块均值特征提取面色分类的方法，使用支持向量机的面色分类算法对面色块进行特征表达，其准确率可达到 83.6%。⑤在光泽提取方面，李福凤等[14]为证明不同特征抽取方法均能为中医面诊光泽信息提供积极作用，结合计算机视觉，在 4 种不同色彩空间下，分别测试了线性判别式分析方法和最小二乘法。

（二）望形貌

望形貌的内容包括望面部与五官的形貌特征。在面部整体形貌望诊方面，古代文献中就有关于面部形貌与体质、病证相关性的记载。如早在《内经》中就有面部形貌特征与体质的相关记载："木形之人……长面；火形之人……锐面；土形之人……圆面；金形之人……方面；水形之人……面不平。"反映出先天因素可导致面部轮廓的个体差异。后世也有关于面部形貌与疾病、寿命相关性的论述。如巢元方《诸病源候论》曰："口㖞僻……而目不能平视。"揭示了异常面形的出现意味着特定疾病的发生。《医学钩玄》曰："面肿门：一身不肿，惟面独肿，乃气不顺，风壅所致也。"也揭示了面形与疾病的诊断关系。现今《中医诊断学》中对于面部形貌的描述则主要为病理性改变，如面削颧耸、面肿、口眼㖞斜等，这些特征的变化与疾病的相关性强，是临床望诊的关键内容。

在面部五官望诊方面，面部有目、舌、耳、口、鼻，分别与五脏相关联，观察面部及五官的变化可以了解相关脏腑的病变。同时全息医学的观点更是认为目、舌、耳的病变是全身疾病的反映。《望诊遵经》记载风毒上攻头目，可令头痛目突，"眼珠脱出，或不动，或脱落者，风毒也"。《临症直觉诊断学》记载病风毒邪侵蚀，久则鼻部腐烂，鼻梁崩，"塌鼻，又称马鞍鼻，除外伤毁坏外，常为梅毒之症"。《四诊扶微》记载热毒口唇赤肿，多为热毒所致，"赤肿为热"，"唇口俱赤肿者，肌肉热甚也"。

关于望形貌客观化现代化研究中，上官文娟[13]通过望脸型辨识五行人，事先将人的脸型分为金、木、水、火、土五类标签，采用支持向量机等机器学习方法进行特征提取，之后将测试样本进行检验，准确率在 60% 以上。Harald J. Schneider[15]设计了一种通过软件对肢端肥大症患者进行检测的新方法。所有受试者均由 3 名肢端肥大症专家和 3 名普通内科医生进行视觉印象分类后，基于 Gabor 射流和几何函数的计算机相似性分析方法分析所有肢端肥大症患者的面部纹理和几何特征，实现对受试者的分类。结果表明，通过自动人脸分类诊断的分类准确率高于医学专家或普通内科医生，特别是对于轻度肢端肥大症的患者。

（三）望神情

广义的神，是指人体生命活动的总称，是对人体生命活动外在表现的高度概括。《素问·移精变气论》曰："得神者昌，失神者亡。"通过观察人的表情、眼神、面色、语声、体态举止、呼吸、舌象及脉象等诸多方面，可对神的状态，即得神、少神、失神、假神、神乱进行判定，其中尤以望表情、眼神为观察的重点。

传统的望神主要通过医生的直接目测进行判断，主观性较强，精确性较差。望神的现代化研究主要集中在望表情、眼神两方面。早在1990年便有学者提出通过模糊数学的方法来实现神的数字化望诊，以模糊集合的概念通过赋分来实现望诊数字化，该方法提出较早，且需要大量的人工判定，客观化不足，但为望诊数字化作出了初步探索。王丹[16]参考《中医诊断学》教材中得神、少神、失神、假神的鉴别表，依据目光、神情、面色、体态、语言及饮食6个方面制作神情判定表，并对寻常型银屑病患者进行面部神情的判断，但其判定表制作较为粗糙，缺乏方法学依据。张红凯[17]通过对中医望神（眼神）相关文献的梳理，运用图像处理技术与机器学习方法对中医眼神的计算机自动识别进行了研究，提取眨眼频率、单次眨眼时间、长眨眼次数、虹膜暴露比、眼球移动幅度、眼睛开合度6个能够反映眼神的特征，并通过特征选择，筛选出5个特征，组成眼神识别特征集，从而建立了中医眼神特征识别方法，为辅助临床辨证诊断提供客观依据。

（四）望动态

《中医诊断学》教材中指出，望动态指观察面部与五官的动态变化以诊察病情的方法。其中，望面部之态强调观察面部的异常动态，如头摇、鼻翼扇动、面肌抽搐、下巴抖动等。望五官之态强调观察五官的局部动作，如《望诊遵经》记载中风神昏者常闭目不开，曰："中风，眼合鼻鼾者，不治之证也"。《望面看手》记载肺火火热壅肺，肺气不利，甚则喘息鼻扇、面赤、舌红，"鼻孔开合扇动，伴有呼吸急促者，为肺炎喘嗽，多是肺火所致"。《望诊遵经》记载小儿风盛，每致"紧唇""撮口"，曰："小儿初生，唇口撮，多啼不能乳者，脐风也……小儿初生，口撮如囊，吮乳不得，舌强唇青，面色黄赤者，即名之为撮口也。撮口脐风，唇口收束锁紧，舌强直者，死证也。"书中还记载张口喘息、吐涎沫多由肺虚痰阻所致，曰："呼吸张口短气者，肺痿吐沫也。"

目前对中医面部神情和动态望诊的客观化多进行融合研究，借助心理学微表情的相关内容是二者融合的可行途经。目前测量面部微表情的工具主要包括面部动作编码系统（Facial Action Coding System，FACS；Emotion Facial Action Coding System）、肌电图（electromyogram，EMG）、自动人脸识别（Automatic Face Recognition）及眼动分析仪（Eye Action Analyzer）等方法。面部动作编码系统，又称情感面部动作编码系统，这种测量面部表情方法的先驱是Ekman，他基于6种基本情绪理论开发了面部动作编码系统。接触式肌电图法在检测细微可见的面部肌肉活动方面的优势无可争议，其缺点是技术复杂和使用时需限制实验环境。自动人脸识别方法通过对视频进行处理，跟踪每帧的面部特征点位置，这种方法的优点是允许在不同的环境下分析情绪的面部表情，即人们可以在其自然的社会环境中进行研究，而不受技术记录的影响。眼动分析仪通过捕捉被试者的眼球运动，经过系统处理后，将结果数据量化为眼球凝视时间、眼球运动追踪等指标。

在多模态场景下，通过借助语音、视频、图片等不同素材诱发精神疾病人群和健康人群的基本情绪，或使其模仿人类基本情绪、做出特定的姿态动作后，收集其面部动态视频，提取面部微表情、微动作、肌肉运动波幅和潜伏时间等特征，比较以上特征的两组差异后，利用多种机器学习方法，输出相应疾病的核心特征和诊断模型。相关疾病主要集中于特殊疾病的特殊面容和精神类疾病的面部表情等方面，其中，精神类疾病集中于抑郁症、精神分裂症及焦虑症等。如徐茜[18]为探讨患者的述情障碍、面部识别缺陷与精神症状严重程度的相关性，选择确诊首发未用药经治疗的精神分裂症患者及其一级亲属，作为研究组和家属组，并随机招募对照人群，使用眼动分析仪分析三组在正性、中性、负性情绪图片刺激下的眼睛凝视时间和眼动轨迹，研究表明精神分裂症对于负性目标的凝视时间明显长于家属组和正常组，对正性目标的凝视时间短于正常组，眼动轨迹比正常人分散和散乱。杨焕新[19]建立了基于计算机的抑郁症肝气郁证患者面部表情及眼神模式识别系统，通过令其模仿面部表情、回答特定问题、观看情感图片，同步记录其面部表情和视频；模型建立时，人工标记面部特征点，使用主动外观模型对视频进行处理，跟踪每帧的面部特征点位置。结果表明，瞳孔波动较弱（目光呆滞），瞳孔内眼角距的绝对值偏度在 3.9 以下，是抑郁症肝气郁证患者面部表情及眼神的主要特征。

（五）综合望诊

现代研究表明，某些特殊疾病、罕见疾病会在面容上有所体现[20]。

贫血面容：面容枯槁，皮肤及黏膜苍白无血色，通常由多种疾病所致。据报道，缺铁性贫血患者可出现蓝色巩膜，发生率高达 97.6%，这是缺铁性贫血的重要体征。

甲亢面容：面容消瘦，眼裂增宽，眼球凸出，上眼睑挛缩，两眼看近物向内侧聚合不良，有目光惊恐、兴奋不安之表现。

黏液性水肿面容：面色苍白或蜡黄，眼睑和颊部浮肿，表情淡漠、呆板，眉发稀疏，是患甲状腺功能减退症的体征。

二尖瓣狭窄面容：颧部红润，口唇紫绀，是风湿性心脏病、二尖瓣狭窄患者的常见面容。

肾病性浮肿面容：在肾病早期，仅表现为晨起后眼睑肿胀；随着肾功能的损害，可出现面色苍白、浮肿及皮肤紧张、干燥。

面神经麻痹面容：中风引起的中枢性面神经麻痹可出现该侧鼻唇沟变浅，口角向下垂，示齿动作时口角歪向健侧。中风是老年人的常见病，面容改变常常是较早期症状，因此应引起高度警惕。若是周围性面神经麻痹，还可出现该侧额纹消失、上眼睑下垂、不能皱眉等面部特征。

满月面容：脸如满月，侧面不见鼻尖，颊部脂肪堆积，口裂变小，口角与颊部间出现深沟，皮肤发红，常伴有痤疮和粗黑的毛须等，是柯兴综合征的典型面容；还可见于长期大剂量应用肾上腺皮质激素的患者。

痴呆面容：呆小病患者出生 9 周内即可表现出口唇厚、舌大且常外伸、口常张开多流涎、面色苍白或黄、鼻短且上翘、鼻梁塌陷、前额多皱纹的特殊面容。

伤寒面容：表情淡漠，反应迟钝，少气懒言，称为"无欲貌"，常见于肠伤寒、脑炎、脑脊髓膜炎等高热衰弱病患者。

苦笑面容：常见于破伤风患者。症状发作时，首先出现咀嚼肌紧张，然后发生疼痛性强直，出现张口困难、牙关紧闭、面部表情收缩、蹙眉、口角缩向外下方等，形成苦笑面容。

近年来，随着现代科学信息技术的发展，利用计算机技术进行面诊客观化研究已成为面诊研究的发展趋势。早期面诊客观化的研究方法是以面色为突破口和主要研究内容，目前面部色诊的客观化研究相对成熟，但形貌、动态及神情的客观化研究依然相对较少。

综上所述，现代科学技术在中医学的应用使面诊客观化、定量化成为可能，且取得了一定成果，未来仍有广阔的发展前景。今后应继续在中医学理论的指导下，综合利用多学科新技术，使面诊客观化研究推进发展。

第二节　现代中医面诊仪

传统中医望诊方式依赖于医师的主观判断，颇具主观性质。目前，中医面诊和迅速发展的人工智能技术结合，使得中医面诊正加速走向客观化、标准化的方向。

中医面诊仪是能够采集具有诊断意义的面部信息，并用于医学诊断与健康管理的仪器设备，其研发克服了传统中医面诊依赖个人经验的缺陷。目前基于不同原理研发的中医面诊仪功能各异，一般具备图像采集、图像处理、数据处理及传输、要素分析、算法推演、辨证诊疗、健康指导等功能中的几项。

一、中医面诊仪研发背景

目前，随着我国人口老龄化逐年加重和慢性疾病发病率逐年上升，"健康中国""治未病"等战略理念与慢病管理等健康管理模式应运而生。《中华人民共和国国民经济和社会发展第十四个五年规划和 2035 年远景目标纲要》《"健康中国 2030"规划纲要》《中国防治慢性病中长期规划（2017—2025 年）》均强调，实施健康中国战略需以预防为主，发挥中医药在"治未病"中的重要作用。健康管理模式的前提是正确把握人体健康状态。通过全面监测健康状态，评估健康风险，并提供健康指导，实现疾病风险预警，可实现"治未病"的目的和全民健康管理、提升国民健康水平的目标[21]。在此过程中，中医学在整体观念、辨证论治观念的指导下，通过中医面部望诊，能够整体把握人体健康状态，这是中医学的特色和优势。

另一方面，传统中医面诊虽简便易行，但由于主要依赖于医生肉眼观望，带有一定的主观性，且缺少客观量化指标[4、22、23]；同时由于中医辨证缺乏客观的评判标准，不同医生对同一患者的辨证结论也会有所不同，因此借助现代科学仪器辅助中医视觉望诊，客观地对面诊内容进行定量分析，从中得出规律性认识，进而研发中医面诊仪器是实现中医面诊现代化的必然途径。中医诊疗器械的研发是对中医传统诊断方式的延伸，目前受到国家的大力支持。《中医药创新发展规划纲要（2006—2020 年）》明确提出"研发中医诊疗技术与专用仪器设备，提高中医诊疗水平"；《关于加强中医医疗器械科技创新的指导意见》（2018）则明确指出"加强中医医疗器械科技创新，提升中医医疗器械产业创新能力，更好地满足中医医疗服务需要与人民群众健康需求"。

在时代机遇和中医发展需求等大的背景下，人工智能、大数据等计算机技术的不断发展，带动了中医面诊信息量化研究的快速发展。因此，在现代生物医学工程技术、计算机技术多学科融合的基础上，利用现代科技手段，运用中医数字化、量化辅助诊断关键技术，研发基于不同原理的中医面诊仪，可为辨病、辨证、辨体及"治未病"提供客观化监测手段[24-26]。

中医面诊仪的研发经历了"早期识别方法"和"计算机识别方法"两个发展阶段。早期是以面色为主要研究内容，通常预先设置一个固定模式，然后采用一个普通的摄像头采集面色图像。目前，随着现代计算机信息科学及人工智能的发展，在中医理论指导下，将计算机技术中的图像采集与处理技术、模式识别技术和全息医学中的面诊技术创造性地结合起来进行中医面诊仪现代化研究，成为中医面诊仪研究的发展趋势[24]。

二、中医面诊设备及中医面诊系统例举

（一）中医面诊设备产品例举

近年来，政府不断改善城乡居民的医疗条件，与此同时，人工智能技术也在不断发展，中医诊疗仪器的现代化进程步伐加快，市场上已出现众多的面诊医疗设备，并在各大医院、科研院校中投入使用。例如专注于中医诊疗设备的上海道生医疗科技团队研发的舌面诊测信息采集系统、芜湖圣美孚科技有限公司研发的舌面诊一体化仪器、天津市天中依脉科技开发有限公司研发的依脉智能 x663fbn 舌面象仪、天津中医药大学研发的YM-Ⅲ系列中医面诊仪采集系统及上海中医药大学研发的中医面色自动识别分析系统。以上这些面诊设备，可以实现面部图像采集、特征识别，以及特征辨识（面色、唇色、面部光泽、舌色、舌苔及舌络等），为中医诊断提供判断依据[6]。

1. 道生 DS01-B 舌面象仪　是由上海道生医疗科技团队研发的舌面诊测信息采集系统是目前应用较为广泛的面诊设备[6]。

［光源参数］OSRAM 全光谱 L18/72-965BIOLUX 标准光源，显色指数 ≥ 923，色温为 7500K。

［相机参数］1500W 像素的 KODAKDC260 数码相机（CCD）。

［功能特点］采集图像后，运用深度学习智能分析方法，可对 50 余种舌面特征进行分析。

2. 圣美孚 ZMT-1A 舌面象仪　是由芜湖圣美孚科技有限公司研发的一款舌面诊一体化仪器[6]。

［光源参数］环形光源 RI12045 LED 阵列，色温 5600K，亮度 5000mcd。

［相机参数］800W 像素、22.2mm×14.7mm 的佳能 APS-C 数码单反（CMOS sensor）。

［功能特点］自动分析采集图像后，可分析 4 类舌象、25 种体征，并具有智能光线调节功能。

3. 依脉智能 x663fbn 舌面象仪　是由天津市天中依脉科技开发有限公司研发的一款智能舌面象仪[6]。

［光源参数］LED 球面无影光，显色指数≥ 953，色温 5000 ～ 6000K。

［相机参数］1510W 像素、22.3mm×14.9mm 的佳能 50DAPS 画幅（COMS sensor）。

［功能特点］自动分析采集图像后，可分析检测 14 种舌色、3 种舌络、5 种舌态、4 种苔色、12 种苔质、6 种唇色、17 种面色、3 种面光泽及 3 种局部特征。

4. YM-Ⅲ系列中医面诊仪采集系统　是由天津中医药大学刘媛设计的一款中医面诊仪采集系统[27]。

［光源参数］LED 标准光源，显色指数≥ 90，色温 5000 ～ 6000K，照度 3600±10%。

［相机参数］1510W 像素、22.3mm×14.9mm 的佳能 50DAPS 画幅（COMS sensor）。

［功能特点］设计了一种针对中医面诊仪的面诊图像自动分割算法，解决了传统图像提取算法中没有充分考虑面诊图像特点而造成的未能对于目标区域进行很好的预处理、颜色空间转换失真，以及忽视细节处理的情况。

5. 中医面色自动识别分析系统　是由上海中医药大学李福凤研制的一款中医面色自动识别分析系统[25、28]。

［光源参数］LED 环形光源，色温 5600K，显色指数≥ 90。

［相机参数］1 英寸的 Cannon PowerShot Ⅰ 3 相机（CMOS sensor）。

［功能特点］主要应用于中医科研院校实验室。建立的面色临床判读量表弥补了传统中医主观性强、诊断标准不一的缺点；实现了中医面色信息的计算机自动识别方法；通过总结中医面诊信息中环境搭建、人脸图像采集、区域分割及特征提取等方面研究的不足，进而指明在各环节均衡发展、统一行业规范标准等方面的研究方向。

（二）中医面诊系统专利例举

目前，基于不同原理的中医面诊系统不断研发，其结构组成、功能特点及使用环境各不相同。通过在 Patent Search 网站检索近 10 年中医面诊系统发现，自 2016 年以来，中医面诊系统的研发迅速发展，总体有不断上升的趋势。现将部分中医面诊系统专利举例如下（表 6-1）。

表6-1 中医面诊系统专利总结

专利号	名称	系统组成	工作原理	采集内容	特点	使用环境
CN104921704A	中医面诊仪	密闭箱体、摄像机、N个漫反射灯、面诊箱体和控制电路	使用漫反射灯使光线柔和均匀，避免阴影产生；消毒灯、风扇改善密闭环境卫生；高清摄像机采集图像并通过POE网络接口传输数据	面、舌	可采集逼真自然的图像；不具备智能分析功能	医生远程面诊
CN105996970A	舌面象仪	箱体、灯罩组件、导光系统、传动系统和相机	通过自动调节相机的俯仰及上下运动，全自动控制相机参数；精确控制LED光源的空间分布和光照度，使得光照环境更接近于自然光水平；通过前盖上通孔及通孔上性胶圈的设计，能自适应不同脸形的人群，防止环境漏光	面、舌	自动调节相机机位，模拟LED光源分布，不具备智能分析功能	医院等多场所
CN10665025	中医机器人辨证系统	望诊监测模块、信息管理模块、辨证主模块、问诊交互模块、望诊辨证模块和问诊辨证模块	望诊监测模块用于接收监测数据；问诊交互模块用于接收问诊选项信息；望诊辨证模块用于接收监测数据，处理后得到望诊辨证结果	面	解决有自动辨证分型问题；未形成四诊信息采集分析一体化仪器	家庭中医保健设备
CN11261775	一种便携式可折叠中医智能动态望诊仪	折叠式柔性避光筒和集成式主机底座（LED光圈、环绕式摄像矩阵和声频采集模块	利用120倍可变倍数物镜结合静态结构光三维成像对眼部及面部进行感知增强拍摄采集，实现感知增强技术的中医望诊多体征图像静态特征信息采集；利用视频流采集与分段抓取技术结合人体特征识别图像技术实现中医"神"中表情、动作，眼神等关键信息及声纹信息的一体化采集与量化	舌、面、表情、眼神	智能便携，适用于居家健康；创新融入中医"望神"及人中医动态形态的流媒体视频采集	中医居家健康状态连续动态监测
CN111134627A	一种中医临床面诊仪	工作台、显示屏、面诊框、放置孔、竖向驱动件、横向驱动件、安装台、梳发台和梳发片	使用者将脸对准于置放孔内，梳发片即可将原先覆盖于使用者额头部分的头发向上撑起，进而有助于提升中医面诊仪拍摄有效性，进一步提升后期医疗判断准确性	面	能对待检查人员的额头部分的头发进行自动梳理	医院等多场所

续表

专利号	名称	系统组成	工作原理	采集内容	特点	使用环境
CN11242133A	一种基于计算机识别技术的中医面诊装置	机座、计算机和中医面诊仪（壳体，设置于壳体内的信息采集主体，同歇旋转组件）和推动组件	使面部位于采集窗口处的面框上，信息采集主体采集面部信息，并将采集信息反馈至计算机，由计算机进行数据分析，得出面诊结果；同歇旋转组件可将使用后的面框正对应采集窗口消毒箱中消毒，同时使另一组消毒后的面框正对应采集窗口，为后一待测者检查做准备	面	可有效降低交叉感染；采集窗口相对位置自动调节，以确保面部信息的采集完整性	医院等多场所
CN108464819A	一种能调节的智能中医面诊仪	中医面诊仪本体、底座、安装槽、转轴、L型把手和转齿轮	通过L型把手带动转轴的转动，再通过齿轮和螺纹杆的配合作用带动两个活动板相对的运动，从而使中医面诊仪本体向上运动，进而调节中医面诊仪本体的高度；最后，通过限位机构对转轴的转动进行限位，从而防止转轴的转动而影响中医面诊仪本体的使用	面	解决目前智能中医面诊仪不能调节高度而增大检查人员颈部压力的问题	医院等多场所
CN212415713U	一种和手机结合的中医面诊仪	有壳体和壳体连接的电路板、运算模块、人机交互模块、标准光发生模块和面部采集模块	面部采集模块均与壳体固定连接，运算模块、人机交互模块、标准光发生模块、面部采集模块均与供电模块电连接，人机交互模块、标准光发生模块、面部采集模块均通过通讯模块与运算模块通讯连接	面	可以快速、高效地得出面诊、舌诊结论，解决了环境光对面诊结论力的影响	居家
CN211883755U	中医面诊仪	机柜、PC主机、桌台、立柱、第一安装臂、第二安装臂、图像采集箱、显示器、托板、卷筒组件、透明薄膜和控制盒	通过在托板两侧安装卷筒组件及透明薄膜，下巴只与透明薄膜接触，而透明薄膜在使用过一次后，可通过卷筒组件进行更换	面	托板无需进行频繁清洗和消毒	医院等多场所

续表

专利号	名称	系统组成	工作原理	采集内容	特点	使用环境
CN210582461U	舌面诊测信息采集系统	舌部摄像机、面部摄像机、遮光罩、显示屏、完体、补光灯和控制模块	设置触摸显示屏，可以轻松录入用户信息；控制模块与舌部摄像机、面部摄像机连接，更有利于后期的分析；增加了补光灯，满足舌部和面部信息采集时拍摄环境，使采集的图像保持一致性	舌、面	克服现有技术中的缺陷，无需升降摄像头，即可获得稳定、清晰、准确的舌部和面部图像	医院等多场所
CN211674190U	一种三维面诊舌诊设备	具有容置空间的壳体、采集装置、补光装置、测脸窗口、纹理采集装置和结构光装置	基于结构光和纹理采集装置获取被检查人员面部和舌部纹理特征的同时，也能够获取其相应的高精度三维数据	舌、面	采集时间短，精度高	医院、居家
CN109008976A	一种中医舌面诊断仪	支撑板、导杆、伸缩杆、底座、孔槽、嵌入孔和密封垫片	支撑板与伸缩杆通过导杆固定连接，底座的顶端中部设有孔槽，孔槽的一侧设有嵌入孔；密封垫片能够防止第二轴杆出现漏气的情况，同时可对第二轴杆起到润滑的作用，利于第二轴杆的转动	舌、面	可调节位置高度，且诊断仪稳固性能较好，易于检测与维修	医院等多场所

第三节　中医面诊仪的组成与工作原理

中医面诊仪主要由面诊采集系统和面部特征处理系统两部分组成。中医面诊仪的工作原理是先由计算机控制的相机进行自动化面部拍摄，然后采用特定技术将采集的图片进行图像标准化处理、面部识别、面部与背景分离、面部及五官定位及特征提取。图像采集系统一般由感光系统、光源和采集环境三部分硬件组成。面部特征处理系统则由人脸识别、色彩校正、图像分割、面部特征提取等面部特征识别与分析软件组成。

本节介绍一种DKF-ⅡS中医面诊检测分析系统（型号：BZ-DKF-ⅡS）的具体组成。系统从模式识别的角度出发，通过对检查人员面部图像进行分割，从数据库中读取面诊信息数据，对面部图片颜色、光泽和口唇进行分析，得到面部颜色、光泽和口唇定性定量的分析结果，并结合医生专业诊断，建立中医诊断报告，给出专业诊断结果，并打印成报告，达到辅助中医临床诊断的作用。

一、中医面诊仪的产品组成与功能

（一）中医面诊仪的产品组成

面诊分析系统由台车、工作台、19寸显示器、单反相机、定制光源、数据线组成。其中，采集系统主要包括单反相机和定制光源。面部特征处理系统是基于人工智能技术实现。采用形状模型ASM（active shape model）实现对眼睛、鼻子等器官定位，提取出额头、下颏和两颧区等人脸区域；采用K-means算法对面部图像的颜色进行提取，通过计算不同颜色聚类中心的距离而进行面部颜色的分析；通过采用改进的2DPCA对面部图像进行特征抽取；通过计算测试样本特征与训练样本特征之间的余弦距离，实现对面部图像的光泽分析；通过运用SVM支持向量机提取图像多个特征并进行对子集的筛选来实现对口唇的分析。

（二）中医面诊仪的功能

DKF-ⅡS中医面诊检测分析系统包含以下功能：①用户信息录入与采集功能：用于采集用户基本信息，对当前数据库中用户信息进行简单的查询和浏览，并对用户照片进行采集和管理。②用户信息查询功能：主要是对数据库中用户信息进行排序、分类，以及对用户的各种信息进行模糊查找。③面部图像分析功能：是中医面诊分析系统的核心功能模块，其功能是对用户面部照片进行定量分析，并给出结果数据并生成报表。④诊断报告功能：可以分别显示当前的用户和通过查询后的用户的诊断结果，最后保存成电子版的格式。⑤医生诊断信息录入功能：是根据医生自己的经验对检查人员的面部颜色、光泽，口唇颜色进行判读，并将诊断结果保存录入数据库。⑥数据的导入导出及批量分析功能：将数据库中的用户数据导出为 excel 文件，便于用户分析管理。其中，面诊检测分析输出结果见表 6-2。

表 6-2　面诊检测分析输出结果

面部整体颜色	局部特征	面部光泽	唇色
红黄隐隐明润含蓄	两颧红	有光泽	淡红
白	眼眶黑	少量光泽（少华）	红
苍白		无光泽（无华）	暗红
㿠白			青紫
青			
青黄			
黄			
萎黄			
黄而鲜明			
黄而晦暗			
赤			
暗红			
黑			
黧黑			

二、中医面诊仪的基本参数

［产品特点］高密度 LED 列阵，高亮度，配漫射板导光，光线均匀扩散与水平方向呈 45°照射；白色 24V、10.7W；亮度 5000mcd；色温 5600K；材质：合金铝。

［外形尺寸］长＊宽＊高：470mm*470mm*500mm；重量：12KG；工作电压：220V；频率：50Hz。

［光源参数］环形光源系列 –RⅠ12045。

［相机配置］佳能相机。机身特性：APS–C 规格数码单反；有效像素：800 万；显示屏尺寸：2.5 英寸；约 20.7 万像素液传感器尺寸：22.2*14.7mm；CMOS 高清摄像：高清（720P）；重量：约 450g（仅机身）；存储卡类型：SD/SDHC/SDXC 卡；机身颜色：干练黑色，金属灰色；使用取景器拍摄，具有连拍功能；快门速度：1/4000s ～ 1/60s。

［使用环境］–25 ～ 85℃。

［保存环境］–40 ～ 100℃。

［系统配置］优派 1948 液晶显示器：19 英寸；主板：微星 B75MA–P45；CPU 型号：酷睿 i3 处理器；CPU 频率：2.9GHz；内存容量：2GB DDR3 1333MHz；硬盘容量：500GB；显卡芯片：Intel GMA HD 3000；操作系统：Windows XP 64bit；显卡类型：核

心显卡；音频系统：集成；有线网卡：1000Mbps 以太网卡。

第四节　中医面诊仪的操作要点及应用场景

一、中医面诊仪安装及操作要点

1. 安装要点　常见的中医面诊仪，其主要结构是工作台，工作台上安装有显示屏、面诊器件，面诊器件包括面诊框，面诊框内安装有光源灯及摄像机，面诊框设置有放置支架。通过研究中医面诊仪产品的部件组成及革新进程，中医面诊仪的安装要求可总结为以下几点：①安装时应评估周围环境，保证环境卫生，具备消毒、通风条件，以排除环境光线、水汽干扰，才能确保采集的图像贴近用户真实状态。②摄像机和光源安装在面诊箱体内部，其中摄像机负责面部图像信息的采集，安装在与面部信息采集窗口相对应的位置，光源灯负责照明，均匀分布在面诊箱体的内侧壁上，面诊箱体上一般还设有通风口和风扇。③面诊器件与显示器相连。接通电源后，打开显示屏上的工作站即可使用。

2. 操作要点　目前，研发完成的中医面诊仪大多是大型的台式设备。其操作要点一般如下：第一步，远端或本地控制软件与中医面诊仪通信，控制软件发送指令后，打开卷帘门；用户头部放置于黑箱中拍摄面部照片，通过暗箱内的光源和内壁的漫反射提供标准光源，或者采用环状光带作为补光光源，根据控制软件指令对面部和舌苔分别拍照，摄像机自动对焦拍摄照片。第二步，将采集到的图像随后传到控制软件处理模块进行分析处理，先经过人脸检测定位与脏腑反射区定位，进行色、泽及其他特征的识别，然后再结合面诊和其他四诊知识库进行辨证论治，得出诊断结果。第三步，最后将处理后的数据返回系统，工作人员或医师进行报告打印。采集时观察对象按照中医面诊要求取正坐位，将头部置于下颌托上，轻轻贴近采集口，拍照时注意面部不紧绷，无抖动。

二、中医面诊仪采集要求及注意事项

一方面，人体生活在自然环境中，容易受到外界环境的影响。机体为了适应自然而自动调节，来维持与外界环境的平稳。如四季气候和昼夜阴阳的变化会使人的面色出现变化，同时，由于我国地域广阔，各地的患者也会产生许多个体差异。因此，临床运用面部诊法诊察患者时，要善于结合当时的外界环境特点和患者的个体差异，充分注意不同个体所具有的特点，灵活掌握诊断标准，以常测变，正确判断各种症状的临床意义。

另一方面，在面部图像采集前，用户不能化妆，同时避免剧烈运动；采集时，用户尽量放松心情，情绪稳定，避免干扰。同时，可询问用户平时的面部情况以供参考。

三、中医面诊仪应用场景

中医面诊仪一般分为临床医疗型、科研分析型及家庭使用型三种类型。如道生中医面诊仪主要应用于治未病、专科联盟建设、中医体检、中医科研、中医教学/实训/规培、基层中医馆及名老中医工作室等场景中。临床医疗型中医面诊仪主要用于临床诊断和治疗，涉及辅助辨病辨证、治病辨证、知证辨机或专家系统等专病模块。科研分析型中医面诊仪主要用于科研院校教学使用。家庭使用型中医面诊仪主要用于慢病患者的动态监测或疾病预警提示。

目前中医面诊仪的应用场景具体如下：①中医面诊仪最常应用于医院。中国人口众多，当前医疗状况的主要矛盾是优质医疗资源的分布不均，因此智能化面诊辅助诊断设备通过整合优质的医疗资源，为广大民众，尤其是面诊困难及行动不便人群提供了方便且优质的医疗服务，也为医院分流了慢病患者；同时智能化的中医面诊仪通过有效的诊疗提示，有助于辅助经验不足的青年医师的临床诊疗，或将其应用于医疗条件相对较差的偏远山区等医院，可方便人们求医。②中医面诊仪作为一种健康检查工具，应用于疗养院、健康与卫生咨询机构，可使人们及时了解和掌握身体状况。③目前智能可穿戴的家庭使用型面诊设备正在走入日常生活，通过动态、连续检测面部特征，从而获知目前的身体健康状况，并做出疾病预警提示。④中医面诊仪也可作为中医面诊教学工具，应用于各级中医院校。作为一个图文并茂的演示系统，中医面诊仪收集了不同年龄、性别和不同疾病患者的面部图像，在面诊教学中有独特的优势。

第五节　中医面诊仪的应用、存在的问题与展望

一、中医面诊仪的应用

近年来，中医面诊仪广泛应用在辨体质、辨疾病、辨证候等方面，是面诊临床应用的有益尝试。早在《内经》中就记载了"十二经脉，三百六十五络，其血气皆上于面而走空窍"。可见，面诊作为中医望诊的重要组成部分，能够反馈人体内在的生理病理变化情况。因此，面部特征的改变能够反映人体气血盛衰状态的变化。其具体应用见本书下篇"应用篇"第十九章"智能中医诊断技术与装备应用进展"的相关内容。

二、中医面诊仪客观化发展存在的问题

面诊具有悠久的历史，是中医诊断学的重要内容之一。面诊因其独特的诊法理论，

经过历代医家的不断探索，其临床价值不断被开拓。但目前在中医面诊仪的研发过程中也存在以下问题。

1. 中医面诊客观化研究内容主要集中在面部色诊方面　在研究内容方面，目前中医面诊客观化研究内容主要集中在面部色诊方面，虽然有新技术引进，但是基本也是围绕色诊展开[29-31]，因而大多中医面诊仪只可判断面色，但是很多疾病还不能仅通过单一的面色信息判断。即使在面色研究中，也存在某些颜色特征的样本量不足和相似特征区分的准确率有待提高等问题，如面青、面黧黑等颜色样本数量较小，面红和面暗红的区分较差，均需进一步进行临床数据的验证来进行调整。另一方面，目前对于望形态和神情的研究依然很少，这可能是由于中医"神情"的望诊受诸多因素的限制，很难客观化，如何对其进行有效的临床科学验证与反馈，是目前面诊客观化研究的关键问题。

2. 对于神情和面形的量化仍存在技术性缺陷　在技术方面，对于神情和面形的量化仍存在技术性缺陷。在面诊客观化的研究进程中，利用计算机技术，结合相关算法、函数与模型，对面部信息进行定量研究虽然取得了一定进展[32、33]。但在实际操作中，应用中医面诊仪采集与分析人脸面部信息，也存在可行性不足及技术性缺陷等问题，导致了成像设备本身的差异，而标准的不一致又限制着中医面诊的多中心合作研究。

3. 现有的中医面诊仪大多停留在研发阶段，功能较为单一　在实现方式方面，现已研发的中医面诊仪也存在局限性。中医面诊系统的实现方式主要包含面诊设备（包含便携式）、面诊 APP 及微信小程序等方面。现有的中医面诊仪大多数停留在研发阶段，通过检索国家药品监督管理局网站的中医面诊仪医疗设备，已注册上市的只有上海道生医疗科技有限公司生产的舌面诊信息采集系统，这可能是由于中医类的医疗诊断设备注册过程较为严格，因而大多数中医面诊仪研发后没有注册上市。另一方面，面诊 APP 及微信小程序存在拍照角度及光源不稳定等问题，因而缺乏图片质量的把控，如便携手持式面部采集装置由于没有封闭环境的灯光补偿，图片采集过程中如果角度、光源选取不好，容易将光集中在一点，导致部分区域亮度较大。同时，当前中医面诊仪普遍存在不够便携的问题，并且这些设备缺乏较好的人机交互性，高度依赖专业医疗从业人员的操作，分析得出的判断结果需要专业人员解读，导致用户本身无法自主进行仪器的使用，因而目前此类中医面诊仪只在专业医疗机构投放使用，无法直接进入普通用户家庭，普及程度不高。最后，大多中医面诊仪的功能模块较为单一，同时具有辨病、辨证或辨体等多重功能的中医面诊仪较为罕见。

三、创新型中医面诊仪研究进展及检测原理

（一）创新型中医面诊仪的研究趋势

就目前的中医面诊仪研发中存在的问题可以看出，研发创新型中医面诊仪并进行推广应用，将是推进中医面诊客观化进程的关键环节。在中医四诊的客观化研究中，

关于中医面诊仪的研发较少，尤其将面部神情、形貌、色泽及动态融于一体的面诊研究更是少见。由于中医体质辨识在"治未病"方面具有潜在的优势，而面部特征，尤其是形貌、色泽等特征是中医体质辨识的重要依据。因而通过开展面部特征与体质及人体健康的相关研究，进而研发用于辨体、辨病、辨证的创新型中医面诊仪成为适应时代发展的要求。创新型中医面诊仪可应用于日常健康状态的动态监测，也可辅助医生进行临床诊疗。如有学者指出，中医临床诊断是在整体观念指导下进行的，其辨别的内容除了辨病、辨证、辨症之外，还要辨人，辨"人"即是要考虑个体的差异。因此中医智能中医面诊仪/系统除了应具有传统的辨病、辨证、辨症的功能，还应嵌入辨体的功能模块[34]。

具体来讲，首先，应进行多中心、大样本临床面部特征数据的采集，使用大数据分析、多数据融合算法信息技术对提取的面部特征进行模型分析，攻克面部特征提取方面的技术壁垒。其次，研发多模态信息融合的中医面诊仪器，应在既往研发面色仪的基础之上，嵌入面形的望诊内容，包括面部轮廓与局部态势的特征，再逐步加入神情、五官动态的望诊内容，对辨体、辨病、辨证的规则进行制定，研发为中医智能面诊仪。最后，在"治未病"理念的指导下，应拓宽中医面诊仪开发的形式和应用场景，继续开发不同原理和需求的面诊设备、APP或微信小程序，实现中医面诊诊断设备的交互性、便捷化及实用化，提升用户友好度，以满足家庭、临床医疗和科研分析使用。通过动态采集用户的面部特征数据，进行主动性的健康预警，从而实现"治未病"的目标[35]。

（二）创新型中医面诊仪的检测原理

检测原理方面，创新型中医面诊仪具有面部图像采集模块，信息处理模块，辨体、辨病、辨证模块及检测报告等模块。检测时，先将头部放置于黑箱中，拍摄面部图像后，将采集到的图像随后传到控制软件处理模块进行分析处理。此时先经过人脸检测定位与脏腑反射区定位，再进行色泽、神情、形貌及动态特征的识别，然后根据事先制定的规则得出辨体、辨病、辨证的诊断结果。最后将处理后数据返回系统，工作人员或医师可进行报告打印。

综上所述，模拟传统中医面部神、色、形、态望诊合参的思维模式，采用统一设备、标准光源的技术方法，研发一款基于面部神情、色泽、形貌、动态等多源融合面部特征为核心技术的中医智能中医面诊仪，可为辨体（身心特征）、辨证、辨病及"治未病"等提供依据。同时，中医讲究"四诊合参，辨证论治"，即通过望、闻、问、切综合分析才能得到较为准确的结论。因而在上述面诊模型较为成熟的基础上，未来进一步嵌入舌诊、问诊、脉诊等系统，最终发展为中医智能四诊仪，继续为辨体、辨证及"治未病"提供服务。同时可进一步思考把名老中医个人诊治专病的经验与仪器的客观评估结合起来，做成专家辅助诊疗系统，通过建立视频、音频病历分享功能，使医生能够直接观察用户，给出更直观的建议，从而更好地实现远程医疗。

（三）总结

　　望诊作为中医四诊之首，是指医生通过视觉对人体的全身及局部进行有目的的观察，以了解健康状况，测知病情的方法。其中，面诊为望诊的重要内容之一，面诊内容包含对面部及面部五官的神情、色泽、形貌及动态等方面的观望。

　　中医诊断学科很早就开始了中医四诊的规范化、客观化探索。《难经》云："望而知之谓之神。"望诊在中医四诊中占据重要地位，因此对望诊的客观化研究也较为广泛。但是目前对望诊的研究多局限于单一部位如面诊、舌诊、手诊、目诊等，或是对色或形进行独立的研究，虽然取得了一定的成果，但是中医强调"四诊合参"，单独望诊不完全符合中医诊断原则，望诊也需综合不同部位的神、色、形、态的变化来做出准确诊断。因而有必要通过进一步深入研究，研发出符合中医诊断思维及原则的融合多部位神、色、形、态于一体的望诊设备，进而传承与弘扬中医，通过将传统中医理论与现代技术结合起来，使其更好地服务人民健康的伟大事业。因此，有必要借助人工智能与计算机信息处理技术，对面部形貌、色泽、动态及神情等特征进行客观化识别和提取，并进一步将这些特征进行融合，这对于中医面诊的客观化发展具有重大意义，并为中医辨病、辨证及"治未病"提供依据。

参考文献

　　[1] 王忆勤. 中医诊断学 [M]. 北京：高等教育出版社，2016.

　　[2] 邓慧芳，陈子杰，翟双庆.《内经》面部分候脏腑理论的演变 [J]. 中华中医药杂志，2018，33（3）：837-840.

　　[3] 位庚，周睿，李福凤. 中医面诊脏腑分属理论的研究概况 [J]. 求医问药（下半月），2013，11（2）：340-341.

　　[4] 李君.《黄帝内经》医学术语"墙""壁""基""地"研究 [C] // 中华中医药学会医古文研究分会. 中华中医药学会第二十二届医古文学术研讨会论文集，2013：3.

　　[5] 韩鹏鹏，王天芳，吕宏蓬，等.《内经》面部形态望诊及其应用探讨 [J]. 北京中医药大学学报，2021，44（2）：177-182.

　　[6] 林锋，谭迎，周鹏，等. 中医面诊系统调研报告 [J]. 中国体视学与图像分析，2019，25（3）：225-240.

　　[7] 朱龙，刘霏，靳枫. 面部望诊客观化研究进展 [J]. 贵州中医药大学学报，2020，42(04)：76-81.

　　[8] 韩鹏鹏，王天芳，廖结英，等. 中医面部色泽望诊的客观量化研究进展 [J]. 环球中医药，2021，14（4）：749-755.

　　[9] 胡洁娴，刘旺华. 中医面部色诊现代研究进展 [J]. 中医学报，2020，35（5）：1001-1005.

　　[10] 蔡轶珩，吕慧娟，郭松，等. 中医望诊图像信息标准量化与显示复现 [J]. 北京工业大学学报，2014，40（3）：466-472.

［11］刘胜昔，程春玲. 改进的 Gabor 小波变换特征提取算法［J］. 计算机应用研究，2020，37（2）：606-610.

［12］陈淑华. 面部颜色空间分析及其在疾病诊断中的应用［D］. 哈尔滨：哈尔滨工业大学，2016.

［13］上官文娟. 面向中医面诊的面色及脸型分类中的特征提取方法研究［D］. 厦门：厦门大学，2017.

［14］李福凤，李国正，周睿，等. 基于 PLS、LDA 的中医面诊光泽识别研究［J］. 世界科学技术（中医药现代化），2011，13（6）：977-981.

［15］J S H，P K R，Manuel G，et al. A novel approach to the detection of acromegaly: accuracy of diagnosis by automatic face classification［J］. The Journal of clinical endocrinology and metabolism，2011，7(96): 2074-2080.

［16］王丹. 170 例寻常型银屑病中医面部神色表征调查［D］. 乌鲁木齐：新疆医科大学，2020.

［17］张红凯，孙晨阳，钱鹏，等. 中医眼神特征提取与分类方法研究［J］. 中华中医药杂志，2018，33（3）：886-889.

［18］徐茜. 首发精神分裂症患者情绪识别缺陷、述情障碍与症状严重程度相关性分析［D］. 南昌：南昌大学，2019.

［19］杨焕新，于艳红，吕晓敏，等. 抑郁症肝气郁症患者面部表情及眼神的识别［J］. 中国中医基础医学杂志，2017，23（2）：230-233.

［20］徐怀文. 透过面容看疾病［J］. 家庭医学，1991，11(5):18.

［21］吴长汶. 基于中医健康状态评估的慢病风险预警理论与应用研究［D］. 福州：福建中医药大学，2018.

［22］朱龙，刘霏，靳枫. 面部望诊客观化研究进展［J］. 贵州中医药大学学报，2020，42（4）：76-81.

［23］邱丹，周敏，秦鹏飞，等. 中医舌诊、面诊客观化研究进展［J］. 上海中医药杂志，2012，46（4）：89-92.

［24］张治霞. 四诊合参辅助诊疗关键技术在新型医疗模式中的应用价值与意义［D］. 北京：北京中医药大学，2016.

［25］张红凯，李福凤. 中医面诊信息采集与识别方法研究进展［J］. 世界科学技术 - 中医药现代化，2015，17（2）：400-404.

［26］李文书，王松，苑琳琳，等. 中医面诊信息处理技术研究进展与展望［J］. 上海中医药杂志，2011，45（11）：86-89.

［27］刘媛，赵鹏程，陆小左. 一种面诊图像的分割算法［J］. 电脑知识与技术，2017，13（26）：183-185.

［28］李福凤，邱丹，王忆勤，等. 基于计算机技术的中医面色诊信息采集与识别研究［J］. 世界科学技术 - 中医药现代化，2008，10（6）：71-76.

［29］文杭，黄丽，刘江，等. 人工智能技术在中医临床诊疗中的应用研究进展［J］. 中国医药

导报，2021，18(08)：42-45.

[30]杨云聪，张菁，卓力，等.应用于中医面诊的人脸区域分割方法[J].测控技术，2012，31（5）：25-28.

[31]王松.中医面诊客观化中若干图像分析技术研究[D].杭州：浙江理工大学，2012.

[32]王祉，张红凯，李福凤，等.中医面诊信息计算机识别方法研究及临床应用概述[J].中华中医药学刊，2014，32（8）：1882-1885.

[33]宋海贝，温川飙.中医面诊信息自动识别方法研究进展[J].成都中医药大学学报，2018，41（1）：5-8.

[34]赵文，林雪娟，闵莉，等.中医思维的内涵与外延[J].中华中医药杂志，2020，35（1）：46-49.

[35]李青，杨亚伟，张达，等.中医面诊的发展与思考[J].世界科学技术-中医药现代化，2021，23（1）：271-275.

第七章 目诊仪

目诊，是通过观察患者眼睛的神、色、形、态和眼球血管脉络等的变化来判断病因、病位、病性和疾病预后的诊断方法，是中医望诊的重要组成部分，因其简便易行、临床实用价值高而受到历代医家的重视。目前目诊已形成了系统的理论，在临床中也积累了丰富的经验，并且多部目诊理论和应用专著已出版，对目诊的发展起到了积极的推动作用。在目诊的推广过程中，规范化和标准化是重要的环节，需要用客观化的检查方法代替个人经验。近几年人工智能图像识别技术的发展促进了中医学与现代科学的接轨，博奥生物集团有限公司暨生物芯片北京国家工程研究中心（以下简称"博奥"）利用人工智能技术，对含有丰富信息的中医眼象进行智能图像特征识别，量化输出，利用机器学习算法研制出了"目诊仪及其分析系统"（以下简称"目诊仪"），使目诊信息获取更客观、分析更精准、结果更稳定，并在临床上得到了广泛应用，反馈良好，推动了中医诊疗向客观化、标准化方向发展。

第一节 目诊理论概述

一、中医目诊理论

（一）目诊的历史源流

早在先秦两汉时期，就有目诊的相关文献记载。马王堆汉墓出土书籍《阴阳十一脉灸经》里就描述有内在脏腑病变在目部的相关表现。中医四大经典之首《内经》详细阐述了目与五脏、六腑、经络、气、血、津液、精、神之间的密切关系，为目诊脏腑理论打下了基础。在《素问》《灵枢》多个篇章中都有目诊的记载。如《灵枢·大惑论》记载："五脏六腑之精气，皆上注于目而为之精。""目者，五脏六腑之精也，营卫魂魄之所常营也，神气之所生也。"《灵枢·邪气脏腑病形》记载："十二经脉，三百六十五络，其血气皆上于面而走空窍，其精阳气上走于目而为睛。"《灵枢·五癃津液别》提出："五脏六腑，目为之候。"《灵枢·脉度》中说："肝气通于目，肝和则目能辨五色。"

《内经》还建立了目诊的五轮学说。五轮，即肉轮（胞睑）、血轮（两眦）、气轮（白睛）、风轮（黑睛）、水轮（瞳神）。轮，是比喻眼球形圆而转动灵活如车轮之意，故将它的五个部分称之为五轮。《灵枢·大惑论》说："五脏六腑之精气，皆上注于目而为之精。精之窠为眼，骨之精为瞳子，筋之精为黑眼，血之精为络，其窠气之精为白眼，肌肉之精为约束，裹撷筋、骨、血、气之精而与脉并为系，上属于脑，后出于项中。"这是眼部五轮对应脏腑的最早论述，是后世目诊的理论基础。后世还在五轮学说的基础上，发展出了八廓学说。八廓是将目及目裹（胞睑）划分成 8 个区域，并和脏腑进行对应，历代医家对八廓的具体方位及其与脏腑的对应关系认识有所不同。

东汉时期医学家华佗提出了望目中赤脉以诊病变部位的目诊方法。《证治准绳》记载："华元化云：目形类丸，瞳神居中而前，如日月之丽东南而晚西北也。内有大络六，谓心、肺、脾、肝、肾、命门，各主其一；中络八，谓胆、胃、大小肠、三焦、膀胱，各主其一；外有旁支细络莫知其数，皆悬贯于脑，下连脏腑，通畅血气往来以滋于目。故凡病发，则有形色丝络显现，而可验内之何脏腑受病也。"

唐代孙思邈根据初发病时面目之色结合五脏配属五行、五色和季节来判断疾病痊愈的时间。《千金翼方》曰："春面色青，目色赤，新病可疗，至夏愈；夏，面色赤，目色黄，新病可疗，至季夏愈；季夏面色黄，目色白，新病可疗，至秋愈；秋面色白，目色黑，新病可疗，至冬愈；冬面色黑，目色青，新病可疗，至春愈。"

宋代王怀隐认为眼睛与肝关系紧密。《太平圣惠方》曰："肝有病则目夺精而眩；肝中寒则目昏而瞳子痛；邪伤肝则目青黑，瞻视不明；肝实热则目痛如刺；肝虚寒则目佷佷，谛视生花；肝劳寒则目涩闭不开；肝气不足则目昏暗，风泪，视物不明……"

宋代杨士瀛认为通过眼睛即可以预判健康趋势。《仁斋小儿方论》曰："若小儿眼内黑珠少，白睛大，面色㿠白者，非寿之相也，纵长不及天年；若眼中黑珠大而白睛少，面色黑，形不淡者，亦要观其眼中，黑白分明，表里相称，曰寿曰康；若黑珠动摇，光明闪烁，纵长亦应目疾，寿亦不及四旬矣。"

元末明初医家倪维德将目赤分为若干等级，所主病证和治疗各异。《原机启微》曰："有白睛纯赤如火，热气炙人者，乃淫热反克之病也，治如淫热反克之病。有白有赤而肿胀，外睑虚浮者，乃风热不制之病也，治如风热不制之病。有白睛淡赤，而细脉深红，纵横错贯者，乃七情五贼劳役饥饱之病也，治如七情五贼劳役饥饱之病。有白睛不肿不胀，忽如血贯者，乃血为邪胜凝而不行之病也，治如血为邪胜凝而不行之病。有白睛微变青色，黑睛稍带白色，白黑之间，赤环如带，谓之抱轮红者，此邪火乘金，水衰反制之病也。"

明代新安著名医家徐春圃利用目诊来指导治疗用药。《幼幼汇集》曰："小儿目赤心热，导赤散主之；淡红者心虚生热，犀角散补之；青者肝热，泻青丸主之；浅淡者补之；黄者脾热，泻黄散主之；无精光者肾虚，地黄丸主之。"

清代李延罡在《脉诀汇辨》"望诊"篇中专设目部，用以诊察内科多种疾病的病因、病机、病位和病证。如"明堂眼下，青色多欲，精神劳伤，不尔未睡。面黄目青，必为伤酒"。

综上可见，目诊很早就被我国古代医家所重视、掌握、运用。《内经》奠定目诊理论之基石，华佗阐明五脏六腑之络脉皆系于目，"故凡病发，则有形色丝络显现，而可验内之何脏腑受病也"，也是对《内经》目诊理论的具体应用验证。隋唐以后，随着中医内科学和中医儿科学的发展，目诊实践与理论得到了进一步充实和发展，在此期间不仅目诊的临床实践运用范围有所扩大，其具体内容得到充实，而且在理论上也有所创新，先后出现了著名的五轮学说和八廓学说，为目诊在近现代的应用发展奠定了深厚的理论基础和实践经验。

（二）目诊现代发展

1. 陈达夫与"眼科六经辨证"[1]　陈达夫（1905—1979），著名中医眼科学家，在眼科医疗、教学和科研工作中均有突出成就，著有《中医眼科六经法要》（眼科学术思想之代表作）、《陈达夫中医眼科临床经验》。其在丰富的临床经验和深厚的学术造诣的基础上，将《伤寒论》六经辨证理论运用于眼科，创立了"眼科六经辨证理论体系"。该体系将中医内科的辨证方法与眼科的传统辨证方法相结合，以六经辨证的理论体系贯穿五轮八廓，分析归纳各种眼病的诊断治疗。另外，还将传统中医理论与西医学知识相结合，建立了内眼结构与六经相属的学说，该学说的建立丰富了中西医结合眼科领域的内容，也为中医眼科内眼辨证奠定了理论基础。

陈达夫的主要贡献有：①循内科以究眼科。他认为中医眼科学是在中医内科学的基础上发展起来的，从理论到临证治疗上，都不能脱离内科，提出了"能熟内科，再循序以究眼科，则势如破竹"的见解。②察眼目而参脉证。眼科临证如何对待局部与整体的关系，历来存在一些争议或偏向。他认为重彼轻此，或顾此失彼，皆有不妥，二者须当合参，方为全面。提出"目病，须分五轮，审八廓，辨六经"，"有时认轮廓，有时认六经，时而会萃来看，时而分别来看，时而又从全身病情来看，要皆在临证时才来决定取舍"。③尊六经以统目病。历代眼病多以症命名，有七十二症、一百零八症等说，病名繁杂，难以得其要领，且易演成一症一方的机械格局。因而在祖传"循经辨证"经验的基础上，经过长期潜心研究与实践探索，创造性地将伤寒六经分证理论与眼病具体特点结合起来，提出了眼科六经辨证的理论和方法，借助于仲景六经的高度综合概括能力，一方面将散乱的种种眼病悉归于六经的节制之下，以提纲挈领、执简驭繁；另一方面以六经统率眼科五轮、八廓、经络与内科八纲、脏腑、气血等辨证方法，熔局部辨证与全身辨证于一炉，形成初具规模的眼体综合辨证体系，对增强眼科辨证论治的整体性和灵活性卓有价值。

陈达夫通过长期临床实践观察，对五轮八廓学说提出了独创性的见解：①另辟"内眼归属"新意，完善五轮学说。他认为，五轮学说所表达的眼与脏腑之间的对应关系，具有一定的实用价值。但由于历史条件所限，前人只能停留在对外眼部分的观察上，而对内眼的复杂结构认识不足。为此，他曾多次解剖猪眼，借以窥测眼内奥妙，最终形成了"中西医串通眼球内容观察论"，运用中医传统的推理论证方法，对内眼各组织结构与脏腑之间的关系作了大胆的探索，对于内眼疾患的辨证论治有较大的指导意义。②完善八廓诊法。陈达夫先生明确指出："八廓，是说某种眼病发生的表现，并非每个病员都有廓病，更不是一般正常的人也分八廓。"并经过对历代有关文献的反复研讨，认为八廓部位当推《证治准绳》与《审视瑶函》之说较为切合实用；至于八廓的脏腑归属，则以《医宗金鉴》所述较为合理，提出了以白睛四正四隅定位，以轮上血丝为凭，以察六腑及包络、命门病变的八廓辨证理论，使得这一学说渐臻完善与实用。

2. 彭静山"眼诊疗法"[2]   彭静山（1909—2003），我国著名针灸临床家，善于运用针灸术治疗脑血栓等症，疗效显著。1970 年首创眼针疗法，治疗中风等疗效亦较明显，著有《简易针灸疗法》《针灸秘验》《彭静山观眼识病眼针疗法》等。

彭静山的主要贡献：

（1）在八廓学说的基础上，提出了"八区十三穴"。王肯堂在《证治准绳》中提出："八廓应乎八卦，脉络经纬于脑，贯通脏腑，达血气往来以滋于目。"明确了八廓的方位及其与脏腑的对应关系。彭静山在此基础上进一步运用八廓学说，通过长期的临床实践，将眼周以八卦划区定穴，去掉附属于心的心包及命门，将三焦分为上焦、中焦、下焦三个区域，使其总量定为十三个部位，形成"八区十三穴"，每区代表一个卦位，并配以脏腑。在此指导下，根据眼目区部位不同经的病理改变诊断疾病，通过针刺眼目不同经区部位达到治疗脏腑疾病的目的。

（2）总结了白睛中脉络存在的规律及其形态、颜色等变化与疾病的对应关系。

总结脉络可能出现有 7 种形状，具体为：①曲张或怒张，即络脉由根部延伸，中间转折曲张以至于怒张，多为病势较重。②根部粗大，即在白睛边缘处络脉粗大，向前则逐渐变细，多为顽固性疾病。③分岔较多，即一条络脉从白睛边缘发出后，逐渐出现多个分岔，表示病情不稳定而容易变化。④延伸，即络脉由某一经区发出后传到另一经区，出现延伸现象，表明疾病有传变。⑤模糊一片，即络脉短细而多，聚成一小片模糊不清，一般出现在肝胆区，为肝郁证。⑥隆起一条，即络脉表浅，似在白睛表面，多属于六腑的疾病。⑦垂露，即络脉下端像垂着一颗露水珠一样，如果出现在胃肠区，多属虫积；如果出现在其他经区，多属瘀证。

脉络的颜色主要表现有 8 种：①络脉呈现紫红色，提示邪热炽盛。②络脉鲜红，表示为新发病，属于实热，说明病势正在发展。③络脉红中带黑，表示热病入里。④络脉深红，提示热病而病势较重。⑤络脉颜色淡黄，表示疾病将愈。⑥络脉红中带黄，提示胃气渐复，为病势减轻。⑦络脉暗灰，属于陈旧性病灶，或疾病早已痊愈，它是在白睛上留下的永久性痕迹，永不消失。⑧络脉颜色浅淡，提示气血不足，属于虚证或寒证。

3. 王今觉"望目辨证"[3、4]   王今觉，中国中医科学院研究员、主任医师。王今觉教授总结了古今各医家有关目诊的理论及长期临床经验，提出了"望目辨证"理论，即通过观察白睛特征及白睛之血脉特征，来综合判断疾病的寒热、虚实、脏腑定位、传变预后等。

王今觉通过多年思索与实践，发现在临床上肝胆疾病、肾脏疾病十分常见，但患者双目五轮之"风轮""水轮"却很少出现病理的血络变化，反而在白睛的特定区域常可发现相应改变，这些变化还具有一定的规律性，而且全身脏腑在白睛上均有相应的反映部位。因此，他的"望目辨证"重点观察目之白睛。

"望目辨证"时，先要根据白睛的特征和白睛血脉所在的区域，推断主要病变位于何脏腑，然后再根据颜色、形态等判断中医证候，进一步预测病情的发展程度。当机体处于疾病状态时，白睛会浮现出众多具有临床意义的特征表现。常见的白睛血脉形态特征有直线、平行、弯曲、迂曲、螺旋、分岔、交叉、弯钩等，还可形成结花、结网、顶珠、垂露、串珠、虎尾、穿雾等，白睛的其他形态特征可归纳为点、条、斑、月晕、雾漫、结、包、丘、岗、岛、泡等，颜色有淡、粉、鲜红、紫、暗、蓝、青、灰、黑等。

王今觉"望目辨证"的内涵包括以下6点：①定部位。依据《内经》理论及华佗望目诊病理论，结合50余年的医学临床实践经验，发现脏腑组织在白睛上的分布各有特定的部位，与五轮八廓部位明显不同。五脏六腑、奇恒之腑等脏腑组织在白睛分布部位的大体规律是由瞳孔边缘、虹膜边缘的水平切线与垂直切线相互交叉而划分出的白睛区域，构成五脏六腑、奇恒之腑等脏腑组织在白睛上的分布部位。②定寒热。主要根据白睛的血络颜色（淡红、鲜红、殷红、暗红）而定。③定虚实。根据白睛血络所在的部位、血络有根无根定脏腑的气之虚实，根据白睛的色泽定血之虚实。④定痰湿。根据白睛的条、点、丘、岗定痰湿，根据其所在部位定痰湿的所在脏腑。⑤定夹瘀。根据白睛的瘀斑、瘀点定血瘀，根据其所在的部位定血瘀所在的脏腑。⑥定夹风。根据白睛上出现的晕、雾漫定夹风与否，根据其所在的部位定风邪（包括内风、外风）所在的脏腑。

4. 郑德良"眼诊"[5]　郑德良，曾任中山大学教授，现定居美国。他自1968年起就开始致力于眼与全身疾病关系的研究，借助传统中医眼科的理论框架，从临床上探索眼与脏腑之间"有其内，必形诸外"的关系，并进一步吸收现代电脑科技的新成果，突破传统医学的技术局限。经过10年的反复研究，使望眼辨证的中医方法在实践中形成"数码眼影像、中医辨证论治"的现代方法，成为紧随欧洲虹膜诊断、中国眼针之后，又一个独具特色的眼诊学派。从2003年开始，他陆续公开出版的专著有《中医望眼辨证图解》《望眼辨治女性疾病》及《郑氏望眼诊病挂图》（中英文对照）等。他以中医理论为基础，融合西医学实践研究及长期临床实践经验，把眼睛前部的6大部件（角膜、虹膜、瞳孔、球结膜、眼睑、内外眦）与人体的脏腑进行定位联系，将眼睛前部分为心脏区、大肠区、气管及肺区、肝胆区、肾脏区等14个区域进行临床诊疗。

（三）壮医目诊理论

虽然壮医诊断治疗疾病的方式、方法与传统中医有所不同，但壮医对目诊尤为重视，且诊断方式与中医目诊大体相同，且诊断细节上壮医目诊相对更为丰富。壮医学认为眼睛是天地赋予人体的窗口，是光明的使者，人体脏腑之精上注于目，因此眼睛能包含并洞察一切，亦可反映身体疾病。壮医将目诊放在诊断中较重要的位置，认为眼睛长在大脑上并受其指挥。故人体内的气血、大脑、脏器和三道两路的状态如何都可以通过观察眼睛来得知，进而可以诊断全身疾病及判断预后。

壮医目诊主要是待患者充分暴露白睛后，直接观察或借助放大镜观察与脏器相对应区域的白睛各部位的颜色、形态、色泽、斑点、血管及其位置结构的动态变化，以此来判断患者的健康状况，为诊疗、预防疾病提供依据。壮医目诊法可概括为"着色深浅判新久，弯曲频率别轻重，脉络混浊有湿气，脉络散乱多为风，脉络近瞳属于火，脉络靠边属于寒，黑斑瘀来蓝斑虫，临床目诊辨分明"。壮医目诊主要有 3 种分区方法，分别为白睛时钟 12 等分标记法、白睛投映区标记法、黑睛投映区标记法。白睛时钟 12 等分标记法是将每侧的白睛以瞳孔为中心、按照时钟的划分方法进行划分，瞳孔正上方为 12 点，瞳孔正下方为 6 点，左侧为 3 点，右侧为 9 点，以此类推分为 12 个区。白睛投映区标记法则是根据壮医目诊理论认为的人体各个部位有规律地投映在球结膜上而进行划分的，如躯体的上部脏器主要投映在瞳孔水平线以上，躯体的下部脏器主要投映在瞳孔水平线以下，躯体左侧的脏器主要投映在瞳孔垂线的左侧，躯体右侧的脏器主要投映在瞳孔垂线的右侧。壮医目诊在观察眼中血络时格外注意血管颜色的深浅、弯曲程度等异常讯号及病理改变，并结合所在的反映区来诊断疾病。目前已发现的眼结膜中具有诊断价值的对应点就有 160 多个[6]。

（四）瑶医目诊理论

瑶医是瑶族人民在长期的生产劳动及生活实践中总结形成的医学理论体系。瑶医理论也认为人体五脏六腑之间互相联系、相互作用，疾病状态下可互相影响；因此可通过眼睛、指甲等局部进行全身健康状态的诊断，其中瑶医目诊就是瑶医诊法中最有特色的诊法之一。瑶医目诊通过观察患者眼睛各部位的形态、色泽、斑点、穹隆及位置结构的动态变化来诊断和预防疾病。主要方法包括白睛诊法、黑睛诊法、眼球经区诊法及天地人三部形色目诊法，可更为细致地反映疾病的病位、病性、病程、预后等。

瑶医目诊的主要部位有巩膜、球结膜、虹膜、眼睑及眉毛等，基本与中医目诊中的五轮学说一致。但瑶医目诊具体的定位与中医传统目诊不同，其一般规律是：躯体上半部疾病在瞳孔水平线以上体现，躯体下半部疾病在瞳孔水平线以下体现，身体内侧的疾病在瞳孔的内侧体现，身体外侧的疾病在瞳孔的外侧体现，左眼代表身体左侧病变，右眼则代表身体右侧病变，但也有少数例外。瑶医学认为五脏六腑之气血上注于目，故能视，精气足则眉目清秀，白睛朗朗。一旦脏腑气血亏虚，经脉充盈不足，目中经脉可显现出特定的征象。例如，慢性肝病患者多在白睛的 9、10 点区可出现条状或片状脂质斑、瘀血斑，可独立存在，也可深入黑睛。通过观察瘀斑的粗细、混杂黄色脂质斑的多少、色泽的深浅、明暗程度及是否连续性存在，可判断疾病的湿、热、瘀偏胜程度及经脉空虚、络脉瘀阻之轻重。如白睛 9、10 点区出现厚黄色的脂质斑，则为肝胆湿邪化热，可予清肝祛湿之法；如果出现暗黑瘀血斑，则需进行补益气血、化瘀消积的治疗。可通过观察 6、12 点区位有无直线或迂曲血丝（斑）来判断脾胃功能等[7]。

二、生物全息理论

中医目诊、面诊、舌诊、脉诊等，从理论到临床，无不与生物全息理论相契合。所谓生物全息理论，简单来说是指人体的任一相对独立的部位，如每一肢节，每一器官，都寓藏着整个机体的生命信息，因此，任一相对独立部位都可以反映整个机体的全部信息。全息理论的核心思想是，宇宙是一个不可分割的、各部分之间紧密关联的整体，任何一个部分都包含整体的信息。20世纪80年代，我国著名生物学家张颖清教授提出并创立了"全息生物学"及"全息胚"学说，是全息理论在生物学领域的重大突破。该学说认为，机体任何一个包含整个人体信息缩影的部分，都是"全息胚"（又叫"全息元"），都可反映人体的健康状态[8]。

（一）眼睛是一个全息胚，可以判断全身的健康状态

五轮学说和八廓学说，历来是中医目诊非常重要并常用的理论和方法。多数医家学者从经络的角度来解释某轮／某廓为何会与某脏／某腑相关联，但仅用经络来解释也并不能完全解释清楚，比如足少阴肾经并未经过眼部，但五轮学说却认为瞳孔属于肾。

实际上五轮学说和八廓学说，也都是把眼作为一个"全息胚"而产生的目诊理论。眼是"全息胚"的思路，可以上溯到《内经》中的《灵枢·大惑论》篇，曰："五脏六腑之精气，皆上注于目而为之精。精之窠为眼，骨之精为瞳子，筋之精为黑眼，血之精为络，其窠气之精为白眼，肌肉之精为约束，裹撷筋、骨、血、气之精而与脉并为系，上属于脑，后出于项中。"意思是说，眼是由五脏六腑之精气及人体骨、筋、血、气、肌肉等各种组织之精气上注于目部而成，它自然具备整个人体的所有信息，是一个"全息胚"。后世医家据此建立了五轮学说，即：瞳神具备骨的信息，属肾，为水轮；黑睛具备筋的信息，属肝，为风轮；内、外两眦血络丰富，具备血之信息，属心，为血轮；白睛具备气的信息，属肺，为气轮；胞睑具备肌肉的信息，属脾，为肉轮。此学说完全符合生物全息律的概念。因而五轮学说就是将眼作为一个"全息胚"的理论的具体运用，是全息理论在中医学中的具体体现。同样八廓学说也是生物全息理论在中医目诊上的另一种运用形式。所谓"八廓"指的是眼的8个不同方位，也即生物全息理论的"全息胚"的不同位点。方位（位点）不同，所对应的组织和脏腑自然不同。古代主张八廓学说的医家，对八廓的名称、方位、内应脏腑等认识不相同，施治思路也不尽相同，我们应在临床实践中不断地探索，使中医目诊理论进一步发展。

（二）白睛可以评估全身脏腑的健康状态

生物（包括人）的泛胚性决定了"全息元"（"全息胚"）是有层次的。整个生物体是一个大系统，构成整体的"全息元"分属于不同的层次，大"全息元"中包含着小

"全息元"。如下肢可以看作一个大"全息元",它还包含臀部、股部、膝部、胫部和足部等不同层次的小"全息元"。各个层次的"全息元"都在不同程度上成为胚胎的缩影,即生物整体的缩影。因此它们之间,在不同程度上是相似的(这一规律称为生物全息律)。所以,在眼这个"全息胚"中,胞睑与脾、两眦与心、白睛与肺、黑睛与肝、瞳神与肾密切相关;但同时胞睑、白睛、黑睛、瞳神等均又各是另一个级别的"全息元",也都各自独立包含着整个人体的所有信息,比如白睛疾患,其发病常关乎肺,也非只关乎肺,因为它还是另一个级别的"全息胚",与整个人体(心、肝、脾、肾等)均相关联。所以,通过观察白睛的状态,也可以评估全身脏腑的健康状态。

三、球结膜微循环理论

眼睛是一个球形的器官,前部可见部位主要有球结膜、巩膜、角膜、虹膜及由虹膜控制的大小可变的瞳孔等;后面不可见的部分主要有玻璃体、视网膜、脉络膜、眼底血管等。其中,球结膜是覆盖巩膜前部的部分,相当于中医学目诊理论中的白睛(图7-1)。球结膜薄而透明,微血管分布其间,表层和深层的血液循环非常活跃,且红白对比图像清晰可见。因此,球结膜微循环是人体体表唯一可直接观察到血管组织的微循环,可发现各种微循环的改变。再加上微循环的改变往往发生在疾病的早期,所以通过观察球结膜(白睛)的状态,不仅可以更好地反映全身疾病,而且对疾病的早期筛查也有一定作用。古今中外医学家们都非常重视观察这个部位。

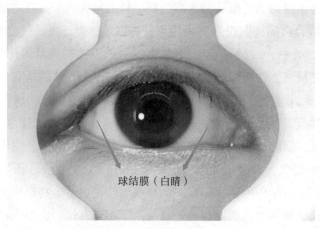

球结膜(白睛)

图 7-1　球结膜(白睛)位置

四、目诊(白睛)的近现代研究

(一)在心脑血管系统及神经系统疾病方面的研究

早在 1986 年便有国外学者 Korber 等人通过比较高血压患者与正常人的球结膜微循

环，发现了高血压患者球结膜微循环存在不同程度的异常。Jung 等进一步对原发性高血压患者的球结膜微循环进行观察研究，发现 93% 的高血压患者具有球结膜微循环的异常。壮医高血压眼征诊断 38 例高血压患者，出现特定眼征 34 例，符合率达 89.4%。张明波通过观察 200 例急性脑梗死患者的白睛，发现不同辨证分型的患者白睛络脉分布具有一定的规律性。Smith 等人比较了健康人与阿尔兹海默病患者的球结膜微循环后，发现该病患者的球结膜微循环存在一定的异常。由此可见，微循环障碍往往在心脑血管疾病的初始阶段便已出现。因此，目诊应作为心脑血管疾病的早期筛查项目，早发现、早干预可以减少疾病末期的不良事件发生。

（二）在血液系统方面的研究

1908 年便有学者描述蓝巩膜和缺铁性贫血有关。在贫血早期，皮肤黏膜尚无明显改变时便有患者出现巩膜发蓝的现象，提示蓝色巩膜是缺铁性贫血诊断的敏感体征。随后，程爱国等人通过对 150 例蓝巩膜患儿的检测，发现患有缺铁性贫血者为 132 例（88%），在患有缺铁性贫血患儿中出现蓝色巩膜的概率为 91%，证实蓝色巩膜可作为缺铁性贫血的可靠诊断依据。

（三）在内分泌系统的研究

有国外研究表明，2 型糖尿病患者的球结膜微血管改变较视网膜的形态变化更早。还有研究发现，成年糖尿病患者中的球结膜微血管异常也同样存在于所有儿童 1 型糖尿病患者中。球结膜微血管病变在糖尿病患者中普遍存在，且球结膜微血管的异常程度还与疾病的严重程度紧密相关，甚至在糖尿病增殖期以前便可发现球结膜微循环的改变。因此，目诊（白睛）在糖尿病的早期筛查也有一定作用。

（四）在传染病方面的研究

李海强等通过观察 200 例经性传播目前无症状的艾滋病患者，发现阳性眼征（白睛 12 点或 6 点出现异常眼征）的诊断符合率高达 82.5%。胡家凯等在 80 例乙型肝炎患者中大三阳白睛诊断率为 87.5%，小三阳白睛诊断率为 88.5%，结果表明白睛的特异性改变与乙肝的生化检查具有较高的符合率。在传染病的治疗中，对未感染者的防护也十分关键，因此尽早对感染者进行诊断，有利于及时切断其感染他人的途径，减少他人被传染的概率。

综上，中医目诊理论是中医望诊理论的重要组成部分，从《内经》重视目诊至今，其诊病原理不但有古代医学理论依据，也有现代生物全息理论、球结膜微循环改变诊断内脏疾病的论证。因此，通过观察白睛表面特征变化，不仅可以诊察全身疾病，而且对疾病预后和疾病的早期筛查皆有较大的临床价值。

第二节　目诊仪及其分析系统

目诊作为一种古老而独特的中医诊断方法，具有简、便、验、无创等优点，受到很多医者重视。又因白睛处可直接观察到血脉的颜色、形态、分布等特征情况，而且不易受化妆、饮食、温度等因素干扰，是有效体现中医诊断"司外揣内、见微知著、以常达变"中心思想的最佳部位。但由于传统中医诊断方法存在着较大程度的主观经验性和模糊性，在科技时代的今天，借助现代工程技术延伸医生的感官，使其在定性和定量方面更加客观、精确，这也是中医发展的当务之急。

一、目诊仪研发背景

《"健康中国 2030"规划纲要》的颁布和实施，意味着"健康中国"战略上升。同时，随着我国经济、社会快速发展，人民生活水平整体有了极大提升，人们对健康的需求也从原来单一的疾病治疗转变为对整个生命周期进行健康管理。我国《"十三五"卫生与健康规划》中明确提出，要立足传统，融合现代，积极推动中医诊疗仪器、设备研制开发，为中医药传承创新发展，为全方位全周期保障人民健康作出新的贡献。

在此大背景下，博奥依托自身雄厚的工程转化平台和人才、科研等资源优势，借助多学科最新进展，利用数据分析、数据挖掘、图像处理等技术，研发出市面上首台"目诊仪及目诊分析系统"。该仪器问世以来，已在中医临床、科研、综合体检、健康筛查、健康管理、政府服务等方面显示出了其新型、客观、无创、便捷、经济的应用价值。

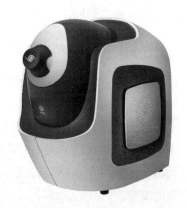

二、目诊仪及分析系统介绍

目诊仪（图 7-2）是以中医目诊实践和西医球结膜微循环理论为基础，采用无影成像和人工智能（AI）技术，对白睛眼象特征进行高清采集、特征提取、综合分析，自动生成基于眼象的健康评估报告。推动中医目诊向客观化、标准化、科学化方向发展。

图 7-2　目诊仪外观

（一）仪器组成

如图 7-3 所示，目诊仪主要由镜头盖、眼睛定位脸谱、照明系统、物镜系统、图像系统、供电与自动控制器、外壳及数据管理专用软件（版本号：1.0）组成。适用于在无需散瞳的情况下，对患者眼部表面进行观察、拍摄以获取眼部白睛部位图像用。

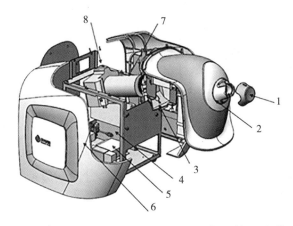

（1）镜头盖
（2）眼睛定位脸谱
（3）照明系统
（4）自动控制器
（5）供电系统
（6）外壳
（7）物镜系统
（8）图像系统

图 7-3　目诊仪整体结构

（二）工作原理

目诊仪的工作原理如图 7-4 所示，包括照明与方位指示光源（S1 ～ S4、B1 ～ B4），眼睛定位脸谱 DW，成像镜头 L，探测器 TD，供电与自动控制器 KD，图像显示与存储处理器 Processor（如计算机），以及图像采集软件；以眼睛为在体成像检测窗口，根据眼睛瞳孔的位置变化，供电与自动控制器调整照明与方位指示光源的斜入射方位，实现对眼睛白睛的宽场无影在体成像。

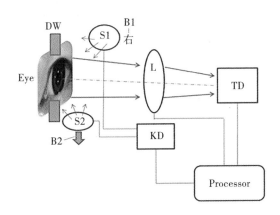

图 7-4　目诊仪工作原理

为了实现对眼睛白睛充分暴露的宽场无影在体成像，将光源分布在眼球四周，如图 7-5 所示，是一种左、右、上、下 4 个方向独立控制的光源分布结构（S1、S2、S3、S4），光源可以独立控制从左、右、上、下 4 个方向分别顺序照亮眼睛，根据光源的照明方位，眼睛瞳孔顺序向左、右、上、下 4 个方向转动看方位指示标志（B1、B2、B3、B4），尽量达到每个方向的眼眶边缘，始终保持沿眼睛观察方向逆光照亮眼球，光源反射像（Img1）成点状定位在眼睛虹膜范围内。

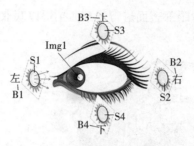

图7-5　四个方向独立控制的光源分布结构

受试者用手进一步翻开眼睑，让白睛暴露充分到根部，并将视线转向不同的方位，有利于眼睛白睛图像拍摄。如图7-6所示，是从左、右、上、下4个方向独立控制光源拍摄的眼睛白睛图像，图a是独立控制"左"方向光源（图7-5中S1）照明拍摄的眼睛左视白睛图像，图b是独立控制"右"方向光源（图7-5中S2）照明拍摄的眼睛右视白睛图像，图c是独立控制"上"方向光源（图7-5中S3）照明拍摄的眼睛上视白睛图像，图d是独立控制"下"方向光源（图7-5中S4）照明拍摄的眼睛下视白睛图像。

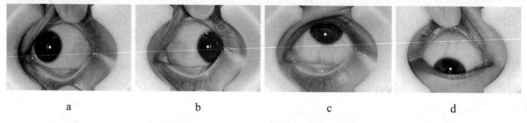

　　　a　　　　　　　　　b　　　　　　　　　c　　　　　　　　　d

图7-6　四个方向眼睛白睛图像

数据管理专用软件包括光源开关、照度、对焦控制与图像采集等功能模块，安装在所述图像显示与存储处理器Processor上，产生指令控制光源沿眼睛观察方向逆光照亮眼球、控制成像镜头自动对焦、控制成像探测器采集白睛图像，还可以对同一受试者的历史图像进行对比。目诊仪软硬件系统拓扑图见图7-7。

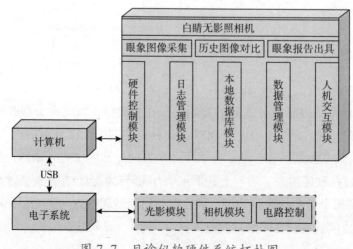

图7-7　目诊仪软硬件系统拓扑图

电子系统由电路控制、相机模块、光源模块及 LED（发光二极管）指示模块等部分组成。电子系统通过串口与计算机相连，可以接收应用软件的指令，实现系统集成微控制器对左、右、上、下 4 个方向光源的控制；同时，还通过 USB 接口将相机与计算机相连，实现应用分析软件对相机的控制，完成对焦控制、白睛拍照、图像采集及数据传输等任务。电子系统还实现了相机和光源供电、系统状态指示等功能。

（三）主要性能、参数

基于白睛无影成像原理，可用于受试者待测眼睛的白睛区域的宽视场、高清晰、无阴影成像。

1. 图像质量　成像视场大小（44±3）mm×（33±3）mm，系统的光学成像分辨率 ≥ 40lp/mm；系统的光学灰度线性度值 $R^2 ≥ 0.95$，系统对白色、绿色、红色和蓝色的光学灰度的重复性 CV ≤ 10%。系统的 4 个灯依次单独打开，对白色、绿色、红色和蓝色的光学灰度的最大变异系数 CV ≤ 10%。开机预热稳定后，2 ～ 4h 内系统对白色、绿色、红色和蓝色的光学灰度的相对极差 ≤ 10%。

2. 光源性能　单独打开左、右、上、下 4 个方向的 LED 光源，光源照度为 115±5Lux、光源色温为 5400±300K，光源显色指数为 Ra ≥ 95、R9 ≥ 90。

3. 软件功能　目诊仪的系统软件在运行过程中，通过软件操作的功能包括拍照、光源打开 / 关闭、成像面位置校准、图像采集与快速浏览、眼象查询等。

（四）相关技术成果

目前，目诊仪已获医疗器械注册证（川械注准 20182160164）。已获授权专利 3 项：基于白睛无影成像的人体健康状况在体分析系统（ZL201510904265.9，发明专利）、一种真彩色眼象图白睛区域的完整提取方法（ZL201710204770.1，发明专利）、眼象成像仪（健康）（ZL201630058969.4，外观设计专利）。已获软件著作权 4 项：眼象健康成像仪糖尿病软件系统、眼象健康成像仪客户端软件系统、眼象健康成像仪应用软件系统、健康信息录入统计系统。

三、目诊仪的安装和操作

（一）硬件、软件安装

1. 设备安装　从包装箱中取出设备，将其放置配套的升降桌上，注意要轻拿轻放。

（1）用 USB 线（图 7-8）连接目诊仪和电脑主机，其中平头 USB 端连接电脑主机，旋拧快速卡口端连接至目诊仪 USB 口。

（2）用 USB 转串口线（图 7-9）连接目诊仪和电脑主机，其中 USB 端连接电脑主机，串口端连接目诊仪串口。

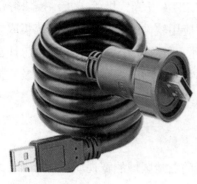
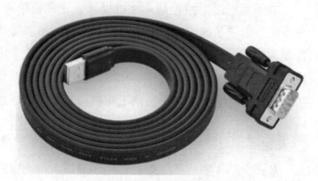

图 7-8　USB 线　　　　　　　图 7-9　USB 转串口线

（3）将电源线连接到目诊仪后背板的电源插座上。

2. 软件安装　目诊仪软件系统配套软件以光盘形式提供，可由用户自行安装或联系咨询售后人员进行安装。

（1）启动计算机系统或计算机工作站，用 Administrator 管理员用户登录。

（2）将所提供的目诊仪 CD 软件安装光盘插入计算机的光盘驱动器。

（3）浏览光盘目录，首次安装软件时，需要优先安装软件系统环境。找到"MyEyeD-10 SysDepx.x.x.xExSetup 64bit"安装文件（x.x.x.x 代表软件版本号，由数字组成，具体以实际为准），双击该文件进入安装向导，并依据提示逐个进行安装。

（4）浏览光盘目录，安装应用软件，找到"MyEyeD-10 x.x.x.xExSetup 64bit"安装文件（x.x.x.x 代表软件版本号，由数字组成，具体以实际为准），双击该文件进入安装向导，并依据提示逐个进行安装。应用软件安装完成，点击【结束】，安装程序在桌面生成名为 MyEyeD-10 的快捷方式，即安装完成。

备注：软件功能主要包括：①拍照、报告生成或查询功能切换；②光源打开 / 关闭；③成像面位置校准；④图像采集与快速浏览；⑤出具报告；⑥眼象查询。

3. 目诊仪使用的环境要求

（1）使用场景：室内，海拔高度在 2000 米以下。

（2）温度：15 ～ 30℃。

（3）湿度：相对湿度 20% ～ 70%。

（4）电源电压：220V 交流电（波动不应超过标称电压 ±10%），频率 50Hz。

（5）功率：110VA。

（二）操作要点

目诊仪完整的操作流程主要包括眼象采集（拍照）、眼象分析（特征提取）、生成报告等，全程无创无痛，用时 1 ～ 3 分钟 / 人次。

第 1 步：启动目诊仪应用软件 MyEyeD-10.exe，进入软件界面（图 7-10），点击【拍照】。

第 2 步：录入受试者信息点击【手动】模式，在信息核对页面点击【增加】（图

7-11），进入图像采集界面。

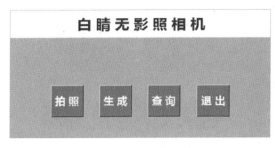
图 7-10 应用软件初始界面图

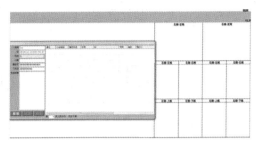
图 7-11 受试者基本信息界面

第 3 步：软件操作人员需提示受试者眼睛轻轻贴紧仪器脸谱、眼睛平直、正视前方、眼睛尽量睁开，准备开始进行拍摄采集眼象图。

第 4 步：采集眼象。软件操作人员按照左眼正视、左眼左视、左眼右视、左眼上视、左眼下视、右眼正视、右眼左视、右眼右视、右眼上视、右眼下视的顺序采集受试者共 10 张眼象图像。鼠标放在对应的眼象显示区域，左键单击自动对焦，双击即可完成拍照。图像采集界面见图 7-12。采集正视和左视图像时，鼠标左键单击软件【左光源】按钮开启左光源；采集右视图像时，鼠标左键单击【右光源】按钮开启右光源；采集上视图像时，鼠标左键单击【上光源】按钮开启上光源；采集下视图像时，鼠标左键单击【下光源】按钮开启下光源。

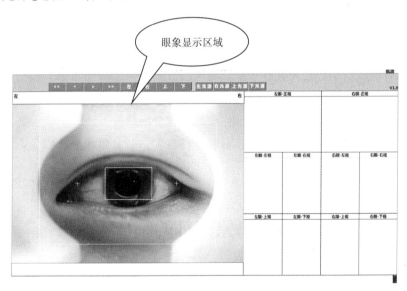
图 7-12 图像采集界面图

第 5 步：浏览眼象（图 7-13）。鼠标右键单击缩略图，可显示放大图像覆盖相机实时画面，或者鼠标右键单击放大图像恢复相机实时采集画面。

第 6 步：图片选择。在浏览眼象时，如果有不符合采集要求的图片，需删除重新采集眼象图片。

第 7 步：报告预览。眼象采集完毕后，单击【报告预览】按钮可进行报告预览。

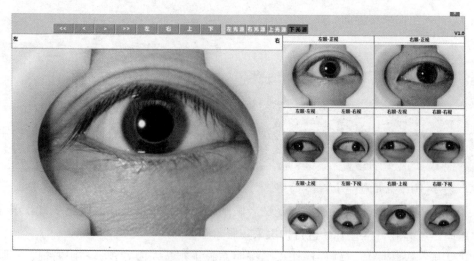

图 7-13　浏览眼象界面

第 8 步：报告更新。眼象采集报告预览确认完毕后，单击【报告更新】按钮出具眼象报告。单击【报告打印】可打印纸质报告。

（三）注意事项

1. 本产品操作需经专业培训。

2. 受试者的年龄范围：≥ 18 周岁的成年人。

3. 使用前，需将配套使用产品医用隔离垫套在目诊仪的定位脸谱上，每位受试者用完后需将其按医疗垃圾处理。

4. 受试者的眼睛须轻轻贴在脸谱上，勿撞击脸谱，以防撞伤眼睛。

5. 受试者在目诊仪进行眼象采集时不能佩戴眼镜（包括隐形眼镜）。

6. 在眼象采集过程中受试者需保证白睛部分充分暴露。

7. 需专机专用，计算机只运行目诊分析软件，勿进行其他操作，以免影响软件的正常运行。

第三节　眼象特征的临床意义

一、正常眼象

正常眼象（彩图 7-1）：明亮有神，白睛呈乳白或瓷白色，血脉分布均匀有序，黑白睛界限清晰。

二、常见中医证候与眼象特征

（一）气虚证

【基本概念】气虚是指由于元气不足引起的一系列病理变化及证候。所谓气，是人体最基本的物质，由肾中的精气、脾胃吸收运化水谷之气和肺吸入的清气共同结合而成。气虚，泛指元气、宗气、卫气的虚损，以及气的推动、温煦、防御、固摄和气化功能的减退，从而导致机体的某些功能活动低下或衰退，抗病能力下降等衰弱的现象。

【临床表现】神疲乏力，气短息弱，声低懒言，或面白少华，头晕，自汗，易感冒，活动后诸症加重，舌淡嫩，脉虚弱。各脏腑组织气虚证还有各自的特定表现。

【眼象特征】白睛底色淡白无光泽，血脉细（彩图7-2）。

（二）血虚证

【基本概念】血虚，是指血液亏虚，不能濡养脏腑、经络、组织的虚弱证候。

【临床表现】全身各脏腑经络组织器官都依赖于血的濡养，因而血虚时就会出现全身或局部虚弱的表现。如面色不华，唇舌、爪甲色淡无华，头目眩晕，心悸怔忡，神疲乏力，形体瘦怯，或手足麻木，关节屈伸不利，或两目干涩，视物昏花等，都是血虚的临床表现。

【眼象特征】白睛底色淡白无光泽，血脉少、细、色淡，伴睑结膜色淡（彩图7-3）。

（三）阴虚证

【基本概念】阴虚证是指由于阴液不足，不能制阳，滋润、濡养等作用减退的虚热证候。

【临床表现】低热、手足心热、午后潮热、盗汗、口燥咽干、心烦失眠、头晕耳鸣、舌红少苔，脉细数等。

【眼象特征】白睛底色殷红，血脉细密、色殷红（彩图7-4）。

（四）阳虚证

【基本概念】阳虚，指机体阳气亏损，温养、推动等作用减退的虚寒证候。

【临床表现】畏寒肢冷、面色苍白、大便溏薄、小便清长、舌淡胖、脉沉微无力等。可兼有神疲、乏力、气短等气虚的表现。

【眼象特征】白睛底色青白，血脉细弱、色淡或暗（彩图7-5）。

（五）血热证

【基本概念】血热证是指火热内炽，侵迫血分的实热证候。即血分的热证。

【临床表现】身热夜甚，口渴，面赤，心烦，失眠，躁扰不宁，甚或狂乱、神昏谵语，或见各种出血色深红，或斑疹显露，或为疮痈，舌绛，脉数疾等。

【眼象特征】白睛底色红，血脉增粗增多，走向不规则（彩图7-6）。

（六）湿证

【基本概念】湿证，指感受外界湿邪，或体内水液运化失常而形成湿浊，阻遏气机与清阳的证候。

【临床表现】身体困重、肢体酸痛、腹胀、腹泻、纳呆、苔滑、脉濡等。

【眼象特征】白睛表面附着不规则絮状物，色乳黄如蜡油状（彩图7-7）。

（七）湿热证

【基本概念】湿热证是指湿热蕴结体内，脏腑经络运行受阻，表现为全身湿热的症状。

【临床表现】发热、头身困重、口渴、口苦、渴不欲饮、四肢沉重感、湿疹、舌苔黄腻、滑数脉等。

【眼象特征】湿象＋热象同时出现（彩图7-8）。湿象，白睛表面附着不规则絮状物，色乳黄如蜡油状（湿轻面积小，湿重面积大）；热象，白睛底色发红，血脉增多、增粗、迂曲、色鲜红。

（八）寒湿证

【基本概念】寒湿证，指寒湿之邪外侵，或素体脾阳不振而致水湿内停所引起的一系列症状的概称。多因冒受雨露，或坐卧湿地，或饮食生冷所致。

【临床表现】头身困重，关节疼痛并屈伸不利，无汗，神疲畏寒，或面浮身肿，腰以下尤甚，胃脘疼痛，大便多溏，或下利白多赤少，小便不利，舌淡，苔白润，脉濡弱。常见于胃脘痛、泄泻、霍乱、痢疾、痹病等疾病中。

【眼象特征】寒＋湿的眼象同时出现（彩图7-9）。寒象，白睛青白，血脉细微；湿象，白睛表面附着不规则絮状物，色乳黄如蜡油状。

（九）气滞证

【基本概念】气滞证是指人体某一部分或某一脏腑、经络的气机阻滞，运行不畅的证候。多由情志不舒，邪气内阻，阳气虚弱、温运无力等因素造成。

【临床表现】以胀满、疼痛为主，疼痛性质可见胀痛、窜痛，症状时轻时重，部位不固定，按之一般无形。痛胀常随嗳气、肠鸣、矢气等减轻，或症状随情绪变化而增减。

【**眼象特征**】白睛血脉呈团状聚集（彩图 7-10）。

（十）血瘀证

【**基本概念**】血瘀证是指血液运行不畅，壅滞于体内，或者离经之血不能及时吸收、消散，停滞于体内，引起脏腑功能失调的一种病证。其主要原因有气滞、气虚、寒凝、外伤等因素。

【**临床表现**】身体刺痛，疼痛部位固定不移，痛处拒按，入夜加重。伴有面色黧黑，肌肤甲错，月经不调，口唇青紫，舌质紫暗、有瘀点瘀斑等。

【**眼象特征**】白睛表面有点状 / 片状灰褐色斑块或斑点（彩图 7-11）。

（十一）心火亢盛证

【**基本概念**】心火亢盛证是指心火内炽，扰乱心神，上炎口舌，下移小肠的实热证候。

【**临床表现**】以心烦失眠、口舌生疮甚则糜烂、口渴、便秘、舌尖红等为主要表现；若心火下移小肠，还可见小便黄赤，排尿灼热刺痛，甚或尿血等。

【**眼象特征**】目内眦血脉增粗、迂曲、色鲜红（彩图 7-12）。

（十二）肝郁气滞证

【**基本概念**】肝郁气滞证是指由于肝的疏泄功能异常，而致气机郁滞的证候，又称肝气郁结证，简称肝郁证。

【**临床表现**】情志抑郁，善太息（爱叹气），胸胁少腹胀痛 / 窜痛，或见咽部异物感，或颈部瘿瘤，或见肿块，女性可见乳房胀痛、月经不调、痛经，脉弦。

【**眼象特征**】白睛目外眦血脉呈团状聚集（彩图 7-13）。

（十三）气滞血瘀证

【**基本概念**】气滞血瘀是气滞和血瘀的证候兼并出现的综合证候。

【**临床表现**】身体局部胀闷，走窜疼痛，甚或刺痛，疼痛固定、拒按；或有肿块坚硬，局部青紫肿胀；或有情志抑郁，性急易怒；或有面色紫暗，皮肤青筋暴露；妇女可见经闭或痛经，经色紫暗或夹血块，或乳房胀痛；舌质紫暗或有斑点，脉弦涩等。

【**眼象特征**】气 + 血瘀的眼象同时出现（彩图 7-14）。血瘀象，白睛表面有点状 / 片状灰褐色斑块或斑点；气滞象，白睛血脉呈团状聚集。

（十四）胃肠气滞证

【**基本概念**】胃肠气滞证是由于邪气侵扰，或内脏功能失调等多种原因所致的胃肠气机阻滞不畅的证候。

【临床表现】胃脘、腹部胀满疼痛，走窜不定，痛而欲吐或欲泻，泻而不爽，嗳气，肠鸣，矢气，得嗳气、矢气后痛胀可缓解，或无肠鸣、矢气则胀痛加剧，或大便秘结，苔厚，脉弦。

【眼象特征】白睛下部居中位置血脉增粗、迂曲（彩图 7-15）；血脉色鲜红多见于发作期，色暗红多见潜伏期。

（十五）肝火炽盛证

【基本概念】肝火炽盛证是指火热炽盛，内扰于肝，气火上逆的实热证候。又名肝火上炎证、肝经实火证。

【临床表现】面红目赤，口苦口干，急躁易怒，头目胀痛，耳鸣，甚或突发耳聋，失眠多梦，或胁肋灼痛，吐血、衄血，小便短黄，大便秘结，舌红苔黄，脉弦数。

【眼象特征】白睛底色及睑结膜发红，目外眦血脉增多增粗、迂曲、色鲜红（彩图 7-16）。

三、易发病症与眼象特征

（一）头痛

头痛在临床上根据发病方式不同，常分为：①急性头痛，常见如蛛网膜下腔出血和其他脑血管疾病、脑膜炎或脑炎等；②亚急性头痛，如颞动脉炎、颅内肿瘤等；③慢性头痛，如偏头痛、紧张型头痛、丛集性头痛、药物依赖性头痛等。

【眼象特征】白睛上部居中位置血脉增粗迂曲（彩图 7-17）。血脉色鲜红为新发病，血脉色暗红为陈旧病。如伴有淡黄斑可考虑夹湿，伴有暗斑可考虑夹瘀。

（二）高脂血症

中医学认为高脂血症多与脾虚湿盛、肝脾不调、肝肾亏虚等证相关。血脂水平过高，可直接引起一些严重危害人体健康的疾病，如动脉粥样硬化、冠心病、胰腺炎等。

【眼象特征】白睛表面浮着黄褐色蜡油样物 / 有凸出白睛表面的丘状物（彩图 7-18）。

（三）甲状腺结节、乳腺结节、子宫肌瘤

甲状腺结节、乳腺结节、子宫肌瘤属于西医的不同科室，但从中医学角度说，它们的发生多与情志不遂，肝经瘀滞相关。

【眼象特征】单根血脉从白睛上部居中位置发出，末端带灰褐色点，多见甲状腺或乳腺结节（彩图 7-19 左图）；单根血脉从白睛下部居中位置发出，末端带灰褐色点，多

见子宫肌瘤（彩图7-19右图）。血脉长度越靠近黑睛，代表病程越长。

第四节　目诊仪的应用

博奥生物凭借强大的生物工程转化平台（生物芯片北京国家工程研究中心），利用中医目诊实践和西医球结膜微循环理论，完成了涵盖150种常见疾病和50多种常见中医证候眼象数据库。通过无影成像技术拍照记录眼象特征，运用人工智能（AI）技术算法和深度学习、机器学习功能，对眼象信息进行特征提取、智能分析、综合评估，出具中医证候和易发疾病报告，并从饮食、起居、运动、情志、针灸、药浴、体检等方面给出个性化的健康管理方案，实现了中医目诊的客观化、智能化，突破了传统中医人工经验的依赖，为中西医科研、中医临床、治未病及健康管理工作者提供了新型、经济、无创的筛查技术手段，有效促进了中医学向标准化、客观化、智能化的方向发展。

一、辅助科研

科学研究是一种探索未知，创造新知识和新技术的活动。目诊仪眼象采集分析系统具备深度学习能力，通过目诊仪连续检测记录存储眼象数据，可探索眼象特征－中医证候－病症之间的关联性，构建基于AI技术的疾病－证候－眼象特征的诊断模型。目前，"眼象与各病症关系"的科研已全面展开，比如代谢病与眼象特征关系的研究、急腹症与眼象特征关系的研究、骨质疏松与眼象特征关系的研究等，相信不久之后会形成"眼象与各疾病、证候之间关系"的临床科研验证，进而成果转化，为临床诊疗提供更多的客观依据和评价指标。

由博奥生物集团有限公司暨生物芯片北京国家工程研究中心联合清华大学、北京大学第三医院开展了基于AI的眼象辅助多囊卵巢综合征（PCOS）诊断研究。对1357例入组PCOS患者的眼象进行自动辨证分型（图7-14），发现排名前5位的中医证候中，阳虚证262人，占总人数19%；气郁证200人，占15%；血虚证182人，占14%；瘀阻胞宫100人，占7%；气虚两虚证92人，占7%；其他证候肾阳虚、肾气虚、心血虚等521人，占38%。这与古代医家认知的不孕病机基本吻合。

该研究使用721例样本（其中PCOS患者388例）的眼表图像，构建了基于Vgg16、Vgg19、InceptionV3和Resnet18等深度神经网络的眼表图像辅助PCOS诊断模型，其中受试者工作特征曲线下面积（AUROC）最高为0.979（图7-15）。[9]

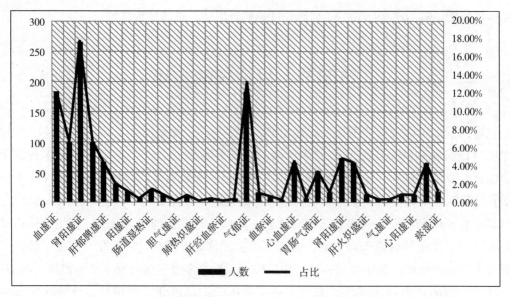

图 7-14　依据 1357 例 PCOS 患者眼象进行辨证的中医证候分布情况

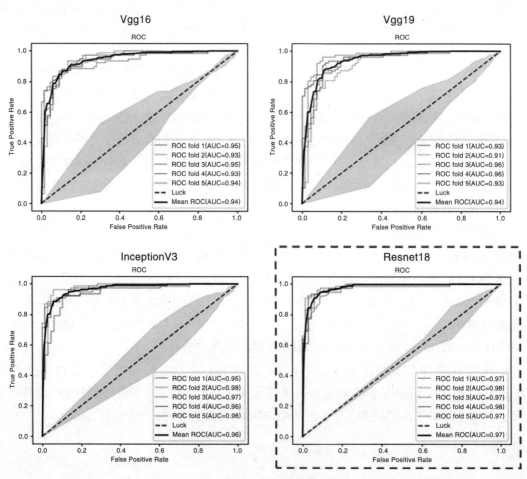

图 7-15　基于深度学习的眼表图像辅助多囊卵巢综合征诊断模型性能

由博奥生物集团有限公司暨生物芯片北京国家工程研究中心联合清华大学、广东药科大学、内蒙古国际蒙医医院、四川大学华西医院等 18 家研究机构开展了基于 AI 的眼象辅助糖尿病风险评估和诊断研究。[10] 该研究使用目诊仪从中国 13 个地区采集了 7.97 万人的 50.8 万张眼表图像，构建的基于深度学习的眼表图像辅助 2 型糖尿病风险评估和诊断模型 OcularSurfaceNet 在包括 1.25 万例样本的独立多中心验证下，该模型用于识别 2 型糖尿病风险的受试者工作特征曲线下面积（AUROC）95%CI 为 0.89 ~ 0.92（图 7-16a），用于诊断 2 型糖尿病的 AUROC 95%CI 为 0.70 ~ 0.82（图 7-16b）。

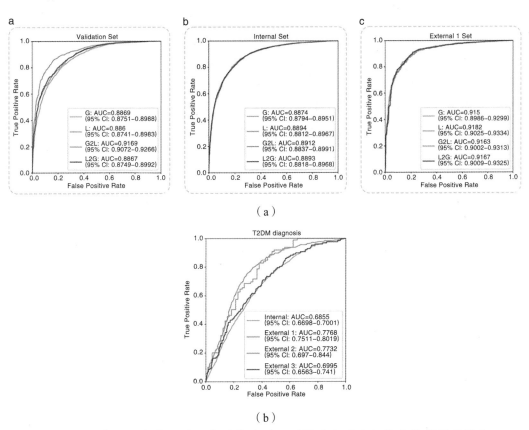

图 7-16　基于深度学习的眼表图像辅助 2 型糖尿病风险评估和诊断模型性能

针对 2 型糖尿病风险评估和诊断深度神经网络 OcularSurfaceNet 进行了可视化分析，初步阐明了在 2 型糖尿病检测中的诊断机制。Grad-CAM 图表明，2 型糖尿病检测模型主要集中在虹膜周围区域和巩膜下部区域的深色斑块特征（图 7-17a）。对于总共 139278 张图像（分别来自 2 型糖尿病和非 2 型糖尿病被试者的 32351 张和 106927 张），根据虹膜中心定向的笛卡尔坐标进行了遮挡测试。ΔMCC 图表明，眼表图像的虹膜周围区域和巩膜下区域有助于 2 型糖尿病检测（图 7-17b）。

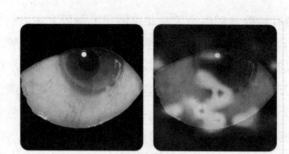

（a）

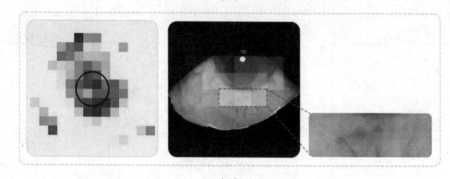

（b）

图 7-17　2 型糖尿病相关眼表重要区域和特征

目诊仪及其分析系统将会成为中医诊疗标准化工具。

二、治未病科/健康管理辅助工具

中医目诊理论认为，很多疾病早期就会在白睛上有相应的特征反映出现。目诊仪利用强大的图像识别人工智能技术，能精准获取取到疾病早期异常变化，动态分析人体脏腑气血的健康状态，给出"中医证候和易发病症"，可以使健康管理师详细掌握受检者的身体状况和潜在疾病风险，为受检者制定个性化的健康管理方案。并且仪器耗材少、检测速度快（眼象采集仅需 1 分钟/人次）、无创、易学好操作，是新型体检设备中的"综合健康检测、健康评估工具"。

三、赋能基层医疗

基层医疗机构数量庞大，又承载着基层民众健康的希望，但从业人员专业能力偏弱，高水平中医人才匮乏，且辅助医师辨证、诊断的设备少。目诊仪借助多学科理论最新进展，利用数据分析与挖掘、数字图像处理等信息技术领域的前沿技术，构建了中医目诊数字化智能化系统，能为社区卫生服务中心、乡镇医院、中医馆、诊所这些基层医疗机构医学工作者赋能。具体帮助如下：

1. 辅助医师慢病管理　通过目诊仪分析系统依据眼象特征，自动评估得出常见慢病风险，并能提供有针对性的慢病管理生活方案。

2. 降低医师因主观评估引起的漏诊 / 误诊　传统中医医生通过望、闻、闻、切主观收集患者信息来评估诊断，容易因主观偏性而漏诊 / 误诊。目诊仪的标准化、客观化，可辅助医师间接降低主观判断引起的漏诊 / 误诊风险。

相信随着目诊临床科研验证的不断积累，眼象数据库的不断扩充，再加上智能目诊仪的自身优势，未来目诊仪及其分析系统有望成为中医诊疗标准化工具。

参考文献

［1］王明杰.陈达夫眼科学术思想和经验介绍［J］.中医杂志，1982（5）：11-14.

［2］田维柱.彭静山对"观眼识病"的研究［J］.中国医药学报，1994（1）：36-38.

［3］提桂香，邱萍.王今觉望目辨证学术思想探讨［J］.中国中医基础医学杂志，200（1）：72-73.

［4］王础桓.阿尔茨海默病目络特征及中医证候关联性研究［D］.北京：北京中医药大学，2020.

［5］郑德良.望眼知健康［M］.沈阳：辽宁科学技术出版社，2008.

［6］李珪，容小翔.实用壮医目诊［M］.南宁：广西民族出版社，2013.

［7］程修平.中风病气虚血瘀证的白睛络脉特征及观眼识证智能诊断模型构建［D］.沈阳：辽宁中医药大学，2020.

［8］杨紫阳，卢丙辰.中医眼科的全息观［J］.中医临床研究，2017，9（6）：5-7.

［9］Lv W, Song Y, Fu R, et al. Deep learning algorithm for automated detection of polycystic ovary syndrome using scleral images. Front Endocrinol. 2022 Jan 27;12:789878.

［10］Zhang Z, Wang H, Chen L, et al. Noninvasive and affordable type 2 diabetes screening by deep learning-based risk assessment and detection using ophthalmic images inspired by traditional Chinese medicine. Med-X. 2023 July 11;1:2.

第八章　压力型脉诊仪

脉诊是中医四诊之一，在中医辨证论治体系中具有不可替代的作用。寸口脉可候全身五脏六腑和精气血津液的变化，为中医诊疗之特色。但是中医脉诊具有一定的主观性，要准确掌握和运用有着相当的难度。而压力型脉诊仪则是通过传感器模拟手指的感觉来分析脉搏的"位、数、形、势"四类特征，借以判断脏腑的功能状态，从而实现无创诊断的设备，其利用现代技术对传统脉诊进行了数字化和智能化的升级，通过检测和分析患者的脉搏压力数据，来推断患者的脉象变化及其对应的病证，从而实现对患者的快速诊断。当前，压力型脉诊仪因具有简便、快捷、无创、能够综合反应整体功能状态等优点，在中医脉诊客观化、规范化方面发挥着重要作用。

第一节　压力型脉诊仪理论概述

运用现代各种测试技术和方法，将手指感知的各种脉象描记下来进行分析是脉诊研究的一个重要方面。近年来国内外对桡动脉脉搏波的研究方法，大多是把适当的传感器置于被测部位，将脉搏的搏动转换成电信号，再输入放大电路，将微弱的生理病理信号用记录仪记录，或用计算机处理，再对脉搏波进行分析诊断（图 8-1）。中医学、西医学、数理、生物、工程学等多学科学者运用各种技术和方法，研制出多种性能各异的脉象仪（脉诊仪），有 MX-3C 型、MX-811 型、ZM-Ⅲ型、MXY-1 型，以及 BYS-14

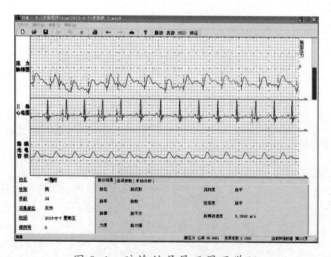

图 8-1　脉诊信号展示界面举隅

型四导脉象仪、MTYA 型脉图仪、YGJ 医管家多功能辨证仪（整合脉象仪的功能）等。其区别主要在于传感器及脉象识别技术，有多种固态和液态的传感器，如铍青铜悬臂梁式传感器、液态汞式传感器、硅杯式传感器、差动变压式传感器等。其中压力传感器是中医脉诊客观化经常使用的探测手段，同时也是最符合中医师诊脉习惯的重要诊脉方式。

中医师用手指进行"举按寻"等活动，一方面探测患者的脉搏，另一方面也是使用医生手指的力量使患者寸口桡动脉进行强迫运动，通过改变桡动脉的运动，探测运动中桡动脉的变化，从而获取更多的信息。使用压力传感器正是模拟这一行为，对获取的压力脉图进行研究，根据脉波与所加压力变化做出曲线，得出最合适的取法压力。通过判断在不同压力下的脉图，可以得出脉象的部分属性，所以压力传感器是中医脉诊客观化中必不可少的一部分。但大量的实验研究提示，用压力脉波作为研究手段也有一定的局限性，不能全面反映脉象的丰富信息，所以在现有的基础上要进一步配合多种脉象波形分析技术，通过多信息、多角度进行脉象研究很有必要。将时域、频域分析和模糊数学应用于脉象波形特征的界定上，可以进一步提高识别脉象的种类及可分析性。此外，借助于其他测试技术，比如先进的彩色多普勒超声显像方法等多种测试技术、计算机图像处理功能等，既可促进脉象客观化的研究，也可为实现脉诊自动化创造条件，但也存在成本较高、耗时较长的问题。

迄今为止，市面上各种脉象仪所描记的脉图虽然还不能完全展现医生诊脉时的手指感觉，但是对于脉象的分类、定性和定量分析提供了必要的条件。目前国内各地所采用的脉象描记器，其性能和型号虽然不同，但测绘出来的某些常见脉象，如实脉、滑脉等脉图形态非常相似，进一步说明应用现代检测技术和方法，对脉象进行定性定量的研究，具有科学性和现实性。

第二节　现代压力型脉诊仪

一、典型压力脉图指标特征

不同的脉，会显示不同的压力脉图。典型脉图介绍如下：

（一）洪脉

1. 洪脉手诊指感　体宽大，充实有力，状若波涛汹涌，来盛去衰。

2. 洪脉脉图特征　最佳取脉压力为150g，主波高耸而细，升支降支斜率大，脉动周期短（快），重搏前波出现迟，与重搏波融合为宽大的重搏波，降中峡极低（图8-2）。

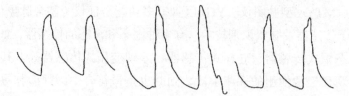

图 8-2　洪脉压力图

（二）细脉

1.细脉手诊指感　脉细如线，但应指明显。

2.细脉脉图特征　升支上升缓慢，B 波低而宽，D 波十分显著；降支下降速度也缓慢，但 D 波后的下降速度显著大于 D 波前的；E 谷相对高度（HE/HB）较高，接近于 B 波高的一半；F 波的波峰常低于或接近 E 谷的水平，故多不明显。也同弦脉一样，因 D 波的大小程度不同，而使脉图出现几种不同形态（图 8-3）。

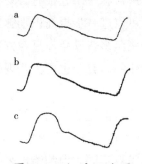

图 8-3　细脉压力图

（三）涩脉

1.涩脉手诊指感　脉细而迟，往来艰涩不畅，如轻刀刮竹，与滑脉相反。

2.涩脉脉图特征　脉波曲线的幅度低平，上升和下降的速度都很缓慢，并可出现顿挫；B 波与 D 波常融合为一，E 谷（降中峡）的相对位置很高，F 波不明显（图 8-4）。

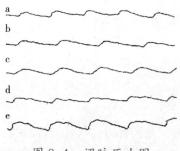

图 8-4　涩脉压力图

（四）实脉

1.实脉手诊指感　三部脉举按均有力。

2. 实脉脉图特征　实脉的取法 – 波高曲线的特点是：曲线较平坦，无论轻取或重按，主波高都较高。即不论在浮、中或沉取时，主波都很高；而且取法越强，主波也越高（图 8-5）。

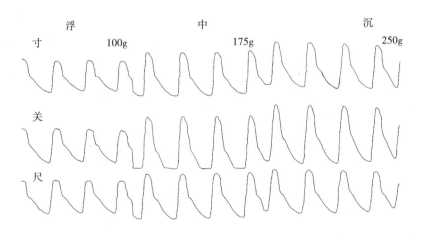

图 8-5　实脉压力图

（五）滑脉

1. 滑脉手诊指感　往来流利，如珠走盘，应指圆滑。

2. 滑脉脉图特征　升支陡峭，B 波高而窄，D 波常微小而不明显，甚至缺如；降支在 B 波后下降迅速，而在 D 波后转缓；E 谷的相对高度（HE/HB）较低，约相当于 B 波高的 1/4；F 波非常显著。其形态可因 D 波的有或无而有两种不同（图 8-6）。

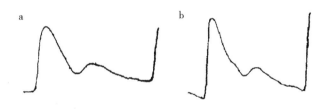

图 8-6　滑脉压力图

（六）弦脉

1. 弦脉手诊指感　端直以长，如按琴弦，脉势较强而硬。

2. 弦脉脉图特征　升支陡峭，B 波（主波）高且宽；D 波（潮波）十分明显；降支在 D 波前下降缓慢，在 D 波后下降迅速；E 波（降中峡）的相对高度（HE/HB）较高，约相当于 B 波高度的一半；F 波（降中波）明显可见，F 点一般稍高于 E 点；E 谷后的降支坡度较缓。由于 D 波的大小程度不同，使脉图出现 4 种不同的形态：①D 波显著，但低于 B 波；②D 波几乎与 B 波同高；③D 波高与 B 波同高；④D 波与 B 波融合（图 8-7）。

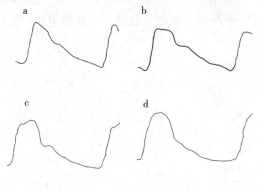

图 8-7　弦脉压力图

二、压力型脉诊仪示范应用及特点

（一）便携式四诊合参辅助诊疗仪

【来源】北京中医药大学生物医学工程牛欣团队（https：//www.bucm.edu.cn/
xxxw/2476.htm）。

【概述】北京中医药大学牛欣团队开发出多款中医诊疗装置，包括基于 iOS 系统
的四诊合参辅助诊疗仪（图 8-8）、低频负压循经脏腑调理仪、可远程复现的四诊合
参之心动脉应脉诊训练仪、指感施压寸关尺三部脉诊信息采集装置等。解决了低频
负压的干预调理方案及相关装置的调理实现。其间完成了四诊合参辅助诊疗仪的二
次 sFDA 注册。突破了负压叠加与调理效果动态反馈等技术瓶颈。创新团队前期在
"十五""十一五"国家科技支撑计划的支持下研发出可出处方的便携式四诊合参辅助诊
疗设备。在国家项目资助下，形成了具有四诊合参、方药及证候等数据库功能的四诊合
参辅助诊疗系统，参与多项课题的"四诊"信息采集工作，为中医"四诊"的标准化作
出了一定的贡献。

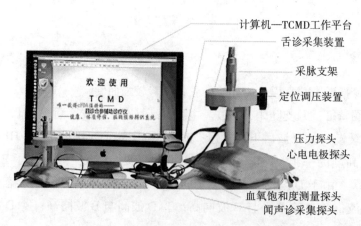

图 8-8　便携式四诊合参辅助诊疗仪

【功能特点】解决了脉诊信息的"位、数、形、势"属性分析与仿生复现策略，四诊信息的远程复现与同步分析，四诊合参的核心数据库设计及软件优化等关键技术。其功能特点包括：①中医四诊信息的数字化采集与量化合参；②唯一可以处方用药的合参辨识系统；③兼容 Windows、iOS 等系统；④基于四诊信息数字化诊疗技术的可扩展的数据集成与融合方案。

【应用领域】便携式四诊合参辅助诊疗仪创新团队前期在"十五""十一五"国家科技支撑计划的支持下，研发出便携式四诊合参辅助诊疗设备。可配套支撑中医知识数据库，可推荐处方，支持 Windows、iOS 等系统，已获得二次 sFDA 审批注册（YZB/晋 0019-2014）。在南京用于抑郁症患者检测；在上海长海医院诊断、测试临床各期肝癌患者；北京中医药大学东方医院用于测试、记录患有消渴、痛证等患者的四诊信息，并提供数字化、量化的解决方案。在北京中医药大学用于测试在校大学生 300 余名四诊合参信息，并为在校健康、亚健康人群进行分类、分级，以及量化评估；此外，通过四诊信息采集，建立健康人群的分类辨识、亚健康人群的分型与量化评估调理工作。国家中医药管理局推荐为"四个一批"工程中的"推广一批"，提高了健康与疾病的辨识能力，使得许多初期特征不明显的疾病能够得到早期预测或及时诊断。"四诊合参辅助诊疗仪"受科技部邀请参加"十一五"国家重大科技成就巡回展、地坛"中医药文化节"、中国（北京）国际服务贸易交易会。

（二）DS01-C 脉象诊测信息采集系统

【来源】上海中医药大学联合上海道生医疗科技有限公司。

【概述】DS01-C 脉象诊测信息采集系统（图 8-9）脉图的识别及脉象医理的研究由费兆馥教授担任学术顾问；脉象判读的思路与方法参考了首届国医大师张镜人等多位上海名老中医的切脉经验，并沿用上海中医药大学 30 多年来采集的临床样本数据库。经过广泛的临床科研及实验教学验证，该产品具有安全性、一致性和可重复性等，与临床专家判读结果的吻合度较高，可应用于中医临床科研与教学，辅助中医临床辨证。该产品已在全国 3000 多家医疗机构、科研教学机构和健康体检及预防保健机构广泛使用，可以满足使用者的应用需求。

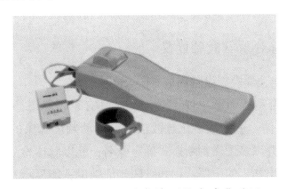

图 8-9 DS01-C 脉象诊测信息采集系统

【功能特点】该设备在脉象数据采集的核心部件——压力传感器及脉象仪的结构外观方面均进行了全面的改进与提升。其功能特点包括：①压力传感器摆脱以往手工制作的传统加工模式，由世界 500 强公司加工制作，一致性和可重复性均可保证。②在脉象的定位上，设置定位框，解决了以往目测定位的不足。③加压方式上，采用自动加压的方式，加压的准确性更高，摆脱了以往手动加压误差较大的弊端。④在脉象仪的核心技术参数——传感器的灵敏度、时间常数、温度补偿等方面均进行了全面提升。⑤在脉象识别上，可识别临床常见的 16 种单脉及百余种相兼脉。⑥在软件分析算法上，采用时域分析法，分析脉波波幅的高度和脉动时相的关系，对脉图的分析综合采用一级微分和二级微分相结合的拐点识别方法，采用相似脉图匹配的方法，对脉象综合分析。

【应用领域】数字化脉诊标准研究、中医重点专科专病、名老中医传承、治未病干预等临床科研，以及中国航天员中心参与的中国 – 欧盟多国 Mars500 项目"长期密闭状态下的中医辨证研究"、中医诊断实验教学领域等。

（三）太一科技智能脉诊仪

【来源】美国硅谷高科技中心。

【概述】太一科技智能脉诊仪是美国硅谷高科技中心的太一科技发布的一款智能脉诊仪。其外观类似于测量血压的血压仪，采用人体仿生学结构，在与人体接触的诊断部位加入中医使用的诊脉按压技术。

【功能特点】其内部搭载 120 个微型传感器，升级后更有 300 个微型传感器。人体细微的脉搏变化，都能通过这款机器完整显现。脉诊仪模拟脉诊部分由寸关尺三部、每部不少于 40 个测量点、每个测量点间距不大于 1mm 的微型多点压力测量系统构成，为保证结果精准，每秒将进行不少于 50 次数据扫描测量。

此款脉诊仪以中医《伤寒论》为基础，结合中医脉象识别算法等一系列 AI 算法，利用微压力阵列传感技术，对人体可触摸到的动脉搏动进行了严格细致的采集，尽可能真实地还原了中医的搭脉过程，可将脉诊准确率控制在 80% 以上。

【应用领域】该设备可为用户和医生提供一份完整的 3D 脉象报告。这份报告包含人体脉象波形、健康评分等内容。根据这份脉象报告，用户可进行自我健康管理。另外，医生也可针对患者的脉象情况，找出对应的病因和病证，为其配药。

（四）ZM-300 综合型智能脉诊仪

【来源】上海知能医学模型设备制造有限公司。

【功能特点】综合型智能脉象仪（图 8-10）具有系列脉图检测、40 秒脉图检测功能，能实时显示、存储、重读数字化脉波信号，自动判读脉象的"位、数、形、势"，识别脉图特征参数，并以多逻辑判断模式确定脉名；能以脉诊检测为线索，经人机对话询问患者的症状，作出初步的中医八纲和脏腑辨证结论；能显示和打印系列脉图、最佳脉图及其特征参数、取脉压力 – 脉幅趋势图、40 秒脉波趋势图等组成的脉图检测报告，以及根据脉象提示的动脉系统张力、阻力、生理年龄、自律神经平衡状态和辨证结论等组成的临床辅助诊断报告。

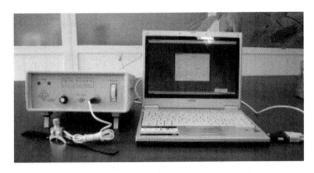

图 8-10　ZM-300 综合型智能脉诊仪

【应用领域】广泛用于中医临床教学、科研、病情监护；中药、针灸、气功康复保健措施的疗效评估等，为中医教学、临床、科研提供可靠的客观指示。本仪器在计算机网络远程诊断和远程教学方面也有良好的应用前景。

三、现阶段国际国内同类技术或产品的比较

现阶段国际国内压力型脉诊仪技术或产品比较参见表 8-1。

表 8-1　脉诊采集设备举隅的比较

脉象采集设备	公司	特色	应用
四诊合参辅助诊疗仪	北京中医药大学＋中易维象	脉诊：混搭动态 ECG、SaO_2，获取脉诊位数形势属性及 PWV、血管顺应性等多维信息； 望诊：舌（自补偿，无需定光源）； 闻诊：语音（频域分析）； 问诊：全部已初步量化的主、客观问诊信息	数字化、图形可视化的四诊合参诊疗报告；依据合参实现对典型症状量化的处方用药；亚健康状态干预建议。sFDA 注册，两次获批
DS01-C脉象诊测信息采集系统	上海道生医疗科技有限公司	传感器灵敏、智能、耐用； 丰富的脉象图谱及参数； 融合现代科技成果及众多中医专家的临床经验，实现脉象信息数字化采集与智能化分析	中医治未病服务、基层医疗中医预防保健服务、中医体检、中医诊断实验教学、中医药科研课题、中医药信息化建设、中医健康产业等领域
太一科技智能脉诊仪	美国硅谷高科技中心	脉诊仪模拟脉诊部分由寸关尺三部、每部不少于 40 个测量点、每个测量点间距不大于 1mm 的微型多点压力测量系统构成，为保证结果精准，每秒将进行不少于 50 次数据扫描测量； 微压力阵列传感技术	尽可能真实地还原了中医的搭脉过程，可将脉诊准确率控制在 80% 以上

续表

脉象采集设备	公司	特色	应用
ZM-300综合型智能脉诊仪	上海知能医学模型设备制造有限公司	系列脉图检测，能实时显示、存储、重读数字化脉波信号，自动识别脉图特征、确定脉名；做出初步的中医结论；能显示和打印系列脉图检测报告，以及根据脉象提示的临床辅助诊断报告	为教学、临床、科研提供客观指标，除了用于中医临床疗效评估等，还可在网络远程诊断和远程教学方面应用

目前脉诊相关的研究依然有许多。杨国玉研制出智能脉诊系统[1]，可实现脉诊的智能诊断分析；吕昊[2]解决了脉象信号远程传输过程中的脉象复放问题。随着网络通信、传输等技术的发展，在远程脉诊、脉诊穿戴设备、智能手机无线脉诊检测等方面都有所进展。其中，可穿戴设备具有可移动性、可连续性、操作简单等特点，通过内嵌蓝牙与手机连接，经由智能手机实现信息传输，从而达到远程脉诊的目的，因而在医疗领域具有巨大潜力。吴晓慧[3]通过运用脉诊手环观测女大学生的脉象。目前脉诊穿戴设备在采集数据方面还未形成标准，存有差异及数据准确性等问题，需进一步完善。

第三节　压力型脉诊仪的应用、存在的问题与展望

一、压力型脉诊仪的临床应用

（一）辨疾病

1. 恶性肿瘤　徐刚等[4]运用三探头中医脉诊信息系统，根据中医脉诊的基本要求，采集了 90 例恶性肿瘤患者、30 例非恶性肿瘤患者及 30 例正常人群，进行双手寸、关、尺脉象的客观动态脉象图采集，运用独诊法和辨证法进行脉象信息分析，并应用 SPSS 软件进行卡方检验。结果显示恶性肿瘤组脉象与非恶性肿瘤组、正常人群组比较，有明显差异。

2. 高血压病　李甜等[5]使用天津中医药大学与天津大学联合研发，天津天中依脉科技开发有限公司生产的 YM-Ⅲ型脉诊仪，采集了 142 例原发性高血压患者的脉象图，并同步采集静脉血，进行血流变指标测试。之后用 SPSS18.0 软件进行统计学分析，用 Spearman 等级相关分析讨论各相关因素关系。结果显示，高血压患者以弦脉为主。血流变各指标与高血压脉象图参数有相关性，可认为血流变是影响高血压脉图形成与变化的重要相关因素。脉象图可以作为高血压疾病中医辨证的依据。

（二）健康管理与体质辨别

有研究者根据双弹性腔模型和弹性管模型，创立了桡动脉血管的电路模型，分析寸、关、尺三部脉象之间的关系，阐述了中医脉诊手法的合理性。通过测量 300 名健康大学生身高、全臂长长度及寸、关、尺三部长度，分析三者之间的关系。结果发现寸口脉寸、关、尺三部的长度和身高、全臂长呈正相关，寸、关、尺三部的长度范围在（2.77±0.63）cm。研究结果为实现寸、关、尺三部脉象传感器的自动定位功能提供了理论支撑。

张绍良等[6] 探讨了三部脉图特征参数之间的差异。其采用自主设计研发的 PDS-1 型三部脉诊仪，对 51 名健康大学生双手的寸口三部同时施以浮、中、沉 3 种压力，获得三部脉图，并采用 SPSS15.0 软件进行统计学分析，采用多因素方差分析统计方法对数据进行分析。结果显示：左右手、取脉位置和取脉压力均对脉图有影响，三部脉图参数之间存在差异。姜智浩等[7] 选取 144 名健康人受试者，采用 YM-Ⅲ型脉诊仪，采集了不同体质量、性别、血压及身高等受试者的脉图变异特点，采用 SPSS18.0 进行 Pearson 相关分析，结果发现体质量、性别、血压及身高等都与脉图参数之间有一定的相关性和对应的影响趋势，并为脉诊客观化标准的建立提供依据。

二、压力型脉诊仪客观化发展存在的问题

（一）理论方面的问题

对于脉诊的起源可以首推《内经》和《难经》，二者为脉学起源与发展过程中最具有指导意义的经典著作。更具体来讲，《内经》是脉诊的奠基之作；《难经》对脉诊进一步发挥，首创"独取寸口"诊脉法。而张仲景《伤寒论》继承、发扬了《内经》和《难经》，是临床运用脉诊的典范。研发应面向临床，只有经得起临床检验的脉象仪，才会在临床中不断成熟，不断得到完善。同时，要增加脉诊仪的临床使用，让脉诊仪融入真实的中医诊疗过程中，提升临床医生对它的了解，在使用中发现问题，并针对问题进行改良和完善。

（二）实践方面的问题

1. 仪器设备方面　单属性压力传感器采集的物理压力量需要进一步扩增。一种可行的解决方案便是利用阵列传感器采集脉搏信息，利用不同触点感受到的压力信息，通过计算机实现图像重构，可以提取出最有价值的信息，用于进一步分析。

2. 脉象标准化方面　脉象的标准化尚存在不足。首先，脉象细分可达 20 种以上，常见的有浮脉、沉脉、迟脉、数脉、虚脉等，由于判断脉象的模糊性，为之后脉诊仪标准的制定造成了一定的困难。其次，脉诊仪在脉象分析时缺乏统一的量化标准[8]，脉

诊仪研究的结论也受到部分中医研究者的质疑，其原因在于脉象的表现往往区别并不是特别大，尤其是"平脉"，其脉象的区别差异较小。同时，目前对脉象的科学诠释还存在一定的空白。

3. 在脉图分析方面　压力型脉诊仪提供的脉象图，分析方法目前主要有三大类——时域、频域与时频域联合分析。时域法的特点是直观，临床医生容易接受，但某些时域特征（如"重波前波"）难以准确确定，随机误差很大；特征参数很多且不能确定出统一的标准，因此对脉象的识别正确率较低。频域分析，大部分研究者难以接受其复杂的计算方法，使其应用受限。常用的时频域联合分析法有短时傅立叶变换和小波变换。近年来小波变换在理论和应用上的研究都取得了迅速的进展[9]。虽然脉图分析方法的多样化和采集速度、精度不断提高，但还是不能完全解决脉诊研究中一些长期以来难以解决的难题，如脉长、脉宽、脉势等。主要原因在于压力脉图本身仅仅反映桡动脉及其上层组织的某一点或多个点在单一方向的位移变化，这种信息来源的单一性，极大地限制了有价值信息的获取空间，使大量可反映脉象客观内容实质的信息流失[10]。

4. 在脉象采集方面　性能优良的采集系统，传感器的合理选择至关重要。只有传感器采集到准确客观的信息，后续的数据处理与分析才会有实际意义。压力传感器是目前运用最广泛、最成熟的脉诊传感器。其中应用较多的是单探头脉象传感器，多采用手动寻找脉搏然后进行采集固定的方式，在脉象信息呈现和采集精准度方面有所不足，其中的指法模拟提供了一种新的思路，不过由于研究属于初步形成阶段，还不够成熟，在后期的研究可对这方面提高重视。

5. 在脉诊穿戴设备方面　目前脉诊与智能穿戴设备的结合取得一定的成效，但受到可穿戴设备的续航能力、数据存储、传输能力和感应限制等问题的制约，设备对实现实时传输分析脉象数据有一定的难度，也有易受到外界因素干扰的缺陷。

综上所述，压力型脉诊仪的研制种类很多，能被临床接纳使用才能发挥更多价值。但有些种类碍于跨学科知识的统筹运用而导致仪器难以反映中医脉象之精髓，脉图判断有模糊性，脉图分析缺乏统一客观的标准，脉象采集有欠缺。尽管有诸多需要改善之处，压力型脉诊仪因具有简便、快捷、无创、能够综合反应整体功能状态等优点，使它在中医辨证论治体系中又有着不可替代的作用。

三、总结与展望

（一）总结

压力型脉诊仪在计算机网络远程诊断方面有良好的应用前景。新冠疫情期间，线上实时交流平台发展迅速。一种基于远程医疗的实时中医脉诊系统，通过压控式脉搏采集装置与脉搏复现装置的实时交互，达到了中医医生端与患者端脉诊的线上实时交流。此外，在远程教学方面，压力型脉诊仪也有良好的应用前景。本章内容从中医脉象物理变量监测分析为出发点，以采集脉象变量的脉象换能器为主线，对市面上各型中医脉诊仪进行了概述，且对常见的便携式、穿戴式设备采集脉搏波的原理进行了总结。可携带式智能电子脉诊仪具有可移植性强、适用范围广的特点，可将其应用于门诊检测、医学实验及教学研究、医疗监护、健康检测、病情监护，以及中药、针灸、气功康复保健措施的疗效评估等方面。

关于脉象传感器，单探头脉象传感器多采用手动寻找脉搏然后进行采集固定的方式，脉象信息呈现有所不足，采集精准度方面也有待提高；但其中的指法模拟提供了一种新的思路。而7个探头式的脉象换能器经临床试验表明，它能对脉道均匀地加压，获得脉道粗细的图像，这对之后的研究者开发多路脉象检测研究有启发作用。

近年来将脉诊仪运用到疾病分辨领域，不同疾病患者的脉象图分辨率高，对临床具有良好的指导意义。脉诊信息化的研究具有重要意义，如果能有效科学地解决标准化的问题，建立一种客观且易于分类的标准，并结合现代信息技术，中医脉诊将能取得极大进展。

（二）展望

寸、关、尺三脉点的最佳脉搏压符合中医理论中的相应脉位信息。现有的一些脉诊仪其脉搏频率与传统心率测量医疗设备测量结果误差不超过5%，复现装置的信号重现完整度达到89%，因此具有高保真能力。

实现中医脉诊客观化，亟待解决的关键问题是脉象客观化标准要统一，让脉诊仪走出实验室，加强临床推广使其真正融入中医的诊疗过程，增加临床医生对脉诊仪的了解，在使用中发现问题并加以改良和完善；同时强化脉诊仪的研发技术，提升其稳定性和可重复性，使脉诊仪在临床诊疗疾病中发挥最佳作用；进而更好地促进中医诊疗设备的发展，推动中医药现代化的进程。

脉搏诊断信息的丰富性和复杂性，使得探索新型信号的可行性并开发适当的特征表征以用于诊断成为必须。但是疾病种类多，如采用脉诊仪一一甄别，较难实现。因此寻找一种客观、易于区分的诊断分类对应脉诊仪，是运用脉诊仪诊断不同疾病的一种可行的方法。

对于脉诊仪的技术研发，有研发者还研制了多路换能器，由9个独立的测力传感器组成。在工作状态下，2个大探头换能器沿血管轴向分布。它们输出的静态压力之和可代表切脉时的取法压力。1～7点阵式换能器形成的测量线沿血管径向分布，其分布长度大于人体桡动脉血管直径，因此每个换能器感受到的脉搏信息是不一样的，且随不同人体的血管粗细、脉道宽度、力度等因素变化。这类尝试对后来的研究者很有启发。

在继续对脉诊仪深入研究的同时，也需对脉诊系统、穿戴设备、远程诊断等方面进一步展开研究，最终形成一个集采集、分析、反馈为一体的中医辨证系统。随着中医药大数据研究的推进，可通过对临床数据的收集整理分类，建立一个脉象与病证一一对应、覆盖全面的源数据库。同时也需考虑临床的实际情况，后期继续修正，提高辨证的精准度。这些工作量巨大，需多方面的配合。当源数据库建立完善，通过临床采集处理好的脉象图与源数据库进行对比，对病证做出判断，当匹配结果吻合时则可得出对应的结果。

将中医脉诊理论与目前中医脉诊仪的发展及便携式无线脉搏监测系统的应用做比较，并对传统中医脉诊仪和便携式无线脉搏监测设备各自存在的问题进行深入分析。未来中医脉诊仪实现小型化、移动智能化，将便于中医脉诊融入家庭、贴近个人，满足人们对健康监测的需要。

参考文献

［1］杨国玉，雷春红，李禹廷，等.基于智能手机的远程中医脉诊系统与家庭医生平台应用示范［J］.中国全科医学，2019，22（33）：4128-4132.

［2］吕昊.中医脉象复放系统的研究［D］.天津：天津大学，2018.

［3］吴晓慧，程仕萍，查青林，等.基于脉诊手环的女大学生脉象相关性连续观测分析［J］.世界科学技术 - 中医药现代化，2018，20（10）：1792-1797.

［4］徐刚，魏红，李凤珠，等.90例肿瘤患者中医脉诊信息特征研究［J］.北京中医药大学学报，2016，39（3）：259-264.

［5］李甜，刘雪梅，刘媛，等.高血压弦脉脉图与血流变相关性的临床观察［J］.天津中医药大学学报，2016，35（4）：230-233.

［6］张绍良，崔骥，许家佗，等.51例大学生寸口三部脉图参数研究［J］.世界中医药，2016，11（8）：1618-1621.

［7］姜智浩，郭世桢，赵静，等.144例健康人脉图分析［J］.天津中医药，2013，30（2）：74-76.

［8］陈彦坤，刘琦，谢梦洲.脉诊仪的研发和脉象图分析方法的研究进展［J］.湖南中医杂志，2018，34（12）：172-174.

［9］叶建红.线性时频分析法在中医脉诊研究中的应用［J］.齐齐哈尔医学院学报，2001（9）：1088-1089.

［10］杜志斌，张治国.脉诊压力传感器的研究进展［J］.社区医学杂志，2011，9（15）：12-16.

第九章　超声脉诊仪

脉象不仅与血液循环状态有关，与心脏搏动也密切相关，而随着脉图的广泛测试和深入研究，超声脉诊仪也渐渐成为提高中医诊断的准确性和效率而开发的先进诊断技术之一。超声脉诊仪通过发出一定频率的超声波，将探头指向寸关尺部位进行运动形成频差，频差的大小与界面的运动速度成正比，把多普勒信号检出，加以分析和处理，经过放大或者检波在示波器的荧屏上显示出来。超声脉诊仪将为中医医师提供更多的可量化支持的脉诊信息，在脉诊过程中可以提供更多的诊断信息。但目前超声脉诊仪的研发还处于模仿脉象采集阶段，对于达到预想的要求还有一定距离。

第一节　超声脉诊仪理论概述

一、可视化脉图的源流

脉象即脉搏形象，古代医家都是根据脉搏的形象描述来定义的，而这种对脉搏形象的描述既是脉名又是脉象。《内经》中对脉象的描述即用此种方式，其一直沿袭到后世。这种以形象的比喻描述方式给传统脉学所做的定性标准就形成了中医脉象。

从中医脉学文献中可以看出，历代医家的有识之士曾做了大胆的尝试，运用示意图的方式对脉象进行定形研究。宋代施发所著《察病指南》最早运用脉象示意图，载图33幅。其后效法者很多，如明代张世贤《图注难经脉诀》、关绍轩《图注指南脉诀》、沈际飞《人元脉影归指图说》都试图用模式或示意的图形来说明脉象的形状。但中医古代的脉象图只是脉象的语言变为形象的图形（脉象示意图）而已。这种脉象示意图，不但本身没有达到客观化，也无法揭示其诊断意义。因为示意图的性质是语言文字的代替物，除去其表现形象以外，并不如语言文字的表达力强，它与实测脉图在性质上亦存在着很大的区别。

20世纪60年代初，国内很多学者在古人对脉象图认识的基础上，利用现代科技对大量常见脉的图示进行了临床测绘和分析，报道和交流了所得脉图的特征和参数的数值范围，经过大量的统计分析，初步确定了约13种脉图的特征值，对平、弦、滑、虚、实等脉还建立了判别式，使脉图辨识进入定量分析阶段。在脉象客观化的基础上，脉诊研究进入机制探讨的阶段。随着脉图的广泛测试和深入研究，人们已认识到脉图是一项灵敏的生理信息，被逐渐引入生理检测的指标而运用于临床，如用于飞行员和老年人的健康检查等。通过对不同年龄健康人群的脉图普查，在建立健康人常数的基础上，可以通过脉图分析，了解与年龄有关的心血管功能的退行性变化趋势；观察正常人脉图的年、月、日节律变化，了解人体生理功能的时间生物节律；还通过脉图分析，了解不同气候、地理环境等自然条件或饮食、睡眠、运动等不同生理条件对循环功能的影响，证实了"天人相应"的科学论述。

二、可视化脉图的理论基础

现代研究认为，脉图的形成受心脏、血管、血液等因素的直接影响。当心脏收缩时，血液由左心室射入主动脉根部，使血管壁向外扩张，形成主波，主波的形态与血管壁的顺应性和管腔内血压变化有关。主波宽度反映主动脉升高的持续时间。当血流减少时，主波开始下降，形成降支。下降过程中，血管弹性回缩形成一个折返波，称为重搏前波。收缩末期的最低点为降中峡。之后血管舒张，降中峡后出现一个短暂向上的波，称为重搏波。当血管弹性佳、血流通畅时，重搏前波与主波相重合，形成近似双峰波，且降中峡的位置接近基线。其中以滑、弦二脉的特征较为明显。滑脉为青壮年的常脉，也可见于妇人孕脉。《濒湖脉学》云："滑脉如珠替替然，往来流利却还前。"是指脉来流利、通畅、圆滑。弦脉主肝病，春令人脉，也可见于常人。《素问·玉机真脏论》中关于弦脉的脉象曰："春脉如弦……春脉者肝也，东方木也，万物之所以始生也，故其气来，弱轻虚而滑，端直以长，故曰弦。"这是对正常弦脉所作的论述。《素问·平人气象论》云："平肝脉来，软弱招招，如揭长竿末梢，曰肝平，春以胃气为本。"其所论平肝脉胃气充盛，故弦中带有柔和流利之象。吴翰香在《舌脉色诊》中也说："滑脉出现，一般反映血管壁弹性良好，呈串珠状扩张，循环血容量增加，心搏有力，血流稍速。""弦脉出现，与交感神经的张力偏高极为密切，影响了血管平滑肌收缩而致血管紧张度增加，与血管本身的硬度增加也有一定关系。"

近年利用脉象记录仪直接测绘的滑脉、弦脉的脉波图也迥然有别。滑脉者，由于血管弹性好，回缩速度快，血流顺畅，则重搏前波多与主波相重合，与重搏波形成双峰波，且主波宽度近于平脉，降中峡接近基线。其形成的主要因素是肢体末梢血管扩张和动脉顺应性稍增大，故在青壮年中常见。生理性滑脉的形成，还伴有心输出量增大和总外周阻力减小等因素。弦脉者，主动脉压力增高持续时间延长，主波下降缓慢，较早在主波下降时出现重搏前波，使主波总宽度与平脉相比有一定的差异，宽大主波与端直以长的指感相应。其形成主要与总外周阻力、心输出量和动脉顺应性等因素相关。生理性弦脉，特别是青少年的弦脉，其心输出量充实，总外周阻力与动脉顺应性仍正常，是功能旺盛的表现。由此可见，中医现代脉图的建立是传统脉学理论、中医切脉经验、现代测试技术和图像分析方法的结晶，在一定程度上反映了脉象的基本特征。而脉图研究是一项艰巨而富有意义的工作。脉象研究虽由模糊的定性描述转向精确的定量分析，仍有许多问题亟待解决。如仪器的研制种类虽多，但难以反映中医脉象之精髓；脉图描记还存在一定的误差；脉图的分析研究尚停留在实验阶段，缺乏统一的客观标准，不能作为正式的监测指标使用，对指导临床还有一定差距。但又因它具有无创、简便、快捷、能够综合反应整体功能状态等优点，故其在中医辨证论治体系中又有着不可替代的作用。客观地评价其应用范围和价值，批判地继承和发展中医脉学理论是中医脉诊客观化研究应遵循的原则。紧密围绕辨证为中心进行脉诊客观化研究，是中医脉学有别于西医学研究脉波的关键所在，也是今后研究的方向。

三、典型脉可视化的数据采集

（一）超声脉管基本图形标准的建立

通过大量的数据样本采集，可以得出人体血管 B 超镜下的基本图形。将脉动触觉信号转化为可视的视觉信号，在脉诊过程中，施压的同时可见到血管运动的基本变化，机体处于不同状态，脉管的基本图形有直觉感官上不同的刺激。标准图形库的建立，为分析脉动信息提供依据。

家兔实验中可发现，加压时血管横截面基本呈近圆形，加压后血管呈椭圆形、梭形，所加压力越大，长短径比越大，甚至在收缩时可出现线形改变。在基本图形中，也有较特殊的变化，如弦脉可出现圆角矩形改变，芤脉可出现马鞍形改变。

（二）心电标记的动脉压力脉搏波与超声脉管图像的时间同步化分析

动脉脉搏波是通过心脏电信号作用，形成心脏收缩舒张，产生的压力波在脉管分枝树中传导。由于血管壁内外的压力差，使弹性管壁变形，这种形变的结果可以通过 B 型超声波窥视。因此，心电、压力信号及超声图像的同步分析，对认识脉搏波的传导、血管的运动非常重要，血管这种状态反映的不仅是血管局部的特征，也是对全身状态的间接反映。只有体表多信号同步综合反映，才能达到"以管窥天"的效果，符合中医将脉诊视为机体综合信息窗口的理论。

（三）血管运动直观、准确的图像表述

中医脉诊只可意会，不可言传，历代医家均尝试以图形表示脉象来解决这个问题，当时科学技术水平限制了这一非常必要的设想发展。人的记忆主要来源于视觉，包括西医学在内的多种手段，总体趋势也是将各种人体的信号转换为视觉信号。采用 B 超技术可在镜下直接看到血管收缩的三维运动，将数据图像保留，永久记录在计算机内，经二次处理，可以对血管运动直观、准确地表述，增加视觉刺激。

三维运动导致脉诊的压力分析视角受限。以往的研究表明，桡动脉不仅存在径向膨胀和收缩力的血压，而且有一个轴心的运动，以与血流量脉动频率相同的频率同步波动，是脉搏波的重要因素，成为中医证候诊断中的重要可分析组分。因此，需要集成两

种不同的脉搏波相关信息，一种是基于压力传感器和柔性探头的仿生触觉信息，另一种是基于高分辨率的超声波的可视化影像信息。

第二节　现代超声脉诊仪

一、超声脉图检测仪

北京中医药大学自主设计的脉搏信息采集与分析装置，包含一种仿生柔性压力传感器、高分辨率 B 超和心电图传感器。它可以同步采集脉搏压力波信号、II 导联心电图和超声图像中桡动脉的运动。它是通过计算机软件分析信息存储到计算机中，作为可数字化、量化的诊断依据[1]（图 9-1）。

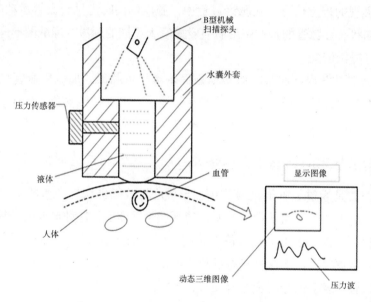

图 9-1　压力超组合脉动信息采集装置

该装置采用了超声波、压力、心电信号的集成脉诊信息采集技术。采用国内眼科 B 超的探头进行设计优化，使其和 FSG-15 型压力传感器进行同步采集，压力传感器还能采集标准 II 导联心电信号作为时间标记，同步可获取的压力、B 超、心电图信号。作为一种可采集脉搏信息的传感采集探头，其结合仿生柔性压力传感器、高频超声探头和内部液体，被固定在一个水囊外套上。压力传感器位于超声前的水囊，超声传感器前的水囊成为桡动脉压脉搏波提取的重要装置。利用传感器的超声波脉搏信号，可以实时、动态、定量地分析中药的径向运动，它可以获得脉搏波的"位、数、形、势"属性。

二、可视化脉搏诊断的基本特征采集

1.包含声液体介质的液压腔耦合超声探头设计方案　超声波导电液囊位于超声探头。液压腔内的液体是超声导的，由一个独立的压力探针检测液压腔的液压压力。这种设计可以在同一位置同步检测压力变化和图像。伴随的压力波和动态图像可以提供相应的分析可能。在应用中，我们可以收集到三维动脉血管的运动模式，并对应相应的中医脉搏波。然后，不同的脉搏波类型对应的典型脉，将首次以可视化的动态图像显示出来。这将有助于中医医生表达属于触觉和长期以来心中了了而指下难明的中医脉诊信息。通过动态可视化的帮助，学生在将来可以通过视觉图像获取对不同脉的主观感受，而不需要根据古文字描述对不同脉型的种类进行无谓的猜想。

未来的脉搏三维运动模型将为中医医师提供更多的可量化支持的脉诊信息，在脉诊过程中，可以提供更多的诊断信息。当前大量的微观医学指标可为西医学诊断方法提供服务，却没有系统集成的宏观指标参与。但是宏观信息可以支持并量化许多中医证候，服务于中医医生的处方用药，其作用甚至要优于微观指标。

2.同步耦合心电图（ECG）可获取更多的信息支持　脉管的轴心运动受制于心脏搏动与血流冲击的共同影响。然而这三者之间的关系还没有被充分研究。增加心电图信号可使血管运动的信息获得较为可靠的时间参照。脉管运动受心脏跳动影响的部分，可以通过心电图从受到局部血流冲击的影响部分中分离出来。引起心脏形状和重量变化的许多心脏病会改变桡动脉三维运动模式的运动模式。脉搏和心电图信号之间的联系，可以给中医医生提供通过触觉感受到的脉搏差异，尤其对于心脏病患者。与心电图和超声图像之间的对应关系，将为医师提供更多关于桡动脉运动与心脏健康状况之间的关联信息。

3.仿生设计　该装置具备柔性多传感器系统的基本特性（相似于中医医师的指下分辨能力），突破了目前广泛使用的刚性单传感器模式。通过这种装置的仿生设计来收集脉搏信息。采集到的脉搏波探测到的感觉会更类似于医生的手指所获得的感觉。

4.同步化信息处理　由液压腔中提取桡动脉压力脉搏波，保证了压力脉搏波与超声脉管图像的时间同步性。根据目前的研究，没有一个单一的传感器可以完全解决对中医脉诊信息"位、数、形、势"属性的采集工作。液压腔联合B超探头的设计方案，可以解决目前单一传感器不足的问题。

第三节　可视化脉图

一、基本脉图举隅——实脉和虚脉

参见图 9-2。

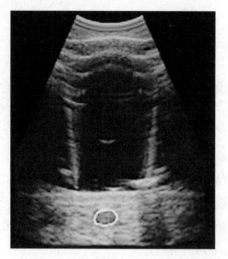 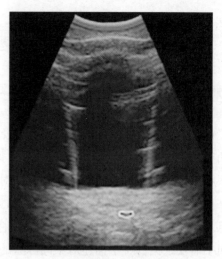

实脉基本图像   虚脉基本图像

图 9-2 B 超脉图截面

二、单脉直观动态运动图像

1. 涩脉 轴心位置距离皮肤之间的距离适中或偏深，血管运动不规整均匀，脉率偏慢。血管运动横截面积大小、形状变化无明显的规律，总体来说，呈椭圆程度的时间略多些，其长径与短径比值较大，血管收缩舒张时间不等、强度不一。轴心位移在水平方向与垂直方向上的变化均较大。举按寻三部取脉时，血管管腔的扩张率减小，B 超镜下血管边界不清楚，不易识别。

2. 实脉 轴心位置距离皮肤之间的距离适中，血管运动规整均匀，脉率多数较快。血管横截面积明显增大，形状近似于圆形；面积最大时椭圆程度也较小，径向扩张率增大；面积最小时横截面的椭圆程度则更小，近似于圆形。轴心位移在垂直与水平方向上均较大（图 9-3）。举按寻三部取脉时，血管收缩舒张的变化均十分显著。B 超镜下血管边界清楚，易识别。

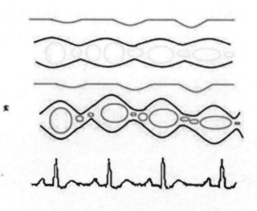

图 9-3 实脉直观动态运动图像

第四节　超声型脉诊仪的应用、存在的问题与展望

一、超声型脉诊仪的临床应用

研究认为，尽管"位、数、形、势"属性的脉诊研究机理是目前最优的，但现阶段传感器装置仍然难以完全实现包含脉诊过程所需的脉搏信息全特性的 4 个参数。

不少单位热衷于在实验室研究脉象仪，在研制时很少考虑临床应用问题，致使研究成果与临床脱节，研制出的脉象仪或因操作复杂，应用不便，或因价值昂贵致使临床单位很难采用。脉象检查结果的分析缺乏专业指导，大部分中医不明白脉图的含义，也就很难在临床上普及推广。

"位、数、形、势"是脉诊之纲要，脉诊信息化则是要实现将其精准有效地转化到计算机技术中。但目前处于模仿脉象采集阶段，对于达到预想的要求还有距离。

二、超声型脉诊仪客观化发展存在的问题

作为中医四诊中最具特色的一种诊断方法，脉诊在我国已有悠久的历史，然而，"在心易了，指下难明"。近年来，基于不同的现代化设备和方法的超声型脉诊仪实现了脉诊客观化，取得了一定量的研究成果，但仍存在如下问题。

1. 超声技术所得脉搏难以适应中医理论，所得结论缺乏严谨论证　脉象与血液循环状态有关，也与心脏搏动密切相关。多普勒超声心动图是目前公认的定量分析心血管血流动力学的可靠技术。有学者发现，应用二维超声心动图，心气虚证者心脏每搏量、短轴缩短率、射血分数、心脏指数等左心功能指标，桡动脉血流动力学参数及血流容积均低于对照组。另一关于多普勒超声心动图的研究认为，主动脉平均加速度、最大血流速度和左心室射血时间等多项指标是形成平脉、弦脉和滑脉等不同脉象的血流动力学机制。但以上 2 种超声技术对脉象的反映未从脉搏波传导及管壁动能对脉象的影响方面进行论证，因此获取的结论不严谨，具有片面性。

新型超声动脉硬化检测仪，联合多普勒探头和脉搏波传感器，在同一心动周期捕捉血流流速曲线和压力变化曲线，获取测量段的动脉 PWV。该技术从血流势能方面丰富和完善了对血管功能的评价，但未对管壁动能加以论述，难以全面反映中医脉象信息。

2. 没有适合超声技术测量脉搏的良好评级指标，导致评价指标误差大和稳定性差　脉搏波传导速度（pulse wave velocity，PWV）是目前比较公认的衡量动脉弹性的经典指标[2]，PWV 值增大，则动脉管壁硬度增加、顺应性差；PWV 值减小，则血管顺应性好。传统测量 PWV 的方法通常检测颈股动脉和肱踝动脉。但该方法估算距离会有误差，且仅能较笼统地反映全身动脉血管整体硬化程度。血管回声追踪（echo-tracking，

ET）技术的出现解决了上述问题，ET 通过采集收缩期和舒张期血管壁运动所产生的相位偏移信号进行分析[3]，可检测动脉血管上任意点的脉搏波传导速度（PWVβ），定位相对准确；但 PWVβ 是由 ET 中硬化参数 β 等数值推算得来，且该数值仅能反映监测点局部动脉血管的结构及功能变化，对全身多段动脉的硬化程度不能提供更多信息。极速多普勒成像是目前测量 PWV 的新方法[4]，其特点是极速捕获和计算，探测距离很短，因对时间分辨力要求极高，所以评价误差相对较大。

应用瞬时波强（wave intensity，WI）技术，通过检测动脉血管内任意点的瞬时管径变化和瞬时平均血流流速变化评估心血管系统的功能，为临床提供心脏收缩与舒张功能、外周阻力及血管弹性等方面的信息。WI 的理论计算公式：

$$WI=（dP/dT）（dV/dT）$$

其中，P 为压力，V 为速度，dP/dT 为压力上升或下降速率，dV/dT 为加速度或减速度。WI 技术能较早反映动脉及心脏的顺应性变化，全面反映心血管的运动力学改变。但该技术通常在颈动脉、肱动脉等大中动脉测量，不同动脉血管的流速变化曲线不同，波强曲线也不完全相同，且 WI 技术应用于小动脉的方法学探讨发现，小动脉的 WI 稳定性、重复性较差。

3. 脉搏信号预处理及特征提取技术仍需改进　利用脉搏采集设备获取脉搏信号后，经滤波处理、放大处理和 A/D 转换，即成为可用于分析的脉搏信号。但此时的脉象信号由于呼吸影响或身体移动，会出现基线漂移，另由于电磁干扰，也会出现伪峰和高频噪声，需要对其进行预处理。此外，为了实现脉诊的客观化，还需要把不同脉搏信号的特征和疾病的特异性建立规则对应关系。

三、总结与展望

（一）总结

20 世纪 50 年代，人们开始在医学领域应用声波的多普勒效应。声波的多普勒效应通常可称为彩色超音波（彩超）。彩超是采用自相关技术进行多普勒信号处理，其后得到的血流信号经彩色编码，并实时叠加二维图像，就形成彩色多普勒超声血流图像。根据超声多普勒效应的原理，1957 年日本科学家里村茂夫第一次研制成功可用于在体外测定血管内血流信息的仪器。1961 年美国学者 Rushmer、Frankldin 和 Baker 又共同提出利用多普勒频移对血流速度进行检测的方法，并在发明出血流计的同时，还研制推出最早的连续式多普勒超声仪。这些早期研究的实际成就为多普勒超声技术的进一步发展奠定了坚实的基础[5]。

进入 20 世纪 90 年代，医学中的多普勒超声设备蓬勃发展。西医学认为，脉象的形成与心脏的搏动及血液循环有着密切关系。脉象反映循环系统的基本信息，受管壁运动和血流动力 2 个主要方面的共同影响。柳文仪等利用彩色多普勒的方法直接观察脉管管径大小，同时测得脉管壁的厚度、充盈情况和血流频谱等情况[6]。

超声直观、无创，可重复性高，在脉象客观化研究中的应用也日益受到重视。

彩色多普勒超声包括 CDFI 及频谱多普勒等。有学者将多普勒超声用于中医脉象的研究，并取得了一定进展。一项用连续多普勒超声对滑脉的血流速度波形曲线分析发现，当外周阻力降低，加速度增大，流速增加，流量增快，切脉会产生应指流利如珠的滑脉。另一对寸口脉的血流动力学观察发现，浮脉时寸口处血流速度和加速度均有所减小，脉搏波传播速度减慢，平均动脉压下降，外周阻力降低，心输出量稍减，心率加快；沉脉则相反。脉象不仅与血液循环状态有关，与心脏搏动也密切相关。多普勒超声心动图是目前公认的定量分析心血管血流动力学的可靠技术。

（二）展望

1. 超声技术方面　彩色多普勒超声、超声心动图、PWV、极速多普勒成像与 WI 技术等在对管腔内血流动力学及管壁运动力学进行检测，评价与脉象的相关性方面各有优势和局限性。中医波强脉象仪可解决上述各种问题，且操作简单，更利于脉象的进一步研究。在未来研究中，可尝试寸口处桡动脉 WI 技术的应用，为脉象研究提供更加直观、客观的理论依据。

2. 评价指标方面　中医脉象除压力搏动外，还有空间容积、血流速度和脉管运动等多种信息。新型的波强脉象仪可得到压力波形、血流波形及压力变化、血流变化等多种参数，同时研究血管壁的压力变化和血管内血流变化，把管壁动能和管腔内血流势能结合，表达的脉象信息准确形象，有利于脉象的深入研究。

3. 信号识别、分析技术方面　Andreadis 等[7]利用近似熵的方法分析脑电信号，从而诊断甄别患有阅读障碍疾病的程度。为了分析阻塞性睡眠呼吸暂停综合征，Alvarez 等人[8]利用 cross 近似熵的方法分析夜间血氧饱和度信号。在其后的研究中，这些方法均可应用在脉搏信号中以确定其动态结构规律。

关于识别脉搏信号的技术，神经网络、聚类分析和模糊逻辑等方法也陆续加入脉象的分类研究中。近年来，随着一些新近方法理论的提出和完善，其中已有一部分方法也逐渐出现在脉搏特征分析与识别的相关研究中。例如，徐礼胜等提取改进的 DTW 分类器识别弦脉、涩脉、平脉、滑脉和芤脉，同时还提出了粗粒化方法和 Lempel-Ziv（LZ）分解方法的分类器[9]，识别 7 种以节律进行区分的脉象；张冬雨等针对脉搏的形状提出了基于 GEMK 核函数与支持向量机分类器的脉搏信号形状分类方法；Chen 等[10]提出模糊 C 均值分类器识别健康人和患者的桡动脉超声血流信号；还有研究者利用线性判别分析分类器识别健康人和亚健康人的脉搏信号。截至目前已有许多识别脉搏信号的方法，但还未能达到计算机完全自动识别的效果，仍需进一步高端研究。

参考文献

[1] 杨杰.基于脉动信息获取的中医脉诊数字化、可视化探讨 [D].北京：北京中医药大学，

2006.

[2] Cameron J, Dart A. Pulse wave velocity as a marker of vascular disease [J]. Lancet, 1997, 348: 1586-1587.

[3] 肖沪生，徐智章，张爱宏，等. eTRACKING 技术的原理及参数探讨 [J]. 上海医学影像，2006（2）：84-86.

[4] 许轶君，肖沪生，徐芳，等. 极速成像技术联合脉象仪检测原发性高血压病患者动脉弹性的可行性评价 [J]. 上海中医药大学学报，2016，30（2）：42-45.

[5] 刘磊，吴秋峰，张宏志，等. 脉诊客观化研究综述 [J]. 智能计算机与应用，2013，3（3）：20-24.

[6] 柳文仪，赖仲平，郝喜书. 彩色脉冲多普勒超声仪对高血压病弦脉与非弦脉的研究 [J]. 中医杂志，1993（11）：684-685.

[7] Anderadis I I, Giannakakis G A, Papageorigiou C, et al. Detecting complexity abnormalities in dyslexia measuring approximate entropy of electroencephalographic signals [C]. 2009 Annual International Conference of the IEEE Engineering in Medicine and Biology Society, Minneapolis, MN, USA, 2009: 6292-6295.

[8] Alvarez D, Hornero R, Garcia M, et al. Cross Approximate Entropy Analysis of Nocturnal Oximetry Signals in the Diagnosis of the Obstructive Sleep Apnea Syndrome [C]. 2006 International Conference of the IEEE Engineering in Medicine and Biology Society, New York, NY, USA, 2006: 6149-6152.

[9] Wang L, Wang K Q, and Xu L S. Lempel-Ziv Decomposition Based Arrhythmic Pulses Recognition [C]. 2005 IEEE Engineering in Medicine and Biology 27th Annual Conference, Shanghai, China, 2005: 4606-4609.

[10] Chen Y, Zhang L, Zhang D, et al. Wrist pulse signal diagnosis using modified Gaussian models and Fuzzy C-Means classification [J]. Medical Engineering & Physics, 2009, 31(10): 1283-1289.

第十章 光电型脉诊仪

脉诊在基础理论上具有非确定性。且传统中医脉诊往往取决于医生的主观意识和其临床多年的经验积累。随着脉诊客观化的发展，现阶段在数字化领域，光电型脉诊仪在人体指端检测到脉搏信号，转换为电压信号，此模拟信号传输到信号调理电路，经过信号放大，滤除脉搏信号中的噪声干扰后进行电压抬升，再将其转换为数字信号，MCU控制脉搏数字信号通过接口电路传输到上位机，借此来反映脉搏波的变化情况。目前使用方法有光电容积脉搏波描记法、Lambert-Beer（朗伯比尔）定律等，这种光电型脉诊诊断方法的标准化和精细化已经成为智能中医诊断技术和设备研发的重要组成部分，也使得根据脉搏读数准确诊断和治疗患者变得更容易。

第一节 光电型脉诊仪概述

基于脉诊客观化研究的逐渐发展，研制与开发脉诊仪逐渐成为中医脉诊客观化研究的重要部分。中医脉象的概念是一个包括脉搏的"位、数、形、势"等基本要素的多维的空间概念。随着社会的进步，传统的观念及设备已经不能满足人们现有的需求，因此脉诊仪的研究是至关重要的。传统中医脉诊可以配合脉象采集的设备，为建立客观、系统的中医疗效评价体系提供客观指标，为临床疾病的中医药诊疗提供客观理论依据。准确、客观、高质量地对腕部桡动脉信号进行记录，是后续对信号进行分析与研究的基础和前提。中医脉诊仪的关键部分是传感器，而关键技术部分就是探测脉象信息的分析和处理方法。

随着传感器技术的发展，研究学者基于不同的敏感机理如压电法、光电法、超声法等探测原理设计出了多种精度更高的腕部桡动脉脉搏波信号记录仪。光电型脉象采集系统就是基于光电法，借助光电转换器所研发的脉象采集系统。血液流动引起血管内血容量的变化，而血容量的多少又决定光线经过组织被血液吸收量的多少，因而当光线照到组织时，其透过组织的光线也随血液流动变化而变化，而光电转换器便是将接收的光信号转换为电信号，借此来反映脉搏波的变化情况。光电式传感器相对其他种类传感器有着不易受干扰、信号稳定的优点，同时光电式传感器也是近几年脉搏波检测研究领域的热点。

近年来，中医学、西医学、工程学等多学科工作者基于不同的需要，运用不同的技术手段，研发了多种光电型脉象采集系统。杨玉星等[1]根据动脉血管搏动变化的原理，研制了一种光学传感器，可灵活地安置于指尖微小动脉、桡动脉等处，从而获取动脉脉搏波形信息。王敏[2]等从如何减小系统功耗、提高系统便携性及采集信号质量等方面考虑，开发了一套可穿戴 PPG 传感器系统，能够应用于指尖、指腹、脚趾、耳垂、额头等多个部位，实现了可穿戴 PPG 传感器在实时心率、血压监测中的应用。朱青青[3]等基于电解质门控有机光电晶体管设计和构建了超薄、柔性传感器，并基于柔性脉搏传感器构建了采集系统，实现了脉搏波信号的实时监测，从而获取了不同人体部位（腕桡动脉、近上髁动脉、手臂外侧上髁动脉和颈动脉）的脉搏波信号，并进一步提取和分析了脉搏特征点。刘敏等[4]基于光电传感器设计的指夹式脉搏血氧仪，以光电二极管为传感器检测光波透过手指后的信号，利用单片机采集滤波放大之后的有效信号，再通过分析和计算得到准确的脉搏和血氧饱和度参数，其设备操作简便、能够准确地测量脉搏和血氧饱和度。苏小青[5]等基于 RONM 公司开发的光电式脉搏传感器 BH1790GLC，结合 Arduino UNO 开发板及 LabVIEW 上位机平台，开发了一种新的脉搏波测量系统，实现了高精度的脉搏波的测量。[RONM 公司开发的 BH1790GLC 是搭载 LED 驱动器和绿色检测用光电二极管的光学式脉搏传感器 IC（集成电路），对在活体内照射 LED 时反射光的强度进行测量，可通过 LED 的驱动电流和发光时间调节 LED 亮度，使用具备高灵敏度和优异波长选择性能的绿色检测用光电二极管，可高精度获取脉搏信号。]

第二节　光电型脉诊仪

一、光电型脉诊仪的研发历史

（一）早期脉象采集仪器的研发

国外对腕部桡动脉信号获取方法的研究开展较早，世界上第一台腕部桡动脉信号记录设备于 1860 年由法国 Vierordt 研制，这台弹簧杠杆式桡动脉信号描记仪主要是通过机械原理将腕部桡动脉信号通过描点的方式绘制出来，受设备自身缺陷影响，信号波形绘制结果失真较大[6]。法国人 Marey 在 Vierordt 的基础上设计了基于封闭的水包和杠杆的测量压力脉搏波的系统[7]。1881 年，英国医生 Robert Ellis Dudgeon 设计了一种新的、高度便携的、绑在手腕上的脉搏记录仪，手腕上的脉搏使金属条移动指示笔，将脉搏的记录传输到纸上，脉搏图描绘的曲线代表了一段时间内血压和脉搏的记录。所有上述方法都需要将导管插入动脉，因此在常规临床应用中并不实用。1880 年，奥地利医生 Von Basch 发明了第一台不需要刺穿皮肤的新型便携式压力脉象信号采集系统[8]。1953 年日本科学家藤田六郎设计了非接触式的光电容积脉象仪，此后又进行了超声波脉象仪实验；法国制造商 Axelifesas 采用光电传感器进行测量，可分析动脉僵硬度[9]。

（二）光电型脉象采集系统的原理

光电传感器测量的是桡动脉的容积变化。光线射入传感器下方的组织之后反射回光敏二极管。由于光线射入组织后经由组织反射回来的光线与血管的容积成正比，当血管容积随心脏搏动发生变化时，反射回的光线密度也随之发生相应的变化。因此，可以利用光敏二极管测量反射光线强度的变化，从而测得血管容积的变化。光电容积脉搏波描记法（photo plethysmo graphy，PPG）是目前最常用于光电型脉象采集系统的一种方法，它是借光电手段在活体组织中检测血液容积变化的一种无创伤的方法。当一定波长的光束照射到指端皮肤表面时，光束将通过透射或反射方式传送到光电接收器。在此过程中由于受到指端皮肤肌肉和血液的吸收衰减作用，检测器检测到的光强度将减弱。其中皮肤、肌肉、组织等对光的吸收在整个血液循环中是保持恒定不变的，而血液容积在心脏作用下呈搏动性变化，血液是高度不透明的液体，血容积搏动可使组织中血液透光率随之变化。当心脏收缩时外周血容量最多，光吸收量也最大，检测到的光强度最小；而在心脏舒张时，正好相反，检测到的光强度最大。光接收器接收到的光强度随之呈脉动性变化，将此光强度变化信号转换成电信号，便可获得容积脉搏血流的变化[10]。

二、光电型脉象采集系统研究现状

用于光电型传感器的光电容积脉搏波描记法（PPG）自 1938 年 Hertzman 首次提出以来的半个多世纪中，国内外许多科研人员在此领域中做了大量的基础研究和应用研究工作，在脉率的检测领域中也有很好的应用前景，并由此开发出许多在临床上有实用价值的医疗仪器新产品。王燕等[11]研制了一种基于容积血流脉搏波的心血管血流参数监护模块，模块由光电容积脉搏波传感器获得容积血流脉搏波，经信号调理电路放大滤波后，通过 A/D 转换进入单片机进行实时处理，得到相应的参数，实现了波形的实时采集、处理、参数计算和数据输出等功能（图 10-1）。

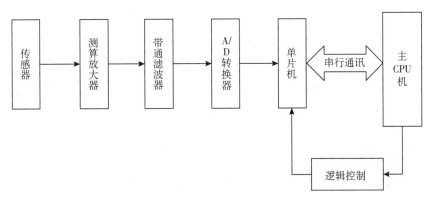

图 10-1　基于容积血流脉搏波的心血管血流参数监护模块硬件结构图

Kenta Matsumura 等[12]认为 PPG 方法虽被广泛使用，但它容易受到运动伪影的影响，且用于 PPG 的光的波长会影响光的穿透深度。他们对比了同一物理位置下红、蓝、绿三种颜色的光对运动伪像影响下心率测量的准确性的影响，研究表明绿光 PPG 的使用在动态监测中可能特别有益，绿色是在运动伪像条件下从反射模式光电容积描记图测量心率的最合适颜色。此外，Jihyoung Lee 等[13]的研究也显示了同样的结论。周建南[14]提出基于多路 PPG 的心血管参数检测系统的设计和实现，该系统通过下位机采集多路 PPG 和心电信号（electrocardiogram，ECG），上位机接收下位机采集到的信号并使用 MATLAB 软件进行波形形态分析。其不足之处在于信号波形形态分析在 MATLAB 软件上实现，没有实现心血管参数的实时显示；该系统测量操作复杂，且需要一定的专业知识。

张振强等[15]设计了一种基于光电容积脉搏波的心血管多参数检测系统，可以无创、快速检测包含脉搏波在内的人体多种生理生化参数。屈佳龙[16]借助光电传感器将指尖血容量的改变转换为电信号，做到脉搏波的同步显示及储存，并证明了脉搏波仿真模型的精准度。

第三节　光电型脉诊仪的组成与工作原理

一、光电型脉诊仪的组成

（一）一般组成

光电型脉诊仪是由脉搏传感器、信号预处理装置、A/D 转换器、计算机组成（图 10-2）。系统的关键部分是光电式脉搏传感器和信号处理装置。

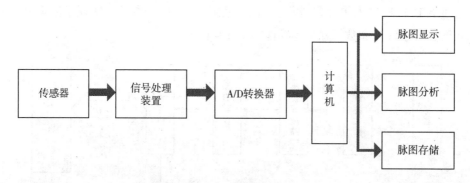

图 10-2　光电型脉诊仪的一般组成

（二）具体设计

以屈佳龙设计开发的脉搏波检测系统为例，用信号检测采集装置检测人体脉搏信号，再将脉搏数据传输至上位机，上位机内部存储人体脉搏波数据进行进一步的处理分析。以易于设计开发的单片机作为系统的主控单元。

该脉搏波检测系统基于人体指尖组织血液对光的吸收作用，其工作原理是脉搏传感器在人体指端检测到脉搏信号，转换为电压信号，此模拟信号传到信号调理电路，经过信号放大，滤除脉搏信号中的噪声干扰后进行电压抬升，再由 MCU 的 A/D 转换模块进行数据采样转换为数字信号，MCU 控制脉搏数字信号通过接口电路传输到上位机。信号传输方式有两种：一种是通过电平转换电路，把 TTL 电平转换为 USB 电平，完成单片机与 PC 的直接数据通信，由 USB 接口把脉搏数字信号传输至 PC；另一种是通过蓝牙通信电路，经过蓝牙把脉搏数字信号传输至移动终端。在上位机交互界面，完成脉搏波的实时检测显示及数据存储。检测系统工作框图如图 10-3 所示。

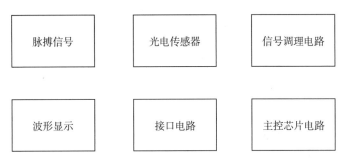

图 10-3 脉搏波检测系统工作框图

该脉搏波检测系统主要由以下 4 个部分构成：

（1）脉搏传感器 采用光电脉搏传感器，其性能优越，对人体无创伤，为软接触式结构。光电传感器的输出为模拟电压信号，方便检测系统对脉搏信号的处理。

（2）信号调理电路 脉搏模拟信号的处理电路，主要包括前置放大电路、调零电路、滤波电路（高通、低通及工频滤波电路）、主放大电路，完成对脉搏信号的放大、滤波等功能，满足模数转换对信号的电压要求，为下一步的模数转换做准备。

（3）主控芯片电路 MCU 控制 A/D 转换模块对接收的脉搏电压信号进行模数转换，以及控制接口电路传输脉搏信号。

（4）接口电路 该部分电路采用两种传输方式：① USB 传输：采用串口芯片实现 TTL 电平到 USB 电平的转换，将脉搏波数据传输至 PC。②蓝牙传输：通过蓝牙接口电路将数据传输至移动终端，实现脉搏信号数据传输通信功能。

二、光电型脉诊仪的工作原理

（一）光电容积脉搏波描记法（PPG）

PPG 是以 LED 光源和探测器为基础，测量经过人体血管和组织反射、吸收后的衰减光，记录血管的搏动状态并测量脉搏波。PPG 传感器中的 LED 发射绿光穿过皮肤中的组织和动静脉，并被吸收和反射回到光电二极管 PD 中转换成电信号，再经过 AD 转换成数字信号。电信号就是模拟信号，是可以直接得到的，但是计算机不能处理这类信号，因此需要对电信号进行采样得到计算机可以处理的数字信号。

把光转换成电信号，正是由于动脉对光的吸收有变化而其他组织光的吸收基本不变。得到的信号可以分为直流信号（AC）和交流信号（DC）。提取其中的交流信号，就能反映出血液流动的特点。

（二）Lambert-Beer（朗伯比尔）定律

光电式容积脉搏传感器根据透射光量的变化可间接检测指端血管血液体积的变化，其原理是 Lambert–Beer（朗伯比尔）定律，认为物质对光的吸收率与物质浓度成正比，即物质的体积越大则吸收的光量越多。当红光或红外光束照射到人体血管部位时，组织血管的血液吸收入射光，透过组织的光强变化可反映出其血液体积的变化，即间接测量出该部位的脉搏波。

朗伯比尔定律的描述公式：

$I=I_0(-\beta \times c \times z)$

其中，I_0 为入射光强，I 为透射光强，β 为吸光介质的消光系数，是介质的固定参数，c 为介质密度，z 为光透射的距离。

通常，c 与 β 均为介质的固定参数，只有光透射的距离 z 会随血管中血液的体积变化，血液体积随心动周期变化，则可将 z 设定为随时间 t 变化的函数，即 $I=I_0z(t)$，因此透射光包含了人体脉搏信号。

（三）信号处理

对于 PPG 信号的处理，目前常用的有以下两种方法：①时域分析：算出一定时间内 PPG 信号的波峰个数。即对原始 PPG 信号进行滤波，得到一定时间内的波峰个数。假设连续采样 5s 的时间，在 5s 内的波峰个数为 N，那么心率就是 N*12。②频域分析：通过对 PPG 信号进行 FFT 变换得到频域的特点。变换后的频域图中，骨骼、肌肉等组织的 DC 信号很强，相对比较突出的信号就是血液流动转变的 AC 信号。设测得的频率 f=1.2Hz，则心率（heart rate）=f×60=1.2×60=72。

1. 单独选择 A/D 转换器 光电型脉诊仪需要对采集到的脉搏信号进行智能分析，提取信号的细节信息，因此要求所采集到的信号具有较高的分辨率。考虑硬件设计的性价比，可选择 12 位的转换器进行数据采集。以李爱娟[17]设计的系统为例，其转换器采用的是 MAXIM 公司生产的一种单通道 12 位逐次逼近型串行转换器，具有低功耗、高精度、高速度、体积小、接口简单等优点，有普通方式和待机方式两种工作模式，为减少系统功耗提供了方便；芯片的参考电源既可使用片内 +2.5V 参考电压，也可由外部管脚提供，其范围为 1.0V ～ VDD；模拟信号输入为单极输入，其范围为 0 ～ V_{REF}；三线串行外设接口兼容 SPI/QSPI/MICROWIBE，可与标准微处理器 IO 口直接相连。

2. 将 A/D 转换器并入主控芯片中　脉搏信号经信号调理电路处理后，需要转换为数字信号才能由接口电路传输至上位机，因此电路中需要 A/D 转换电路。采用 M2 作为主控芯片，其内部包含 A/D 采样模块，节省了成本、功耗及电路面积。

（四）数据传输模块

基于光电容积脉搏波参数的计算需要从采集设备获得检测者脉象信息，而当脉象信息计算完成后也要将参数计算结果传递给计算机，因此在信号采集模块和计算机之间，需要接口电路完成连接。

1. 电平转换电路　通过接口芯片建立标准的串口通信，同时通过电平转换电路，把 TTL 电平转换为 USB 电平，经 USB 接口把脉搏数字信号传输至 PC。

2. 蓝牙通信电路　通过蓝牙通信电路，把脉搏数字信号经过蓝牙传输至移动终端。采用特定的蓝牙芯片，可实现数据超低功率无线传输。

（五）上机位软件

上位机软件负责检测采集处理的脉搏波数字信号的实时显示与存储，实现脉搏波的实时显示；并可调整脉搏信号的采样频率及数据通信发送的数据位数，即时存储脉搏信号，可以将脉搏数据储存为 TXT 格式，直接读入 MATLAB 中处理。

三、光电型脉象采集设备例举

光电型脉象采集设备主要是可穿戴型设备，如智能手表、手环等。

（一）Apple Watch

【来源】Apple（中国大陆）官方网站。

【概述】苹果公司在 2018 年 9 月发布了 Apple Watch Series 4，该款智能手表获得 FDA 认证的心率监测功能。除了增强型光电容积描记图（PPG），Apple Watch Series 4 还在智能手表中首次使用心电图（ECG）。虽然 Apple Watch 不断更新换代，但其心率测量方法的原理始终没有改变。

【功能特色】Apple Watch 的心率感应器采用的是光电容积描记法（PPG）。这项技术看似复杂难懂，实际上原理很简单：血液之所以呈现红色，因为它反射红光并吸收绿光。Apple Watch 使用绿色 LED 灯，配合对光敏感的感光器，检测任意时间点流经手腕的血液流量。心脏跳动时，流经手腕的血液会增加，吸收的绿光也会增加；心跳间隔期间则会减少。通过每秒数百次闪动的 LED 灯，Apple Watch 可以算出佩戴者每分钟的心跳次数，也就是佩戴者的心率。

【应用领域】移动心电图房颤提示软件可以与 Apple Watch Series 4、Apple Watch

Series 5、Apple Watch Series 6 或 Apple Watch Series 7 上的电极式心率传感器配合，记录心跳和心律，绘制心电图，然后检查记录中是不是存在房颤（AFib）迹象。该软件可基于心电波形图来识别是正常的窦性心律，还是房颤现象，可为医生提供参考数据。

（二）华为智能手表

【来源】华为公司官网。

【概述】华为于 2018 年 10 月 16 日在伦敦发布了 Watch GT 系列智能手表，并在发布之后不断升级。该系列智能手表采用华为自研 TruSeen 3.0 心率传感器，主要测量原理为 PPG 原理。

【功能特色】此系列智能手表最新发布的 HUAWEI WATCH GT 3 应用 TruSeen™ 5.0+ 心率监测技术，采用全新升级的心率模组，包含 8 个环形布局的光电传感器和两组发光源，搭配弧面玻璃透镜，在实现舒适佩戴的同时能降低外部光线干扰；得益于 AI 算法升级，更能有效过滤嘈杂信号，即使剧烈运动时也可以精准监测心率，同时血氧等健康数据的准确度也得到提升。

【应用领域】基于 TruSeen™ 5.0+ 全天候心率监测技术发起的心脏健康研究，长期持续监测心律失常，精细化识别心律失常，提供房颤及早搏筛查、个性化指导、预约就诊、跟踪随访等整合管理服务；支持房颤风险预测研究，帮助提前预测房颤发作风险，自主管理心脏健康。借助"华为运动健康"APP 可以同步显示心率数据，其心率测量模式包括单次和连续心率测量两种，在 APP 界面即可选择。中国人民解放军总医院发起的心脏健康研究项目借助华为智能穿戴高精度的 PPG 监测技术，房颤筛查的准确性达到 97.8%，而且可以实现 24 小时的连续监测。

第四节　光电型脉诊仪的使用、存在的问题与展望

一、光电型脉诊仪的使用

对于不同类型的脉诊仪其使用方法也不尽相同。以便携式光电型脉诊仪为例，其使用要点主要包含以下几个方面。

1. 严格的穿戴标准　由于脉诊仪测量的数据为精细的人体脉象信息，因此在第一次使用时应在专业人士的指导下，找准佩戴位置，才能检测到较为准确的数据，并且在以后的使用中也应当严格按照标准的检测位置进行佩戴，最大程度地防止检测信息不准确甚至检测不到数据的情况发生。

2. 安静的周围环境　使用脉诊仪时，为尽可能地确保每一个脉搏的频率及其脉象的数据信息都能被记录，在使用脉诊仪的全过程中应当选择安静的周边环境，这样数据信息的内容不容易出现不正确的状况，此外安静的环境也可以平静被检者的身心，为数据

的准确性提供一定的保障。

3.恰当的检测体位　与血压检测仪一样，脉诊仪在使用时对被检者体位也有一定的要求，一般情况下被检者取坐位或正卧位，手臂放平与心脏近于同一水平，直腕。不宜在检测时取下蹲位等容易引起脉象波动的体位。

4.有效的检测时间　中医诊脉讲求"以平旦为宜"，因为清晨尚未饮食及活动等，体内外环境都比较安静，气血经脉受到的干扰因素最少，故容易诊得被检者的真实脉象。且使用仪器之前被检者应先休息片刻，呼吸调匀，气血平静，以利于脉象检测。除此之外，每次检测时间不宜过短，中医医生诊脉不少于"五十动"，现在临床上以每手不少于1分钟为宜，以有利于辨别脉象的变化。

二、光电型脉诊仪研究中存在的问题

1.脉象参数获取不全面　光电型脉诊仪采用光电传感器获取血流量的脉搏波，能得到压力脉搏波无法获得的参数，同时也一定程度上丢失了压力脉搏波的部分参数。

2.信号滤波处理算法有待改进　虽然目前的信号滤波处理算法，比如CEEMDAN算法等可以获得较满意的滤波结果，但是算法处理时间太长，时效性仅能满足实验研究，对于脉诊设备的市场化要求尚不能完全满足。

3.临床数据采集不足　目前对于脉诊仪的研究依然不足，缺乏临床采集实验，基于脉诊仪研究的脉象数据库的建立存在一定困难。

4.实际应用待优化　柳海华等[18]报道，采用光电脉搏传感器的无线脉搏监测系统，可在10米范围内监测脉搏信号，实时显示在上位机软件中，并可对脉搏频率、强度等进行简单的分析，在发现生理参数异常时进行报警，具有体积小、传输速度快、系统灵活性高的特点。光电脉搏传感器抗干扰能力强、可靠性高、结构简单，但测定脉搏次数时受皮肤弹性影响误差较大。

三、总结与展望

（一）总结

1.光电容积脉搏波应用于无创血氧饱和度监测　应用高分辨率的数字模拟转换器作为传感器模块可准确接收数据，从而测量组织不同层次的血氧饱和度。一种便携式指端脉搏仪可以存储回放脉搏波形、心率、脉率，并可设置脉率上下限，进行门限报警，实时监护。颜拥军等[19]利用反射式光电容积脉搏波，可获得无创数字化心率，这一技术已广泛应用于健身跑步机中。柴波等[20]采集指端脉搏波信号，设计了可监测脉搏波和心率的鼠标，将健康监测与日常生活融为一体。除了应用于人体监测，光电容积脉搏波还可应用于科学研究中的实验动物脉率和心率监测，准确记录小动物存活期，为药理和毒理实验提供了一种简单、实用的检测方法。

2. 呼吸频率及呼吸容积无创监测　通过脉搏波监测呼吸频率及呼吸容积，优于传统呼吸监测方法，可无创、实时快速监测呼吸变化。观察脉搏波的呼吸性变化有助于监测隐蔽性出血及由此产生的低血容量[21]。

3. 无创连续血压监测　利用脉搏波传导时间测量血压，是近年来出现的新思路[22]。通过实时精准监测人体生物信号，建立健康大数据模型，评估健康状态与趋势，可广泛应用于医疗卫生、养生保健、健康行业等大健康行业各个领域。

（二）展望

1. 无创麻醉应激监测　Huilku 等[23]利用标准化后的心动间期和光电容积脉搏波波幅（PPGA）建立一个用于评估伤害性感受和抗伤害感受平衡的指数——外科应急指数（SSI），且发现 SSI 与抗伤害性药物浓度呈负相关，与手术刺激呈正相关。以外科应急指数指导麻醉用药，可减少瑞芬太尼用量，且患者血流动力学更稳定，术中不良事件发生率更低。在测量脉搏波波幅变化时，监测部位很重要。手指血管壁由肾上腺素能交感神经控制，与耳珠等其他部位相比，对交感神经系统的变化较为敏感[24]。通过对脉搏波图形分析，振幅变化可即时、迅速地反映麻醉药物作用的时效性及机体对伤害性刺激的反应，两者结合分析的结果在一定程度上与全麻患者麻醉深度相平行，对监测麻醉深度具有潜在意义。

2. 无创动脉硬化监测　Danescu 等[25]发现，光电容积脉搏波可监测糖尿病患者的ABI，评估患者外周动脉病变情况，与超声技术有相似的特异性和灵敏性。臂踝 PWV随冠状动脉病变程度逐渐增大，对冠心病具有很高的预测价值，其截断点为 1700cm/s，研究显示臂踝 PWV 与冠状动脉粥样硬化有很好的相关性[26]。而 ABI 与 PWV 相结合能更准确地预测血管疾病，评估血管硬化[27]。

3. 无创血流动力学及循环功能监测　SVV、PVI 更适合预测术中患者血流动力变化及流体反应性。张伯英[28]对 110 例骨科手术患者进行术中监测，发现指端脉搏波不同峰形波形组合反映不同的循环功能状态；其动态变化与小动脉和微动脉的紧张性和弹性直接相关，三个特征参数值的动态变化在一定范围内与失血量及失血速度密切相关。

4. 高血压、糖尿病患者早期干预　高血压、糖尿病患者 PPG 特征参数存在明显变化，且两者变化特点不同，高血压合并糖尿病组具有两组大部分特点，部分 PPG 特征参数能够反映二者动脉弹性功能的改变，可以根据不同特点对高血压、糖尿病血管并发症进行早期干预，减缓其进一步发展为心脑血管疾病的进程。

作为一种无创监测技术，光电容积脉搏波可广泛应用于心血管系统、呼吸系统、血液系统及精神卫生等[29]。除血红蛋白外，对各种血液成分的无创监测研究已较为广泛[30]。利用脉搏波信号进行情感识别也有所突破[31]。随着数字信号处理技术的发展和应用，对脉搏波潜在生理学特征的深层次研究将进一步发掘脉搏波的潜能，开发更多的临床应用。

以后的脉象研究中，可以结合光电脉搏波、压力脉搏波及超声波等获得多种脉搏波的综合信息，对脉搏波进行更加全面的分析研究。同时，还要继续探索在脉诊设备的市场化过程中，既能满足滤波要求，又能满足时效性的滤波算法。其次，以后的研究中可以进一步扩大临床数据采集，收集不同病症的脉象信号，进行不同病症的脉象信号分析，从而建立更加完整的、全面的脉象数据库。在继续对脉诊仪深入研究的同时，也需加强对脉诊系统、穿戴设备、远程诊断等方面的研究，最终形成一个集采集、分析、反馈为一体的中医辨证系统，从而更好地服务于临床诊断。

参考文献

［1］杨玉星，彭涤芳，孙济民，等.微型脉搏波光学传感器［J］.中国医疗器械杂志，1990（1）：18-21.

［2］王敏.可穿戴式光电容积脉搏波传感器的研究［D］.上海：上海交通大学，2018.

［3］朱青青.柔性光电脉搏检测传感器及其采集系统的研制［D］.深圳：深圳大学，2018.

［4］刘敏，李鑫豪.基于光电传感器的指夹式脉搏血氧仪［J］.电子测试，2021（15）：21-22+50.

［5］苏小青，张西良，张鹏起.基于BH1790GLC光电脉搏传感器的脉搏波测量系统的设计［J］.电子测量技术，2020，43（12）：154-157.

［6］Roguin A, Scipione. Riva-Rocci and the men behind the mercury sphygmomanometer［J］. International Journal of Clinical Practice, 2010, 60(1): 73-79.

［7］E.J. Marey, Recherches sur le pouls au moyen d'un nouvel appareil enregistreur, le sphygmographe.

［8］杨杰.新型三部脉象采集系统与脉象信息分析研究［D］.上海：华东理工大学，2018.

［9］Booth J. A Short History of Blood Pressure Measurement［J］. Proceedings of the Royal Society of Medicine, 1977, 70(11): 793-799.

［10］陈斌.光电容积脉搏波描记法原理、应用及其电路设计［J］.电子技术与软件工程，2014（18）：132-133.

［11］王燕，张松，杨益民，等.基于容积血流脉搏波的心血管血流参数监护模块的研制［J］.北京生物医学工程，2006（2）：148-150+192.

［12］Kenta, Matsumura, Peter, et al. iPhone 4s Photoplethysmography：Which Light Color Yields the Most Accurate Heart Rate and Normalized Pulse Volume Using the iPhysioMeter Application in the Presence of Motion Artifact?［J］. PLoS ONE, 2014, 9(3): 1-12.

［13］Lee J, Matsumura K, Yamakoshi K, et al. Comparison between red, green and blue light reflection photoplethysmography for heart rate monitoring during motion［C］. 2013 35th Annual International Conference of the IEEE Engineering in Medicine and Biology Society (EMBC), Osaka, Japan, 2013: 1724-1727.

［14］周建南.基于多路PPG的心血管参数检测系统的设计和实现［D］.成都：电子科技大学，

2020.

[15] 张振强，陈真诚，顾爽，等 . 基于光电容积脉搏波的心血管多参数检测系统 [J] . 科学技术与工程，2021，21（20）：8383-8388.

[16] 屈佳龙 . 脉搏波检测系统开发及信号建模研究 [D] . 西安：西安电子科技大学，2017.

[17] 李爱娟 . 基于血管容积变化的血氧饱和度检测系统设计 [D] . 呼和浩特：内蒙古大学，2012.

[18] 柳海华，卢路瑶，朱秀委 . 一个基于 STC12 单片机的无线脉搏监测系统 [J] . 微型机与应用，2016，35（18）：93-96.

[19] 颜拥军，赖伟，杨彬 . 数字化人体心率检测仪的设计 [J] . 南华大学学报（自然科学版），2010，24（3）：22-26.

[20] 柴波，邵常哲，黄淼，等 . 一种可监测人体脉搏波及心率的健康鼠标 [J] . 现代电子技术，2012，35（5）：170-172.

[21] Natalini G, Rosano A, Franceschetti M E, et al. Variations in arterial blood pressure and photoplethysmography during mechanical ventilation. [J] . Anesthesia & Analgesia, 2006, 103(5): 1182-8.

[22] Nitzan M, Patron A, Glik Z, et al. Automatic noninvasive measurement of systolic blood pressure using photoplethysmography [J] . BioMedical Engineering OnLine, 2009, 8(1): 28.

[23] Huiku M, Uutela K, Van G M, et al. Assessment of surgical stress during general anaesthesia [J] . British Journal of Anaesthesia, 2007(4): 447-55.

[24] Awad A A, Ghobashy M A M, Ouda W, et al. Different responses of ear and finger pulse oximeter wave form to cold pressor test [J] . Anesthesia & Analgesia, 2001, 92(6):1483-6.

[25] Danescu L, Roe C, Johnson L. Photoplethysmography: a simplified method for the office measurement of ankle brachial index in individuals with diabetes [J] . Endocrine Practice, 2013, 19(3): 1-15.

[26] 薛莉，梁婷 . 踝臂指数、臂踝脉搏波传导速度及高敏 C 反应蛋白在冠心病诊断中的临床意义 [J] . 中国动脉硬化杂志，2010，18（6）：479-482.

[27] 李鹏飞，冯念伦 . 脉搏波信号分析用于动脉硬化诊断仪器的研究 [J] . 中国医学装备，2010，7（3）：20-23.

[28] 张伯英 . 指端光电容积脉搏波在循环功能动态监测中的意义 [J] . 生物医学工程与临床，2010，14（2）：142-145.

[29] Mcgrath S P, Ryan K L, Wendelken S M, et al. Pulse oximeter plethysmographic waveform changes in awake, spontaneously breathing, hypovolemic volunteers [J] . Anesthesia & Analgesia, 2011, 112(2): 368-74.

[30] 林凌，熊博，赵双琦，等 . 血液成分无创检测中基于不确定度的光谱提取方法 [J] . 光谱学与光谱分析，2013，33（2）：459-463.

[31] 葛臣，刘光远，龙正吉 . 情感识别中脉搏信号的特征提取与分析 [J] . 西南师范大学学报（自然科学版），2010，35（3）：243-246.

第十一章 四脉脉诊仪

中医四脉脉诊测量仪是以"四脉定证"中医脉象诊断理论为基础，对各部脉象的幅值、速率、脉动力度及各部脉象之间的相对变化值进行分析及鉴别。中医四脉脉诊仪通过传感器和计算机技术，可以实时监测脉搏的形态和特征，将其数字化并呈现出来，使医生可以更准确地判断病情。规范化、标准化的中医"四诊"操作程序及方法是进行中医四脉脉诊仪研究的基础。北京斯脉福科技发展有限公司在前人研究的基础上设计了SM-1A 中医四脉脉诊测量仪，采用五路脉象测量技术，应用现代高精度触力传感器和计算机信号采集等技术。这种中医四脉脉诊与计算机信号和传感器的结合应用，对中医临床诊断和疗效评估的理论指导和实践应用都具有重要的意义。

第一节 概 述

中医四脉脉诊测量仪是以著名老中医刘绍武先生根据《内经》《伤寒论》等中医经典理论而创立的"四脉定证"中医脉象诊断理论为基础，并综合运用现代计算机技术、传感器技术、图形处理、数学分析等先进技术设计完成的。产品通过"寸、关、尺、寸上、尺下"五路脉象测量传感器，实时、同步采集脉象数据，绘制脉图，提供脉象分析参考结论，并提供中医脉象学习、病历管理等功能，是一种可用于中医临床脉象测量、脉象研究、脉象教学的设备。

该仪器自 20 世纪 80 年代开始研发，历经多位不同学科专家、学者的辛勤努力和研究，经过几代产品的迭代改进，不断完善。由北京斯脉福科技发展有限公司完成SM-1A 型中医四脉脉诊测量仪（图 11-1、图 11-2）的研制，该型号产品通过了中国中

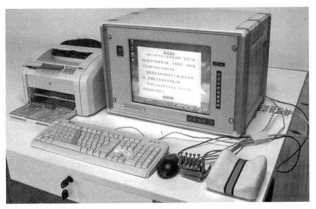

图 11-1　SM-1A 中医四脉脉诊测量仪（台式）

医科学院广安门医院和西苑医院的临床试验[1]，获得中华人民共和国医疗器械注册证"京药监械（准）字2008第2270278号"（最新注册证编号：20182200067），并被列入国家中医药管理局中医医疗设备产品推荐目录。

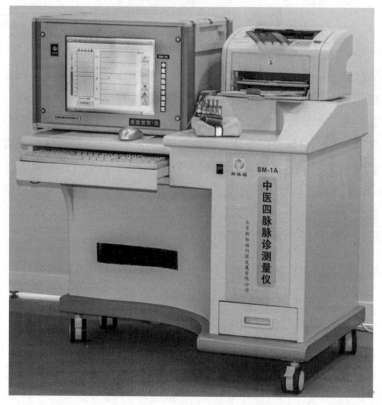

图 11-2　SM-1A 中医四脉脉诊测量仪（立式）

第二节　四脉定证理论

　　"四脉定证"是山西著名老中医刘绍武老先生在其多年临床经验的基础上探索总结出的脉学理论，是"三部六病"学说中具有代表性意义的学术理论之一[2,3]。与当今中医临床上常见的28脉诊脉方法不同，刘老依据《内经》《伤寒论》《易经》《难经》《脉经》之说，潜心研究数十年，逐渐摸索出一条"以脉定证"的诊疗方法。该理论是对人体桡动脉的"寸上、寸、关、尺、尺下"五部脉的"脉形的大小、脉位的长短、脉势的强弱、脉率的快慢"进行凭脉，并对各部脉象的幅值、速率、脉动力度及各部脉象之间的相对变化值进行分析及鉴别。他发现肝阳上亢患者，脉象波动在腕横纹以上，甚者波及大鱼际寸许，是气亢的典型表现，开始命名"上鱼际脉"；发现腹满寒疝患者、少腹冷痛患者，脉在尺脉以下，依然弦劲有力，尤以右手为甚，是气凝的临床特征，开始命名"长弦脉"；发现肝气郁结患者、胸胁苦满患者，脉象寸尺微弱，关脉独大，甚者关部如豆状，是气郁的病理显现，开始命名"聚关脉"；发现气血两虚患者，脉象呈现大小不等、快慢不等、强弱不等，是气乱的集中表现，开始命名"三不等脉"，亦名"涩脉"。后经统计观察，发现患者尽管病情复杂，变化多端，皆不出"上鱼际脉""聚关脉""长弦脉""涩脉"的变化范畴，临床呈现有两脉复合、三脉复合，甚至四脉复合，其脉象特征尽在"四脉"之中。渐渐地在实践中悟出了热则气亢、实则气郁、虚则气乱、寒则气凝的原理，进而形成了"四脉定证"的脉象诊断理论。该理论将寸口脉象诊断规范化，分为"溢脉（上鱼际脉）、聚脉（聚关脉）、紊脉（涩脉）、韧脉（长弦脉）"4 种基础病理脉象，对应人体"寒、热、虚、实"4 种病性偏颇；并且通过人体这 4 种基础病理脉象的表征，组合为 11 种复合病理脉象；基础和复合共计 15 种病理脉象，可以综合全面地对人体系统病性做出病性、病证诊断，并作为处方治疗的依据。

　　由于 4 种基本脉象和由其组合形成的复合脉象均为病理脉象，平常健康时并无此脉象，病时乃出，治愈后病脉可消，所以对中医临床诊断和疗效评估的理论指导和实践应用都具有重要的意义。

一、四脉的判定方法

（一）基础脉象（4 种）

　　1. 溢脉　亦称上鱼际脉。切脉时凡寸口脉超越腕横纹，甚或直达手掌鱼际。轻则按之微微跳动，重则突出皮肤，可见跳动，更甚者如蚯蚓一团，盘卧于鱼际之上。

　　2. 聚脉　又称聚关脉。切脉时显寸、尺部脉俱较弱，关部脉独盛，比较重的，或宛如豆状或似杏核突起于关部，高出于皮肤。

　　3. 紊脉　又称涩脉。切脉时显现脉律不齐，艰涩难行。刘绍武先生把涩脉归纳为"三不等"，即大小不等、快慢不等、有力无力不等。

　　4. 韧脉　又称长弦脉。切脉时显脉弦而长，超出尺部向后延续。

（二）复合脉象（11 种）

　　由于 4 种基础脉象既可以单独出现，也可以是 2 种、3 种或 4 种脉象同时出现，所以四脉共可演变出 11 种复合脉象：①盛脉（溢脉＋聚脉）；②衰脉（紊脉＋韧脉）；③执脉（溢脉＋紊脉）；④固脉（聚脉＋韧脉）；⑤离脉（紊脉＋聚脉）；⑥决脉（溢脉＋韧脉）；⑦腾脉（溢脉＋聚脉＋紊脉）；⑧坠脉（韧脉＋聚脉＋紊脉）；⑨超脉（溢脉＋聚脉＋韧脉）；⑩越脉（溢脉＋紊脉＋韧脉）；⑪复脉（溢脉＋紊脉＋聚脉＋韧脉）。

二、四脉脉诊系统的诊断意义

（一）4 种基础脉象

1. 溢脉　主热证，属阳亢证型。凡具有溢脉的患者呈气亢，多为外向型性格，常见心烦易怒、头痛头晕、少寐多梦、恶梦尤多、心慌耳鸣、口苦咽干、记忆减退等，此脉症类似自主神经功能紊乱的兴奋型，多与交感神经兴奋有关。诸证多在上焦，疾病应变态势呈现阳亢性病理反应。病位多在头部的脑血管系统。常见于神经衰弱、癫病、精神分裂症和高血压、脑溢血、糖尿病、鼻窦炎、青光眼的等病症。

2. 聚脉　主实证，属肝郁证型。凡具有聚脉之患者呈气郁，多为内向型性格，常见心情抑郁、忧思少言、胸胁烦满、胃脘胀闷、纳差叹息、失眠多梦、精神倦怠等。此脉症类似自主神经功能紊乱的抑郁型，多与迷走神经兴奋有关。诸证多在中焦，疾病应变态势呈现阴性病理反应。病位多在横膈上下的胸胁部位，包括肝、胆、脾、胰、胃、肠等脏器，如气管炎、肺气肿、心肌梗死、慢性胃炎、胃溃疡、胆结石等病症。

3. 紊脉　主虚证，属血虚证型。凡具有紊脉之患者呈气虚，多为奉献型性格，常见心慌心烦、胸痛憋闷、身重短气、少寐恶梦、疲乏无力，或四肢麻木等症状。紊脉标志着心脏功能的紊乱，血行不畅，有效血循环量减少。诸证多在心血管系统，疾病应变态势呈现为气虚和血虚的病理反应，病位在心胸。常见于冠心病、心律失常、心肌炎、心绞痛、贫血、月经不调等病症。

4. 韧脉　主寒证，属脾寒证型。凡具有韧脉之患者呈气滞，多为沉稳型性格，常见腰困体乏、记忆减退、腹中雷鸣、少腹胀痛、大便稀溏、身困疲乏、纳呆嗜睡等症状。韧脉者常见痰湿、瘀滞、郁积，多见消瘦体质。诸证多在下焦，疾病应变态势呈现为大肠中代谢产物积滞的病理反应，病位在脐以下之少腹部和生殖系统。常见于慢性肠炎、过敏性结肠炎、十二指肠炎、前列腺炎、疝气、阳痿早泄等病症。

（二）其他 11 种复合脉象

1. 盛脉（溢脉＋聚脉）　阳亢气郁型。生理功能趋向实热、呈阳性变化的病理变化之中，出现头痛头胀、咽干口苦、心烦易怒、目涩耳鸣、脘腹胀满、咳嗽气急、胸满胁痛等证候信息。将可能逐渐显现心绞痛、高心病、高血压、心肌梗死、脑溢血、脂肪肝、肺炎、胃溃疡等病灶。

2. 衰脉（紊脉＋韧脉）　心脾虚寒型。生理功能趋向虚寒、呈阴性变化的病理变化之中，出现心悸短气、腰背酸困、肢端发冷、腹满纳呆、大便溏泄、胆怯多梦、记忆减退、血压不稳等证候信息。将可能逐渐显现冠心病、心悸炎、易感冒、结肠炎、咽炎、低血压症、月经不调（女）、阳痿不育（男）等病症。

3. 执脉（溢脉＋紊脉）　阴虚阳亢型。生理功能趋向虚实交合、呈虚性热化的病理变化之中，出现头晕目眩、夜寐不安、心悸短气、身软乏力、潮热盗汗、血压不稳、肢体麻木、胸痛烦躁等证候信息。将可能逐渐显现胸膜炎、肺结核、心肌病、肠结核、腹膜炎、冠心病、脑萎缩、月经不调（女）、心律失常等病症。

4. 固脉（聚脉＋韧脉） 肝胃不和型。生理功能趋向寒实交合、呈实性寒化的病理变化之中，出现食欲不振、消化不良、胸胀若满、腰背酸困、少腹冷痛、胸满叹息、胃脘胀痛等证候信息。将可能逐渐显现胃炎、胃溃疡、结肠炎、阑尾炎、关节炎、骨质增生、肝硬化、肿瘤等病症。

5. 离脉（紊脉＋聚脉） 肝郁气滞型。生理功能趋向虚实相拒、呈虚实相离之象的病理变化之中，出现心悸不安、胃脘憋胀、胸满胁痛、心慌气短、背部恶寒、四肢酸困、咽干口苦、少寐多梦等证候信息。将可能逐渐显现消化不良、胃炎、贫血、冠心病、肾炎、肝炎、胆结石等病症。

6. 决脉（溢脉＋韧脉） 气亢脾寒型。生理功能趋向寒热分化的病理变化之中，出现头晕目眩、口干不渴、少寐多梦、耳鸣健忘、脘腹痞满、心悸气短、关节胀痛等证候信息。将可能逐渐显现神经衰弱、高血压、脑梗死、心肌梗死、风湿性关节炎、结肠炎、十二指肠壅积症、肌肉萎缩等病症。

7. 腾脉（溢脉＋聚脉＋紊脉） 虚实化热型。生理功能正在趋向虚实相拒、激而热化的病理变化之中，出现头晕头痛、咽干口苦、胸满胸痛、烦躁叹息、腰背酸困、四肢乏力、胸胁胀满、大便不爽、咳嗽气急、血压不稳、心悸少梦等证候信息。将可能逐渐显现脑溢血、心绞痛、心肌梗死、肝硬化、胃溃疡、胃炎、心肌炎等病症。

8. 坠脉（韧脉＋聚脉＋紊脉） 虚实化寒型。生理功能正在趋向虚实相拒、激而寒化的病理变化之中，出现胸满心烦、胆怯乏力、少寐多梦、夜间盗汗、腰背酸困、纳呆嗜睡、胃脘胀满、大便失常等证候信息。将可能逐渐显现冠心病、心肌梗死、胃炎、胃溃疡、阑尾炎、结肠炎、肠息肉、痢疾等病症。

9. 超脉（溢脉＋聚脉＋韧脉） 寒热化实型。生理功能正在趋向寒热相格、激而实化的病理变化之中，出现心情急躁、少寐多梦、头晕头痛、下肢乏力、少腹冷痛、大便不爽、胃脘胀满、食欲不振等证候信息。将可能逐渐显现心肌梗死、脑梗死、胃溃疡、肺气肿、高心病、癌症等病症。

10. 越脉（溢脉＋紊脉＋韧脉） 寒热化虚型。生理功能正在趋向寒热相格、激而虚化的病理变化之中，出现心悸不安、胆怯恶梦、头晕耳鸣、记忆减退、腹满纳呆、大便溏泄、腰酸腿软、口干不渴、血压不稳等证候信息。将可能逐渐显现脑萎缩、脑栓塞、视神经萎缩、冠心病、肺结核、结肠炎等病症。

11. 复脉（溢脉＋紊脉＋聚脉＋韧脉） 生理紊乱型。生理功能正在趋向寒热相格、虚实相拒、寒热虚实错杂的病理变化之中，出现头晕心悸、少寐多梦、咽干耳鸣、心烦易怒、嗜睡健忘、背冷肢寒、腹满纳呆、血压不稳等证候信息。将可能逐渐显现神经衰弱、癔病、神经官能症、冠心病、脑梗死、胃肠功能紊乱、胃炎、肠炎等病症。

第三节 中医四脉脉诊测量仪简介

一、中医四脉脉诊测量仪设计原理

（一）系统设计

根据著名老中医刘绍武老先生总结的"四脉定证"理论原理，北京斯脉福科技发展有限公司在前人研究的基础上完善设计、研制开发了 SM-1A 中医四脉脉诊测量仪。该脉诊仪采用五路脉象测量的专利技术，综合应用现代高精度触力传感器和计算机信号采集、数据处理、专家系统分析及图形处理、通信传输等技术，实现了"溢、聚、絮、韧"4 种基础脉象为基础的 15 种病理脉象的自动化采集（图 11-3）。

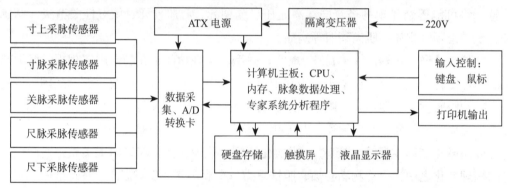

图 11-3　中医四脉脉诊测量仪设计原理框图

（二）五路脉象测量

根据"四脉定证"理论原理，"溢、聚、絮、韧"四种基础病理脉象的诊断，需要依据如图 11-4 所示的桡动脉"寸上、寸、关、尺、尺下"五部位脉象信息进行解算。

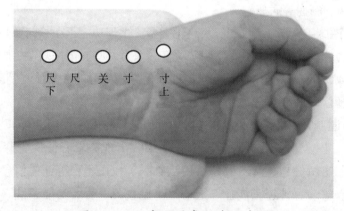

图 11-4　五部位脉象信息示意图

这种有别于中医常见的寸、关、尺三部测脉的五路测脉方法，是"四脉定证"诊脉理论方法所特有的形式。其在中医古籍中也有所记载，清代吴谦等人所著的《医宗金鉴·四诊心法》中就有"诊人之脉，高骨上取""至鱼一寸，至泽一尺"的说法，也就是说，诊脉于高骨隆起处为关，可以上至鱼际长一寸，下至尺泽长一尺。

和对"寸、关、尺"三部脉象检测相比，对"寸上、寸、关、尺、尺下"五部脉象检测更全面地涵盖了寸口脉象的信息，能够更好地发挥传感器、现代计算机技术的特点，延伸了人工感觉的灵敏度和准确度。特别是五部脉象的实时、同步检测，获取的脉象信息可以构建多点的脉象动态变化图形，进而形成立体图像，能得到人工凭脉所无法获取的信息结论。

如上所述，五部采脉传感器是脉象仪设计的关键部件。为此，研发者首先进行采脉传感器机构设计，并试制了样件，同时进行了结构性能、制造工艺性等方面的试验验证，最终在采脉传感器机构的设计上实现了结构合理、使用方便、加工难度小、制造成本低、外观美观等多项要求，因而形成了自主知识产权，向国家知识产权局申报并被获准2项专利。

实用新型专利"一种中医采脉检测装置"（图11-5），专利号ZL200520086790.6。该装置包括5个触力传感器，其中1个调节螺杆（12）固定于框架（50）上，与定位铁（17）轴转动联接，在相邻的面上，另一圆孔与调节螺杆（19）轴转动联接；其余4个结构一样，调节螺杆（22）通过螺母（23）和定位螺环（24），穿过滑动槽（51），与框架（50）相连，各自末端与顶铁（25）中部的圆孔是轴转动联接，顶铁（25）与调节螺杆相联接，调节螺杆与定位铁（27）转动联接。采脉传感器分别连接于相应的调节螺杆，它可以方便地进行X-Y-Z三维空间自由调节，脉象检测定位准确、准确度高、稳定性好，能直接进行定证、定性判断，并且为就诊者提供出具治疗处方的便利。

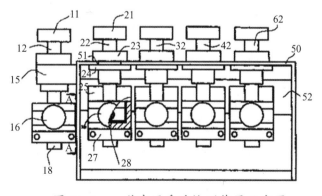

图 11-5 一种中医采脉检测装置示意图

此外，研发者还申报了外观专利"五单元脉诊探头"，专利号ZL200530092555.5。

根据以上专利技术设计的可进行三向调节的五部脉象测量同步采脉传感器如图11-6所示。

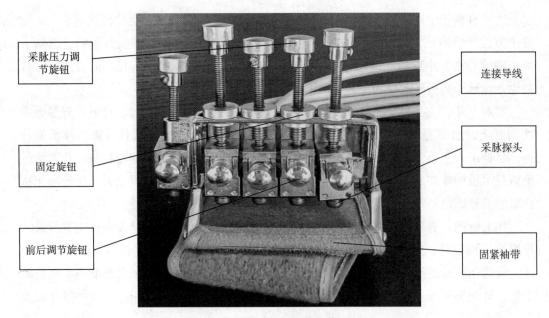

图 11-6　五部测脉传感器

采脉压力调节旋钮

连接导线

固定旋钮

采脉探头

前后调节旋钮

固紧袖带

五部测脉传感器由 5 套结构相同的传感器调整机构组成，每组机构由高精度触力传感器、垂直调节机构和横向调节机构构成，机构通过两段滑轨（寸上传感器机构单独安装）串接在一起，力传感器的垂直位置和横向位置通过垂直调节旋钮和横向调节旋钮调整，互相之间的间隔可以通过在滑轨上移动传感器调整机构调整，调好后通过锁紧旋钮锁紧。

采脉传感器采用腕式固定法，分别对准桡动脉"寸上、寸、关、尺、尺下"5 个位置（图 11-7），实现了五部脉象数据的同步、实时采集。

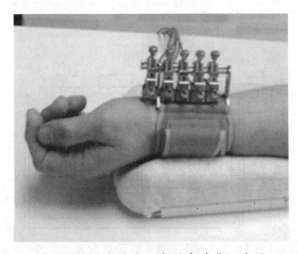

图 11-7　腕式固定五部脉象采集示意图

二、中医四脉脉诊测量仪产品简介

（一）简介

SM-1A 型中医四脉脉诊测量仪采用高精度触力传感器、高速计算机、实时数据采集系统，特别是仪器的关键部分脉象测量传感器和专家系统软件都是自行研究设计的，取得了多项国家专利和计算机软件著作权，包括：①中国知识产权局发明专利："一种脉象检测装置及其检测方法"；②中国知识产权局实用新型专利："一种中医采脉检测装置"；③中国知识产权局外观专利："五单元脉诊探头"；④国家版权局计算机软件著作权：中医专家综合诊疗系统 V1.0；⑤国家版权局计算机软件著作权：中医专家脉象系统 V2.0。

SM-1A 型中医四脉脉诊测量仪通过了原国家食品药品监督管理局北京医疗器械质量监督检验中心严格的注册检验，并通过了由中国中医科学院广安门医院国家药物临床试验基地牵头、中国中医科学院西苑医院国家药物临床试验基地参加的临床试验，获得原北京市食品药品监督管理局下发的中华人民共和国医疗器械注册证"京药监械（准）字 2008 第 2270278 号"（最新注册证编号：20182200067）。

（二）产品结构及技术特点

1. 产品结构　SM-1A 型中医四脉脉诊测量仪包括主计算机、测脉传感器组件、打印机、键盘、鼠标、诊脉腕枕及电源线等零组件（图 11-8 ～图 11-10）。

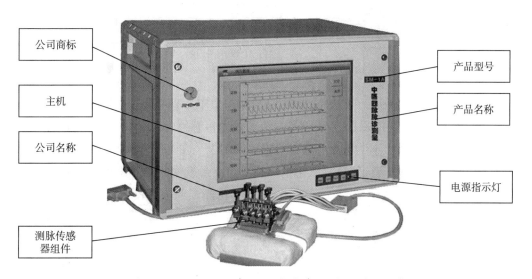

图 11-8　SM-1A 中医四脉脉诊测量仪（正面）

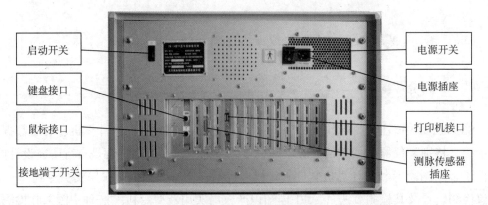

图 11-9　SM-1A 中医四脉脉诊测量仪（背面）

左侧标注（从上到下）：启动开关、键盘接口、鼠标接口、接地端子开关

右侧标注（从上到下）：电源开关、电源插座、打印机接口、测脉传感器插座

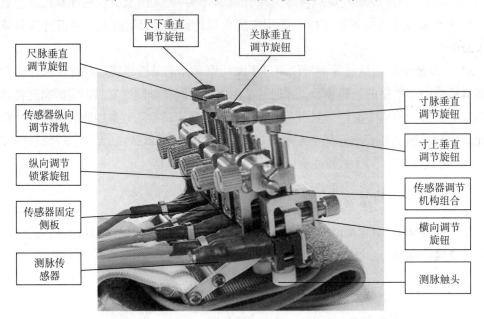

图 11-10　测脉传感器组件

顶部标注：尺下垂直调节旋钮、关脉垂直调节旋钮

左侧标注（从上到下）：尺脉垂直调节旋钮、传感器纵向调节滑轨、纵向调节锁紧旋钮、传感器固定侧板、测脉传感器

右侧标注（从上到下）：寸脉垂直调节旋钮、寸上垂直调节旋钮、传感器调节机构组合、横向调节旋钮、测脉触头

2. 技术特点

（1）脉象测量精确、可靠、速度快　SM-1A 型中医四脉脉诊测量仪采用专利技术——五路三向调节功能采脉传感器和高精度触力传感器元件，可同步、实时对患者"寸上、寸、关、尺、尺下"五路脉象进行准确的测量。在 15 秒内一次性地将五路脉象的 10000 多个数据采集到计算机中，再由计算机专家系统软件进行全面、快速、自动的分析判断，给出 15 种脉象结论，供临床医师作为诊断参考；还可以把五路脉象的图形同时显示、打印出来，或存储起来供医师研究分析、学习参考；可以在 5 分钟内完成对一个患者的脉象测量过程，为中医脉象诊断提供了一个客观、规范、可视化的科学方法。

（2）专家系统功能完善、实用方便　SM-1A 型中医四脉脉诊测量仪不但可以准确地测量、判断脉象，还可以根据患者的脉象及证候，由专家诊疗系统软件自动分析判断、得出脉象诊断结论和相应病理脉象的治疗处方，对解决基层中医师诊疗经验不足的问题有很大的学习参考帮助。

（三）主要技术性能指标

1. 采脉传感器的主要性能及选型　采脉传感器的设计，主要是依据上海中医药大学费兆馥教授主编的《现代中医脉象学》中对中医测脉触力浮、中、沉取的研究数据，结合研发者的临床研究经验确定。选用 FS 触力传感器（1500g/FS），该系列触力传感器能够在小型商用级别封装下提供精确、可靠的触力传感功能，传感器内含有技术已成熟的经特殊微切削硅传感芯片，低功耗、无放大、无补偿的惠斯顿电桥电路能在 1500g 量程中输出恒定的 mV 信号。

传感器的工作原理：离子注入的压敏电阻受压弯曲时阻值发生变化，并正比于所施加的触力，触力是通过不锈钢插杆直接作用于传感器内部的硅敏感芯片，桥路电阻阻值正比于触力大小，桥路各电阻的变化产生对应的 mV 输出信号。

传感器运用专利的模块结构，创新的弹性技术及工程模塑材料使传感器能承受 5.5kg 的过压，不锈钢插杆提供极为优秀的机械稳定性，能适合各种应用场合，各种电气连接方式，包括预连线、PCB、SMT 安装方式。规格参数：①测力范围:0 ～ 1500gf；②灵敏度：0.24mV/gf；③重复性：±0.2% /FS；④线性度：±0.5% /FS；⑤分辨率：0.0098N；⑥快速响应：1.0ms；⑦过压：5500g；⑧ ESD（直接接触 – 引脚与插杆）10KV；⑨低负载中心点偏离误差。

2. 整机性能指标　整机设计的指标参数根据国家医疗器械有关标准《GB 9706.1–1995 医用电气设备 第一部分：安全通用要求》《GB/T 14710–1993 医用电气设备 环境要求及试验方法》《GB/T 191–2000 包装储运图示标志》和脉象仪器的工作要求，确定如下：①计算机主机板参数：CPU 主频 2.66GHz；内存：> 4GB；硬盘：> 1TB；操作系统：Windows。②显示模式：15 寸液晶显示器，彩色 TFT 高亮度液晶显示，分辨率 1024*768。③输入方式：键盘输入。④操作方式：鼠标和 / 或触摸屏。⑤输出方式：USB 接口。⑥传感器：测力范围：0 ～ 1500g；探头数量：5 个。⑦数据采集卡：A/D 分辨率：12bit；采样频率：> 100KHz；模拟信号输入：5 路、±5V、增益可单独调节。⑧运行方式：脉象系统为连续运行方式。⑨箱体：威图仪器箱体 Model No. 3774.200（有通风槽）；外形尺寸：534*341.40*400（宽 * 高 * 深）；水平提手:（2 个 / 包）Model No. 3788.000；橡皮盖:（用于 VC 脚）Model No.3736.000。⑩正常工作环境：环境温度：5 ～ 40℃；相对湿度：≤ 85%，非凝结；大气压力：86 ～ 106kPa；电源：交流 220±22V，50±1Hz。

（四）软件系统及功能简介

1. 软件系统功能流程图　SM–1A 型中医四脉脉诊测量仪主要分为脉象诊断、证候辨证、疾病选方、健康预测、病历管理、脉象学习、系统帮助 7 大功能，仪器的操作流程如图 11–11 所示。

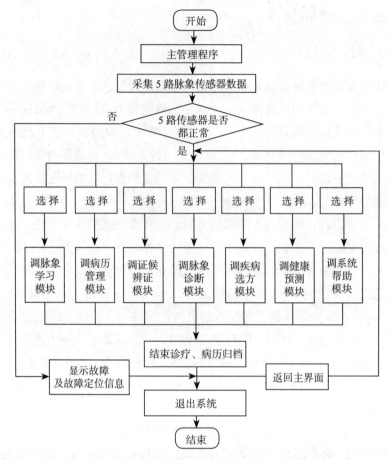

图 11-11　中医四脉脉诊测量仪软件系统功能流程图

2. 仪器功能操作说明　SM-1A 型中医四脉脉诊测量仪的操作是通过 Windows 软件系统完成的。操作人员通过仪器软件功能的人机对话界面（图 11-12），选择功能按钮，进入相应的软件程序，完成对患者的基本信息输入、脉象信息采集、脉象数据分析处理、脉象图形和脉诊结论显示、治疗参考处方显示和调整、脉图脉诊结论和参考处方输出打印，以及完成健康预测、证候辨识、疾病选方、病历管理、脉象学习、系统帮助功能操作。

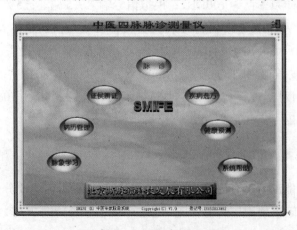

图 11-12　SM-1A 型中医四脉脉诊测量仪软件功能选择界面

以下就 SM-1A 型中医四脉脉诊测量仪的脉象采集和诊断过程做简要说明，其他功能限于篇幅限制不做详细说明。

（1）进入脉象诊疗系统 通过 SM-1A 型中医四脉脉诊测量仪软件功能选择界面，将鼠标点中"脉诊"按钮，鼠标指针变为诊脉形状，按钮变为红色 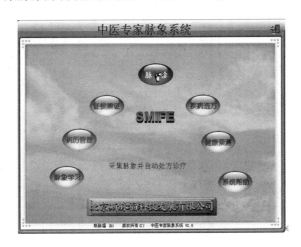，同时在界面中部出现提示："采集脉象并自动处方诊疗"（图 11-13）。

图 11-13 脉诊功能选择界面

然后，程序进入脉诊界面（图 11-14）。

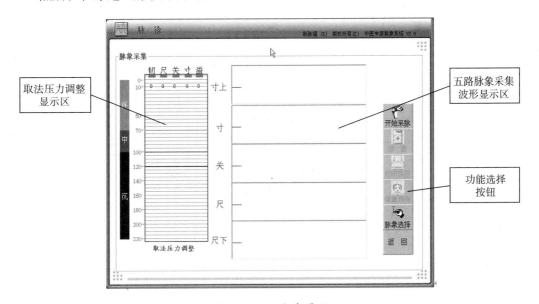

图 11-14 脉诊界面

界面分为"取法压力调整指示区""五路脉象采集波形显示区""按钮区" 3 个区域，各区域功能分述如下：

1）"取法压力调整指示区"：该区各部分意义功能如图 11-15 图示。①"取法压力浮、中、沉分区指示条"：指示传感器所受压力所在取脉力值区间，分浮、中、沉三个区间；②"取法压力值标尺（克力）"：指示传感器与脉管间压力到达的力值，单位：克

力；③ "五路脉象压力显示条 零位"：溢脉、寸脉、关脉、尺脉、韧脉五路脉象传感器
与脉管间压力归零显示条的零位位置；④ "五路脉象压力显示区"：传感器对脉管施加
压力后，红色显示条将伸展到这一区域的某位置，红色显示条端线所在标尺线对应的传
感器压力标尺数即为采脉的取法力值。

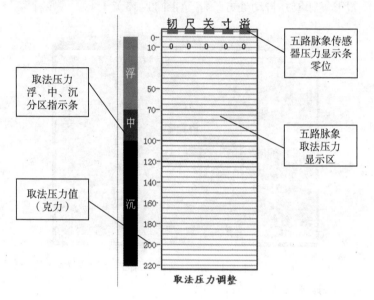

图 11-15　取法压力调整指示区

2)《五路脉形显示区》：该区用于显示 "寸上、寸、关、尺、尺下" 五路脉象波形
图，图 11-16 中波形显示线为直线，说明传感器的受力为零。

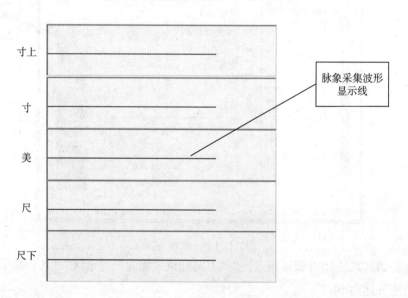

图 11-16　五路脉形显示区

3)《按钮区》：该区有 6 个按钮，6 个按钮中 2、3、4 这 3 个按钮在没有完成脉象
采集程序前为灰色，不能使用（图 11-17）。

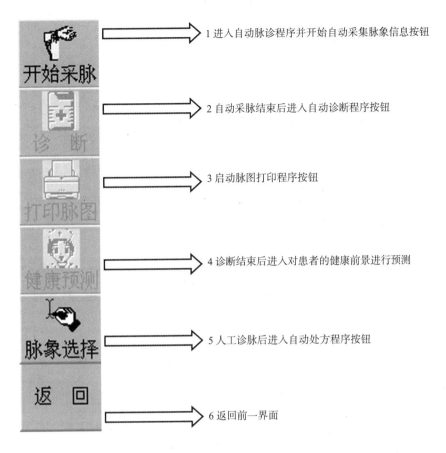

1 进入自动脉诊程序并开始自动采集脉象信息按钮

2 自动采脉结束后进入自动诊断程序按钮

3 启动脉图打印程序按钮

4 诊断结束后进入对患者的健康前景进行预测

5 人工诊脉后进入自动处方程序按钮

6 返回前一界面

图 11-17 按钮区

（2）测脉传感器的固定方法

1）确定诊脉位置：SM-1A 型中医四脉脉诊测量仪的诊脉位置有别于一般的传统诊脉方法，诊脉时除传统的诊脉位置——寸、关、尺以外，还有寸上和尺下两个位置。具体诊脉位置的确定方法如下述，先让患者将左臂放置在脉枕上（图 11-18），做好准备。可以用传统的正常把脉方法确定脉位检测点——寸、关、尺的位置（图 11-19）。

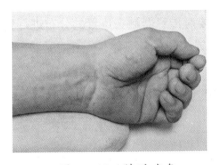

图 11-18 诊脉准备

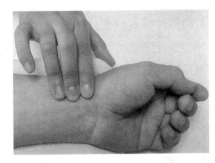

图 11-19 人工寻脉

也可以手腕高骨为基准确定关脉位：手腕高骨处向内侧，在筋骨之间的桡动脉处为关脉；或以腕横纹为基准确定寸脉位，于腕横纹向后、腕横纹旁筋骨之间的桡动脉处为寸脉。如图 11-20 所示。

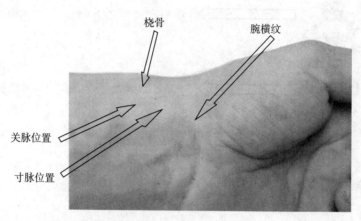

图 11-20　确定脉位基准

确定脉位基准后，就可以按传统脉诊经验及人体高低（手臂的长短）依次确定出"寸上、寸、关、尺、尺下"五部脉位，一般体高臂长者间距大些，体矮臂短者间距小些（图 11-21）。

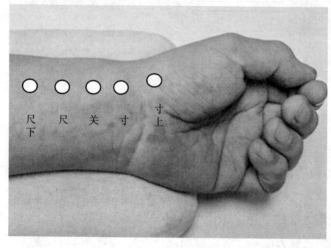

图 11-21　五路脉位确定

2）调整传感器触头：诊脉位置确定后，需要对传感器触头位置的分布进行相应的调整，使之与已探准的脉位检测点纵向、横向位置的分布相符合。一般情况下，传感器的纵间距只有在被测人的身高和臂长变化较大时才进行调整。

调整五路传感器纵向间距的方法和步骤参照图 11-22，首先旋松纵向调节锁紧旋钮，然后沿纵向调节滑轨推移传感器支架组合部件，调整传感器间距到合适位置，如箭头所示，间距调整好后旋紧纵向调节锁紧旋钮即可。

调整五路传感器横向间距的方法步骤参照图 11-23，旋转横向调节旋钮调节传感器触头横向位置，达到触头分布要求。

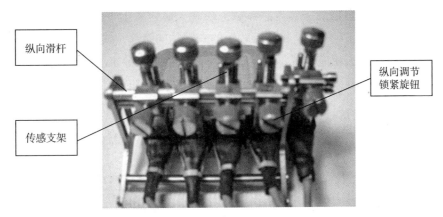

图 11-22　传感器触头纵向调节

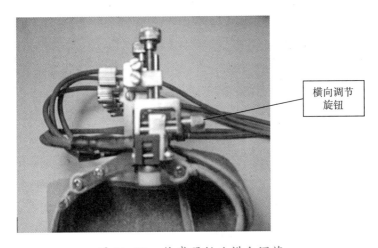

图 11-23　传感器触头横向调节

3）固定测脉传感器：完成脉诊位置确定并调整好测脉传感器相应的触头位置后，就可以将测脉传感器固定在被测者腕部脉位上了。

首先，将关脉传感器触头对准关脉位置（图 11-24）。

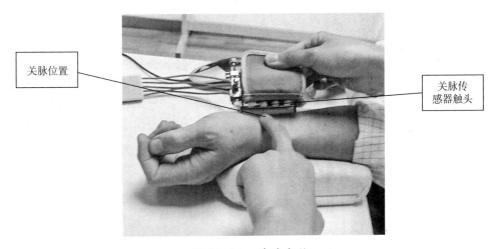

图 11-24　关脉定位

然后，将测脉传感器的关脉传感器触头压在关脉位置上，其他触头沿脉道压在相应的脉位上（图 11-25 a～e）：将袖带较短的一端贴向腕部，扶住传感器将其稳定在腕部，保持 5 个触头压在相应位置不动，让被测者抬起前臂将袖带另一端拉过来，拉紧，使之产生适当的预紧力，并将其压在袖带较短的一端的粘扣上，固定住。

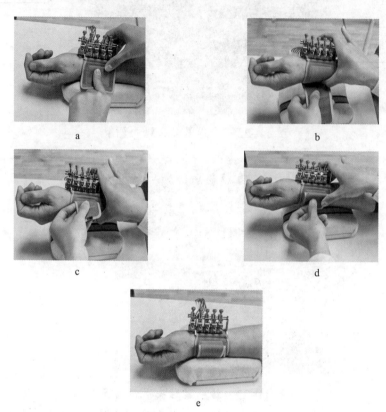

图 11-25　固定测脉传感器方法步骤

（3）测脉压力的调整方法　测脉传感器固定好后，在 SM-1A 型中医四脉脉诊测量仪的脉诊界面上的脉象采集区，将通过柱状条实时显示五部脉位传感器受力的大小，参见图 11-26 左边的红色柱状条。

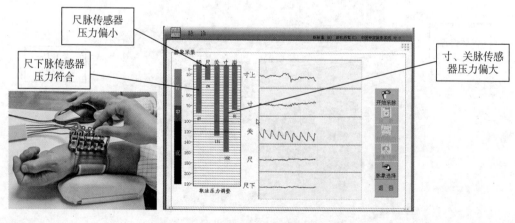

图 11-26　测脉传感器调整示意

我们要求各部脉位的测脉压力应该是基本一致的，一般要求保持在中取范围内。如果有的脉位测脉压力过大或过小，如图 11-26 界面所示的尺脉压力偏小，寸、关脉压力偏大，就需要调整相应脉位的传感器垂直调节旋钮，同时观察压力显示条的变化，如图示，调整寸脉、关脉传感器垂直调节旋钮以减少传感器受力，调整尺脉传感器垂直调节旋钮以加大传感器受力，使受力显示条端部落在中取区间，使之达到预设范围，如图 11-27 所示。

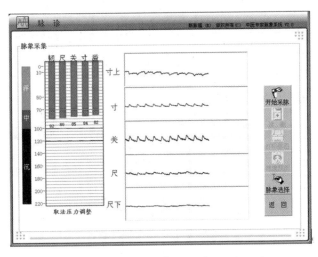

图 11-27　测脉传感器调整正确示意

（4）脉象数据采集　测脉压力调整完成后，嘱被测者保持手臂姿势稳定，平稳呼吸；此时脉图显示亦应平稳变化，如图 11-28a 所示。

将鼠标移向"开始采脉"按钮并点击，按钮区上方出现"开始记时"指示，计时从 1 秒开始到 10 秒结束，"开始计时"标记变为"采集结束"。脉象数据采集完成后，五部脉象波形放大显示，按钮区中的 3 个灰色按钮激活，如图 11-28b 所示。

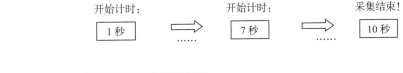

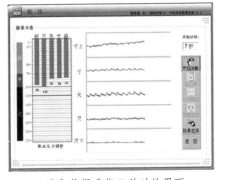
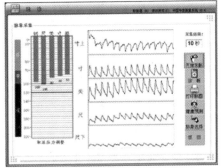

a. 脉象数据采集 7 秒时的界面　　　　b. 脉象数据采集 10 秒结束后的界面

图 11-28　脉象数据采集过程示意

脉象采集过程中，采脉界面中的测脉传感器压力、五部脉象采集数据所绘的波形图，都会实时、准确显示变化情况。如果在采脉过程中发现波形不稳定、不正常，可以随时点击"开始采脉"按钮重新开始计时进行脉象数据采集，直至完成10秒的数据采集后自动停止。

采脉结束后，即可将传感器从患者手腕上取下。

（5）脉象诊断和图形分析

1）脉象图形观察分析：采集结束后，可以在仪器上通过屏幕对采集的脉象图形进行观察和分析，可以同时显示五部脉象图，也可以将其中一路脉象图形进行放大显示，以便观察分析。如要放大，将鼠标移至需要放大的脉图区，如图11-29a所示的尺脉区，即可将尺脉的脉象图形放大显示，如图11-29b所示，进行观察、分析，用鼠标点击放大图区域，脉象图形即可恢复原状。

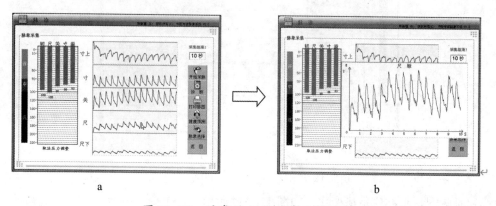

a   b

图11-29　脉象波形图观察分析示意

2）脉象诊断：在如图11-29a所示仪器界面下，鼠标单击 按钮，进入如图11-30所示脉象诊断界面。

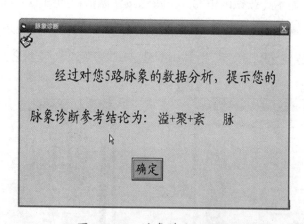

图11-30　脉象诊断显示

按下"确定"按钮，回到功能操作主界面，单击 按钮，脉象采集数据和诊断结论将自动保存在病历库中。单击 按钮，可将诊断结论五部脉图通过打印机打印出报告单，如图11-31所示。

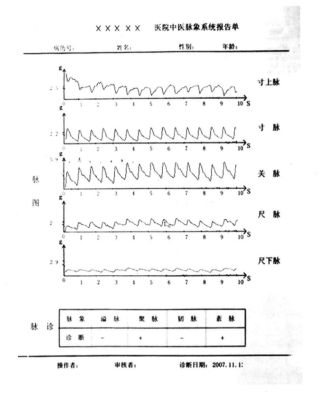

图 11-31　脉象诊断报告单

（6）脉诊专家系统诊疗　脉象测量完成后，可以通过仪器提供的脉诊专家系统，根据脉象数据诊断结论，提示患者可能出现的证候，通过医生与患者交流进行证候选择确认后，专家系统即可自动提供经验治疗处方，供医生参考用药，进行治疗。操作过程如下所述：

在仪器上点击按钮 后出现图 11-32 界面，该界面为医患交流界面：上面显示仪器的脉诊结果——"紊＋聚"，即为紊脉合并聚脉；下面是专家系统根据脉象诊断结论提示出的患者可能出现的证候。

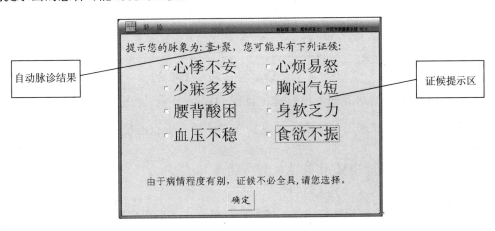

图 11-32　专家系统证候提示界面

　　然后，由医生与患者进行交流，在证候提示区选择确定患者所具有的主要证候，证候提示是专家长期医疗实践的总结，如例图11-33所示诊断出脉象为"紊+聚"，则患者目前身体表现必然具有证候提示区中的一种或多种证候，但"由于病情有别，证候不必全具"。将鼠标移至患者相应的证候文字上点击，小方框内出现符号"√"，该证候即被选中。

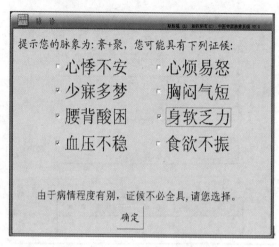

图11-33　证候提示选择界面

　　证候选择完成后，点击 确定 按钮，将出现如图11-34所示界面，显示"诊断提示""参考处方"和"煎服方法"。

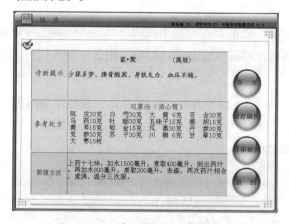

图11-34　诊断提示和参考处方

　　如果在图11-33所示界面下没有选定证候而误点击了"确定"按钮，则将出现提醒对话框 ，点击"确定"按钮后，重新选择证候。再点击按钮 确定 按钮，进入图11-34所示界面。

　　图11-34所示界面中还有其他4个功能按钮："合方""保存病历""打印处方""返回"。

　　将鼠标选中"保存病历"按钮，按钮变成红色，点击后出现输入患者信息界面（图11-35）。

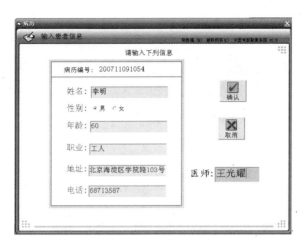

图 11–35　患者信息输入界面

按界面格式要求填写相应的内容，其中，病历编号由计算机自动生成。填好后，将鼠标移至 按钮，点击存档，页面回至图 11–34 所示界面。

（7）打印处方　将鼠标选中"打印处方"按钮，按钮变成红色，点击即可打印输出如图 11–36 所示的处方签。

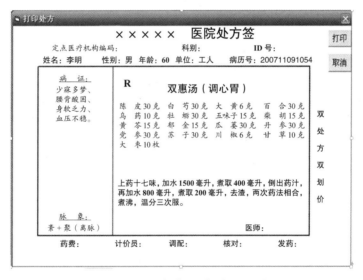

图 11–36　打印输出的处方签

第四节　中医四脉脉象图形的频域分析

研究者应用 SM–1A 中医四脉脉诊测量仪采集的脉象图形，完成了国家自然科学基金资助项目"中医脉象图形数学分析方法研究"（30371719）的课题。通过小波滤波、单周期提取、频域分析的方法，对糖尿病和冠心病患者的关脉图信号进行分析比较。结果表明，频域分析糖尿病与冠心病的谐波幅值具有非常显著的差异，误差小，能比较全面地反映脉象图形的信息[4]。

一、去噪求特征值

对受试组 m（$m = 1$，2）中的每一个病历 i（$i = 1$，2，…，30）的关脉脉图用小波滤波方法去除信号噪声。去噪后的信号是准周期信号（图 11-37）。

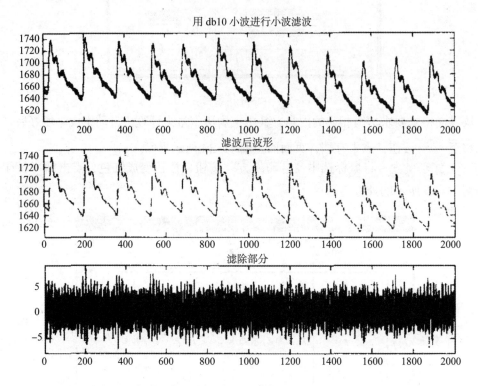

注：上图为原始信号，中图为滤波后的波形，下图为滤除的信号。

图 11-37　小波滤波示意图

可用图形截取法提取单个周期信号。对每个周期的波形分别作快速傅立叶变换（FFT），取前 15 个系数 $x_{pi}(n)$，$n = 1$，2，…，15 作为该周期的特征向量。将每组中所有 15 个特征分量分别求平均值：

$$\bar{x}_{pi}^{(m)}(n) = \frac{1}{30} \sum_{i=1}^{30} \left[x_{pi}^{(m)}(n) \right], n=1, 2, \cdots, 15; m=1, 2 \quad （1）$$

考虑到各个周期在波形图像中的最小值 $x_{pi}^{(m)}(0)$（选取最小值是为了用计算机分析机理时的方便），于是得到该病例的特征数组：

$$\left(x_{pi}^{(m)}(0), x_{pi}^{(m)}(1), \cdots, x_{pi}^{(m)}(15) \right) \quad i=1, 2, \cdots, 30; m=1, 2 \quad （2）$$

该向量组的后 15 个分量是以复数形式出现的，第 1 个分量 $x_{pi}^{(m)}(0) \in \mathbf{R}^+$（$\mathbf{R}^+$ 为正实数集合）。

具体操作过程见图 11-38 ～图 11-40。

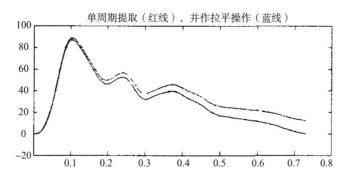

图 11-38　用图形截取法提取单一周期的图像与拉平操作的图像

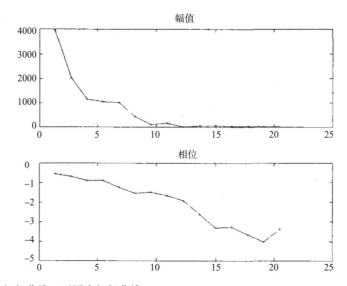

注：上图为幅频曲线，下图为相频曲线

图 11-39　单一样本脉图特征值示意图

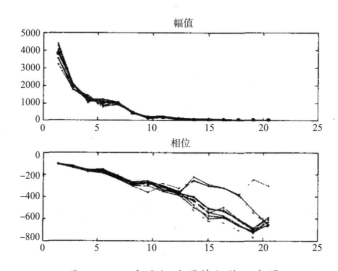

图 11-40　受试组脉图特征值示意图
注：上图为各样本幅频曲线及平均值，下图为各样本相频曲线

图 11-39～图 11-40 中横坐标皆为频率（Hz）。图 11-40 上图中的圆点是该组人特征分量的平均值点。

二、脉象信号的 FFT 分解与重构

首先给出脉象信号的 FFT 分解与重构公式。FFT 分解公式为：

$$X_p(k) = \mathrm{DFT}(x_p(n)) = \sum_{n=0}^{N-1} x_p(n) \cdot e^{-j \cdot \frac{2\pi}{N}kn}, k=0, 1, 2, \cdots, N\text{-}1 \qquad (3)$$

其中 DFT 为脉象信号 $x_p(n)$ 的离散 FFT 变换，记为 $X_p(k)$；p 为信号的截断；N 为病例的单周期脉象截断信号的长度。

脉象信号的 FFT 重构公式为：

$$\tilde{x}_p(n) = \mathrm{IDFT}[X_p(n)] = \frac{2}{N} \mathrm{Re}\left(\sum_{k=0}^{N-1} X_p(k) \cdot e^{j\frac{2\pi}{N}kn}\right) \qquad (4)$$

其中，IDFT 为 $Xp(n)$，$n = 0$，1，2，$\cdots$，$N\text{-}1$ 的离散 FFT 反变换，记为 $\tilde{x}_p(k)$。

重构公式的意义是：每个脉搏信号经过 FFT 变换后，得到的有限个系数值几乎包含了原始信号的全部信息。因为根据关脉信号的特征向量的前 15 个分量，考虑到基频的模拟频率 $f_n = \dfrac{1}{N \cdot T_s}$（5）（其中 f_n 表示基频的模拟频率；T_s 表示采样周期），就可以由重构公式（4）将原始信号以小的误差重现。从而证明这样的分解在几乎不损失信号信息的前提下大大缩小了数据量。因此，以后的研究就完全建立在 15＋1 维特征向量上，而不必考虑是否丢失信息的问题，这样就为脉象图形的传输、远程诊断、大范围医院资源的综合利用等信息共享提供了理论基础。

综合运用小波滤波、单周期提取、频域分析的方法分析糖尿病与冠心病患者的关脉信号，发现两组信号数据之间在最后提取的特征数的幅值上具有显著差异，这就使脉诊呈现良好的数量化，从而为中医教学、临床诊断、疗效观察和经验交流与推广及脉诊的深入研究提供了科学的方法。SM-1A 中医四脉脉诊测量仪可以较为准确地模拟刘绍武老中医"三部六病"学说中"四脉定证"方法进行诊脉，具有较为可靠的稳定性及安全性。同时其自身重复测量较高的符合率也提示该仪器有较好的可靠性。至少说明，该脉诊仪的研制者已经掌握并固化了溢脉、聚脉、紊脉、韧脉四脉脉诊的基本规律，同时用生物工程技术将之有效可靠地表达了出来。

第五节　四脉脉诊仪的评价及展望

"四脉定证"是当代著名老中医刘绍武先生在研究《伤寒论》的基础上，总结提出的"三部六病"理论体系中的脉诊核心理论。由于该理论是根据人体桡动脉的"寸上、

寸、关、尺、尺下"五部脉象的幅值高低、速率快慢、脉动力度大小及各部脉象之间的相对变化值而进行客观、量化分析鉴别的。所以，其具有运用现代传感器、计算机等技术方法进行测量判断的可行性。为此，根据"四脉定证"中脉象诊断理论的 SM-1A 型中医四脉脉诊测量仪历经数代的技术和产品的更新换代，不断完善，成为一个独具特色的脉象诊断仪器产品，为脉诊的科学现代化打下了基础。

为验证 SM-1A 中医四脉脉诊测量仪临床诊断的准确性，由中国中医科学院广安门医院和西苑医院的国家药物临床试验基地组织进行了临床试验，应用诊断性试验设计，评价该脉诊仪对 120 例受试者"溢脉、聚脉、韧脉、紊脉"4 种基本脉象与中医专家诊断结果对照的一致性及其自身重复性。结论：经过严格的诊断性试验设计，与中医临床专家盲态对照评价，SM-1A 中医四脉脉诊测量仪对于 120 例受试者溢脉、聚脉、紊脉、韧脉四脉的诊断准确性已经超过了此前的预期，同时其自身重复测量较高的符合率也提示该仪器有较好的可靠性。至少说明，该脉诊仪的研制者已经掌握并固化了溢脉、聚脉、紊脉、韧脉四脉脉诊的基本规律，同时用生物工程技术将之有效可靠地表达了出来。尽管此研究仍有待今后更大样本量的验证，更需要对溢脉、聚脉、紊脉、韧脉四脉定证临床意义的深入系统研究。但无论如何，这样的准确性和可靠性为今后针对溢脉、聚脉、紊脉、韧脉四脉临床意义的研究提供了扎实的基础和可能性。但是，随着现代科学技术的飞速发展，该产品在测脉自动化、诊断人工智能等方面都显现出很多的技术差距和性能缺陷，有待进一步提高改进。令人鼓舞的是，在国家对中医药发展战略鼓励创新政策的大环境下，多个科研和应用单位的专家学者团队，也投入到了"四脉定证"脉象理论诊断仪器的研发中，并且在寻脉技术、测脉传感器、检测自动化等方面已经取得很大的进展。

为此，中医四脉脉诊测量仪及"四脉定证"特色理论的现代化中医脉象诊断仪器设备，将会成为脉象诊断的现代化工具，普及应用到中医临床实践中，为中医脉诊技术走出困境，实现现代化发展作出贡献。

参考文献

[1] 胡镜清，赵婷，张广福，等.中医四脉脉诊测量仪脉象诊断性试验初探[C].海峡两岸中医药发展大会论文集，2009.

[2] 宿明良.浅谈"三部六病"说的科学性[J].辽宁中医杂志，1986，3（3）：16-17.

[3] 杜惠芳.刘绍武先生及其"三部六病"[J].医学与哲学（人文社会医学版），2007，7（3）：83-84.

[4] 徐黎明，宿明良，张广福，等.关脉信号数学分析法对比研究[J].中国中医药信息杂志，2005，12（7）：16-19.

第十二章　容积脉搏波测量仪

传统中医脉诊往往取决于医生的主观意识和其临床多年的经验积累，在一定程度上受限于环境因素，缺乏客观指标。而脉搏波中携带了大量的人体健康信息，自古以来的中医就利用脉搏波信息诊断疾病并形成了独特的中医脉学体系。指尖血液容积脉搏波测量仪是利用这一技术通过传感器采集患者的指尖脉搏信号，分析信号中的各种特征参数，如脉搏波振幅、时间延迟、反射波等，以及指尖脉搏信号的节律指标、形状指标、形状变化指标、左右平衡指标、综合指标等，从而判断患者的身体状况。指尖血液容积脉搏波测量仪采集的信号也非常适合人工智能算法，可与中西医临床结合，开发各种适宜的诊断算法。

第一节　指尖脉搏波检测概述

脉搏波中携带了大量的人体健康信息，自古以来的中医就利用脉搏波信息诊断疾病并形成了独特的中医脉学体系。脉诊是传统中医临床诊断"四诊"中的宝贵财富，从古代开始人们就试图寻找各种方法将主观感受到的脉诊用客观形象的形式展现出来。

传统中医用手指感受动脉的脉搏跳动，用仪器模仿手指感受到的压力变化是最自然的想法，也是最容易与中医传统脉诊描述接轨的方法，已经研制出来的脉诊仪也基本上是这种思路。这种针对压力传感技术的桡动脉脉搏波采集方法及中医机理研究[1-3]较为丰富，且已有一些产品问世[4-6]。

但是，腕部的压力脉搏波采集和获取比较难。首先，操作时需要准确地寻找到寸、关、尺压力脉搏波位置，如果没有专业人士帮助，很难准确采集；其次，压力传感器容易受到振动等干扰，需要在安静环境下测量，如果测量方法不当，会导致测量结果出现较大的偏差；再次，隔着皮肤放置传感器，采集到的信号并不是真正的血管内的压力，线性度比较差，不利于计算。这些限制导致压力波脉诊仪虽然原理很简单和易于理解，但成本高昂、使用不便。因此，有必要研制其他形式的脉诊设备。

随着电子和计算机技术的发展，以及生物医学传感器技术的成熟，目前获取与采集脉搏波主要采用以下5种技术手段[1]：压力传感技术、脉动位移技术、脉管容积传感技术、脉动振动频率技术和超声多普勒技术。每种脉搏波传感技术都能感应到脉搏波的某些特性，从而反映身体的健康状况。指尖血液容积脉搏波测量仪采用脉管容积传感技术。

一、指尖血液容积脉搏波测量概述

指尖血液容积脉搏波测量仪的测量方法是在指尖佩戴指夹（图12-1），类似常见的血氧仪。如图12-2所示，其核心原理是光电容积脉搏波描记（photo plethysmography，简称PPG）技术，测量并记录穿透手指的光线强度变化曲线就是PPG信号，该技术被当今医学界广泛采用和熟悉。脉搏波的搏动导致指尖部位血液多少随之周期性变化，从而使穿透手指的光线强度跟随变化，PPG信号就能反映脉搏波的波动情况。

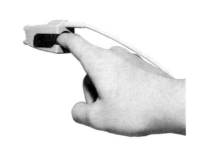

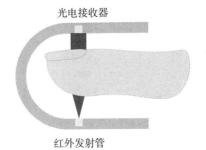

光电接收器

红外发射管

图12-1　指尖测量方式　　　　图12-2　PPG原理图

PPG是一种结构简单、成本低廉及方便实用的光电信号测量与分析技术，用于探测和描记外周微小血管的血液容积变化过程[14、15]，是一种典型的非侵入式测量技术和方法。容积脉搏波通过实时描记被测部位的光吸收量来获取外周微血管的血液容积随心脏搏动而产生的脉动性变化。研究表明，容积脉搏波信号中包含着丰富的心脏搏动、血管属性和血液流动等信息，可用来研究心血管系统和外周循环与生理病理状态的关系[14-17]。基于容积脉搏波信号提取的常用指标如波传导时间（pulse transit time，PTT）已被业内熟悉[14-16]。

在此基础上，还可以进一步推算出更多的血流动力学特性参数，如波传导速度（pulse wave velocity，PWV）、心输出量及外周阻力等一系列评价心血管功能的参数[17]。容积脉搏波具有很多方面的优点，能够补充压力脉搏波测量方面的一些不足，同时还更方便普及，具有良好的应用前景。

二、容积脉搏波采集技术与中医

一些临床研究结果表明[18,19]，采用容积脉搏波原理测量的波传导速度等参数与中医证候及中医脉象有着密切的关系，且动脉波谐波与脏器、经络有着如图12-3所示的对应关系。

作为一种同样重要的中医脉诊测量方法[13]，面向中医脉诊的容积脉搏波（PPG）获取与处理研究工作明显落后于压力脉搏波的研究工作。中医脉诊领域基于PPG原理的容积脉搏波采集方法研究还没有受到足够的重视，其原因在于：①现有的容积脉搏波采集技术缺乏中医实践经验指导，其面向中医脉诊的采集方法和测量原理尚未被充分研究；暂时局限于实验室及教学研究，与临床应用缺乏深入的结合，致使研究成果与临床脱节，缺乏临床数据。②测量指标的中医辨证意义不明确，与脉象的对应关系缺乏有力的中医诊断理论支撑和临床实践，临床上还未被中医大夫接受，也没有真正被使用。

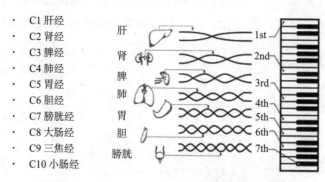

谐频特征与定量

- C1 肝经
- C2 肾经
- C3 脾经
- C4 肺经
- C5 胃经
- C6 胆经
- C7 膀胱经
- C8 大肠经
- C9 三焦经
- C10 小肠经

图 12-3　谐频特征与定量

因此，科研和医疗实践中，迫切需要以中医诊断理论为指导，结合最新的观测技术和分析方法，研发更加实用且测量功能更丰富的容积脉搏波采集与获取方法，对大众健康有重要意义。

由于容积脉搏波采集技术具有采集方便、价格低、无创、易普及等优点，且应用前景非常广泛，其研究可以为社区医疗保健与家庭医疗保健提供基础设施及数据分析支持。

在中医理论指导下开展的容积脉搏波获取与处理新方法研究，凭借其原创性强、具有自主知识产权的优势，将会成为中医药健康产业新的增长点，同时将带动中医诊疗技术研发水平的持续发展。

第二节　容积脉搏波测量仪系统构成、软硬件环境及操作方法

一、容积脉搏波测量仪的系统构成

清华大学电子工程系 TH-Health 实验室自主研制了完整的容积脉搏波测量仪及其相应的配套采集、浏览、分析软件（以下简称 TH-Health 脉诊仪）。该仪器具有小型化、使用方便的特点，并且可以将其中一个指夹更换为 TH-Health 呼吸探头，同时测量人体脉搏和呼吸波形。该仪器既可以满足医院使用，也可以满足家庭使用。

通过 TH-Health 脉诊仪，能够支持探测人体的呼吸、血压、血管弹性、自主神经活动等生理和心理指标的研究。

二、容积脉搏波测量仪的软硬件环境及操作方法

（一）系统运行的软件环境

系统软件运行时建议的最低配置要求如下：① core i3 及以上 CPU；②系统内存 1G 以上；③运行环境：X86 平台，微软 windows7 及以上操作系统。

（二）硬件设备

TH-Health 脉诊仪的硬件部分根据版本不同，有两种形态：①由电脑主机与监视器一体机、指夹线组成（图 12-4），可独立使用；②由信号采集器硬件、指夹线、USB 连接线组成（图 12-5），作为外设，配合电脑使用。

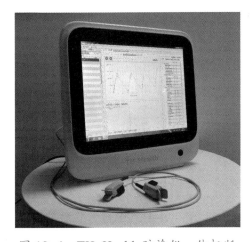

图 12-4　TH-Health 脉诊仪一体机版

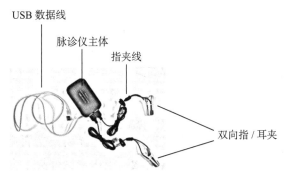

图 12-5　TH-Health 脉诊仪电脑外设版

系统硬件设备参数指标如下：采样率：500 采样 / 秒；采样精度：24bit；采样通道：1 ～ 4 通道；通信模式：USB；工作温度：5 ～ 40℃；贮存温度：-10 ～ 50℃；环境湿度：15% ～ 80%，工作时 10% ～ 80%；贮存；USB；工作电流：单通道 70mA，双通道 95mA。

（三）脉诊仪操作

第一步：将脉诊仪的 USB 口与电脑端连接；第二步：执行 TH–Health 脉诊仪软件。脉搏波采集时，受测者应采取坐姿，保持静止，双手自然放松放在桌上，手指与心脏平齐。指夹自然夹在食指上，指夹的线缆应在手背一侧。

（四）软件系统功能

软件部分选用准确性高、灵活性强、客观性好的算法完成人体生理信号的精确采集与去噪，通过可视化软件将受测者的每一瞬间心率变化、交感神经与副交感神经活动的频谱变化、脉搏等生理信号的实时变化传输到电脑终端，并记录实时波形变化，可提供高精度、高准确度的实时心率及自主神经活动波形图。软件界面如图 12-6 所示，主要功能详述如下。

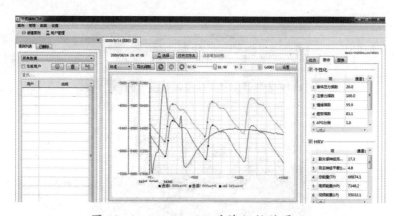

图 12-6　TH–Health 脉诊仪软件界面

1. 案例与用户

（1）案例与用户的关联设置　系统采用开放式的案例、用户管理模式，有助于快速展开一项或多项评估工作；点击【新建案例】即可生成一个新案例；然后通过【选择用户】完成案例与用户关联。

（2）对用户进行分组　说明：在【设置】导航栏中选择【用户分组】项，可见【用户文件夹】与【数据文件夹】。【用户文件夹】用于建立和存储不同用户组；通过建立不同的文件夹以实现分组及调用；【数据文件夹】用于建立和存储不同案例组，通过建立不同的文件夹以实现分组及调用。情形 1：当选择用户文件夹与案例文件夹处于同期同类文件夹时，即为完成目标分组；情形 2：当用户文件夹不变，选择不同案例文件夹时，即为该组用户不同期/次的分类。

（3）案例前缀的作用　【案例前缀】为系统存储用户数据文件的名称，用以标记/区分不同的用户或用户组。

（4）将误删的用户或案例恢复　通过左侧案例栏的【已删除】功能，可以找到已删除的案例，可选择恢复或彻底删除。

（5）搜索用户及当前用户的功能　【搜索用户】可通过用户名称或者备注中的"关键词"搜索，快速锁定目标用户或用户群;【当前用户】勾选当前用户，即可获得锁定当前用户所属的所有过往的操作案例。

2. 案例、通用附件的功能

（1）如何使用案例附件　【案例附件】该附件栏下的资料专属当前操作的个体案例，支持每一个案例下建立自己的专属电子档案及干预内容，既可以作为个体案例特有的处置方案，也可以作为对个体案例评估过程的存档或者与评估结果关联；档案可以是任意照片、txt、doc、PDF 等任何电脑文件。

（2）如何使用通用案例　【通用附件】该附件栏下的资料支持所有案例及用户可见并通用，用以构建或存储固定且通用的处置内容，形成通用干预方案。

（3）通用附件的自动分类功能　【通用附件】具备自动分类功能，可自动将音频、视频分类至【音乐干预】【视频干预】。

3. 反馈及辅助工具

（1）测评状态的作用　脉搏波在不同的体位（站立、坐卧等）及不同的应激环境下，具有不同的研究意义及评估作用，通过标记【测评状态】，予以记录及分析。

（2）如何使用呼吸助手　系统提供了一款自助式呼吸助手，默认为 10s 的呼吸频率;常见呼吸频率为 14/12/10/8/6s 5 种，用户可自定义调节设置，选择一种合适的呼吸频率。

（3）标签　系统提供两种【标签】模式:①自助标签，在脉搏波曲线上，通过鼠标右键，点击【在此处添加标签】即可完成标记;②自动标签，在播放音乐或视频文件时，勾选【同步开始采集】，系统即会在脉搏曲线上自动标记。

4. 脉搏波观测功能

（1）如何自我设定监测时长　系统默认为不限制监测时长，通过监测面板中的【设置】选项，可以自主设置监测时长。

（2）调整两种滤波方式的意义　系统自带两种软件滤波算法，用来滤除信号采集过程中引入的杂波干扰。50Hz 滤波器专门用来滤除环境中普遍存在的 50Hz 的工频干扰，适用于希望保留高频信号，只滤除工频干扰的情况。15Hz 低通滤波器已经包含了滤除 50Hz 工频干扰的功能，当 15Hz 低通滤波器打开时，没有必要同时打开 50Hz 滤波器。

（3）怎样观测脉搏波更有价值　脉搏波采集时，人应采取坐姿，保持静止，双手自然放松放在桌上，手指与心脏平齐。指夹自然夹在食指上，指夹的线缆应在手背一侧。

开始采集后，应首先注意界面实时显示的波形是否正确。若有需要，可微调指夹。采集时应尽量保证周围没有大的电磁干扰源和大功率用电器，以免影响信号质量。

采集结束后，可以在界面上直接观察波形特征。通过设置 X 轴点数，可以对波形的时间轴进行缩放，以便更好地观察波形。系统会自动计算脉搏波的各项指标，方便使用者研究。对于高级用户，还可以导出原始波形数据和系统自动分割的波形关键点位置，如波峰、波谷等，以便进行后续的分析研究。

（4）X 轴点数与 Y 轴平移

X 轴点数：指的是波形图中的 X 轴，从左到右一共显示多少个数据点。因为设备采样率是 500pps，所以每 500 个点表示 1s。设置时填入秒数，系统自动转换为对应点数。例如，系统默认的 X 轴点数是 3（x500），即表示 X 轴共显示 3s 的数据，共 1500 点。

Y 轴平移：是指通过在 Y 轴方向做平移，将波形移动到 0 的附近。根据采集环境不同，原始采集到的波形数值可能绝对值很大，不利于观察波形的振幅等信息。通过 Y 轴自动平移，可以方便使用者观察。

（5）标准、差分与对数信号的处理　在波形图左上角的下拉框中，可以选择标准、差分、对数 3 种波形显示方式。

标准显示方式：即显示波形的原始数据，根据配置，经过 Y 轴的平移、缩放后，以原始形态呈现。对于指夹传感器，这里显示的就是原始的容积脉搏波。

差分显示方式：是对原始波形做了一阶差分得到的波形。容积脉搏波的高低表示受测的血量多少，差分就是表示受测血量变化的快慢，可近似理解为压力波。

对数显示方式：就是对原始波形进行求对数后，得到的波形。

5. 研究及学术功能

（1）如何导出原始数据　选择【案例】导航栏下的【导出案例】即可导出不同范围的案例数据；【导出案例】支持所有及指定案例组的导出，指定案例导出需【用户】栏配合锁定。在【导出案例】的【脉搏波】页，可以导出波形的波峰、波谷等关键点数据，导出的关键点是其在波形中的点数编号。例如第一个波峰点，导出结果是 100，则表示该信道原始数据中的第 100 个数，就是第一个波峰点。关键点对应的 Y 坐标，需要在波形原始数据中获得。根据关键点数据和波形原始数据，可以轻松地对波形进行定位和分割。

（2）如何进行附件管理　【附件管理】是系统提供的一个快捷整理【案例附件】的功能，适于对不同案例附件间的"附件"快速复制及转移至其他案例，用于快速整理目标资料或电子档案。

（3）比较案例的功能　【比较案例】是系统提供一个对不同【案例】之间进行数据对比的研究和观测功能，用以分析同一用户不同的案例数据或者不同用户案例之间的差别研究、对比分析。

（4）数据统计的作用　【数据统计】是一款类似于"小常模"的统计工具，能够对不同时期、不同用户组及不同案例进行均值计算，形成一项具有一定范围意义的【样本】。通过该【样本】可与其他案例进行数据对比、分析、研究【样本】与个体差异，进行更加深入的研究与应用。

（5）系统所提供的可研究数据　系统提供了 4 大类数据，分别是脉搏（心率 & 波形）、HRV（时域 & 频域）、图表（自主神经系统）及个性化指标，较全面地覆盖了基于脉搏波信息本体及衍生数据，适合开展神经相关研究、心理健康咨询及脉诊数据研究等。

（五）对采集人员的要求

系统对于采集人员无特殊的要求，经过简单的培训或根据使用说明书操作即可。

（六）受检人员的要求和注意事项

一般情况下，应在平静状态下测量，即测试前 5 分钟避免运动或情绪激动。做针对性的实验除外。对于受检人员无特殊要求，老人、儿童均可测量。

第三节　容积脉搏波测量仪主要测量指标及其含义

一、容积脉搏波信号的节律指标

心跳节律指标描述每次心跳间隔时间的变化规律。包括心律不齐指标和心率变异指标（HRV）。

1. 心律不齐指标　判断每个心跳间期变化范围是否过大。早搏是比较常见的心律不齐情况，系统自动判断诊脉期间早搏的次数。对其他种类的心律不齐可给出提示，但不判断是何种原因引起。

2. 心率变异指标　心率同时由交感神经与副交感神经控制，始终处于复杂的变化中。许多研究证实，当生病、体力降低、精神压力大等负面状态出现时，心率变异大小会降低。心率变异指标是评价其变化的统计值，反映心脏的健康状况和自主神经系统的调节能力，已有国际标准[24]，定义出多个指标的计算方法，包括时域描述和频域描述两组数据。具体内容见表 12-1、表 12-2。

表 12-1　时域数据

数据名称	数据单位	定义	说明
M-HRT	bpm，即每分钟心跳	心率的平均值	是指在整个测评过程中使用者的即时心率的平均值。也有的研究者采用 Mean RR，即 RR 间期长度的平均值来表达这部分信息。由于 RR 间期长度（ms）＝ 60000/ 即时心率（bmp），而心率指标对于大多数人更为通俗，所以本系统中仍然使用了 M-HRT
SD-HRT	bpm，即每分钟心跳	心率的标准差	是指在整个测评过程中使用者的即时心率的标准差。该值表征了心率变异性的大小。SD-HRT 和下面的 SDNN 有很强的相关性，在学术研究和临床上，更常被使用的是 SDNN

续表

数据名称	数据单位	定义	说明
SDNN	ms，即毫秒	全部正常 RR 间期的标准差 NN	实际上是指窦性心搏间期，它与 RR 间期在数值上是相等的。在学术研究或临床中，SDNN 是时域指标中最重要的之一，它代表了心率变异性的大小。SDNN 越高，变异性就越大
RMS-SD	ms，即毫秒	全程相邻 RR 间期之差的均方根值	RMSSD 衡量了测评过程中相邻的心跳 RR 间期之间变化的状态。因此，它表达的实际上是 HRV 中的快变化成分。这种快变化反映了迷走神经的张力及其对心率的调控作用。RMSSD 越大，迷走神经张力越强
M-SD	ms，即毫秒	全程相邻 RR 间期之差的均值	此指标同 RMSSD 的相关性较强，代表的含义与其相近，在实际应用中，主要使用 RMSSD
SDSD	ms，即毫秒	全程相邻 RR 间期之差的标准差	此指标同 RMSSD 的相关性较强，代表的含义与其相近，在实际应用中，主要使用 RMSSD
PNN50	%	相邻的 RR 间期之差大于 50ms 的心搏数占全部 RR 间期的百分比	PNN50 表达的也是 HRV 中的快变化成分。就是说，PNN50 这个指标同样反映了迷走神经的张力，其值降低，反映迷走神经的功能减退，HRV 缩小

表 12-2　频域数据

数据名称	数据单位	定义	说明
TP	ms^2	HRV 信号频域上小于 0.4Hz 的能量总和	TP 显示的是在频谱图上所有小于 0.4Hz 的频率所包括的全部面积的大小。它被作为自主神经系统对心血管系统影响的评判标准
VLF	ms^2	HRV 信号频域上在 0.0033Hz 和 0.04Hz 之间的能量总和	由于 VLF 频率范围（0.0033～0.04Hz）的限制，所以要想获取这个频段中准确的信息，必须获取足够长时间段的 HRV。对于 VLF 所代表的含义，目前尚不完全清楚，在学术界仍然存在较多争议。人们讨论认为的来源包括温度调节过程，也包括激素对肾素-血管紧张素-醛固酮系统的影响和生理日夜节律等。但是根据 HeartMath 的研究，VLF 主要反映了交感神经系统的活性，VLF 越大，交感神经系统越活跃

续表

数据名称	数据单位	定义	说明
LF	ms^2	HRV 信号频域上在 0.04Hz 和 0.15Hz 之间的能量总和	LF 频带主要反映压力感受性反射和血压调节引起的心率变化，由交感和副交感神经双重介导。因此 LF 的数值受交感神经活性和副交感神经活性双重影响
HF	ms^2	HRV 信号频域上在 0.15Hz 和 0.4Hz 之间的能量总和	主要受呼吸节律的变化影响，由副交感神经介导，反映副交感神经系统的活性。HF 越大，副交感神经系统越活跃
LF/HF		LF 频段和 HF 频段的能量比 LF/HF 的比值	反映交感、副交感张力的平衡。其具体的含义相当复杂，单纯值的大小并不能说明全部的问题，必须要结合频谱图样综合分析
LFnorm		归一化的 LF 频段能量 LFnorm = 100*LF/(TP−VLF)	由于 LF 及 HF 等各频段的数值直接受总功率 TP 的影响，特别是在短时程分析时，不同状态下的 TP 及 LF、HF 值各不相同，如果直接以绝对值进行比较，常可得出错误的结论。因此应分别进行归一化后再行比较。所以在短时程时，考察 LFnorm 比 LF 更为可靠
LFnorm		归一化的 HF 频段能量 HFnorm = 100*HF /(TP−VLF)	其含义类同于 LFnorm

其中比较重要的是交感神经和副交感神经活动强度的指标 LF 和 HF，可以判断抑郁或焦虑的程度。

HRV 是极其重要的健康指标，虽然是西医学指标，与中医学概念的关系同样密切。自主神经的调节能力可被认为是阳气强弱的一种体现，交感与副交感神经的平衡性和中医学的阳性病与阴性病关系比较密切。

心跳节律的测量是指尖容积脉诊仪的优势。由于指尖容积脉搏波具有高精度、高采样率、高稳定度的特点，有利于采集到高质量的节律信息。

心跳节律的研究在心电图为手段的研究中开展得很多，指尖脉搏波在节律上与心电没有本质区别，而且测量更加方便。

二、脉搏波形状指标

脉搏波的几何形态中蕴含着丰富的生理信息。波形的力学基础是以心脏的搏动为动力，推动血液流经身体的血管网系统产生的。受到心脏的输出过程，血管的粗细、弹性，血液的黏性及组织器官微循环的阻力等许多因素的影响，是一个极其复杂的非线性、时变、全身整体系统。

从理论上来讲，任何一处血流的异常变化，都有可能在另一处的脉搏波上有所反映。但目前的技术能力，尚无法进行全身系统的建模分析，只能够建立某些局部的简化模型，实现数值分析计算。例如，对于一小段血管的力学模型已经有很多研究。对于指尖的数学模型尚未完成。

以下分析描述指尖脉搏波形的信号量及其代表的生理因素。

1. 特征点的位置和高度　脉诊仪研究中最常用 5 个特征点的位置来计算诊断特征和指标。如图 12-7 所示，这 5 个点分别是主波峰值点 h1、重搏前波谷点 h2，重搏前波峰值点 h3，重搏波谷点 h4，重搏波峰值点 h5，h1 ~ h5 表示其高度，t1 ~ t5 表示其相对于主波谷点的时间差。

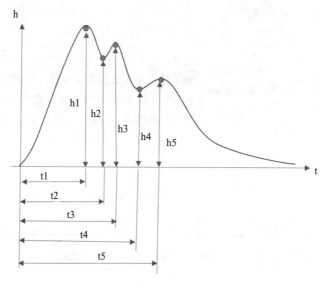

图 12-7　脉搏波 5 个关键点示意图

确定这 5 个点，基本上可以勾画出脉搏波形的大致轮廓，关于压力脉搏波的许多研究成果非常依赖于这些参数，这些成果大部分也适用于指尖脉搏波。

健康年轻人的波形特点是 h1 峰值高，h4 略低。

h4/h1 偏大有两种情况：①血管内血液不够充盈，主波带来的血液无法充实血管，导致虽然主血管压力下降，指尖的血液却在增加；对应中医的气血虚。②由于血液流出不畅、淤堵，导致压力增高；对应中医的气郁、弦脉。具体需结合其他特征来区分。

2. 归一化重心坐标　经验表明，波形高处越尖锐、高耸，气血越旺盛；越低缓、不突出，气血越衰弱。

将一次脉搏周期整个波形的横纵坐标的最大值归一化到 1，计算波形与横坐标轴所围面积的重心点坐标值，重心点的 X、Y 坐标值能够体现上述形状特点。Y 值越低，说明波形上部越尖，血管弹性好，心脏动力强；X 值越低，说明波形上升越陡，心脏动力越强。

三、脉搏波形状变化指标

1. 下降期震荡波幅度、时间周期与相关系数　健康人的脉搏波形很光滑，表明血流稳定且有规律。如果波形出现某种振动模式，说明血流受到了阻滞或干扰。相当于中医的涩脉。这种震荡模式，可用波形从重搏波波峰下降到波谷期间存在的震荡波的平均幅度和平均时间作为特征指标，描述血流的稳定度。

大血管内如果有固定的阻塞、凸起，会导致血流和波形出现有规律的波动。这是中医学所讲的血管内有痰凝的表现。

小血管如果流动不畅、有淤堵，会导致血流和波形不规律的随机波动。这是中医学所讲的某些血瘀的表现。

可用相邻周期的相关系数描述波动的随机性，随机性越大则相关系数越小。

2. 下降斜率比　脉图上重搏波波峰到波谷的下降段，心脏不再提供动力，是由大动脉血管自然收缩维持血液的供给。

把下降段从中间分成左右两段，下降斜率比＝左段斜率／右段斜率。大血管弹性好、血液充足的人，能够在下降段保持线性的下降速度，斜率比接近于1；大血管弹性不好，或血液不足的人，下降段会越降越快，则斜率比小于1。该参数可以作为正气强弱的指标。

3. 转折时间均值和方差　转折时间是指前一个脉搏搏动末尾，从血液减少的趋势开始改变到停止减少之间的时间差。在脉搏波差分图上，是主峰前面的极小点到零点之间的时间差（图12-8）。极小点代表趋势发生变化的转折点。零点代表血管收缩到最小（压力同时最小、血管内血量最少），血量开始增加的起点。

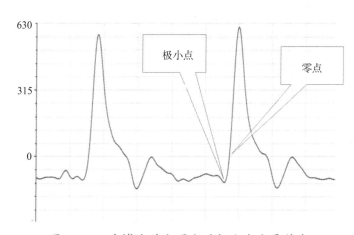

图 12-8　脉搏波差分图上的极小点和零值点

转折时间的物理意义是心脏搏动的力量花多长时间能够把血管中的血量从下降状态转变到上升状态。该值受心脏输出能力、血液黏稠度、血管粗细影响，与心脏本身和心脏到指尖的血管通路关系较大。

　　把相邻搏动之间的转折时间进行统计计算，得到均值和方差。均值越小，说明血液在越短的时间内改变减少的趋势，代表新一次搏动的力量强，血管通道通畅。方差越大，代表波动力量或血管通道越不稳定，说明身体淤堵重。

　　转折时间均值可作为正气强弱的指标，年纪越大该值越大。图 12-9 是某诊所一段时间内所有患者的参数统计，可以看到明显的年龄相关性。

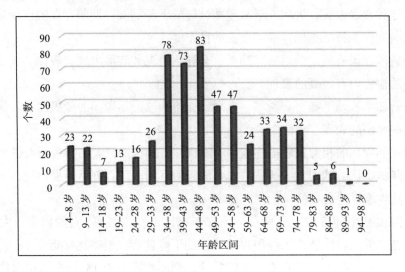

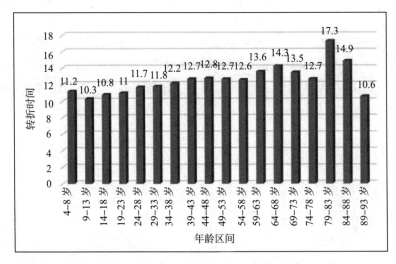

图 12-9　转折时间均值的年龄统计

四、加速度脉搏波（APG）指标

　　对脉搏波进行 2 阶微分，得到的波形称为加速度脉搏波（APG）。通过其波形分析，可以计算出体现血管硬化程度相关的指标。APG 得分的范围为 20 ～ 100，分值越高说明血管柔韧性越强，老化程度越低。APG 分类分为 1 ～ 5 类，级别越高，血管硬化程度越强（图 12-10）。该指标始见于韩国 MEDICORE 公司的精神压力分析仪产品。

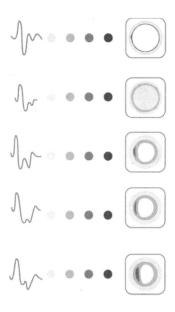

图 12-10　加速度脉搏波与血管硬化图示

五、左右平衡性指标

双通道信号同步测量左手和右手手指，信号差异代表了左右两侧的平衡性，反映中医左右阴阳平衡状态。

测量案例如图 12-11 所示。左边的图形，两路信号波形相近，波峰波谷出现时间同步，是健康人的典型波形；右边图形，波形上有一定的差异，时间上一前一后，是一个左右严重不平衡的波形。

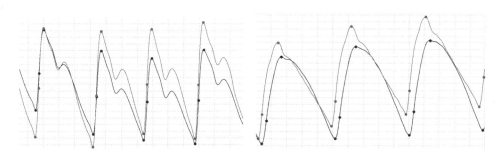

图 12-11　两组双通道脉搏波

左右平衡指标包括左右两通道的时间差异、波形差异、幅度差异。差异反映神经系统对左右上肢支配能力不一致、左右两侧组织内部压力不平衡、左右两侧的血管淤堵、左右两侧微循环阻力不同等可能性。

左右不平衡说明身体存在比较严重的问题，不平衡的程度越大，问题越严重。有文献[23]研究认为左右寸口脉在波形和幅度的差异，能够判别脑供血不全和心肌缺血。从原理上来说，指尖容积脉搏波也有同样的规律。

六、TH-Health 脉诊仪特色综合指标

1. 身体压力指数 PSI（physical stress index）　PSI 可以简单地理解为心脏系统工作的轻松程度。其代表了施加于心率神经调控系统的压力，即身体上所承受的压力状态，相当于机体的疲劳程度。运动锻炼或劳动等身体压力因素会使心率加快，但此时的 HRV 是减少的。该减少是由于作用于心脏控制系统的压力所致，压力越大，心率调控功能受影响越大，HRV 减少越多。80 以上压力大，50 以下较轻松。

2. 情绪指数　对 LF/HF 归一化得到，代表交感和副交感神经的平衡程度。50 是中间态，越小越消极，越大越积极。

3. 注意力指数　是指 HRV 功率谱高频中峰值与平均值的比值，归一化到 0～100，功率谱高频部分的峰值是与呼吸频率同步的，注意力越集中呼吸的节律越稳定。

七、中医学指标

根据中医学理论的描述，通过流体力学模型分析和实际样本大数据学习，TH-Health 脉诊仪给出以下 4 项中医学指标：①血虚，反映指尖灌注的血液充盈程度。②寒热，反映血液的流量与流速。③痰浊，反映血管的弹性和阻力，还有血管内有堵塞对于血流的影响。④血瘀，反映血管中血流的稳定性。

第四节　脉搏波的二维表示法——二维脉图及其应用

脉搏波实际上每一跳的波形和时间间隔都是不一样的，处于不断波动中。这种波动是心率变异性（HRV）研究的基础，现有的波形分析方法大多采取一维信号处理，只关注一个周期的波形，难以完整解读这种波动中蕴含的丰富信息。

配合前述的指尖血液容积脉诊仪，本节提出一种二维脉搏波表示方法，通过波形联合的方式组织形成二维脉图，从二维脉图中提取更为丰富的特征。二维脉图反映了人体一段相对较长时间周期（5～10 分钟）的脉象变化，与短时间脉象信号相比，二维脉图中蕴含了更加丰富的信息。在二维脉图中，每一行都代表着一个脉搏周期的变化，图像上像素的亮度表示脉搏波上对应位置的高度，而在纵方向上代表着按时间排列的多个脉搏周期的叠加。图 12-12 所示就是一个典型的二维脉图。

二维脉图的作用包括：①长时间信号浓缩成一图，便于观察，结脉、代脉、心律失常等异常搏动会产生明显的异常线条，一目了然。②纵向有规律的明暗起伏对应的是呼吸对脉搏快慢的调制作用，通过脉图，可以用图像处理的方法进行检测和识别。③右端的长短不齐变化是心率变异性的体现，用二维脉图可以直观观察心率变异程度。④可以

充分利用所有搏动的信息，比一维表示更全面有效地反映各种影响脉搏的生理、病理与心理问题。⑤利用图像识别领域成熟的基于 CNN 的深度学习方法可以很方便地进行端到端的学习，找到脉与重要中医学指标的关系，以及提取脉图中隐含的健康信息。

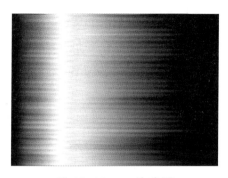

图 12-12　二维脉图

第五节　容积脉搏波测量仪工作原理

一、指尖血液容积脉搏波的物理原理和特点

指尖血液容积脉搏波最大的特点是能够对血液容积量精确测量，因此，首先要理解它的测量原理，从而了解测量信号波形反映的生理含义。

（一）物理原理

光源发出的光线，透过手指衰减后被光电接收器接收。衰减由两部分组成：一是皮肤、组织、肌肉等不随时间变化的部分；二是随时间变化的血液成分。血液的多少会随着心跳的波动发生周期性的增加和减少，一般认为静脉和毛细血管中的血量不随心跳变化，搏动反映的血液变化量是由小动脉决定的。

假设小血管在手指中均匀分布，即单位体积中的小血管密度相同。以下推导其变化规律的物理模型。

假设可以把指尖看成是一个半透明体。在光学原理中，透射光的强度衰减可以用朗伯比尔定律来定量描述：一束单色光照射于一吸收介质表面，在通过一定厚度的介质后，由于介质吸收了一部分光能，透射光的强度就要减弱。吸收介质的浓度愈大、介质的厚度愈大，则光强度的减弱愈显著。透射光与入射光的比值取对数，该对数值与浓度及厚度成正比。针对手指尖的血液脉搏搏动情况，其关系用公式表示为：

$$\log \frac{I_0}{I_1} = a + l \times b \times C \quad （1）$$

其中：I_0 是入射光强度，为常数；I_1 是出射光强度；a 为常数，是手指上时间不变部分产生的吸收度；C 是搏动血液的平均浓度；l 是光路长度；b 是搏动血液的光吸收率。公式 (1) 也可写成：

$$\log I_1 = \log I_0 - a - l \times b \times C \quad （2）$$

因此，血液容积脉搏波的对数值与血液浓度成线性关系，或者说与血液的容积成线性关系。这也就是血液容积脉搏波名称的由来。动脉血随着心跳的搏动产生的血压变化不断增加和减少；静脉血的压力比较恒定，与心跳搏动关系不大。假设静脉血的浓度保持不变，则血液容积脉搏波的对数值与动脉血的浓度成线性关系。从以上原理可知，指尖血液容积脉搏波测量值的物理含义是非常明确的。

（二）特点

与压力脉搏波相比，血液容积脉搏波具有以下独特的优点。

1. 可精确定量测量　用经过校准的仪器可以测量实时的指尖血液浓度值。用高精度的 A/D 器件，能够获得很高的分辨率。信噪比高，基于光电测量原理，可以通过增加入射光强和增大接收器面积等手段控制并达到很高的信噪比。不仅可以看波动的变化值，而且可以有办法推测血液浓度的绝对值。相比之下，压力脉诊仪的测量结果偏于定性：透过皮肤组织感受血管的压力，力学过程复杂；加压有很多不确定性；传感器的大小、血管接触位置不同，都会产生差异；非线性因素众多，无法保证多次测量足够的稳定性和一致性。可精确测量的特点使得可以建立血管的流体力学模型，通过模型计算求解参数。

2. 操作简单　使用类似血氧仪的指夹，简单夹手指即可测量，不需要像压力脉诊仪那样进行寻找寸关尺位置等复杂操作。该项特性使得指尖血液脉搏波脉诊仪可以大量普及，实现可在家庭中日常使用的目标。

3. 抗干扰能力强　可以适应轻微的移动和一般的环境变化，可以实现较长时间的连续监测。该项特性使得可以研究脉搏波的时变特性，而不仅是分析某一个周期的波形。

（三）金姆指尖血液容积波脉诊仪的原理

金姆脉诊仪是在"气血共振"理论及中医十二经络谐波模型的基础上开发的。在器官频率特性的研究中发现脏腑与动脉之间的共振现象，进而推导出动脉系统波动方程式，并以径向压力波理论来解释动脉中压力波动形成的基础力学模型，由此模型可以进一步解释心室与动脉系统的互动行为。透过径向压力波动方程式求得波函数的特征向量，在心脏与大动脉谐振的状态下，动脉压力波可以被分解为各个谐波，由于各个谐频的波动函数是一组标准垂直正交的基底，所以这一组谐波基底能够完整地描述整个系统的状态。因此，只要将动脉压力波经由傅立叶变换，就能够得到各个谐频的振幅（C_n）与相位（P_n），作为这个心脏与动脉系统是否健康的一个计量描述。

正规化后的代表谐频振幅（C_n）与相位（P_n）的计算公式如下：

$$P_m(x) \quad \frac{A_{0,m}}{2} + \sum_{x=1}^{L} A_{n,m} \cos\left(\frac{2\pi nx}{L} - \theta_{n,m}\right)$$

$$C_n = \frac{1}{M} \sum_{m=1}^{M} 1 \frac{A_{n,m}}{A_{0,m}}$$

$$P_n = \frac{1}{M} \sum_{m=1}^{M} \theta_{n,m}$$

其中 $A_{n,m}$ 和 $\theta_{n,m}$ 是在一次压力测量下第 m 个动脉脉博波的第 n 次傅立叶级数的振幅和相位。$A_{0,m}$ 是第 m 个动脉脉博波的平均值。$P_m(x)$ 是第 m 个桡动脉脉博波中第 x 个数据点。L 是 $P_m(x)$ 中数据点的总个数。

二、容积脉搏波信号获取与测量方法

在获取到脉搏波的基础上，使用各种信号处理算法提取脉搏波的时域、频域特征，进而研究人体生理指标与这些特征的相关性，获取相应的人体生理指标表征。

由于指尖脉搏波的波形与传统脉诊仪采集到的腕部脉搏波很接近，已有的寸口脉搏波形分析方法稍作调整，大体上都仍可以适用，得到类似的指标。

挖掘利用容积脉搏波信号的直流分量中含有的信息，可以得到与局部血流量相关的生理信息。一段 50 秒的典型指尖脉诊信号如图 12-13 所示。从中容易看出，除了心跳周期的搏动信号以外，还有幅度相当大的更低频的波动，这些波动含有丰富的与呼吸、脉搏、人体自身调节有关的信息。

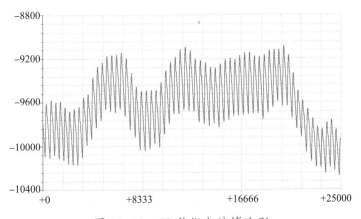

图 12-13　50 秒指尖脉搏波形

以往的研究通常把这些波动作为噪声干扰，通过硬件设计或软件处理加以滤除，以追求采集出来的每个脉搏波接近一条水平的基线。由于这种仪器设计思路丢失了重要的生理信息，导致极少有相关直流分量的研究成果。

利用 TH-Health 脉诊仪保留直流分量的特点，可以支持对指尖血液容积波信号更准确和全面的分析。TH-Health 脉诊仪输出的指尖容积脉搏波特有的测量指标以可计算、符合物理模型、可解释、客观化为目标。从实际测量结果来看，人体的脉搏处于时刻变化中，健康人每一次脉搏的波形、周期、波幅都是在变化的。从动态变化信息中获取人体的自我调节能力，是脉诊新的研究方向。

三、血液容积量的测量与监控

1. 血液容积（浓度）测量　根据前述公式，对原始的血液容积波数据取对数后，会与小动脉中血液浓度成线性关系。经过校准得到 $\log I_0$，a,b 用统计平均值或经验值代替，l 用实际度量值或用人群平均值，则可以将测量得到的数值换算成搏动血液的浓度值。

$\log I_1 - \log I_0$ 可以作为总的血液浓度指标（其他组织对光线的吸收假设是常数），包括动脉血加静脉血。它实际表征的是指尖的透光程度。该指标过大时，通常说明瘀血比较严重；过小时，说明末梢供血不足。我们测量发现，年纪越大的人群该指标越大。

2. 血液容积搏动指标　平均每次心跳血液容积指标的变化量（每次波动的波峰容积－波谷容积）。该指标反映每次心跳小动脉血管粗细的变化量，与血压差及血管弹性相关。

该指标过小，说明血管细或紧，或者血压差低。该指标偏大，则有多种可能：①可能是血管软，正气充足的表现；②可能是静脉或毛细血管流通不畅，导致血液堆积；③可能是血管中血液亏损，不充盈，这种情况同时伴随血液浓度指标偏低；④血压差高。需结合其他特征具体判别。

四、指尖血液容积脉搏波信号与寸口脉诊关系的讨论

指尖的脉与腕部动脉上的寸口脉有多大的关系，是中医应用首先要回答的问题。

问题包括 2 点：在人体血液循环末梢（指尖）采集的容积脉搏波信号是否能够反映出与腕部把脉同样多的信息？指尖脉有什么寸口脉上没有的信息？

有研究观点认为：指尖脉搏波信号相当于腕部的搏动信息叠加上手指部分的微循环信息复合在一起的组合信号，它蕴含的生理信息更多。但寸口脉的一些信息是指尖脉中缺少的，并不能完全替代。

指尖部位的动脉血液容积变化波形与指尖部位压力变化波形是一致的，其原理是容积变化是由血管粗细的弹性改变产生的。可以推导出，当血管的弹性处于线性区间时，血压变化与血管的体积变化成正比。研究者用仪器实测也证实了这一结论。因此，指尖血液容积波等价于指尖动脉血管压力波。

血流从腕部动脉，经过手掌和手指的小动脉，进入指尖的微小动脉和毛细血管网，再经静脉流出手指。如果假设能够测量出腕部血管的压力值，指尖血流的流体力学系统可以理解为：血液在腕部血管压力的驱动下，流过指尖部血管网形成的阻力系统，指尖

的动脉血管压力由这两个因素相互作用产生，既反映了腕部血管压力，同时与指尖的微循环阻力特性有关。指尖容积脉搏波蕴含的信息更丰富。

研究表明，人体不同位置的动脉血压波形是不同的。越靠近心脏的大血管，其位置的波形受心脏搏动状态的影响更大；越靠近肢端的血管，受到人体组织的弹性、通透性等影响越大。由于手指尖是上肢的最远端，因而可认为其是探查气血运行的非常好的位置。

另一方面，十二经络均是从指端（或趾端）发起或收止。如手三阴经循行终止于手指端，手三阳经从手指端开始循行；足三阳经循行终止于足趾间，足三阴经脉从足趾间上行。且阴经与阳经在指端（或趾端）交汇。如手太阴肺经在食指端与手阳明大肠经相交接，手少阴心经在小指与手太阳小肠经相交接等。种种迹象表明，指端（人体血液循环末梢）是极其重要的人体信号采集部位。在古代无法通过压力或接触直接观测到指尖的脉搏波，但在光电传感器已经发展的现今，此研究可以补充和丰富中医脉诊。

图 12-14 是研究者所做的测量，为同一只手相同时刻采集的寸口压力波与指尖容积波图形。从中可以看到：指尖的波时间上延迟一些；指尖波更加平滑与稳定；指尖与寸口波形状比较接近，峰值点的位置差异较大。

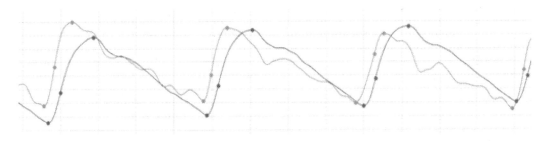

图 12-14 指尖脉搏波与寸口压力波的波形比较

注：每个波形上的 3 个圆点分别是计算出的波谷点、梯度最大点、波峰点（注：区分两个波）。

寸口脉测量的标志性要素有两点：①分寸、关、尺三部测量，用来增加信息量；②通过施加不同压力的测量来判断浮、中、沉的不同脉象。

现有的指尖容积波脉诊仪尚无法判断浮、中、沉，但指尖容积脉搏波的波形信号里多少会含有一些反映脉的浮、中、沉的信息，如何解读尚有待深入研究。另外，腕脉的浮、中、沉测量实际上是通过改变压力反复测量得到的，如果在腕部设置一个可以改变压力的腕带，同样可以根据容积脉搏波信号的幅度相对于压力的变化推测出比较准确的浮、中、沉信息。

指尖脉也不能分寸、关、尺，但可以通过测不同手指来反映更多经脉的信息。

五、中医脉诊客观化与人工智能

人工智能技术在图像识别、语音识别、自然语言处理等方面取得了极大成功，许多特定问题上甚至超过了人。人工智能是帮助人类解决难题的有力工具，如何用它来解决脉诊问题，是未来的趋势，也是亟待深入研究的科学问题。

脉诊是一个典型的分类问题，通过脉诊仪完成精确的客观物理信号采集后，再通过机器学习自动建立物理信号与分类结果的对应关系模型，从而可实现客观化的脉象判断或辨证诊断。

当前最流行的机器学习方法是深度学习方法，尤其以卷积神经网络为典型代表。卷积神经网络性能好，模型简单，从学术界到工业界都掀起了研究和应用的热潮，出现了大量免费开源的工具软件，使它的应用门槛降到很低，稍有专业知识的人员都可以很容易上手尝试。这为人工智能的应用普及创造了良好的条件。

人工智能学习需要大数据，包括患者端的客观化脉搏波数据、医生端的判断结果，再加上比较多的样本数量，就可以对医生的某一种判断进行自动学习。

例如，对于中医总结的28种脉象（通常指的是浮、沉、迟、数、滑、涩、虚、实、长、短、洪、微、紧、缓、弦、芤、革、牢、濡、弱、散、细、伏、动、促、结、代、大），是中医学记录、描述和交流脉象的基本语言。作为脉诊仪，非常有必要诊断出这些脉象。完全可以用大数据学习的方法进行判断，甚至可以给出病脉的严重程度。当然，其准确性还需要实验验证。

人工智能不仅能对某种脉象进行分类，同样也可以直接分析辨证，只要有与中医证型相应的脉搏波波形客观数据和类别标注数据，就可以进行自动学习。其跟人类学习把脉的过程很相似。

指尖血液容积波脉诊仪采集的信号，由于其稳定性、良好的线性度、高精度等特点，非常适于人工智能算法，可与中西医临床结合，开发各种适宜的诊断算法。

开发成功的深度学习模型和算法，需要两个前提条件：①输入信号中含有能够区分类别的信息，即信号要具有特异性和敏感性的要素。②要有对于信号所属类别准确的标注，只能针对有办法明确确定类别属性的事件。

另外，深度学习方法的一个最大的弱点是可解释性不足。它是一个黑盒系统，一般情况下很难说清判读的依据是什么。对某些问题，要面对不可控的风险。因此，它并不是万能的，仍然需要努力研究脉搏波背后的物理现象和原理。

六、容积脉搏波测量仪解决的关键技术

TH-Health 脉诊仪解决了以下几项关键技术。

1. 实现高采样率下的高精度光电信号量获取机制 实现500Hz的高采样率，24bit超高量化精度，高信噪比。采样速率和采样精度决定着获取到的脉搏波信号中可提取信息的有效性。脉搏波的细微变化中蕴含了全身循环系统综合的信息，高精度保证了可以通过力学模型和科学计算的方法提取到准确的身体内部血流状况。

2. 实现无波形滤波失真的宽带信号采集，获取完整直流分量 直流分量提供了

TH-Health 脉诊仪中最重要的血液浓度指标。一般的脉搏波测量设备专注于观测每一个心跳波形，不注重波形之间的变化，都会使用隔直流电路将直流信号滤掉，以便于对波形信号进行放大，并且为了减少噪声和干扰而施加窄带的带通滤波器，导致这些仪器无法观察直流信号。

3. 实现双通道采样及严格的信号同步　双通道采样面临的最关键问题就是实现两路信号的同步。只有在两路信号具有严格的同步关系的基础上，才可以真正利用两路信号的差异获取有用的人体健康指标。左右双探头设计，同步采集双通道信号，有效检测去除运动伪差信号、测量左右平衡性、测量脉搏波到达时间差。

4. 智能化脉诊仪软件　使其在数据信号采集准确性、稳定性及可靠性方面进行改进；支持多尺度、多视角的波形查看，数据导出等功能。

第六节　应用、存在的问题及展望

现代科学给予了我们比古人单纯用感官感受人体更强大的能力，指尖血液容积脉搏波测量仪正是体现了这种情况。

当前，其主要应用于科研和教学领域，也适于个人健康管理，但还需要进行一定的应用软件和网络服务的开发。具体来讲，其应用主要分为在中医客观化传承及教学中的应用，在针灸经络研究及临床中的应用，在健康监控方面治未病、预后管理中的应用，以及在中医辅助诊断、远程医疗中的应用。

与腕部压力脉搏波对比，指尖容积脉搏波包含有更多稳定的微循环方面的信息。TH-Health 脉诊仪能够观察到高精度的信息，为脉诊的标准化和智能化提供了一个有效的解决方案。

近 10 年来，国内各种手环、手表等脉搏波采集设备纷纷进入家庭，成为大众熟知的获取和监测自身健康数据的方式。但是这些设备仅能测量心率、血氧、睡眠深度等简单指标，且采集信号的质量和精度不足，无法实现智能中医诊断目标。可以借鉴指尖容积脉搏波测量仪的部分指标，提高应用价值。

另外，从测量信号的准确性角度出发，指端脉象在获取呼吸、脉搏、局部血流参数、血氧饱和度（SpO_2）水平等相关方面较寸口压力脉象更为客观准确。脉诊仪能够提取超出人类感知范围的非常微小的变化信息，并加以利用。

脉诊仪虽然是中医学的概念，但指尖血液容积脉搏波给出的客观测量信号，实际应用并不局限于中医，对西医疾病的诊断同样有效。

指尖脉搏波的许多问题尚待深入研究，需要大量临床数据的支撑，需要结合跨学科的队伍共同攻关，并且具有巨大的应用前景。

参考文献

［1］蒋颖，刘聪颖，张亚丹，等.脉诊检测分析仪的研究进展与新思路［J］.中华中医药杂志，2017，32（1）：218-221.

［2］牛欣，杨学智.动态识别的寸口桡动脉运动多维脉诊信息采集处理与分析系统［J］.北京中医药大学学报，2005，28（6）：43-46.

［3］郭睿，王忆勤，燕海霞，等.基于血液动力学原理的中医脉搏波特征提取与识别［J］.中西医结合学报，2010，8（8）：742-746.

［4］王忆勤，汤伟昌，李福凤，等.ZBOX-Ⅰ型舌脉象数字化分析仪的研制与临床应用［J］.上海中医药大学学报，2008，22（6）：26-28.

［5］Z-ⅢC型智能化中医脉象仪技术.https://blog.csdn.net/zhaoyang17/article/details/5714400.

［6］周会林.一种桡动脉触力传感器的检测装置［J］.中国医疗器械杂志，2017，41（6）：419-423.

［7］王学民，郭丹，王欣，等.多部脉象信息采集及处理［J］.天津大学学报（自然科学与工程技术版），2016，49（5）：541-547.

［8］翁清松，余杰，徐翊庭.气压式脉波量测系统之研制与应用［J］.先进工程学刊，2012，7（1）：13-21.

［9］张修诚，王唯工.脉搏谐波频谱分析——中医脉诊研究新方法［J］.中国中西医结合杂志，1995，15（12）：743-745.

［10］Dementyev A, Hernandez J, Choi I, Follmer S, Paradiso J, Epidermal Robots: Wearable Sensors That Climb On The Skin.In Proceedings of the ACM on Interactive, Mobile, Wearable and Ubiquitous Technologies, 2 (3), September 2018.

［11］喻一梵，乔晓艳.基于深度学习算法的正负性情绪识别研究［J］.测试技术学报，2017，31（5）：398-403.

［12］李万万，周子力，李明晨.基于深度学习的脉搏波连续血压测量［J］.电子技术（上海），2017，46（3）：6-8.

［13］蔡军伟，颜幸尧.人体脉搏波两种测量方法的实验研究［J］.中国计量学院学报，2015，26（4）：450-457.

［14］Spigulis J, Kukulis I, Fridenberga E, et al. Potential of advanced photo plethysmo graphy sensing for non-invasive vascular diagnostics and early screening. SPIE Proc.4625,2002: 38-43.

［15］骆利，王爱华，甄海鹰，等.基于光电容积血流脉搏波描记技术的心理测量及其应用［J］.中国医学装备，2013（5）：44-48.

［16］李文彪，陈真诚，刘福彬.基于emd的指端光电容积脉搏波中呼吸波提取方法研究［J］.航天医学与医学工程，2010（4）：279-282.

［17］洪光.指端脉象特征分析及其应用研究［D］.济南：山东中医药大学，2016.

［18］肖惠珍，陈仁山，刘宁，等.冠心病（痰浊证）中医证候与脉搏波传导速度、踝臂指数及

颈动脉内中膜厚度的相关性分析［J］.中国中医急症，2014，23（6）：1069-1071.

［19］刘玥，齐新，冀云萍，等.庞建中动脉硬化患者臂踝脉搏波传导速度、臂踝指数影响因素分析及与中医脉象的相关性［J］.中医杂志，2011，52（7）：578-581.

［20］王广军，田宇瑛，贾术永，等.双侧内关激光多普勒血流量侧性及其 Coherence 分析：一种无创评价不同年龄人群微循环状态的潜在方法［J］.World Journal of Acupuncture-Moxibustion，2017，27（1）：47-52.

［21］赵朋娜，王燕平，古菲菲，等.电热砭石和抽气罐对经穴血流灌注量影响的比较观察［J］.中国针灸，2018，38（2）：159-163.

［22］王步青，张政波，王卫东.引导呼吸下的呼吸性窦性心律不齐的研究［J］.生物医学工程学杂志，2012，29（1）：45-50+69.

［23］李永光，张文娟，李德华.现代脉诊学［M］.北京：科学出版社，2010.

［24］Malik M. standards of measurement, physiological interpretation, and clinical use. Task force of the European society of cardiology and the North American society of pacing and electrophysiology［J］. Blackwell Publishing Ltd, 1996, 1(2): 151-181.

第十三章　中医智能问诊系统

中医诊断的精髓在于辨证论治，而辨证是以望、闻、问、切"四诊"为依据。其中，问诊是临床辨证的基础和关键环节。医生依据问诊，再与望、闻、切诊相结合，对患者的病情做出较为全面、细致、准确的判断，分析病情，判定病位，掌握病性，从而为辨证治疗提供可靠的依据。特别是对于那些只有自觉症状而缺乏客观体征和因情志因素所致的疾病，问诊就显得更为重要。但问诊资料的获取在一定程度上取决于医者的个人经验、诊断技巧、认识水平和思维能力，主观性较强，可重复性差，缺乏统一的实施标准。问诊的不规范使中医问诊在现代社会中的应用与发展受到了很大的制约，不利于中西医理论与临床的相互沟通与交叉渗透，也影响自身的学术交流与对外交流。数学、统计学及计算机技术等现代科学技术的发展，特别是电子计算机在医学领域的应用，为中医学问诊的规范化研究提供了一定的条件，带来了新的契机。本章主要介绍心系、脾系问诊采集系统的研制及评价，并对中医问诊规范化的研究思路进行简要探讨。

一、中医问诊采集系统研制及评价

传统问诊是耳闻口述，随着信息技术的发展，如何使中医问诊规范化、程序化和数字化，已经成为目前迫切需要解决的任务。根据文献报道，用以表达四诊信息的症状表词有 817 个。由发生部位和性质联合组成的复合症状有 2317 个。如果再考虑症状的发生原因、诱发、加重等因素，形成的复合症状达 4500 个之多，面对如此巨大的信息量，借助计算机技术进行问诊信息采集变得尤为必要。有研究者在中医心系问诊量表研制的基础上，根据计算机批量数据统计和处理功能，研制心系及脾系问诊采集系统[13-15]，尝试实现中医心系及脾系问诊信息采集的程序化及数字化。

（一）心系问诊采集系统的研制及评价

1. 心系问诊采集系统研制　中医辨证论治思维的特点及中医辨证理论指导下临床资料的问诊信息采集的特殊性，使中医症状及体征中往往包涵对中医诊断更为复杂而重要的信息。并且中医问诊的内容极为丰富，涉及寒热、汗、头身、二便、睡眠等个人史、现病史、既往史等内容，面对对诊断如此重要的大量信息，为了减轻临床医生书写的麻烦，增加中医问诊的规范性，需要数据库技术的支持，来完成中医问诊数据的存储和管理。

（1）编写目的　①以往的病历，医生手工书写，不仅消耗医生大量的时间和精力，而且难以全面符合规范要求。中医问诊信息采集软件主要实现人与计算机相结合的病史资料输入，节省临床医生的病史书写时间，对中医问诊信息采集予以规范，实现问诊病史记录的全面性、系统性、完整性。②本软件力求符合临床习惯，以操作简便快捷为特点。软件界面设计要求合理，并具有一定的中医特色，可以实现自动跳转和简易的逻辑处理功能。③在将大批病例数据输入数据库后，本软件开发了数据统计分析功能模块，可直接进行统计分析，避免再次输入数据的麻烦，在此基础上可归纳证候的相关规律，为中医临床诊断及证候规范化等研究提供可靠的参考意见。

（2）系统整体架构及系统功能 用户只需要使用鼠标选择相应的症状描述即可，避免了输入时的错误和不规范用语。系统的内置判别系统可以避免相互矛盾的症状同时输入。

该系统可以完成以下几方面的信息采集：①患者基本信息录入：通过系统软件用户界面录入患者的基本信息，如姓名、性别、年龄、身高、体重、居住地、居住时间等。②患者问诊信息录入：医生询问患者相关症状信息或者用户自己输入相关症状信息，并保存到数据库中，系统将症状分为主症、一般症状，每一次诊断时最多可以输入3个主症。③望、切诊和临床诊断信息的录入：医生对患者进行望、切诊，通过用户界面输入相关信息，并保存到数据库中；提供医生中医诊断信息和医生西医诊断信息输入功能，作为样本信息的补充。

该系统建立了心系问诊数据库，并且具有数据管理功能，能进行数据的存储与检索、报表打印等功能。

问诊采集系统的系统整体架构见图13-1，系统功能需求见图13-2。

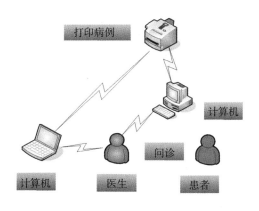

图 13-1 系统整体架构

（3）开发环境及其工具的选择 心系问诊采集系统选择面向对象的编程语言 Visual C++ 6.0 作为前端开发工具。Access 是一个面向对象的开发工具，利用面向对象的方式将数据库系统中的各种功能对象化，它是 Windows 操作系统本身自带的数据库系统，可以与其他 Windows 工具高效集成，并且存取速度快，易于管理，安全性好。Access 不仅是一个数据库，而且具有强大的数据管理功能，可以方便地利用各种数据源，生成窗体（表单）、查询、报表和应用程序等。因此，Access 比较适合本软件的开发初表。

在必要时还可升迁到大型数据库，如 Microsoft SQL Sever、Oracle 等。

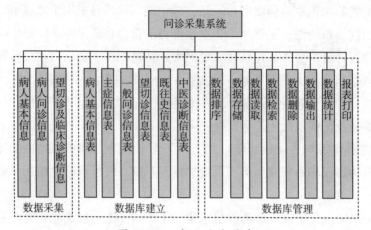

图 13-2　系统功能需求

2. 心系问诊用户界面的设计与实现

（1）用户界面的基本设计原则　用户界面的设计是一种复杂的高度创造性的活动，综合了直觉、经验等技术问题。用户界面是人机交互的基础，是人与计算机之间通过图形、声音等形式的信息交互。用户界面设计的原则[16-18]如下：①充分体现"以用户为中心"的原则，用户界面应做到计算机能适应用户的需求。②实现拟人化的交互方式，按用户容易理解的形式表示处理结果，使用户更为直接和容易地进行操作，减少使用计算机的困难。③设计一致性的用户界面，包括交互一致性、作用一致性、比拟一致性等。④界面设计必须简洁，具有一定的中医特色，选择项目力求精炼，措辞要准确，图表形象生动、一目了然。

（2）用户界面的实现　根据功能需求分析的结果，在遵循用户界面设计原则的基础上进行设计实现。病历格式见图 13-3。

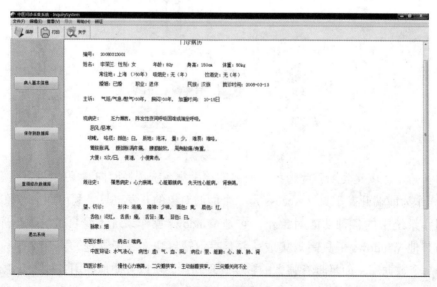

图 13-3　病历格式

3. 问诊数据库　数据库技术从 20 世纪 60 年代中期产生到现在，在半个世纪的时间里，经历了三代演变，现已发展成为一门以数据建模和数据库管理系统（DBMS）核心技术为主的内容丰富的学科。数据模型是数据库系统的核心和基础，各种 DBMS 软件都是基于某种数据模型的。根据数据模型的发展，数据库系统从开始的网状、层次数据库系统发展到关系数据库，再到后来的面向对象数据库，数据库技术不断地取得突破性的进展。1970 年 IBM 研究中心的 E. F. Codd 博士发表了关于关系数据模型的著名论文，被公认为数据库发展史上的里程碑。目前，大多数管理系统使用的都是关系数据模型。20 世纪 80 年代初期，面向对象数据库系统被提出，其最初的目的是提供一个可扩充的数据模型，使用户可对各种应用的数据类型进行抽象，但是面向对象的关系型数据库系统使查询语言变得极其复杂，从而使得无论是数据库的开发商还是客户都视其复杂的应用技术为畏途。

（1）数据库的设计过程　数据库的设计有两个重要的目标，即满足应用需求和良好的数据库性能。满足应用需求主要是指用户所需要的数据及其联系应全部准确地存储在数据库中，从而满足对数据进行增加、删除、修改、查询等操作。数据库设计的好坏直接影响当前的应用和应用过程中的维护。数据库的设计[19]主要包括需求分析、概念设计和物理设计。数据库系统的主要功能是定义数据库的框架结构，实现对数据库的基本操作及运行管理。数据库中的数据模型通常由数据结构、数据操作和完整性约束三部分组成。数据模型的优劣直接影响数据库的性能。

（2）心系问诊数据库的设计与实现　问诊数据库根据中医心系问诊的内容设计所包含的信息，包括患者的基本信息，主症信息，一般症状信息，并附有望、切诊信息，既往史信息，中医诊断和西医诊断。由于问诊数据库系统是以患者及问诊为中心，所涉及的基本功能：①患者的基本信息及症状的录入、存储、修改功能；②患者的基本信息及症状的查询、检索、浏览功能；③符合医疗规范的问诊分析结果的输出（包括屏幕显示和打印输出及病例数据统计分析表）。

设计可视化查询界面时，一切与用户无关的操作过程对用户都是不可见的，由控制机构自动完成，使用户能直观地和有选择地浏览不同的查询结果，提高用户对图像内容进行查询和检索的能力。以功能模块划分，尽量减少模块的耦合度和复杂性。

（3）问诊数据库的建立　必须先建立数据库，定义要存储的数据及数据之间的关系和数据需要满足的约束条件，数据库管理系统才能用于保存和检索数据。所有这些都需要通过概念模型和相关的数据实体关系图来实现[20]。在近年来提出的一些数据模型技术中，关系数据模型是目前最重要的一种数据模型。关系数据模型由一系列的表组成。每个表中存放不同类型的数据，所有数据表组成数据库的域。心系问诊数据库的建立就采用了关系数据模型，该数据库有患者基本信息表，主症信息表，一般问诊信息表，望、切诊信息表，既往史信息表，中医诊断信息表，西医诊断信息表。

（4）问诊数据库的管理　对录入、采集和存储之后形成的病历数据要进行管理和维护。数据库的管理主要通过 SQL（结构化查询语言）来完成数据的操作，实现如下功能：①数据排序：系统可以按照就诊日期，病历号自动排序。②数据查询：系统可按照就诊日期、姓名等多条件的任意组合查询、浏览。③数据读取：系统可以根据查询结果读取该患者的信息。④数据修改：病历库可随意修改输入的记录中任何字段内容。⑤数据删除：对已过时或认为错误的记录，经确认后可以进行删除。⑥数据输出：能够将病历进行报表输出，例如保存为 PDF 文档，或直接打印输出，系统能够预览打印效果。⑦格式转换：软件使用者可利用程序以 excel 表的形式输出用 0\1 方式显示的具有统计功能的文件。⑧数据统计：实现简单的统计功能。

问诊数据的查询采用基于关键词的结构化查询方式。该查询方法利用传统的数据库对文字信息进行存储管理，如按病历号、姓名、性别、就诊日期等关键词进行查询。查询出结果之后，如果需要进行修改\删除，可直接在程序界面进行操作。

4. 心系问诊采集系统测试和评价　通过以上过程设计实现的中医心系问诊采集系统，通过如下测试和应用，对其性能及稳定性等多个方面进行检验及评价，在此基础上进行了心系问诊采集软件的修改完善。应用本系统采集临床心系病证病例 50 份测试该系统，并在测试过程中发现问题，及时与软件人员沟通修改，实现系统的逐步完善。

（1）系统测试

1）测试环境及人员：①要求 windows98 以上操作系统；②必须安装本软件 .exe 执行程序；③测试人员为中医临床医生及经培训的课题组采样人员。

2）测试内容：中医心系问诊系统的测试内容包括病史记录的方便性、全面性和系统性，是否符合临床习惯，操作是否简便快捷，系统的运行速度、稳定性及病例数据统计分析功能的实用性等几个方面。

③测试结果：为了测试该系统的相关性能，应用心系问诊采集系统共采集临床心系病例 50 份。经测试显示该系统已经基本达到设计目标，能按照中医临床问诊的思路及内容，系统、全面、规范地收集临床问诊信息，符合临床习惯，数据统计分析功能实用方便，操作简便快捷，系统的运行速度快，性能相对稳定。

（2）用户报告　该系统除进行临床测试外，还邀请上海中医药大学 4 位临床医生参与了本系统的试用和评价。

1）用户评价指标：对用户评价的调查，主要从中医问诊内容采集的规范，症状术语描述的规范性，病史记录的全面性和系统性，符合临床习惯，操作简便快捷，界面设计友好美观，具有中医特色，运行速度，稳定性等几个方面对该系统进行评价。用户调查表见表 13-3。

表 13-3　用户调查表

用户姓名：		职称：		
单位：		填表时间：		
评价项目	项目具体内容	评分		备注
		满分	得分	
内容功能实现	中医问诊采集规范	5分		
	症状术语描述的规范性	5分		
	病史记录的全面性和系统性	5分		
	符合临床规范	5分		
	操作简便快捷	5分		
界面设计	友好美观	5分		
	具有中医特色	5分		
系统性能	运行速度	5分		
	稳定性	5分		

2）用户评价结果：上海中医药大学4位临床医生参与了本系统的试用和评价，认为本采集系统基本实现了中医问诊规范化及系统化，符合中医临床问诊资料的采集规范，症状术语描述相对规范，病史记录比较全面系统，符合临床的病史采集习惯，操作简便快捷。

4位临床医生给予了合理建议，建议采集系统的应用界面应进一步优化，并可适当增加西医学的相关内容，如西医学的检验结果等，以便在以后的证候分析中可进行中西医对照等研究。

5. 心系问诊采集系统研制的特色及不足　中医心系问诊采集系统是在心系问诊量表制作的基础上，与计算机技术相结合，实现人与计算机相结合的病史资料输入，输入方式简易，可提高临床信息收集速度，实现无（少）中文输入的计算机病案书写并自动生成病历文件，既能将医生从大量繁琐的手工书写中解放出来，节省临床医生的病史书写时间，又能确保病历的标准和质量，大大提高医生的工作效率，并且节省大量的资源。该采集系统基本符合中医心系问诊采集规范，实现了问诊病史记录的完整性、规范性，为中医问诊规范化、程序化、数字化的实现提供了可能。

以往的中医专家诊疗系统为医生提供的只是某一位专家的观点、方法，由于中医学派众多，专家特长各异，"经验"各有不同，面对"个体化""动态的"疾病，运用诊疗系统的医生只能被动接受，不能主动思考、选择，故难以普及推广。此采集系统与现有专家诊断系统比较，只采集患者的病情资料，并客观地、系统地整理显示，结果由临床专家根据经验自己确定，避免专家思维受到计算机的左右，给予自由的空间。此采集系统经进一步完善，可考虑让计算机尽可能提供多种选择，由专家确定，一方面可以避免临床用语使用的不规范，另一方面可以让专家保持自己的临床风格与习惯。此外，该采集系统还可应用于多中心大样本的临床病例信息采集与计算机存储管理。其所建立的数据库，省去了再次输入资料的麻烦，并通过对海量信息的分析处理，可高效地归纳出某些疾病的高频症状表现，将会发现某些诊疗规律，用于临床流行病学的相关症状及证型分析，进行中医的证候规范，为诊断治疗提供可靠的依据；并可应用于老中医专家辨证系统中，以及中医诊断客观化的四诊融合研究中，为中医诊断的客观化研究提供前提。该采集系统建立的开放性数据库结构，使知识库具有良好的扩充和自学功能，医生可自行添加知识库内容，尤其对继承名老中医经验、建立适合自身特点的诊疗系统十分有利。经过适当的完善，此采集系统可修改为网络版，实现跨地域的时时数据传输，实现远程诊疗。

由于中医心系问诊采集系统的研制和开发是较复杂的中医学与计算机技术的结合。因此，本系统的研制和开发中可能还存在问题，有待在以后的工作中进一步完善。如后台数据库随着使用时间的增长，病例数量的增加还需升级为数据统计分析功能更加强大的数据库，如 SQL Server 或 Oracle。随着个性化病例的增多，主症及一般病症所包含的内容还需要根据临床实际进一步完善；根据专家建议，增加西医学诊断指标等内容，为以后的中西医学对照研究提供临床资料；并可通过该系统的不断完善，实现计算机模拟中医问诊。在问诊中模拟询问场景，让患者根据自身实际情况进行选择作答；还可以由医生通过远程摄像头或类似远程会议系统的环境与异地的患者面对面地交流，通过询问病情，实时地掌握患者的现状，做出相应的诊断。

（二）脾系问诊系统的研制及评价

上述研究者在既往研究中已经研制了中医脾系问诊量表[21]，该量表共包括寒热、汗、头身胸腹、二便、饮食口味、睡眠、情绪、妇女等 8 个维度，还有既往史、望诊、切诊等内容，共 113 个变量。本研究在该脾系问诊量表内容的基础上，以问诊的思维为指导，设计了中医脾系问诊采集软件系统，该系统以中医脾系病证为切入点，探讨计算机数字技术对中医问诊数据规范化管理的实用性与可行性。

1. 脾系问诊系统的研制

（1）采集系统的整体框架　系统采用 B/S 架构，即浏览器/服务器架构，用户通过浏览器（Browser）来访问用户界面，浏览器端仅负责界面显示与数据交互等简单功能，主要的事务逻辑在服务器（server）端实现。这样的架构选择使系统存在开发快捷、维护与升级方便、共享性强等优点。

（2）问诊系统功能的设计与实现　立足于建设一个集中医临床与科研为一体的软件平台，本系统功能主要以解决对海量临床数据进行整理、存储，对数据的统计分析与描述，以及对隐性知识的挖掘等问题为需求。

1）基本功能：研究者分别采用 Insert DBServlet、Excel Servlet、Inquery DBServlet、Modify DBServlet、Detail DBServlet、Delete DBServlet 等计算机编程语言来实现系统所应具备的基本操作、功能，如病例数据的采集储存、数据查询、数据的删改查、数据的导出和打印等。

①采集功能：本系统主要对就诊患者的基本信息，以脾系症状与一般症状相结合的问诊信息，形态面色、舌脉象方面的望、切诊信息，发病既往史，以及与疾病相关的西医检验报告、诊疗处方等信息进行较全面的采集，并在最后的采集子界面输入附上诊断，包括西医诊断、采集人中医诊断及中医专家诊断，以求进一步保证所采病历信息的完整性。

②查询功能：可按照编号、姓名、性别、症状、证型、病名（中医、西医）分类检索，也可以相互组合检索。

③数据的删、改功能：对病历库已过时或认为错误的任何字段记录，可随时进行删除，但需经确认后方可。删除后的记录，被放置于一个过程库中，以避免删除所带来的麻烦。

④数据的导出和打印功能：数据的输出有不同的方式，既有屏幕显示输出，也有打印输出患者病历。为统计分析方便，也可转出为 excel 数据格式。

此外，在每次数据采集时，系统也会同步记录数据从开始采集到结束的时间，并在每份病例上显示采集时间。

2）数据处理功能：数据的高级操作包括基本的数理统计、数据挖掘、数据特征提取及数据建模等算法在特定数据集上的应用。程序实现的是调用正确的算法程序对针对的数据集进行分析，并返回结果。故本部分的程序包括主调用程序 FCallServlet 和其可以调用的算法程序，如频度统计 FreqAlgo 程序。FCallServlet 的功能是根据用户命令从数据库中查询出针对的数据，然后将该数据赋给用户希望使用的算法程序，从该算法程序中取到运算结果后再将其返回到用户界面，由用户界面进行显示。算法程序负责实现具体的数据处理功能，为方便起见，所有的算法程序使用统一的接口。

3）用户界面设计及运行环境

①问诊系统用户界面设计：结合本系统设计的功能需求，研究者在体现"以用户为中心"的基础上将系统界面设计成两大块：病例输入界面和数据基本操作界面。病历输入界面包括如下子界面：基本信息采集界面，主诉与重点问诊采集界面，一般问诊采集界面，望、切诊信息采集界面，西医检验报告传入界面，其他症状与处方输入界面，诊断结果输入界面等。病历输入界面与数据基本操作界面分别见图 13-4、图 13-5。

②问诊系统运行的测试环境：本系统在 windows7/32bit 的操作系统下开发，用于测试的浏览器包括 IE8 与 Firefox3.6。用户界面开发的环境为俗称"网络三剑客"的 Adobe Dreamweaver CS4 + Adobe Fireworks CS4 + Adobe Flash CS3。业务逻辑层与数据持久层的程序开发所需的环境与工具包括 JDK、Tomcat、MySQL 和 Eclipse for Java。Tomcat 为 Web 服务器程序，用于接收浏览器端请求，根据请求直接返回 HTML 页面或执行 Servlet 代码返回需要结果；MySQL 为研究者所选择的出色的数据库系统。

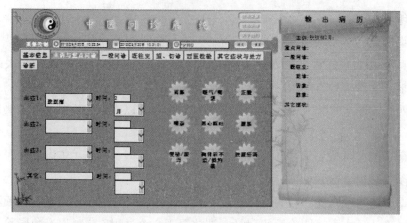

图 13-4　主诉与重点问诊界面

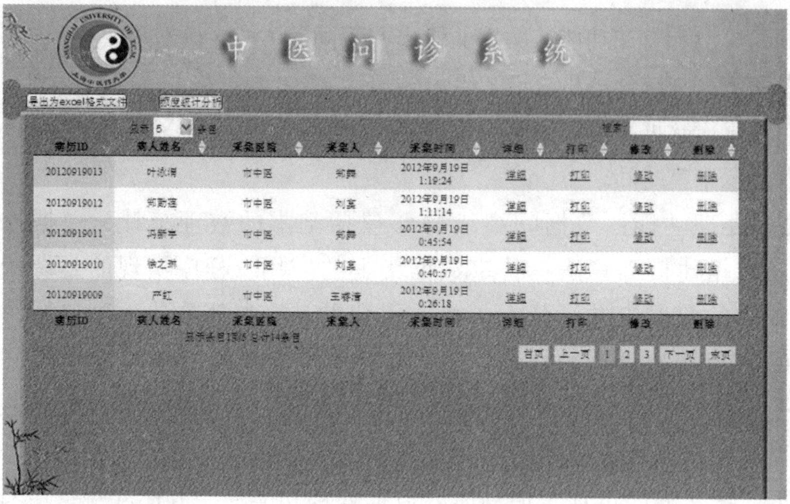

图 13-5　数据基本操作界面

2. 脾系问诊系统的测试和评价　在已设计实现好的中医问诊系统的基础上，研究者对系统病史记录的方便性、全面性，系统性能、运行速度、稳定性及病历数据分析功能等又进行了多次、多角度的测试，并及时与软件人员沟通，为系统做进一步的修改与完善。

（1）测试结果　经过多人多次不断的临床测试，该系统现已基本实现预定的设计目标。在系统设计本身所体现出的中医临床问诊思路的基础上，系统基本上能对所就诊患者进行系统、全面、规范的临床信息采集。数据分析功能也方便快捷，整个系统运行稳定，速度快，符合中医临床诊疗和科研习惯。

系统的评价从专家咨询和临床测试两部分进行，分别从功能实现、界面设计、系统性能 3 个方面进行打分[14]，各项满分为 5 分。

（2）专家咨询评价　邀请 3 位临床经验丰富的消化科教授对该系统进行评价，认为本系统能很好地体现中医特色，能较好地实现数据的规范化采集，病史记录全面，症状用语规范，操作也较快捷简便。3 位专家对系统的测试评价结果见图 13-6。

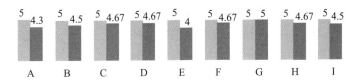

A 中医脾胃系问诊采集规范；B 症状术语描述的规范性；C 病史记录的全面性和系统性；D 符合临床规范；E 操作简便快捷；F 友好美观；G 具有中医特色；H 运行速度；I 稳定性

图 13-6 专家咨询评价结果

（3）临床测试及评价结果　分别在临床采集中医脾系临床病例100例进行了测试和评价。测试过程中，系统各方面都运行良好，所包含的采集内容规范全面，操作也较快捷，但在系统稳定性上需进一步完善。临床测试调查结果统计见图13-7。

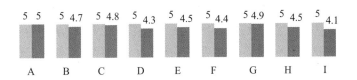

A 中医脾胃系问诊采集规范；B 症状术语描述的规范性；C 病史记录的全面性和系统性；D 符合临床规范；E 操作简便快捷；F 友好美观；G 具有中医特色；H 运行速度；I 稳定性

图 13-7 临床测试评价结果

3. 脾系问诊系统的特色及不足　随着计算机技术的飞速发展及四诊客观化研究的深入，"老中医专家系统"及"中医辨证系统"的研究日趋活跃。如根据模糊判别模式模拟临床经验进行中医辨证[22]、广泛采用神经网络模型建立中医辨证系统[23-26]、采用基于信息熵的决策树算法[27]等研究，均取得了一定进展，但这类系统并未按照临床的问诊思维设计，对于临床问诊资料规范化采集问题并未很好地解决。

传统问诊是耳闻口述，如今在信息技术的支持下，如何使中医问诊规范化、程序化和系统化，已经成为目前迫切需要研究的任务。中医问诊是一个复杂的过程，不同的临床经验问诊效果也不一样。中医问诊与计算机相结合的中医问诊系统则完全可以依靠计算机的快速运算能力来综合众家之长。另外，中医问诊系统更具备一般医生所不具备的以下优点。

（1）中医脾系问诊采集系统实现了人与计算机相结合的病史资料输入。规范的临床术语[28]及简易的输入方式不但可避免中医临床术语中灵活多变的习惯性语言描述，实现中医脾系问诊采集的规范化，为进一步扩大及积累中医四诊数据集、实现数据间的共享提供可能，同时也大大提高了临床信息收集的速度，无（少）中文输入的计算机病案书写并自动生成病历文件，既能将医生从大量繁琐的手工书写中解放出来，节省临床医生的病史书写时间，提高医生的工作效率，又能确保病历的完整和质量，为中医问诊规范化、程序化、数字化研究提供便利。

（2）本系统是基于数据库模式的集存储、利用和挖掘于一体的数据采集平台，可在进行数据采集的同时实时对数据进行储存，并借助数据仓库[29, 30]进一步实现中医四诊数据的规范化管理。在人机结合、以人为主的思路下，结合系统附带的数据导出及高级数据处理功能，本系统通过克服中医药研究中存在的可重复性差、实施标准不统一等缺点，可方便地用于后期相关中医研究间的数据共享与挖掘，可在很大程度上避免重复研究和资源浪费。

（3）就其中西医结合特色及采集内容而言，本系统还新增加了以往众多中医临床采集系统中所不存在的西医学相关内容采集板块，如西医学检验结果报告、西医诊断等，这方便在以后的证候分析时进行中西医对照研究，促进中西医结合的发展。

中医脾系问诊信息采集系统是在传统中医理论的指导下，从中医临床辨证思维的实际出发，运用计算机智能处理方法与中医问诊相结合，集临床、科研一体化的数据采集软件，虽然以脾系为切入点，但基本上含括了中医四诊数据的全部内容，可方便地将其运用到临床上。测试和评价结果也说明该系统能在一定程度上解决问诊资料获取的主观性较强、可重复性差、缺乏统一的实施标准等问题，对其他疾病问诊的规范和客观化研究具有一定的借鉴意义；将该系统运用于中医四诊数据客观化、规范化的研究，具有一定的可行性。

然而，由于中医脾系问诊采集系统的研制和开发是较复杂的中医学与计算机技术的结合，本系统的研制和开发中难免还存在问题，有待在以后的工作中进一步完善。如可以在问诊中模拟询问场景，让患者根据自身实际情况进行选择作答；还可以由医生通过远程摄像头或类似远程会议系统的环境与异地的患者面对面地交流，通过询问病情，实时地掌握患者的现状，做出相应的诊断。希望随着本类型系统的不断推广使用，可以为临床科研提供大量真实、可靠、实时的可分析数据，为中医药临床及科研发挥推动作用。

二、中医问诊规范化的研究思路探讨

中医在诊察疾病过程中，问诊常为其他诊法的先导。一个好的医生，在通过问诊获得患者的主诉后，往往利用已有的经验围绕主诉进行进一步的、有目的的、重点的询问及检查，问诊及其他检查的内容、形式等取决于临床辨证的需求，问诊的思维过程实际上是一个与辨证思维密切交互的过程。鉴于中医问诊在临床中的重要作用，问诊的规范化势在必行。目前中医问诊规范化研究还刚刚起步，还存在一些不足[31]。上述研究团队先后研制了心系问诊量表、脾系问诊量表、心系问诊采集系统、脾系问诊采集系统，在以上研究的基础上，认为中医问诊规范化可从以下几个方面开展[32]。

（一）问诊思维规范

问诊不是医患之间的简单交谈，也不是医生的泛泛而问，而是医生根据患者的主诉，抓住重点，进行科学的思维，有目的、有步骤地进行询问，搜集与疾病有关的资料。临床上疾病往往复杂多变，并且受很多因素影响，只有全面、充分地收集患者的病情资料，才有利于疾病的正确诊断。所以问诊必须遵循中医诊察疾病的原则，运用中医问诊的特有思维方式进行问诊。

1. 整体思维 在问诊过程中首先应具有从全局出发、整体着手的整体观思维。人是一个有机整体，人与自然环境亦是一个统一体。人体患病时，局部的病变可以影响到全身，情志刺激可导致气机失常，甚至形体发生变化，脏腑病变亦可造成气血阴阳的失调及精神活动的异常等。此外，人所处的环境也时时影响着人体，当环境条件的变化超过人体的适应能力时，就会出现各种病理反应。所以在问诊时，必须从全局着眼，运用整体思维的方式，充分考虑疾病对全身的影响及与环境的关系。如"头痛"，在问诊时除了询问头痛的部位、性质等局部特征外，还须询问有关的全身情况，以确定其寒热虚实及与外界因素的关系，才能确定其证候本质。

2. 辨证思维 中医问诊还应具有辨证思维，即要以中医理论为指导，边问边辨，边辨边问，问辨结合，在询问中辨证思考，又通过辨证思索，找出其内在关系，发生、发展变化的规律，从而进一步深化问诊内容。充分运用和发挥中医辨证思维，既减少盲目性，又便于进一步有目的、有重点而全面地询问病情，追踪新的线索，并与其他三诊结合分析，以利于正确的诊断。主要采用纵、横向的联想思维[33]进行。纵向联想思维问诊，即全面询问患者的某一症状特点。主要是充分考虑症状的多维性、等级性和立体性，从多角度、多侧面、多时空地对症状的各种信息进行全面的采集。一般来说，每个病证都有其特定的主要症状，对于每个主要症状应详细询问特征，即症状发生的部位、性质、程度及诱因，症状加重或减轻的条件、时间等。例如，若患者右胁胀痛每于情绪低落或精神受到刺激而加重，多为肝气郁滞，应进一步询问其发病原因，是否有情志因素的影响。所谓横向联想思维问诊，主要是询问患者是否存在与主诉密切相关的其他症状信息。例如，肝脾之间生理、病理上密切联系，故还要询问是否有纳呆、腹痛、腹泻等症状，以判断是否肝病已影响到脾的运化。

（二）问诊采集的规范

为了解决问诊的主观性、模糊性等问题，在问诊思维规范的基础上，问诊采集的规范主要包括问诊采集内容的规范及采集方法的规范。问诊的采集内容相对固定，可以中医诊断学教材为参考标准。相对于采集内容的规范，采集方法的规范是问诊采集规范的研究重点。

1. 问诊采集内容的规范 依据中医"十问歌"及中医病历书写规范，按照中医诊断学教材的问诊部分及相关文献，对问诊的内容（一般项目、主诉、现病史、既往史、家族史及个人生活史和现在症）进行相应规范，当然不同疾病的问诊内容可略有偏重和修改。

2. 问诊采集方法的规范

（1）量表法的运用 量表[34]是用来量化观察中所得印象的一种测量工具。自20世纪初以来，为了对心理卫生状况进行评估，许多心理卫生评定量表被研制出来。因其对患者主观感受的重视，而被世界卫生组织（WHO）认可为对临床资料进行量化、客观化、标准化的有效方式。由于量表是以自然观察为基础，是在自然情景、真实条件下获得，与实际情况较为接近，评定的内容比较全面而系统，有一定的客观标准，较好地解决了评价的主观性过强的问题。量表法对评定内容作出质与量的估计，将大量定性资料进行量化，用数字语言代替文字描述，使客观结果数量化，有助于进行统计处理，因而具有可分析性。此外，量表法比较容易操作，无需特殊器材和条件，具有经济方便的优点。量表具有数量化、规范化、细致化、客观化等特点，研究的结果表达更符合科学要求，量表结构的多维正好能反映出所要测量的某一特质的多维性。量表所具有的这些特性，使其成为临床中医问诊良好的规范和采集工具，并较好地解决了问诊症状软指标的主观性及模糊性等问题。

中医学认为，各种症状的复杂表现对应于各证素的关系，有特征症、主症、一般症、或见症、否定症等之分，辨证时一个症状往往对多项证素都有临床意义。不仅每个症状对证素、证型的诊断意义不相同，并且各症状组合后的总体临床价值也不相等。所以中医问诊量表[35]在研制过程中，既要遵循量表的设计原则，又要兼顾中医问诊自身的特点，兼顾中医理论与临床的特点。根据中医问诊与辨证相结合的特点，在量表制作过程中，应采取纵向思维、横向思维的问诊方法，搭建一个科学、合理的问诊量表的整体架构。上述研究者通过问诊量表的研制，得出将量表法应用于中医问诊的采集，具有一定的可行性，可在一定程度上解决中医问诊主观性过强的问题。

（2）计算机技术的应用 传统问诊是耳闻口述，如今在信息技术的支持下，如何使中医问诊规范化、程序化和系统化，已经成为目前迫切需要研究的任务。根据"历代名医医案数据库"文献报道统计显示，用以表达四诊信息的症状表词有817个。由发生部位和性质联合组成的复合症状有2317个。如果再考虑症状的发生原因，诱发、加重和缓解因素，发生、加重和缓解时间，患者的个体差异等，形成的复合症状达4500个之多，面对如此巨大的信息量，借助计算机技术进行中医问诊信息的采集就变得十分必要。

中医问诊是一个复杂的过程，临床经验不同，问诊效果也不一样。中医问诊与计算机相结合的中医问诊系统则完全可以依靠计算机的快速运算能力来综合众家之长。另外，中医问诊系统更具备一般医生所不具备的优点：①可以实现人与计算机相结合的病史资料输入，收集信息速度快。②节省大量的资源，如不用通过纸张再来印刷问卷，省去了大量的印刷费。③节省临床医生的病史书写时间，进行中医问诊采集规范，实现问诊病史记录的全面、系统性。由于已经建立数据库，也省去了输入资料过程中的麻烦；并可进一步完善远程诊疗，方便信息的分析。

（三）问诊信息分析的规范

在以上问诊规范的基础上，可进行中医问诊信息分析的规范。通过大样本的临床数据库，采用数理统计学及计算机技术如隐结构、神经网络等相关方法，对相关问诊信息进行分析，建立病证症之间的关联，为辨证诊断的客观化提供参考。问诊信息的分析方法，目前应用较多的是神经网络、贝叶斯网络等方法，但对这些方法进行比较的研究还不多见，建议可在这些方法分析的基础上，对其结果进行比较分析，找出最适合中医问诊诊断信息的分析方法。问诊信息分析的规范主要是应用相对客观的方法对问诊信息进行分析处理，为临床辨证所用，初步实现中医病证辨证的规范化及客观化。

通过对中医问诊思维的规范，以及采集内容及方法、信息分析的规范等，以中医辨证为核心对中医问诊进行规范，对于加速实现中医问诊的规范化及中医辨证诊断的客观化很有裨益。

参考文献

［1］刘国萍，王忆勤.问卷（量表）在中医药领域中的应用现状［J］.上海中医药杂志，2007，41（10）：87-88.

［2］国家中医药管理局.中华人民共和国中医药行业标准·中医病证诊断疗效标准［M］.南京：南京大学出版社，1994.

［3］邓铁涛.中医诊断学［M］.上海：上海科学技术出版社，1984.

［4］张伯臾.中医内科学［M］.上海：上海科学技术出版社，2000.

［5］王永炎.中医内科学［M］.上海：上海科学技术出版社，1997.

［6］周仲瑛.中医内科学［M］.北京：中国中医药出版社，2003.

［7］叶任高.西医内科学［M］.北京：人民卫生出版社，2002.

［8］刘建平.循证中医药临床研究方法学［M］.北京：人民卫生出版社，2006.

［9］国家技术监督局.中医临床诊疗术语——证候部分［M］.北京：中国标准出版社，1997.

［10］姚乃礼.中医症状鉴别诊断学［M］.2版.北京：人民卫生出版社，2005.

［11］吴明隆.SPSS统计应用实务［M］.北京：科学出版社，2003.

［12］柯惠新，沈浩.调查研究中的统计分析法［M］.2版.北京：中国传媒大学出版社，2005.

［13］刘国萍，王忆勤，董英，等.中医心系问诊量表的研制及评价［J］.上海中西医结合学报，2009，7（1）：1222-1225.

［14］刘国萍，王忆勤，郭睿，等.中医心系问诊采集系统初步研制及评价［J］.世界科学技术-中医药现代化，2008，10（5）：16-20.

［15］郑舞，刘国萍，朱文华，等.中医脾系问诊信息采集系统研制与评价［J］.中国中医药信息杂志，2013，20（11）：19-21.

［16］吴海，吴新垣.人机交互系统软件设计［J］.微型机与应用，1999，（62）：8-9.

［17］van Bemmel JH，Musen MA.主编.包含飞，郑学侃，主译.医学信息学［M］.上海：上海科学技术出版社，2002.

［18］汪琼.人机界面的四种设计方法［J］.计算机科学，1998，25（4）：37-41.

［19］刘云生，卢正鼎，卢炎生.数据库系统概论［M］.武汉：华中理工大学出版社，1995.

［20］汪琼.人机界面的四种设计方法［J］.计算机科学，1998，25（4）：51-58.

［21］Guo-Ping Liu，Jian-Jun Yan，Yi-Qin Wang，Application of Multi-label Learning Using the Relevant Feature for Each Label (REAL) Algorithm in the Diagnosis of Chronic Gastritis. Evidence-Based Complementary and Alternative Medicine. Volume 2012 (2012), 1-9.

［22］吕汉兴，孙德保，程良铨，等.中医专家系统辨证推理的决策模型［J］.华中理工大学学报，1989，17（6）：67.

［23］田禾，戴汝为.基于人工神经元网络的中医专家系统外壳NNS［J］.计算机学报，1990，（5）：397-400.

［24］陈五零，王存冉，郭荣江.神经元网络模型及其在中医诊断方面的应用［J］.中华医学杂志，1991，71（2）：111-113.

［25］宋红，林家瑞.用于医学辅助诊断的神经网络方法的应用研究［J］.生物医学工程学杂志，1996，13（2）：141-144.

［26］樊晓平，彭展，杨胜跃，等.基于多层前馈型人工神经网络的抑郁症分类系统研究［J］.计算机工程与应用，2004，401（3）：205-208.

［27］徐蕾，贺佳，孟虹，等.基于信息熵的决策树在慢性胃炎中医辨证中的应用［J］.第二军医大学学报，2004，25（9）：1009-1012.

［28］袁敏，施毅，许吉，等.中医临床术语分类标准框架的思考与构建探索［J］.世界科学技术-中医药现代化，2012，14（3）：1599-1603.

［29］宋红梅，刘保延，何丽云，等.基于中医药临床科研一体化的数据挖掘需求与数据前处理方法［J］.中国中医基础医学杂志，2011，17（12）：1323-1324.

［30］刘保延，周雪忠，李平，等.个体诊疗临床科研信息一体化平台［J］.中国数字医学，2007，2（6）：31-36.

［31］刘国萍，王忆勤，许朝霞，等.中医问诊规范化研究现状与思考［J］.上海中医药大学学报，2009，23（5）：75-77.

［32］刘国萍，王忆勤.中医问诊规范化研究的难点［J］.中华中医药学刊，2010，28（6）：1191-1192.

［33］赵燕，王天芳，王庆国.有关中医症状信息采集规范化的思考［C］.中华中医药学会中医诊断学分会论文集，2006，7：266-273.

［34］王忆勤.中医诊断学研究思路与方法［M］.上海：上海科学技术出版社，2008.

［35］张俊颖，周天驰，赵斐然，等.中医自制量表(问卷)的研究及应用概况［J］.上海中医药大学学报，2013，27（5）：102-105.

第十四章 声音辨识仪

　　闻诊是通过听声音和嗅气味以了解健康状况，诊察疾病的方法。其中听声音包括听辨患者的语声、语言、呼吸、咳嗽、呕吐、呃逆、嗳气、太息、喷嚏、呵欠、肠鸣等各种声响。听声音不仅可以诊察与发音有关器官的病变，还可以诊察脏腑的病理变化[1]。结合传统中医理论与现代声病学、嗓音医学及电子科学技术，目前研发者已研制出多种类型的声诊仪器设备，应用现代化手段验证了中医传统理论，并将其应用于临床多种疾病的诊断。通过特殊电子传感器提取说话人语音信号中携带的个性特征，再与数据库中的训练模板进行匹配，鉴别或确认出说话人的身份，主要包括前端处理、特征提取、模型训练、模式匹配等组成部分。声诊的现代检测分析仪器和技术方法日趋成熟，临床的应用研究也逐渐广泛，为中医声诊客观化研究提供了技术上的支持。

第一节　声诊理论研究

一、声诊的发展源流

　　中医声诊历史悠久，受到历代众多医家的重视。听声音最早见于殷墟甲骨文的记载中。"广言（或音，发音困难）"即听声音而诊断疾病。《诗经》中倭（喘气、窒息）、喽（困，一说短气貌）、嚏（打喷嚏）、噎（忧深气逆不能呼吸）为根据声音的异常变化而诊断疾病。随着对疾病的认识不断深入，《周礼·天官》提出"以五气、五声、五色眡其死生"的理论，将声音与人体气色、嗅气味相结合，以分析其脏腑病变之预后。《礼记》的记载中增加了哕、噫、咳、鼽嚏、风咳等异常声音。马王堆帛书《阴阳十一脉灸经》中论少阴脉曰"喝喝如喘"，为听声音而诊病。《五十二病方》记载了通过听声音而区别人病马不痫、人病蛇不痫、人病羊不痫三种痫病。

　　听声音在《内经》之前并未受到医家的重视，而在《内经》中上升到理论高度。《灵枢·经脉》论述了十二经脉病变在声音上的表现。《灵枢·口问》《素问·脉要精微论》《灵枢·癫狂》等多个篇章总结了不同脏腑疾病的声音变化特点。《素问·热论》谓："两感于寒者……二日则阳明与太阴俱病，则腹满身热，不欲食，谵言。"《灵枢·五乱》曰："故气……乱于肺，则俛仰喘喝，按手以呼。"《素问·六节藏象论》《灵枢·小针解》中将发声的机制归属于脏腑精气的外在表现，且在声音与脏腑的对应关系中认识到声音与鼻及心肺的关系。《素问·刺禁论》《素问·宣明五气》中论述了五脏病变在声音上的特征表现，如噫为心脏病变之音、语为肝病变之音、嚏为肾病变之音，咳为肺病变之音，吞为脾变动之音等，成为听声音诊病的依据。

五行学说与中医学思想的结合造就了一种更为先进的脏腑声音关系。《素问·阴阳应象大论》指出宫、商、角、徵、羽五音分属五脏。肝"在音为角"，心"在音为徵"，脾"在音为宫"，肺"在音为商"，肾"在音为羽"，是五脏精气充盛的正常声音。医家结合医学实践引用古代音律学说提出了五音应五脏理论。声音内应五脏，而五脏藏神，因此脏腑情志的改变会影响声音，使其发生变动，如肝在志为怒、病声为呼，肺在志为悲、病声为哭……临床上从呼、笑、歌、哭、呻的异常变化，可诊察相应内脏的病变。以上均为运用五行为纲对常见的病态声音做出归纳，将五音与五脏、五行密切联系起来，构建成统一体系，使闻诊的发展更趋完善。

《灵枢·忧恚无言》从生理的角度，探讨发声器官的结构与功能，认识到声音的发出与喉咙、会厌、口唇、舌、悬雍垂、颃颡、横骨等器官有关，是在这些器官的相互配合下共同完成的生理功能，如："喉咙者，气之所以上下者也；会厌者，音声之户也……"声音的发出与多个器官组织有关，与神的盛衰也有密切关系。而这些器官组织分属不同的五脏系统。因此，通过声音的改变就可判断是何脏腑的病变[2]。

《难经·六十一难》记载："闻而知之谓之圣。""闻而知之者，闻其五音，以别其病。"可见声诊在当时具有较高的医学影响力。《难经》确立了声诊的诊疗方法和诊病意义。东汉医圣张仲景在沿袭和总结历代传统医家经验的基础上，在《伤寒论》和《金匮要略》中有相关记载，以患者语言、喘息、咳嗽、肠鸣、矢气、呻吟、呕吐、呃逆等声响及其变化作为诊断和观察疾病，探究人体病理变化的主要内容。张仲景较好地将中医声诊基础理论知识与自身临床实践经验紧密结合，使中医声诊在《内经》的基础上有了进一步提高和延伸。明清以后，中医声诊继续发展，诊疗方法和内容日趋完善，日益奠定了其作为中医特色诊法之一的独特地位[3]。

二、听声音的机制和内容

（一）发声的机制

对于声音的发生机制，《素问·六节藏象论》《灵枢·小针解》认为声音是脏腑精气的外在表现。如《素问·六节藏象论》谓："五气入鼻，藏于心肺，上使五色修明，音声能彰。"《灵枢·忧恚无言》谓："喉咙者，气之所以上下者也。会厌者，音声之户也。口唇者，音声之扇也。舌者，音声之机也。悬雍垂者，音声之关也。颃颡者，分气之所泄也。横骨者，神气所使，主发舌者也。"指出声音的发出与多个器官组织及神有关。

声音的发出是由发音器官产生的。人的发音器官是通过长期的进化过程形成的。现代人的发音器官是由上唇、下唇、上齿、下齿、齿龈、硬颚、软颚、小舌、鼻腔、口腔、咽头、舌尖、前舌面、后舌面、会厌、食道、气管、喉头、声带等19个不同的组织器官组成。肺呼吸空气，在声道中形成气流，它是发音的能源，在中枢神经支配下声道中的不同部位以不同的方式运动，从而对气流进行调制，使其负载一定的信息，再以声波的形式辐射传播出去。中医学很早就认为声音的发出与肺、喉、会厌、舌、齿、唇、鼻等有直接的关系。如《四诊抉微》指出："故《内经》以肺属金，而主声音。十二重楼之上为会厌喉间薄膜，会厌为声音之户，舌为声音之机，唇为声音之扇，三者相须，则能出五音，而宣远达近。"又如《医宗金鉴·四诊心法要诀》指出："中空有窍，故肺主声。喉为声路，会厌门户。舌为声机，唇齿扇助。宽隘锐钝，厚薄之故。"均说明肺主声音，喉是声音之通络，会厌开阖为声音之门户，舌是声音之枢机，又以唇舌为声音之扇助，如此而组成发音器官。再根据喉的宽隘，舌的锐钝，会厌、唇的厚薄，齿的疏密从而产生不同的声音[4]。说明古代中医学与现代的解剖认识基本是一致的。

（二）声诊内容

正常人的声音发声自然、音调和畅、刚柔相济，为气血充盈，发音器官和脏腑功能正常的表现。在病变的情况下，人体的声音发生变化谓之病变声音。其主病要点：凡患者语言、呼吸、咳嗽、呕吐、呃逆等声音重浊、响亮、气粗有力者，属实证，为病气有余；声音轻清、低弱、气微无力者，多属虚证，是正气不足的表现。

第二节　声纹检测技术与中医声诊仪研究

一、概述

声音是人体生命活动的外在征象之一，中医学认为声音可反映脏腑功能活动和气血津液盛衰变化。中医理论自古以来就认为辨识声音可以帮助诊断疾病。中医声诊是通过听声音以了解患者病情的诊察方法，是中医闻诊的重要组成部分。现代声病学、嗓音医学吸收了物理学、心理学等多学科的理论知识和实践方法，而电子科学技术的兴起与应用，为其诊断方法的发展创造了有利条件。许多学者从事研究声诊这一无创的诊断技术，研制出多种类型的声诊仪器设备，应用现代化手段验证了中医传统理论，并将其应用于临床多种疾病的诊断。

声纹是对语音中所蕴含的能表征和标识说话人的声音特征，以及基于这些特征（参数）所建立的语音模型的总称；声纹识别是根据待识别语音的声纹特征识别该段语音所对应的说话人的过程。有相关科学研究表明，声纹具有特定性和稳定性等特点，尤其在成年之后，可以在相对长的时间里保持相对稳定不变[5]。每个人在讲话时由于个体生理上的差异，发音器官发出的声音差异很大，所以任意两个人的声纹信息是不同的。

声纹识别（voice print recognition，VPR），即是把待测说话人的语音数据与已有的语音数据（样本）通过一定的方法进行识别匹配，以判定两个人是否为同一个人[6]。声纹识别技术是基于语音中所包含的说话人特有的个性信息，利用计算机及信息识别技术，自动鉴别当前语音对应的说话人身份。声纹识别不同于语音识别，声纹识别是试图找到能区别出每个人的个性语音特征，而语音识别则是侧重于对说话者所表述的内容进行识别，声纹识别被称为最自然的生物特征识别方法之一。在实际中往往把声纹识别技术和语音识别技术结合起来应用，以提高声纹身份认证系统的安全性能。随着语音识别技术的进一步发展，声纹识别技术被广泛地应用在金融、军事安全和医疗健康及司法鉴定等领域[7]。声纹识别技术的应用，最关键的问题是特征提取和模式识别。在特征提取方面，声纹识别的特征必须是"个性化"特征，而这种"个性化"的根本要求在于提取被检者语音信号的基本特征，以便有效地区分不同的说话人。目前的声纹识别系统主要依靠声学特征进行识别。在模式识别方面，声纹识别技术要求选择适合的识别方法，常用方法可分为模板匹配法、概率模型法、人工神经网络法等。近年来，许多专家提出了以高斯混合模型和通用背景模型为基础的声纹识别建模方法，能显著提高声纹识别技术的性能[8]。

二、声纹检测技术及声诊仪研发历史

声纹识别技术最早在 20 世纪 30 年代被提出，后应用于说话人识别技术的研究当中。早期主要进行的是听音识别和人耳的听辨实验，Bell 实验室的 L. G. Kesta 观察声音的语谱图并首次提出了"声纹"的概念，从此拉开了研究声纹识别技术的序幕。"声纹"这一概念随着电子技术与计算机技术的不断进步，迅速被国内外学者广泛接受和采用。20 世纪 40 ～ 70 年代是声纹识别技术的创新阶段。"声纹"概念提出后不久，Bell 实验室的 S. Pruzansky 基于统计分析与模型匹配理论基础，提出了一种创新性的声纹识别方法，实现了从人耳听辨到自动识别技术的跨越。此后，各国专家学者开始研究声纹识别系统中声音个性特征参数的选择、提取及增强等，提出了多种分析技术；另外，共振峰特征和基频轮廓特征也得到了一定的研究。20 世纪 70 ～ 80 年代的近 10 年间，声纹识别技术的研究重点在于对声音中个性特征参数的非线性或线性处理技术及寻找新的更有效的模型匹配方法。20 世纪 90 年代之后，各种模式匹配方法逐步成型，但其缺点也日益显现，因此高斯混合模型技术应运而生，其具有简单灵活性及较强的鲁棒性，作为声纹识别系统的较为前沿的方法，开始受到越来越多的关注，逐渐成为研究的热点[9]。

在国外，声诊客观化相关研究报道较少，但各个领域的声学研究有着较长的研究历史。Hippocrates 时代，发声需要气流的论述被社会广泛认可。1741 年，法国 Ferrein 用离体喉研究声带振动，创立了"现代声学"的概念。19 世纪 70 年代，Lootens 首次在离体牛喉声带振动时发现了正负气压变化；Van-Berg 等用离体喉及喉模型探究"发声"现象；Fonndort 运用气流动力学定律的 Bernoulli 公式，计算和解释发声时"门声闭合"活动。Titze 将计算机模型 - 生物力学模型广泛运用于临床，诊断声带一些局部病变，为临床提供了一定的诊疗依据[10]。现代声诊研究吸收了基础医学、临床医学、物理学、空气动力学、电子科学等多方面的学科理论，电子计算机、声图仪等现代仪器及方法被广泛应用到声学研究中，极大地丰富和充实了声诊的理论基础，这也为中医声诊现代化、客观化研究提供了坚实的理论和技术支持。

国内许多研究者借助多学科的技术和方法，在声诊研究方面取得了一些显著的进展。一些研究者运用多种方法在嗓音学和西医学领域对声诊进行了临床应用研究，得到了一些有价值的数据和结果。20世纪80年代著名耳鼻喉科学专家、声病学开拓者张迺华提出5种声诊的现代诊断方法，分别是空气动力学诊断法、喉动态镜诊断法、声谱分析图诊断法、X线诊断法和肌电图诊断法；认为声诊的研究应当包括诊断生理性声音和病理性声音[11]。其后，声诊在西医学和嗓音学、中医五脏相音理论及病性辨证和脏腑辨证中的应用与研究颇丰[12]，不仅为声音的生理、病理研究提供了客观依据，而且对临床诊断、保留声音数据进行治疗前后效果比较，对研究临床客观辨证及科研教学均具有重要的价值。近年来，王忆勤等总结了声诊研究中的几种主要技术和方法，主要有离体喉方法、空气动力学方法、声图仪方法、频谱分析方法、声音传感器和微计算机声音采集分析系统，广泛运用于当今中医声诊客观化和现代化研究中[13]。

中医声诊有着悠久的历史和独特的理论和方法，中医学认为：五音、五声应五脏，闻诊可辨病变所在脏腑；语声高低强弱，可辨阴阳寒热虚实；呼吸有缓急，可辨气之虚实；闻声可决死生，四诊合参能判断预后。通过闻听声和音，可以诊察和发现内部脏腑经络等的活动，这种"司外揣内"的原则体现了中医诊法的特色。

随着国内外声学、语言学、嗓音医学等研究的不断发展，声诊的现代检测分析仪器和技术方法日益精进，为中医声诊客观化及其临床应用研究提供了技术上的支持。

三、声诊仪种类及产品简介

（一）声诊仪的种类

语音的实质是振动，振动中包含的能量与信息特征也能够反映语音特性。从声诊客观化研究中可以发现，常见的语音提取方式有选择元音与选择字句两种，依据此设计研发的声诊仪，按语音特征可归为元音类、字句类及非语音的声音类3种类型。

1. 元音类声诊仪 是以元音为特征识别的声诊仪。该类型仪器设备主要分析受试者发出的以元音为主的语音特征。例如：莫新民等[14]选用中国科学院武汉物理所引进的美国KAY电子仪器公司生产的7029型声图仪，长城DBL-2B晶体管携带式磁带录音机（频响为±2dB）及电影录制盘式磁带，配带电咏话筒、B/85型声图仪烧灼用纸，对不同证型咳嗽患者进行元音的谐波、顶频、振幅、共振峰、基频等特征分析，发现元音a、i、o语音特征较好地区别出虚实证候，该特征指标能够作为声诊的客观指标。孙乡等[15]用声图分析软件对不同体质类型人群所发元音a的音高、音域、共振峰、音量、音长、频率微扰（jitter）、振幅微扰（shimmer）、谐噪比、语速 9 个声音特征进行分析研究，发现气虚、阳虚、阴虚、湿热、血瘀、气郁这 6 种体质类型人群的语音特征具有明显差异，说明语音特征不仅能辅助判别证型，亦能为判断体质类型提供参考。刘美畅等[16]用 DIVAS 嗓音测试分析系统（XION，德国）对比分析咽部疾病患者与正常人所发元音 α 的最长发声时间、shimmer、jitter、共振峰等特征，发现慢性咽炎、声音嘶哑者的 Shimmer、Jitter 升高，认为慢性咽炎患者共鸣功能受损更严重。杨宝琦[17]用嗓音功能分析仪研究了呼吸与发声的关系，在自然舒适的音调和声音强度下，尽可能长地发元音 /α：/，同时记录最长发声时间、平均气流率、平均音调、声音强度、发声气容量，从而推断呼吸与发声的关系。

2. 字句类声诊仪 是以字句为特征识别的声诊仪。语音具有社会性，人类通过语言交流，因而声诊亦涉及语句研究。一方面，相较无实义的单字而言，有实际意义的语句能表现出更多影响语音特点的要素。另一方面，语句虽与临床运用实际情况更接近，但因语句中各个单字的发音影响，增加了声诊客观化研究的难度。以字句为特征识别的声诊仪研究，主要分析所读规定字句的语音特征。例如：高也陶[18]根据"五脏相音"理论，结合现代声学理论和技术方法研制了二十五音分析仪，研究健康人的二十五音规律。二十五音分析仪选取与五音相符的"黄、虫、素、石、古、玉、天、竹、明、比"10 个字作为跟读汉字。郑贤月[19]也运用二十五音分析仪对不同寒热体质的女性语音信号进行分析，发现角音随年龄增大而增多，同时发现年龄较小者徵、羽音较多，热性体质羽音出现多，而寒性体质角音出现多，语音受年龄的影响大。穆怀喜[20]用"衣荷、子书、古玉"等能反映五音的汉字成对作为跟读样本，以线性预测倒谱系数和美尔倒谱系数作为语音特征的检测指标，分析 9 种体质在校大学生的语音特征后发现，线性预测倒谱系数和美尔倒谱系数能在一定程度上区分不同体质类型。跟读内容除单字外还有语句，王忆勤等[21]以唐诗《登黄鹤楼》和符合五音的 10 个汉字作为跟读字句，运用小波包分析哮喘患者与正常人的声诊信息，通过人工神经网络识别后发现，熵值比较能量比能够更准确地区别哮喘患者与正常人。

以元音为主研究语音特征可以得到客观明确的语音特征参数，从基础的语音物理特征到经提取后的语音能量信息特征，该过程为语音声诊诊断开拓了研究思路。对单字和复合语句的研究与五脏相音关系更为切合，但同时其客观化难度也相应地更高。字句相比元音更为复杂，字句的发声模式导致诸多因素影响其语音特征参数的结果，因而难以准确判断各语音特征参数与实际情况的相关性和符合度[22]。

3. 非语音类声音的声诊仪 声诊的研究对象除语音等说话发声之外，还有咳嗽、呼吸、啼哭、呻吟等诸多声音形式，找寻具有共性与特性的非语音类声音的特征参数也是声诊客观化的重要研究方向。例如：咳嗽是最为常见的临床症状，咳嗽声亦是声诊研究中最常见的非语音研究对象。咳嗽的节律、音色、性质等在临证诊断中具有重要的实用价值，临床可以通过判别咳嗽声的大小、性质、长短、深浅等多维特点明确病因病机，判别证型，而这些因素可用音色、音质、响度等现代声音物理特征进行客观的描述。早期便有学者[23]运用 7026 型数字语图仪（也称声图仪）对气虚、阴虚、实证咳嗽与正常人元音及咳声特征进行分析，发现咳声的顶频、振幅、杂音分布与证型密切相关。另有研究者同时分析肺结核患者不同证型之间元音与咳嗽声音的特点，发现咳声频谱中峰前后能量比在观察组与对照组间有明显差异，提示咳声频率结构发生变化[24]。

语音和非语音的声音特征研究均能应用现代物理参数进行客观量化，目前非语音研究主要集中于咳声等肺系疾病所产生的声音信号方面。根据中医五脏相音理论，声诊同样反映五脏疾病特点，其客观化研究可衍生至其余脏腑系疾病，如依据肠鸣音识别脾胃系疾病，亦可根据非语音声音信号客观量化各证型特征，如根据太息声判别肝郁证程度，根据呼吸声辨识肾不纳气程度。

许多高校利用研发的声诊仪进行临床应用研究，部分申请了相关专利。例如：中国专利 CN1125146A 于 1996 年 6 月 26 日公开了一种五音全息藏象辨证治疗仪，是一种根据全息相关理论设计的疾病治疗仪，是中医经络和音乐中五音相关性治病方法的实施设备。该发明由磁带收音机和由其作信号源的前置推动放大器、多路功率放大器及电压可调供电电源构成。中国专利 CN1560835A 于 2005 年 1 月 5 日公开了一种二十五音分析仪，包括标准读音表、声音分辨器、计算机、显示器及打印机，以中医学理论为依据，利用现代化高技术，解决了因个体差异可能导致的分辨声音的失误，为《内经》中所指的二十五音提供了一种现代化高科技分析的量化指标，也可用于其他声学检测领域。

（二）产品简介

1. 语音情感识别软件　语音识别是人工智能的重点研究领域，也是人工智能技术产业未来的主要应用方向之一。语音识别不仅带来全新的人机交互方式，还可以催生出一种人类与机器的情感交流，语音作为人类富含情感的交流方式，亦可以将这些情感投射到人机关系上。目前市面上可见的"语音情感识别软件"可将语音情感技术应用于大规模语音数据分析中，识别用户的情绪波动、不满情感，以及监测客服态度、计算沟通亲和度、勾画沟通人格等，并可由此进一步开发满意的自测工具、服务态度监测工具、服务质量管理工具等。

2. 言语测量仪　适用于言语、呼吸功能障碍患者的康复与评定，可依据"言语功能评估标准"对言语的呼吸、发声、共鸣功能进行评估，能够对呼吸、发声、共鸣等功能进行实时测量和分析，其中衡量呼吸功能的客观指标包括：最长声时、s/z 比、最大数数能力、声门波动态显示等最具有生理学和病理学意义的参数，它们能较好地反映言语、呼吸的质量，衡量发声功能的客观指标包括音调、响度、音质等。

3. 一种便携式可折叠中医智能动态望声诊　该产品属于医疗辅助器械技术领域，可满足便携小型化要求。其可采集静态图片和动态的音视频，启动开关后，摄像头和麦克风录制使用者读 "do re mi fa so" 时的声音视频，利用视频流采集与分段抓取技术，结合人体特征图像识别技术实现中医望"神"中表情、动作、眼神等关键信息及声纹信息的一体化采集与量化[25]。

4. 二十五音分析仪　临床上还有选取固定检测字，根据标准五音字表的总结，摘取体现五音的检测字分析，利用无痛、无损伤检查达到客观的诊断目的。根据五脏、五音的相互关系，通过对人体声音音频差异分析，作为辨识人体的 25 种脏腑经络健康状态的依据之一，形成一个客观化、标准化的统一量化分析诊断方法，从而解决基层医院中医门诊量大、患者病情复杂的治疗需要。

四、中医声诊仪的组成与工作原理

声纹识别的基本原理是通过计算机的理解能力，对说话人语音信号中携带的个性特征进行提取，再与数据库中的训练模板进行匹配，鉴别或确认出说话人的身份。整个过程由前端处理、特征提取、模型训练、模式匹配等组成。

中医声诊采集与分析系统通常由读音表连接声音采集装置，再连接语音处理系统而构成。语音信号预处理系统对保存的声音信号进行预处理，预处理方法包括端点检测、预加重、加窗与分帧，为信号分析和特征提取做准备。语音信号分析系统将对声音信号进行时域分析、频域分析和时频联合分析，提取有效的特征参数，并应用人工神经网络和支持向量机识别等方法，对语音信号进行识别分类，最后得出辨证结论[26]。

中北大学发明的声诊设备通过获取预诊案例的语音信号，并提取语音信号中的特征信息，将预诊案例的特征信息与预储存案例库的特征信息进行对比匹配，包括振幅信息、频率信息、频谱信息和功率信息，再分别根据振幅信息、频率信息、频谱信息和功率信息的匹配程度，输出该预诊案例的诊断报告，通过将预诊案例的特征信息与预储存案例库的特征信息进行对比，将对比结果对应的预储存案例库的患病情况作为预诊案例进行诊断并得出结果，使得诊断过程准确度更高[27]。

因国际音标能够较为客观精确地区分语音特征，其中元音可以较好地反映作为语音源头声带振动的实质[28]，因此以语音作为研究对象时，常将国际音标元音作为发声标准以进行研究。声音信息中，音调的高低、强弱、长短及音质等是反映语音特点最基础的物理要素，通过这些物理量能客观地反映语音特征。另外，元音与辅音结合才能形成意义丰富多样的语言，与元音不同的是，字句中包含辅音，而使语音特征受到声腔的影响，且字句中声调的变化使语音特征更加难以客观量化。因此，研究人员利用小波包技术能够有效提取此类信息，通过支持向量机等分析方式可以达到区分不同证型语音特征的目的[27]。

利用声诊仪进行临床研究，采集受测者的语音信号，从单一元音 /ɑ：/ 入手，通过小波包分析技术和神经网络识别技术对健康人、实证、气虚和阴虚患者的语音进行研究。声音信号经端点检测后，运用小波包分析技术进行分析，提取小波包系数能量、小波包系数功率、香农熵（Shannon entropy）值、小波包短时系数能量变异和小波包短时系数功率变异 5 组特征[28]。结果表明，利用小波包变换和参数提取的方法得到频段信息参数和变异信息参数，分别表征了语音信号不同频段和不同尺度上的声诊信息，所采用的参数对于辨识证型有临床意义。

五、声纹检测技术与中医声诊仪研究存在的问题与不足

随着国内外声学、语言学研究的不断进展，嗓音医学的建立，声诊的现代检测分析仪器和技术方法日趋成熟，临床的应用研究也逐渐广泛，为中医声诊客观化研究提供了技术上的支持。遵循传统声诊的理论思想，运用多学科技术和知识，结合现代声音采集分析技术和方法，对中医声诊进行现代化和客观化的研究和应用越来越多。

纵观国内外中医声诊研究，现代信息技术正逐步介入中医诊断学领域，虽取得了一些成果，但多数仍处于科研阶段，离真正的临床要求尚存在较大差距，总体进展相对缓慢。究其原因，主要存在中医声诊采集仪器规格、性能缺乏统一的标准，采集检测方法不够统一，声音样本数据未达到规范化，研究方式、声音样本的采集环境要求等细节未成熟和完善等问题。从国内外研究的总体方向来看，研究的重难点是语音的前期处理，主要包括采集方式、采样方法及特征表示方式等。研究的热点是各种类别的识别方法，主要包括支持向量机、隐马尔科夫模型（HMM）、卷积神经网络（CNN）、高斯混合模型（GMM）、迁移学习等方法，以及结合改进一些新的识别方法等。同时，各种模型的训练方式均需要进行不断优化和改进。

声纹识别技术的发展仍然需要面对诸多挑战，尤其是在混合了不同种类噪声干扰下的声纹识别。复杂环境对识别过程有影响，噪声对语音识别的过程有很大影响。一方面是人声音本身的变化，如音调的时高时低、语速的快慢变化等，均会对语音识别造成一定的干扰；另一方面，语音在信道中传输时，易受到信道噪声的干扰，使识别过程中提取出的特征信息发生一定的变化，增加了识别过程的不确定性。

声纹识别系统的研究目前尚存在以下问题：

1. 声纹识别系统的复杂性　声纹识别是一门复杂的学科，与生理学、语言学、心理学、统计学、计算机等多门学科交叉融合，各门学科的研究影响着声纹识别系统的进展。

2. 声纹识别系统的适应性　声纹识别系统对环境的依赖性强，某种环境中采集到的语音，建立起来的语音识别系统多只适用于特定的环境，在其他环境中识别率会有所下降，适用性较差。

3. 语音信号的不稳定性　语音是时变的信号，且由于人在不同的环境、情绪、健康状况及不同的年龄中，说话的语气、频率等也增加了语音信号的不稳定性。

4. 语言的多样性　由于发音方式、发音习惯的影响，即使是同一个国家的人，说的是同一种语言，也会产生很多的方言口音问题，为模板库的建立提出了严峻的考验。目前，大多数的语音识别仍停留在小词汇量、孤立词的识别，应用较为局限。

声纹识别技术的研究是一项极其复杂而艰巨的工作，上述这些难点在一定程度上牵

制了声纹识别技术的发展。人类对语音信号的认知和探索程度及其他相关学科的发展状况，都对声纹识别的发展起到决定性的作用。

参考文献

［1］中飞.闻诊概要［J］.山西中医，1986（1）：55-56.

［2］曾高峰.《内经》诊法学说的起源与形成研究［D］.广州：广州中医药大学，2006.

［3］洪静，陈聪，许朝霞，郭睿，等.中医声诊客观化研究进展［J］.中华中医药杂志，2019，34（11）：5324-5326.

［4］莫新民.中医声诊初探［J］.湖南中医杂志，1997（3）：9-10.

［5］李灿东.中医诊断学［M］.4版.北京：中国中医药出版社，2016：15.

［6］张芝旖.声纹识别相关技术研究及应用［D］.南京：南京航空航天大学，2016.

［7］黄荣.噪声背景下声纹识别算法的研究［D］.成都：电子科技大学，2020.

［8］郑永红.声纹识别技术的发展及应用策略［J］.科技风，2017（21）：9-10.

［9］裴鑫.声纹识别系统关键技术研究［D］.哈尔滨：哈尔滨理工大学，2014.

［10］洪静，陈聪，许朝霞，等.中医声诊客观化研究进展［J］.中华中医药杂志，2019，34（11）：5324-5326.

［11］张迺华.简明声病学［M］.北京：人民卫生出版社，1985：242.

［12］陈春凤，王忆勤，燕海霞.中医声诊客观化研究概况［J］.中华中医药学刊，2014，32（3）：483-485.

［13］王忆勤.中医诊断学研究思路与方法［M］.上海：上海科学技术出版社，2008：189.

［14］莫新民，蔡光先，张建丽，等.中医声诊客观化的临床实验研究［J］.中国中医基础医学杂志，1998（5）：38-44.

［15］孙乡，杨学智，李海燕，等.成人语音特征与9种体质的相关性研究［J］.中国中医基础医学杂志，2012，18（4）：447-449.

［16］刘美畅，徐洁洁，陈曦，等.慢性咽炎患者嗓音功能主观评估及声学分析［J］.江苏医药，2015，41（12）：3.

［17］杨宝琦，程俊萍.空气动力学在测试呼吸与发声关系中的临床应用［J］.听力学及言语疾病杂志，2000（3）：152-155.

［18］高也陶.五脏相音［M］.北京：中医古籍出版社，2007.

［19］郑贤月.女性寒热体质者的声音特征研究［D］.北京：北京中医药大学，2008.

［20］穆怀喜.基于中医体质的声象特征研究［D］.天津：天津大学，2012.

［21］王忆勤，许朝霞，李福凤，等.中医四诊客观化研究的思路与方法［J］.上海中医药大学学报，2009，23（6）：5.

［22］宋雪阳，许朝霞，王寺晶，等.中医闻诊客观化临床应用研究概述［J］.中国中医药信息杂志，2019，26（3）：4.

［23］莫星明.利用声图仪对肺虚咳嗽声诊的初步研究［J］.中医药研究，1987（3）：43-46.

［24］王晓岚，颜文明.肺结核病Ⅲ型病人语声咳声分析［J］.湖南中医学院学报，1997（4）：34-37.

［25］李凯，刘佳丽.一种便携式可折叠中医智能动态望声诊仪［P］.2021-04-09.

［26］王忆勤，颜建军，陈春凤，等.中医声诊采集与分析系统［P］.2012-02-08.

［27］张志东，薛晨阳，郑永秋，等.中医声诊方法及系统［P］.2023-03-14.

［28］王修信，胡维平，王强梁，等.嗓音频谱分析中 /a/、/i/ 音采样的比较［J］.听力学及言语疾病杂志，1998（3）：129-131.

第十五章　气味辨识装备

　　闻诊是通过听声音和嗅气味以了解健康状况，诊察疾病的方法，包括听诊（声诊）与嗅诊。嗅诊，是指利用嗅觉判断患者的气味与健康或病证之间关系的一种诊断方法。嗅气味包括嗅人体的异常气味、排泄物和病室的气味。气味的异常变化是不同脏腑病理变化的表现，从而据此诊断疾病的性质。因此，闻诊在诊病、辨证中有着重要意义[1]。电子鼻是一种由一系列具有部分特异性的电子化学传感器和适当的模式识别系统组成的仪器，能够识别简单或复杂的气味，利用科技手段解决了气味的自动识别与分类问题。电子鼻在生物医学领域应用广泛，可以检测呼出气体中的化合物，用于识别和区分不同疾病，以及疾病的早期诊断与筛查。目前，电子鼻已运用在农业、食品和水行业、医药、安全系统和其他许多领域。

第一节　嗅诊理论研究

一、嗅诊的发展源流

　　嗅诊是一种古老的临床诊断方法，但是传承下来的文字，仅仅只言片语。传统中医尤其没有系统的传承。现代中医学教材的嗅诊内容，更多的是借用，且与闻诊混淆。厘清嗅诊的源头、传承与理论，对嗅诊的发展十分重要。

　　上古最初无"口"字旁的嗅。甲骨文中出现了"臭"字。中国第一部字典东汉许慎（约30—121年）[3]的《说文解字》中无"嗅"字，但收入了"齅"字，将其解释为"鼻就臭也"。应当说，解释得非常之形象准确。南朝的顾野王（519—581年）撰写了中国古代第一部按汉字形体分部编排的字典《玉篇》，始收入"嗅"字。到唐代颜师古（581—645年）注《汉书》时指出，《汉书·叙传》中的"齅"，即古"嗅"字。"嗅"字一直使用到现在，并被《现代汉语规范字典》确定为正体。

　　嗅气味的最早记载见于《山海经》"骄"（即骚，指狐臭）。《吕氏春秋》将五种气味与五行五脏联系起来，但所引用者为古文五行说：膻为脾之味，属木；焦为肺之味，属火；腥为肝之味，属金；朽为肾之味，属水；香为心之味，属土。《五十二病方》"巢者"（体臭者）的诊断也运用了这一方法。其他诸子著作及史书中均未有记载，至《内经》尚未见直接述及，说明这一诊断方法在当时尚未普遍运用。但《素问·金匮真言论》将之纳入五行五脏系统中，与五脏联系起来，谓："东方青色，入通于肝……其臭臊……中央黄色，入通于脾……其臭香。西方白色，入通于肺……其臭腥。北方黑色，入通于肾……其臭腐。"理论和方法与前同，但与五脏的关系已改为今文五行说，成为后世闻气味诊断五脏疾病的理论依据[4]。

唐朝王冰（710—805 年）次注《黄帝内经素问》，对此注曰："天以五气食人者，臊气凑肝，焦气凑心，香气凑脾，腥气凑肺，腐气凑肾也。"认为五脏所出之气即为五臭，并将五味、五臭与五脏相关联。故《周礼》"五气"诊断，是为嗅诊[5]。

18、19 世纪的工业和技术革命改变了医学诊断的历史。20 世纪带来了分子水平的检测，在 X 射线，心、脑电图，超声波，计算机断层扫描，磁共振成像等现代化高科技的临床检测中，嗅诊几乎销声匿迹。直至 1971 年，两次获得诺贝尔奖的鲍林[6]首次在呼出的空气中识别出几百种浓度极低（十亿分之一／万亿分之一）的有机挥发物。1989 年，伦敦国王学院医院的两位皮肤科医生，在著名的医学杂志《柳叶刀》上报道了一位术后病理确诊为恶性黑色素瘤的病案，肿瘤厚度（Breslow 分级）只有 1.86mm。恶性黑色素瘤的恶性程度较高，一点点恶性细胞即可全身扩散。这位 44 岁的女子，养了一只牧羊犬与杜宾犬的杂交犬。一开始，这只雌犬每天都会多次来到她身边，隔着裤子嗅她左侧髋部，每次几分钟。她身体的这个位置有一个与皮肤本色一样的小损害。她不以为意。后来，雌犬每天来嗅的次数越来越多，每次嗅的时间也越来越长。最后，当她穿短裤时，这只狗竟然想要把这处损害咬下来。于是，女子省悟，到诊所求医[7]。《柳叶刀》是医学界顶尖的学术期刊。其后类似的报道（如肺癌）常见于报刊。以至有人培训狗来进行嗅诊。2020 年 5 月 8 日，在当时全球抗疫的紧张时刻，美国宾夕法尼亚大学兽医学院宣称狗能够准确识别出无症状新冠病毒感染人群，训练狗通过鼻子嗅闻识别新冠病毒[8]。之后，德国、芬兰也有报道。

二、气味产生的机制及嗅诊的机理与内容

（一）气味产生的机制

嗅气味是通过嗅觉器官感受气味特点，气味的产生是气体所含分子作用于受体产生物理振幅或化学刺激的过程。人体是一个气味源，人体在新陈代谢过程中产生各种各样的气味，每时每刻都在向外散发。由于每个人的代谢功能不同，体味也千差万别。人体的气味与身体状态相关。正常人不会散发出异常的气味；但当人体处于疾病状态时，身体就会通过皮肤黏膜、呼吸道分泌物、胃肠道分泌物、排泄物散发出特殊的异常气味。

（二）嗅诊的机理与内容

1. 嗅诊的机理　《广瘟疫论·辨气》曰："瘟疫气从中蒸达于外，病即有臭气触人，轻则盈于床帐，重则蒸然一室。"《形色外诊简摩·嗅法》记载："口气重者，胃热盛也……汗出稠黏，有腥膻气或色黄者，风湿久蕴于皮肤……小儿粪有酸气者，停滞也。"

由此可见，不同病证，人体及其排泄物会产生不同的气味。由于邪气入侵，气血运行失常，脏腑功能失调，体内秽浊排除不利，产生异常气味，表现为体气、口气、分泌物、排泄物等的气味异常。一般气味酸腐臭秽者，多属实热；气味偏淡或微有腥臭者，多属虚寒。因此，嗅气味可以了解病证的寒热虚实[9]。

2. 嗅诊的内容　嗅气味包括：①口腔散发的口气。②鼻腔分泌物及呼出之鼻气。③汗出过多，津液蒸变而产生的汗气。④排出物的气味（呕吐物、二便、经带）。⑤某些疾病的特殊气味（如肝昏迷患者，口鼻呼出的气味有氨味；消渴患者到危重阶段，可有烂苹果气味；水肿患者晚期有尿臊气；晚期肿瘤及危重患者有尸臭或腐臭等）。

第二节　电子鼻技术与中医电子鼻研究

一、概述

电子鼻，也称为气味传感器、多传感器阵列、人工鼻等[10]，是一种由一系列具有部分特异性的电子化学传感器和适当的模式识别系统组成的仪器，能够识别简单或复杂的气味[11]。

电子鼻发展之前，气味的自动识别与分类是一个较难攻克的问题，因为气味中的化学混合物会相互混杂，成分无法被高精度分解。电子鼻是模拟人体的嗅觉系统而设计研发的一款具备对化学气体高度交叉敏感系统的智能电子仪器。电子鼻技术涉及材料科学、计算机科学、应用数学、数字传感器设计等多领域融合，具有重要的理论意义和良好的应用前景。

近年来，电子鼻在生物医学领域应用愈加广泛。在人体呼出的气体中含有的某些化合物，可作为一项"生物指标"，用于识别和区分不同疾病，以及疾病的早期诊断与筛查。电子鼻作为一种非侵入性检查手段，大大减少了侵入性检查给患者带来的风险与不适性。电子鼻不仅适用于人体呼出的气体，还可对水液、粪便、食物等的挥发性成分进行分析。目前，电子鼻已运用于农业、食品和水行业、医药、安全系统和其他许多领域。

二、电子鼻研发历史

20世纪60年代，Wilkens和Hatman利用气体在电极上的氧化还原反应对嗅觉过程进行了电子模拟，这也是有关电子鼻技术的第一个研究。而作为气体分类用的智能化学传感器阵列的概念，最初是由英国Warwick大学的Persaud和Dodd教授在1982年提出的[12]，研究者用三种商品化的SnO_2气体传感器（TGS813、812、711）模仿了哺乳动物嗅觉系统中的多种嗅感受器细胞对戊基醋酸酯、乙醇、乙醚、戊酸等气体进行类别分析[13]，开创了电子鼻研究之先河。到1987年，在英国Warwick大学召开的第八届欧洲化学传感研究组织年会上，以Gardner为首的Warwick大学气敏传感研究小组首次提出模式识别的概念，受到学术界的关注，引起学术界的广泛兴趣。1989年，在北大西洋公约研究组织的一个有关化学传感器信息处理会议中，对电子鼻做了如下定义："电子鼻是由多个性能彼此重叠的气敏传感器和模式分类方法组成的具有识别单一和复杂气味的装置"[11]。1991年，北大西洋公约研究组织在冰岛举行首次电子鼻专题大会。随后，经历了20多年的发展，传感器技术不断改进和优化，电子鼻应用也逐渐扩大，取得了突飞猛进的进展。

三、传感器种类与电子鼻设备

（一）电子鼻传感器种类

传感器是电子鼻的核心部件。目前，电子鼻使用的传感器有许多不同类型，包括导电有机聚合物、金属氧化物（掺杂或不掺杂半导体）、石英晶体微天平、表面声波、光学玻璃纤维等。其中，金属氧化物和导电有机聚合物传感器在电子鼻中应用最为广泛。

1. 金属氧化物传感器　是最常用的传感器类型，适用于多种气体。其表层的空穴，易于在高温下被CO、H_2S、H_2等还原性气体所还原。膜表层产生的电子引起电导率改变，此改变也与气体浓度直接相关，所以可通过敏感材料的电导率改变测试出气体浓度。这类传感器工作时温度较高，它们特有的还原反应与氧化反应，提高了传感器的性能，因其价格经济、灵敏度较高、恢复时间快而被广泛使用。但其存在对湿度较为敏感、功耗较高、易产生硫中毒的缺点。

2. 导电有机聚合物传感器　在吸附气体后，导电聚合物的分子链的电子密度发生变化，从而改变了电导率，电导率改变与气体类型及含量浓度相关。活性层是传感器的关键部分，当材料由于与气体分子的相互作用而发生变化时，传感器中的电阻会发生变化，从而达到检测气体的目的，且具有灵敏度高的特点。但其成本较高，对水最为敏感，且响应时间慢，会因氧化导致漂移程度较高。

3. 石英晶体微量天平传感器　表面覆盖有敏感涂层，晶体表面的屏障吸收被测气体，从而增加了总质量，由于晶体表面的质量变化，使其频率降低。传感器通过测量石英晶体谐振器的频率变化来确定传感器表面的微小变化。该类传感器特点是响应时间快、体积小，但存在信噪比较低、成本较高、批次重现性差的缺点。

4. 声波传感器　有多种类型，例如光纤声波传感器、管状声波器件、体声波和表面声波传感器等。其原理为吸附的气味分子会使频率产生变化，从而产生信号。这一类传感器的主要特点是费用相对低廉、体积小、恢复时间较短。其主要缺陷是振荡频率的变化是气体浓度的线性函数，需要频率检出器，活性薄膜的老化会使共振频率漂移。

5. 光纤气敏传感器　其原理是检测一定频率范围内气体吸光度的变化，还能将颜色作为指示信息来观察气体吸光度变化，从而达到对气体信息的可视化，同时还能够定量监测有毒气体。光纤气敏传感器具有恢复速度较快、抗噪能力较强、没有中毒问题等优点，具有实现电子鼻气体传感的巨大潜能，是近几年发展最快的一种传感器[14]。

（二）电子鼻设备简介

1. 美国 Sensigent Cyranose320 电子鼻　Cyranose320 电子鼻是目前使用较为广泛的嗅觉传感系统之一。该系统主要由传感器阵列和数据分析算法两部分组成，其基本技术是将若干个独特的薄膜式碳－黑聚合物复合材料化学电阻器配置成一个传感器阵列，并通过标准的数据挖掘技术，通过分析由此传感器阵列所收集到的输出值的办法来识别分析物。传感器技术为 NoseChip ™纳米复合传感器，32 位传感器阵列，能测量出气体和蒸汽低至 ppm 水平，采用主成分分析、K 最邻近算法、聚类算法、线性判别式分析、支持向量机等。电池为可充电镍氢电池或 4 节 AA，使用时长长达 4h。重量 0.9kg。

2. 德国 AIRSENSE–PEN3 电子鼻　内置 10 个金属氧化物气体传感器，并结合数学分析方法，用来检测气体和蒸汽的小巧、快捷、高效的检测系统。通过检测品挥发的气体可快速对样品做出定性判断和定量预测。内置高灵敏加热型金属氧化物传感器，工作温度 200 ～ 500℃。传感器拥有保护装置，使用寿命长，小巧精密，快速（传感器反应时间：通常小于 1s），高效（测量循环时间通常为 1min），进样流量 10 ～ 400mL/min。重量：2.3kg。

3. 意大利 Technobiochip LibraNose 电子鼻　该电子鼻为便携式电子鼻，采用 8 个一组 20MHz 石英晶体微天平传感器，安装于一个热稳定的测量室中，可避免石英晶体微天平的温度影响效应，并可以通过快速氮气（或合成气体）的清洁循环而迅速再生。内置温度控制系统、气体采样系统、样品温度和湿度监测与用户友好页面软件。测量室体积为 15mL，频率范围 16 ～ 24MHz，温度范围为程控 20 ～ 40℃，功率 80W，重量 2kg。

4. 美国 ESTCAL zNose4300 电子鼻　该电子鼻是基于快速色谱技术与高灵敏的声表面波石英微量天平检测器相结合的一种高科技产品。其具有便携性，可用于空气、水、土壤、和化学污染的现场分析，分析数据可通过无线网络数据传输。稳定性和重现性好，线性范围宽 106，灵敏度高，C12 以下化合物检出限为 ppb 级，C12 以上化合物检出限可达 ppt 级。样品传入 0.5mL/s，分析时间 10 ～ 60s。

5. 重庆大学自制电子鼻　该电子鼻系统[15]包括样品单元、检测单元和控制单元 3 个部分。传感器阵列包括 1 个温度传感器、1 个湿度传感器、1 个气压传感器、1 个电压传感器及 30 个气体传感器。传感器阵列的体积为 206mL，腔体是由聚四氟乙烯制成的六角形棱镜，传感器固定在棱镜表面。每个样品的体积为 1mL。气体流量设定为 100mL/min。每次实验总时间为 14min（840s），其中基线 3min，采样 3min，清洗 8min。

6. 中医闻诊电子鼻　福建中医药大学客座教授吴青海运用多种最新传感器制造技

术，包括微机电系统、纳米、薄膜和硅集成电路技术，自主研发了第3代薄膜型气体传感器阵列，并与计算机软件技术结合又研制出中医闻诊电子鼻。该传感器阵列由掺有不同物质的不同氧化物半导体薄膜组成，具有灵敏度高、稳定性好，且受温度、湿度的影响较小的特点。

四、中医电子鼻的构成与工作原理

（一）电子鼻的构成

电子鼻主要由气体传感器阵列、信号预处理及模式识别3大部分组成。

1.气体传感器阵列 能够响应被检测气体的浓度变化，将化学信息转换为分析信号，如同人的嗅觉细胞接收信息分子与转导信号。国家标准 GB 7665-87 对传感器的定义是："能感受规定的被测量件并按照一定的规律转换成可用信号的器件或装置，通常由敏感元件和转换元件组成。"传感器阵列由多个单独的传感器组成，通常在6到32之间，能够检测和区分挥发性化合物。用来感应气体中不同的化学成分，观察达到被测气体物理量的变化。不同传感器材料对电子鼻的性能有着至关重要的影响。

2.信号预处理 由传感器阵列得到的气味信息，要经过预处理。预处理是对传感器阵列的响应进行预加工，完成滤波交换和特征提取，如同人的嗅觉神经。其后再利用软件进行各种统计分析。

3.模式识别 相当于人的神经中枢，把提取的特征参数进行模式识别，运用一定的算法完成气味或气体的定性定量辨识[16]。其中传感器阵列与模式识别是决定电子鼻效能的核心要素。

（二）电子鼻的工作原理

电子鼻的工作原理是模拟人的嗅觉对被测气体进行感知、分析和识别。电子鼻工作过程是利用气体传感器阵列独特的性能来探测气体/气味，产生嗅觉响应；利用信号处理技术将嗅觉响应转换为视觉响应，显示出被测气体/气味的一组随时间变化的曲线族；每种（单一或组分）气体或气味（含有不同的浓度）的响应曲线族都有其特征；最后通过模式识别做出判断，把提取的特征参数进行模式识别，运用一定的算法完成气味/气体的定性定量辨识。简而言之，电子鼻的工作过程可归纳为：传感器阵列→预处理电路→神经网络和各种算法→计算机识别。

1.气味取样器 主要作用是将被测气体由真空泵吸入由传感器阵列所组成的一个密闭小腔室中。

2.气体传感器阵列 电子鼻的最关键部分是气体传感器阵列，它是实现从气体分子向可检测的电信号转化的枢纽。其由具有广谱响应特性、较大的交叉灵敏度及对不同气体有不同灵敏度的气敏元件组成。工作时气敏元件与气体分子相接触产生响应并产生一定的响应模式，这种响应模式被记录并传送到信号处理系统进行分析，同时与知识库中储存的大量气体分子信号进行比较、鉴别，以确定气体的类别。一种气味被多个传感器所感应，构成了传感器阵列对该气味的响应谱。由于每种气味都会有它的特征响应谱，即气味"指纹"图谱，因此根据其特征响应谱就可区分不同的气味。同时还可利用传感器阵列对多种气体的交叉敏感性进行测量，通过适当的分析方法，实现混合气体的分析和鉴别。

3. 信号预处理子系统　电子鼻预处理系统是对传感器阵列输出的信号进行滤波、交换和特征提取，其中最重要的部分就是特征提取，为模式识别选择合理的数据及其表达方式。

4. 模式识别子系统模式　识别子系统是将预处理后的信号再进行处理，包括数据处理分析器、智能解释器和知识库。许多经过训练后所得到的气体与信号之间的这种关系被存入模式识别系统的知识库中。如此，就可将待测气体信号与知识库的气体信号相比较，完成气体的识别。目前常用的模式识别方法有统计模式识别技术（包括局部最小方差、线性分类、最小二乘法、判别式分析、主成因分析等）、人工神经网络（ANN）技术及进化神经网络（ENN）技术[17]。其中，利用基于人工神经网络的模式识别方法实现对多种气体及其含量进行检测和识别是电子鼻的主要发展趋势。

五、电子鼻的临床应用

电子鼻临床应用，主要是通过检测挥发性有机化合物（volatile organic compounds，VOCs）以进行分析诊断。这一识别，不是检测单一的化学物质，而是收集样品中挥发性有机化合物的气味分子，进行分析比对，产生所谓的"气味指纹"，从而得出结论，与人类的鼻子相当。有研究表明，电子鼻能够区分正常人和患有炎症性肠病或糖尿病的人（分离率为97%）。这种非侵入性手段在临床医学上有着广泛应用的可能[18]。

（一）肺系疾病的检测

肺癌诊断的金标准是支气管镜检查及病理活检，主要适用于肺癌中后期。国内外研究显示，肺癌患者的呼出气体中含有挥发性有机化合物，对于肺癌的早期诊断具有重要意义。徐珍琴[19]等应用电子鼻筛选非小细胞肺癌患者呼气中的挥发性标志物，其结果显示癸醛诊断的灵敏性和特异性可达到95%与70%。Shehada等[20]运用超灵敏硅纳米线电子鼻对癌症进行诊断，具有明显差异性。Wang Li等[21]利用基于优化算法设计的电子鼻系统对肺癌进行筛查，其确定的分类特异性、敏感性和准确性均在90%以上。Dragonieri S[22]等人应用电子鼻检测出特发性肺纤维化患者的呼出VOC谱与健康人及慢阻肺患者有所不同，可以对其进行有效区分。Fens N[23]等人发表了一项研究，旨在分离慢阻肺和哮喘患者的VOC谱。他们发现，哮喘患者和COPD患者的呼吸特征不同，准确率为96%；而不吸烟组和吸烟组的准确率分别为95%和92.5%。

（二）病原微生物的检测

对于病原微生物感染所造成的疾病，确定微生物感染类型及感染程度是非常重要的。早在 1997 年，英国 Warwick 大学的 J. W. Gardner 等人[24]利用电子鼻对病原微生物白喉杆菌、金黄葡萄球菌的类型和生长阶段进行预测，结果显示金黄葡萄球菌的识别达到 100%，白喉杆菌的识别达到 92%，而对细菌 3 个生长阶段检测的精确度达到 80%。喻勇新等[25]的研究表明，电子鼻技术有望更广泛地应用在致病菌快速检测上。Joseph 等[26]采取横断面研究以检测呼吸道细菌，其敏感性和特异性分别为 62% 和 80%。Dutta 等人[27]对耳鼻喉细菌感染的患者应用电子鼻检测并结合 RBF（径向基）网络，结果显示能够识别耳鼻喉细菌感染患者 3 个细菌亚类，准确率为 99.69%。

（三）糖尿病的气味检测

研究显示，糖尿病患者在消耗大量脂肪时会产生丙酮酸，最终经过血液传输到肺，由呼气排出体外，且丙酮含量与血糖值成正相关性。2011 年，Arasaradnam RP[28]在评估应用电子鼻技术检测人类相关疾病的研究中指出，电子鼻对炎症性肠病或糖尿病的检出率约为 97%。Mohamed 等[29]采用含 8 个传感器阵列的电子鼻对尿样进行检测，可以区分正常人与 2 型糖尿病患者，采用 ACMD 网络识别率达到 96%。陆彦邑[30]等人运用自制电子鼻检测大肠杆菌、肺炎克雷白杆菌、金黄色葡萄球菌可达 98% 以上，检测鲍曼不动杆菌、铜绿假单胞菌可达 90% 左右，表明电子鼻用于伤口感染细菌的快速检测和识别具有一定的可行性。林雪娟课题组[31]从中医学角度开展闻诊研究，运用电子鼻较准确地将 2 型糖尿病患者识别为实证组、虚证组和虚实夹杂组，对 2 型糖尿病的虚实病性做出初步判断。

（四）慢性胃炎的气味检测

临床中最常见的消化系统疾病为慢性胃炎，其伴有关于幽门螺杆菌（Hp）感染的患者大多会出现口臭的情况，很多慢性胃炎患者虽未感染 Hp，但因为消化不良也会有强烈持续的口臭。林雪娟等研究表明，慢性胃炎寒热病性可通过电子鼻在气味图谱中反映出来，且运用电子鼻可以初步判断慢性胃炎常见病性证素间的气味差异。运用电子鼻对慢性胃炎气滞证研究表明，结合模式识别方法可初步判断慢性胃炎气滞证及其不同病位间的口腔呼气气味差异。因此，电子鼻能够较为敏感和准确地为慢性胃炎常见病位、病性的判断提供参考依据[32-34]。

六、电子鼻的优势及存在的问题

（一）电子鼻的优势

目前用于临床诊断的传统方法中许多具有侵入性和损伤性，同时耗费时间较长，如内窥镜检查、计算机断层扫描、磁共振成像、微生物培养试验、血清学和其他血液检测、超声检查、其他器官X线检查、较费时的生物培养、显微镜观察细胞或组织活检等。其中许多方法不仅存在较为严重的负面作用，而且使患者检查时不适性明显，致使许多患者不愿接受此类检查，导致疾病的漏诊。因此，改进诊断方法，寻找无创性和无痛性的疾病筛查和早期诊断方法变得尤为重要。

人的呼吸气体中大约有200种以上的化合物。随着传感器技术的发展，电子鼻逐渐应用到医学嗅觉诊断上。电子鼻能够检测和鉴别与疾病相关的挥发性代谢物的复杂混合物，而不需要识别单独的化学物种。电子鼻价格较低，易于使用和操作，无需大量培训，响应时间短，传感器恢复时间快，运营成本低，体积小，更具便携性。在医学领域，从医生和患者的角度，其非侵入性、快速响应、使用便捷的特点对临床使用有着明显优势。

（二）电子鼻存在的问题

尽管电子鼻技术发展迅速，也取得了一些佳绩，但电子鼻设备仍然存在硬件和软件的挑战，需要进一步改进。

1. 响应偏移　传感器对温度和湿度变化很敏感，当环境中的湿度增加时，传感器灵敏度会降低。因此，会导致电子鼻传感器的响应产生偏移。

2. 传感器的稳定性　金属氧化物传感器的长期稳定性较差，随着时间的推移，传感器漂移逐渐增加，导致电子鼻出现精度低、泛化性差等问题。因此，对于相同的气味，传感器响应在时间上是不同的。近年来，也有学者提出氧化锡纳米传感器来提高电子鼻中的传感器稳定性。

3. 传感器消耗　在传感器阵列设计过程中，制造缺陷、老化和环境条件使传感器失效，导致分类精度下降。

4. 传感器阵列尺寸　为了有效地放置电子鼻设备，传感器阵列规模小（最多由几十个传感器组成）导致其可检测气体种类有限，传感器响应/恢复时间较长、易中毒等问题。

5. 算法选择模式识别方法还有待改进　传统的模式识别方法，如主成分分析、最小二乘法、判别式分析等，采用的是线性处理，而传感器的响应机制比较复杂，故而难以获得精确的模型[14]。因此，选择正确的算法至关重要，且只采用一种算法不足以完成目标任务。在今后的研究中，应建立一套集成的模式识别软件系统，可针对不同的数据，清晰判别出最优算法和最优识别结果。

参考文献

［1］欧阳钦.临床诊断学［M］.北京：人民卫生出版社，2010.

［2］中飞.闻诊概要［J］.山西中医，1986（1）：55-56.

［3］（东汉）许慎撰/（清）段玉裁注.说文解字注［M］.上海：上海古籍出版社，1981.

［4］曾高峰.《内经》诊法学说的起源与形成研究［D］.广州：广州中医药大学，2006.

［5］于国东，高也陶.五气参两：嗅诊的渊源、式微与复兴［J］.医学与哲学，2021，42（13）：58-61+72.

［6］Quantitative analysis of urine vapor and breath by gas-liquid partition chromatography［J］. Proceedings of the National Academy of Sciences of the United States of America, 1972.

［7］Williams Hywel, Pembroke Andres.SNIFFER DOGS IN THE MELANOMA CLINIC?［J］.The Lancet, 1989, 333(8640).

［8］佚名.狗经训练后可嗅闻到人体潜在的新冠病毒［EB/OL］.(2020-05-08).http://search. beareyes.com.cn/2/lib/202005/08/20200508028.htm.

［9］李灿东.中医诊断学［M］.4版.北京：中国中医药出版社，2016：15.

［10］T.M.Dymerski, T. M. Chmiel, W. Wardencki.Invited review article: An odor-sensing system-powerful technique for foodstuff studies.Review of Scientific Instruments, vol.82, no.11, Article number 111101, 2011.

［11］Gardner JW, Bartlett PN.A brief history of electronic nose.Sensors and Actuators B, 1994, l8(19): 211-220.

［12］Persaud K, Dodd G.A nalysis of discrimination mechanisms in the mammalian olfactory system using a model nose.Nature, 1982, 299 (5881): 352-355.

［13］何庆华，王正国，田逢春，等.电子鼻技术在医学中的应用［J］.中国医学物理学杂志，2010，27（5）：2125-2127+2132.

［14］王俊，崔绍庆，陈新伟，等.电子鼻传感技术与应用研究进展［J］.农业机械学报，2013，44（11）：160-167+179.

［15］刘辉，牛智有.电子鼻技术及其应用研究进展［J］.中国测试，2009，35（3）：6-10.

［16］唐向阳，张勇，丁锐，等.电子鼻技术的发展及展望［J］.机电一体化，2006（4）：11-15.

［17］邹慧琴，刘勇，林辉，等.电子鼻技术及应用研究进展［J］.传感器世界，2011，17（11）：6-11.

［18］Arasaradnam R P, Quraishi N, Kyrou I, et al. Insights into 'fermentonomics': evaluation of volatile organic compounds (VOCs) in human disease using an electronic 'e-nose'.［J］. Journal of medical engineering & technology, 2011, 35(2).

［19］徐珍琴，丁露.电子鼻对非小细胞肺癌挥发性标志物检测的可行性.安徽医科大学学报，2011，46（8）：798-801.

［20］Shehada N, Brönstrup G, Funka K, et al. Ultrasensitive silicon nanowire for real-world gas sensing:noninvasive diagnosis of cancer from breath volatolome［J］.Nano Letters, 2015, 15(2): 1288-95.

［21］Wang L, Liu H, Xie D, et al. Lung Cancer Screening Based on Type-different Sensor Arrays［J］. Scientific Reports, 2017, 7.

［22］Dragonieri S, Scioscia G, Quaranta VN, et. Exhaled volatile organic compounds analysis by e-nose can detect idiopathic pulmonary fibrosis. J Breath Res. 2020Jul 21; 14(4): 047101.

［23］Fens N, Roldaan AC, van der Schee MP, et al. External validation of exhaled breath profiling using an electronic nose in the discrimination of asthma with fixed airways obstruction and chronic obstructive pulmonary disease. Clin Exp Allergy. 2011; 41: 1371-1378.

［24］Julian W. Gardner, et al. An electronic nose system to diagnose illness［J］. Sensors and Actuators B, 2000, 70: 19-24.

［25］喻勇新, 刘源, 孙晓红, 等 . 基于电子鼻区分三种致病菌的研究［J］. 传感技术学报, 2010, 23（1）: 10-13.

［26］Lewis J M, Savage R S, Beeching N J, et al. Identifying volatile metabolite signatures for the diagnosis of bacterial respiratory tract infection using electronic nose technology: A pilot study［J］. Plos One, 2017, 12(12): e0188879.

［27］Dutta R, Morgan D, Baker N, et al. Identification of Staphylococcus aureus infections in hospital environment: electronic nose based approach.Sens Actuators B Chem. 2005; 109: 355-362.

［28］Arasaradnam RP, Quraishi N, Kyrou I, et al.Insights into "fer-mentonomics": evaluation of volatile organic compounds (VOCs) in human disease using an electronic 'e -nose'.Med Eng Technol, 2011, 35(2): 87-91.

［29］L. A. Steiner, D. Pfister, S. P. Strebel, et al. Near -infrared spectroscopy can monitor dynamic cerebral autoregulation in adults［J］. Neurocritical Care, 2009, 10: 122-128.

［30］陆彦邑, 曾琳, 严博文, 等 . 电子鼻检测常见伤口感染细菌实验研究［J］. 中国医学物理学杂志, 2021, 38（10）: 1268-1272.

［31］林雪娟, 郑哲洲, 吴青海, 等 . 基于电子鼻的 2 型糖尿病虚实病性间的气味识别分析［J］. 中华中医药杂志, 2015, 30（8）: 2687-2691.

［32］林雪娟, 梁丽丽, 刘丽桑, 等 . 基于电子鼻的慢性胃炎寒热病性间的气味图谱特征研究［J］. 中华中医药杂志, 2016, 31（4）: 1193-1197.

［33］郭森仁, 梁丽丽, 林雪娟, 等 . 基于电子鼻的慢性胃炎常见病性证素间的气味图谱特征研究［J］. 中华中医药杂志, 2016, 31（6）: 2263-2266.

［34］冯秀君 . 基于证素辨证的慢性胃炎气滞证的口腔呼气气味图谱研究［D］. 福州: 福建中医药大学, 2017.

第十六章　中医红外热像仪

寒热理论源自《内经》，在中医理论体系中占有重要地位。寒热不仅可以对气、阴阳、五行等理论进行解释，在临床诊疗中也可对疾病的病因、病机、致病特点、治则、治法、方药、针灸等进行寒热的划分，且人体体质及养生方面皆会涉及寒热理论。正常人体各部位温度相对均衡，皮肤表面温度分布的梯度有一定的规律。当人体某组织器官的功能改变，会导致其新陈代谢发生变化，而这种变化就会打破人体皮肤表面温度原有的平衡，医学研究者利用医用红外成像系统捕捉到这种改变，结合中医"寒""热""阴""阳"理论就可以为患者进行诊断。中医红外热像仪是功能性的检测设备，它能把人体的体质寒凉及温度、脏腑信息清楚地表达出来，但由于受干扰因素比较大，需要临床医生结合患者的临床主诉和症状进行综合分析，所以目前对医生的依赖性还比较大，且需要尽快制定权威的诊疗规范。

第一节　红外热成像技术与中医红外热像仪

一、概述

随着科学技术的进步，红外线在日常生活中已经不陌生，随着红外热成像技术的逐渐成熟，也从以前单纯应用在军事、国防领域，慢慢地走进了民用，如工业电力、安防、森林防火等领域，并且发挥了非常重要的作用。医用红外热像是接收人体的红外辐射从而评估及诊断人的健康状态，由于独具无痛、无创、无辐射、安全快捷的特点，目前在医用领域开始发挥积极的作用。

医用红外热像仪的发展在世界上已经有 40 多年的应用历史，1956 年英国的一名医生借助红外热像仪诊断出了乳腺癌，这个事件让学术界颇为震惊。自此，也掀开了医用红外热像仪的应用历史。

随着改革开放和国民经济地快速发展，西医学在我国发展迅速，西医临床诊疗技术得到极大的发展和繁荣，许多诊疗技术已经达到国际先进水平，尤其是西医学偏向于组织器官形态结构的诊疗设备和诊疗技术得到了飞速的发展，如 B 超、CT、MRI、DR、PET-CT 等影像技术，在组织形态疾病的诊断方面起到了不可替代的作用。

随着科技的不断创新和发展，进入 21 世纪以来，我国人民生活水平不断提高，人们对健康越来越重视，对疾病的认识也从传统的有病治病向预防为主的理念转变。与此同时，随着医疗水平的提升，人均寿命的延长，国家的基础医疗体系不断健全和完善，国家在医疗卫生领域的投入也进入了一个较高的水平，医学模式也逐步向疾病的预防转变。特别是在国家大力推广中医药传承，开展中医治未病健康工程的时代大背景下，中医诊疗技术也有了很大的进步。

我国开展医用红外热像的研究有近 30 年的历史，在过去的几十年中，在医用红外热像设备研发和诊断技术方面，红外技术专家和医学专家尝试通过红外热成像技术对人体的健康状态进行深入研究。在红外光电技术、计算机软件开发和多媒体等技术的协助下，医用红外热像仪近年来得到了长足的进步。同时，医用红外热像诊断技术应运而生，对疾病的早期发现、亚健康的筛查、全身一站式体检、中医体质辨识、中医八纲辨证、疾病疗效评价和观察和中医可视化等方面发挥了独特的优势。

二、红外热像仪研发历史及应用

早在两千年前，古希腊医生希波克拉底发现人体发出的热能，可用作诊断疾病。他在患者身上涂上一层泥，泥土干裂部分的人体内部就有炎症，这是最早将体表皮温用于诊断疾病的记载。

1800 年英国物理学家 F. W. 赫胥尔发现了红外线。红外线是一种电磁波，它在电磁波连续频谱中的位置是处于无线电波与可见光之间的区域。红外线辐射是自然界存在的一种最为广泛的电磁波辐射，它是基于任何物体在常规环境下都会产生自身的分子和原子无规则的运动，并不停地辐射出热红外能量，分子和原子的运动愈剧烈，辐射的能量愈大；反之，辐射的能量愈小。温度在绝对零度以上的物体，都会因自身的分子运动而辐射出红外线。

著名的普朗克定律表明，温度、波长和能量之间存在一定的关系，红外总能量随温度的增加而迅速增加；峰值波长随温度的增加向短波移动。根据斯蒂芬·玻耳兹曼定律，当温度变化时红外总能量与绝对温度的四次方成正比，当温度有较小的变化时会引起总能量的很大变化。

热像仪是利用红外探测器和光学成像物镜接受被测目标的红外辐射能量分布图形反映到红外探测器的光敏元件上，从而获得红外热像图，这种热像图与物体表面的热分布场相对应。通俗地讲，热像仪就是将物体发出的不可见红外能量转变为可见的热图像。热图像上面的不同颜色代表被测物体的不同温度。

任何有温度的物体都会发出红外线，热像仪就是接收物体发出的红外线，通过有颜色的图片来显示被测量物表面的温度分布，根据温度的微小差异来找出温度的异常点，从而起到维护的作用。一般也称作红外热像仪。

红外热成像技术是一项前途广阔的高新技术。比 0.78μm 长的电磁波位于可见光光谱红色以外，称为红外线或红外辐射，其波长为 0.78 ～ 1000μm；其中波长为 0.78 ～ 2.0μm 的部分称为近红外，波长为 2.0 ～ 1000μm 的部分称为热红外线。自然界中，一切物体都可以辐射红外线，因此利用探测仪测量目标本身与背景间的红外线差可以得到不同的热红外线形成的红外图像。目标的热图像和目标的可见光图像不同，它不是人眼所能看到的可见光图像，而是表面温度分布图像。红外热成像将人眼不能直接看到的表面温度分布，变成可以看到的代表目标表面温度分布的热图像。所有温度在绝对零度（-273℃）以上的物体，都会不停地发出热红外线。

红外线（或热辐射）是自然界中存在最为广泛的辐射，它还具有以下两个重要的特性：①物体的热辐射能量的大小，直接和物体表面的温度相关。热辐射的这个特点使人们可以利用它来对物体进行无需接触的温度测量和热状态分析，从而为工业生产、节约能源、保护环境等方面提供了一个重要的检测手段和诊断工具。②大气、烟云等吸收可见光和近红外线，但是对 3 ～ 5μm 和 8 ～ 14μm 的热红外线却是透明的。因此，这两个波段被称为热红外线的"大气窗口"。人们可以利用这两个窗口，在完全无光的夜晚，或是在烟云密布的战场，清晰地观察到前方的情况。由于这个特点，热红外成像技术在军事上提供了先进的夜视装备，并为飞机、舰艇和坦克装上了全天候前视系统，这些系统在现代战争中发挥了非常重要的作用。

热像仪的应用非常广泛，只要是有温度差异的地方都可以应用。例如：在建筑领域，检查空鼓、缺陷、瓷砖脱落、受潮、热桥等；在消防领域，可以查找火源，判定事故的起因，查找烟雾中的受伤者；在公安系统，可以找夜间藏匿的人；在汽车生产领域，可以检测轮胎的行走性能、空调发热丝、发动机、排气喉等性能；在医学领域，可以检测针灸效果，早期发现鼻咽癌、乳腺癌等疾病；此外，还可用于电力领域，检查电线、连接处、快关闸、变电柜等。随着人们对其认识的加深，热像仪的应用范围将愈来愈广泛。

1955 年美国 Lawson 开始将医用热像技术应用于乳腺癌的诊断。1961 年英国医生 Williams 拍摄了世界上第一张乳腺癌热图，开创了红外热像诊断的新纪元。1957 年以来，美国、英国、瑞典、德国、法国、荷兰等国先后开展了研究。经过广泛、深入的发展，医用热像技术目前已广泛用于临床诊断，成为影像诊断的八大技术之一。

20 世纪 60 年代起，我国由国外引进的红外乳腺扫描仪、医用热像诊断仪用于临床诊断，先后有瑞典、日本、美国、德国的仪器进入中国市场，终因这些产品价格昂贵而未能推广。20 世纪 90 年代，以华北光电技术研究所为首的课题组开始尝试液氮制冷式医用红外热像仪的研究。近 30 年来，我国各科研院所和民营企业已建立医用红外热像仪从科研、试制、生产、临床应用的完整体系，红外热像仪也从液氮制冷型进入了非制冷焦平面红外传感器的全面使用阶段。中华医学会召开了全国热图诊断学术交流会议。经过各方面的努力，红外热像仪在临床方面的应用已取得丰硕成果，已发表或涉及的相关论文近 300 篇。

三、产品种类

红外探测器从早期的单元发展到多元，从多元发展到焦平面经历了一个缓慢的过程。通过光学机械扫描，用单元红外探测器就能获得目标的热图像，用多元红外探测器可以提高系统的性能。在红外技术、材料技术和微电子技术等的推动下，红外探测器迅速向焦平面组件（FPA）方向发展。FPA有两大特征：①探测元数量很大，以至于可以直接放在望远镜的焦面上面而无须光机扫描结构；②探测器信号的读出、处理工作由与探测器芯片互连在一起的集成电路完成。

（一）按采用的探测技术和制冷方式分类

1. 单元光机扫描型 采用单元红外探测技术和液氮制冷，结构简单，属早期产品。目前国内使用的大多数医用红外热像仪都是该种类型。

2. 电制冷型热像仪 采用焦平面红外探测技术和司特令内循环制冷成像，但噪声大、易磨损、寿命短、制冷器更换成本高，一般应用于军事方面。

3. 非制冷焦平面阵列型 采用目前世界先进的非制冷焦平面阵列技术，可批量生产，成本和组件的复杂性大大降低，可靠性提高，扫描速度快，无噪声，可长期连续工作，体积小，重量轻，携带方便，是理想的发展目标。目前全世界的红外传感器生产商大多采用这种技术。

（二）按体积大小及便携程度分类

1. 实用型红外热像仪 一般由红外摄像头和取景装置，以及操作控制台、电脑及软件系统组成（图16-1）。

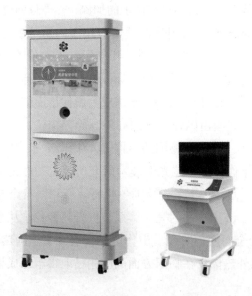

图 16-1　实用型红外热像仪

2. 红外热像仪 见图16-2。

3. 检查舱型红外热像仪 一般由红外摄像头和取景装置，以及操作控制台、电脑、ABS舱型遮挡物及软件系统组成（图16-3）。

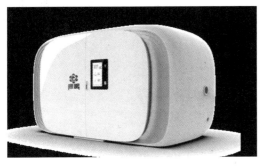

图 16-2　红外热像仪

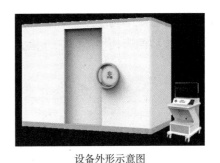

设备外形示意图

图 16-3　舱型红外热像仪

第二节　中医红外热像仪的组成与工作原理

一、红外热像工作原理

红外热像仪是利用红外探测器、光学成像物镜接收被测目标的红外辐射能量分布图形，并将其反映到红外探测器的光敏元件上；在光学系统和红外探测器之间，有一个光机扫描机构，对被测物体的红外热像进行扫描，并聚焦在单元或分光探测器上。探测器将红外辐射能量转化成电信号，红外热像经放大处理、转换或标准视频信号后通过电视屏或监测器显示红外热像图。

医用红外热像技术是医学技术和红外摄像技术、计算机多媒体技术结合的产物，这是一种记录人体热场的影像装置。人体是一个天然的生物发热体，由于解剖结构、组织代谢、血液循环及神经状态的不同，机体各部位温度不同，形成不同的热场。红外热像仪通过光学电子系统将人体辐射的远红外光波经滤波聚集、调制及光电转换，变为电信号，并经 A/D 转换为数字量，然后经多媒体图像处理技术，以伪彩色热图形式，显示人体的温度场。正常的机体状态有正常的热图，异常的机体状态有异常的热图，比较两者的异同，结合临床就可以诊断、推论疾病的性质和程度。

简言之，医用红外热像仪的原理是，红外热像摄像装置接收人体表面不同部位辐射的不同强度的红外线，通过红外摄像头的光电效应转化为电信号，用以测量人体不同部位的温度。技术人员用 256 种过渡的颜色把人体的热分布和结构用冷暖色调表现出来，白色的温度最高，黑色的温度最低，最后经过计算机整理回归为人体热图显示在计算机屏幕上，并运用开发的软件处理系统进行传输和打印。临床医生根据人体温度变化情况、形态、走势、分布来分析人体红外热像图，用以辅助诊断疾病和了解人体功能状态。

二、红外热像仪的构成

红外热像仪一般由摄像头、操作控制台、电动景升降台、计算机及红外热像图分析处理软件系统等构成。红外热成像检测需要裸露身体检测部位，大部分厂商在此基础上增加了舱型的遮挡物（即红外检查舱）。

三、红外热像仪主要技术参数和配置

红外热像诊断系统主要技术参数和配置：

1. 非制冷氧化钒焦平面红外摄像头。

2. 探测器类型：采用高像素非制冷氧化钒焦平面红外探测器。

3. 图像帧像素：水平 384 像素 × 垂直 288 像素 ×14Bits；传感器像元尺寸：17μm。

4. 工作波段：8 ～ 14μm。

5. 测温范围：0 ～ 50℃。

6. 温度分辨率：0.02℃。

7. 空间分辨率：0.89mrad。

8. 镜头参数：采用专业非球面光学红外镜头，焦距 f=19mm。

9. 扫描视场：水平 25.8° × 垂直 32°，具有"全身高采图"成像功能。

10. 调焦范围：0.3m ～无穷远。

11. 调焦方式：①计算机控制电动调焦；②自动调焦；③软件控制 1 ～ 8 倍数码变焦；④曲线直观提示调焦清晰度评价指示，使调焦过程直观、方便；⑤焦距锁定功能。

12. 数据接口类型：USB2.0 数字接口。

13. 软件系统为集图像采集、图像管理查询、图像处理分析、评估报告编辑打印于一体的综合软件系统。

14. 可同时显示任意多幅图像，每幅图像都可以任意放大 / 缩小显示；在放大 / 缩小状态时仍可进行各种分析处理；在放大状态下图像无马赛克效果；可清除图像背景。

15. 测温方式多样化：点温、矩形、圆角矩形、椭圆、多边形测温可同时进行；测温区域数量最多可达 26 个；可导出保存测温数据；测温区域边界线采用黑白相间线，任意背景下都清晰可见；测温结果智能显示，每两个测温区域自动形成对比显示温差，测温结果自动保存并可打印输出。

16. 图像文件采用压缩存储，使图像数据文件尺寸缩小 30% 以上，节约了硬盘存储空间。

17. 系统提供 5 种标准调色板，18 种辅助调色板，提供了丰富多样的图像显示效果；系统提供的三维图像显示功能，配合 23 种调色板及温窗的变化，可产生魔幻的图像效果。

18. 采用双屏（2 台液晶屏）设计，倍增屏幕操作空间。扫描采集图像时左侧屏显示扫描图像，右侧屏为采图导引示范系统画面（与舱内显示屏相同）；评估图像时左侧屏幕显示分析图像，右侧屏幕为编辑评估报告界面，操作界面方便友好。

19. 摄像头控制取景机构，通过该机构可实现红外摄像头上下升降、上下俯仰、左右旋转等三维运动，达到摄取人体不同部位热图的目的。控制方式：操作面板控制＋电脑软件控制。

第三节　中医红外热像仪的安装、使用环境、操作要点

一、红外热像使用环境及设备养护

1. 房间尺寸：平面净空必须大于 5 米 ×3 米。

2. 由于接受红外热像检查需要脱去衣物，故应将检查室封闭并通风，以提供一个让患者感觉安全舒适的环境，并充分保护患者的隐私。检查室内配有座凳、衣架、扶手、贵重物品保管盒等。红外热像检查不受其他电磁波影响，可以将手机、手表等带入检查室。

3. 检查室应通风良好，并定期紫外线消毒，患者站位脚踩处应一人一消毒，避免足部的交叉感染，如使用豪华检查舱的红外热像设备，应定期打开排风扇通风换气。

4. 房间保温要求：为了获取有效的检测图像，同时提供舒适的检测环境，房间温度要求保持在 20 ～ 25℃之间。为此，房间必须安装空调，同时还要考虑冬季保暖设施。

5. 用电要求：设备总功率 ≤ 500VA，220V，50Hz。为保证安全，电源要求有可靠接地线。如设备所处环境电压不稳，需使用稳压装置。

6. 网络通信要求：设备操作电脑要求有外网连接能力。软件升级，一般设备故障诊断、排除，甚至远程评估诊断、远程会诊，都将通过网络远程操作。

7. 目前国内普遍使用的是非制冷红外机芯摄像，此种摄像头不需要特别维护，保持摄像头干净整洁，防尘即可，一般在使用前 15 分钟开机，让设备处于一个稳定的状态。

8. 等候室与舱体内均应有用于监测环境条件的温湿度计。

9. 如使用空调，则不要直对受检者，并把气流调节到最低。

10. 如有暖气管道、电子设备、白炽灯泡等，应远离受检人和摄像头所能照射到的地方。

11. 开机注意事项：首先打开总电源开关、摄像头开关电源，启动电脑和显示屏，进入软件系统，然后测试各个按钮是否正常工作，如电动升降机的上下箭头和摄像头的俯仰均在正常工作状态。

12. 关机注意事项：工作结束后先关闭检查单，然后再退出红外摄像软件系统，退出电脑操作系统，关闭摄像头电源，最后关闭总电源。

13. 面对摄像头的墙面需平整，无杂物，无任何发热的装置。

14. 设置红外热成像设备日常维护点检单。

15. 观察图像是否清晰，如图像不清晰可以进行摄像头调焦，分为手动调焦和自动调焦。因目前国内医用红外热像仪生产厂家的软件有所差别，本书不再详细介绍。

二、对采图人员的相关要求

受检者接受红外热像检查的最初感受来自采图工作，而采图的质量关乎后面的评估过程，所以采图人员应遵循认真、专业、流程简单且快速规范的原则。

1. 调整室内温度，防止过冷过热（以患者感到舒适不发抖或不出汗为度）。

2. 负责检查室或检查舱内的消毒和通风及设备的维护，检查图像的清晰度，如果不清晰，按照规定可以自行调整摄像头焦距。

3. 态度和蔼，充分介绍设备特点和检查的注意事项，消除患者的顾虑。

4. 让患者填写申请书或健康信息表，并进行信息登记。

5. 认真阅读申请书和健康信息表，向患者说明检查前及检查时的要求，了解是否符合检查要求。

6. 按常规检测程序观察患者身上有无影响结果的因素，如采图过程中发现重大异常热源，应及时沟通了解情况。

7. 受检者进入检测舱后提示受检者请将门锁好，并脱去所有衣物（包括眼镜手表和饰物等），然后站到扫描台中央，面对扫描头。

8. 在扫描过程中请受检者按提示完成各项采图动作，图像采集过程需3～5分钟。

9. 扫描结束告知受检者穿好衣服，并请注意携带好个人物品。

10. 局部/部位图片，按临床所需拍摄，拍摄图片应大小合适，保持图片在中央。

11. 常用的采集图像规范用语："您好，欢迎您接受红外热成像检查，红外热像检查是一种无痛无害的身体检查，请您进入检查舱（检查室），脱去全身衣物，站在旋转台上（或指定位置），面对摄像头，根据动画提示（语音提示）完成所需的检查动作，检查后穿好衣物，带齐个人的物品等候检查结果，如检查中有任何不适随时告知我们。"

三、对受检人员的要求和注意事项

对接受热成像受检者的适当要求和管理，能够减少人为干扰因素，增加图像的准确性；检查前应使受检者身体达到正常、稳定的平衡状态，以消除由于身体内在或外源性所致一过性的非常状态，而给热成像采图带来的干扰热图和假象。

在确定采图时间后，受检者应从以下几个方面达到标准化采图的条件。

1. 采图前　①采图前5天内不要做太阳浴（特别是将受检测的部位）；②采图前24小时内不要饮酒、饮食避免刺激性、勿过量运动，保持正常生活习惯；③采图前24小时内不要做电疗、声疗、针灸、热疗、冷冻疗、按摩等刺激性理疗；④采图前4小时内勿做运动锻炼，1小时内不要洗澡；⑤对在哺乳期要做乳腺检查者，不要在采图前1小时内哺乳。

2. 采图当天　①脱去大衣、帽子、围巾等适当的衣物，将过于紧扣的腰带、胸衣等宽松；②静歇15分钟以上，此间可以填写《个人信息表》、听采图要求讲解等；③摘去手表、项链、手镯等饰物；④休息期间及检查时不按压、摩擦、抓挠身体检查部位；⑤有条件的，最好换上宽松的衣服；⑥不要用冷水洗手、洗脸；⑦如需喝水，只饮用常温白水；⑧冬天时，如四肢冰冷，需等到四肢温度恢复；⑨夏天时，如汗流浃背，需等到体表干洁；⑩尽可能撤去患者身上的纱布、膏药、饰物；⑪检查盆腔者要求排尿后检查；⑫检查消化系统应空腹；⑬检查头部应将刘海拢起，充分暴露额头；⑭检查头后部应将头发自然散落，长发者应将头发盘起；⑮女性月经期间尽量不接受检查。

四、采图姿势讲解

红外采图可以照全身或者半身，根据需要也可以照所需部位。

1. 姿势一 受检者面对摄像头，自然站立，举起双手，放于耳侧，掌心向前，五指分开（图 16-4）。此姿势评估及检查项目：眼睛、目内眦、面颊、额头部、三叉神经、口腔、鼻部、唇部、胸部（包括心脏供血、气管支气管、肺部、女性乳腺区域）、双手末梢循环、掌心积存热。

2. 姿势二 双手抱头，头后仰，露出颈部（图 16-5）。此姿势评估及检查项目：咽喉、颌下淋巴、颈部淋巴、甲状腺、双侧腋下淋巴、双侧乳腺。

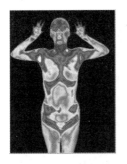
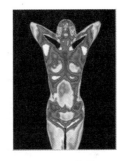

图 16-4 姿势一   图 16-5 姿势二

3. 姿势三 双手抱头，向左 45°转身（图 16-6）。此姿势评估及检查项目：右侧乳房外上象限、右侧腋下淋巴、肝脏区域、胆囊区域、右侧髂骨及髋关节。

4. 姿势四 双手抱头，向右 45°转身（图 16-7）。此姿势评估及检查项目：左侧乳腺外上象限、左侧腋下淋巴结、脾区、左侧髂骨、左侧髋关节。

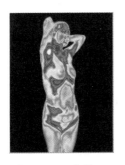
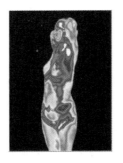

图 16-6 姿势三   图 16-7 姿势四

5. 姿势五　人体正位直立向前，放下双手，双手自然下垂，五指分开，掌心向后，靠近双腿两侧，双腿稍微分开（图 16-8）。此姿势评估及检查项目：双侧身体及四肢的对称性，食道上段、食道下段、贲门部、胃、小肠区域、结肠区域、肝胆区域、脾区、胰腺区域、肚脐、膀胱，男性前列腺，女性盆腔、子宫、阴道，双下肢前面对称性，下肢静脉血管、膝关节、足踝部、足趾部末梢循环。

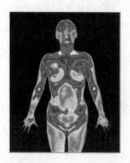
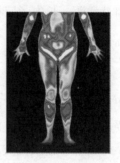

图 16-8　姿势五

6. 姿势六　五指分开，掌心向后，180°转身背对摄像头，保持原有站立姿势（图 16-9）。此姿势评估及检查项目：背部、头后部、颈部肌肉及颈椎、肩胛部、肩关节、胸椎、腰椎、骶尾部、肛周、双下肢大腿小腿对称性、腘窝、双下肢血管、足跟部、脚踝部、双脚趾。

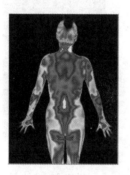
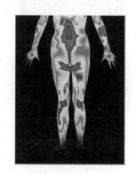

图 16-9　姿势六

7. 其他特殊姿势　根据病情需要可以进行局部的拍摄，如肩周炎患者，可以单独采图双侧肩部或上半身。腰椎病变的患者可以拍摄腰骶部和下肢，必要时可以拍摄双足心，以观察双侧下肢的血液供应情况。静脉曲张可以单独拍摄双下肢等。

五、对临床医生的要求和正确诊断的注意事项

不同于其他检查设备，从事红外热像诊断的医生需要具备以下专业要求。

1. 首先评估医生应具备西医学基础　应熟悉人体的解剖位置，了解身体各种常见病的发病机理、临床症状和病理特点，以及疾病的并发症。

人体解剖学是医学科学中的重要基础课程，只有在学习和掌握人体正常形态结构的基础上，才能正确理解人体的生理功能和病理变化；否则，就无法区分人体的正常与

异常、生理与病理生理状态，更不能对疾病进行正确的诊断和治疗。因此，学习和掌握人体各器官正常形态结构知识，是为学习其他基础医学课程和临床医学课程奠定必需的基础。

病理生理学是基础医学理论学科之一，它同时还肩负着医学基础课程到临床课程之间的桥梁作用。它的任务是研究疾病发生的原因和条件，研究整个疾病过程中患病机体的功能、代谢的动态变化及其发生机制，从而揭示疾病发生、发展和转归的规律，阐明疾病的本质，为疾病的防治提供理论基础。

诊断学是运用医学基本理论、基本知识和基本技能对疾病进行诊断的一门学科，也是从基础学科过渡到临床医学各学科的桥梁课。

此外，临床各专业学科如各种影像学、外科学、内科学、妇产科、儿科、五官科等，都是红外诊断的重要基础。

除了解剖和病理生理学、诊断学和临床医学各学科的基础，丰富的临床经验和循证医学的法则也是必不可少的，所以从事红外热像诊断的医生应该是临床医学知识和临床经验丰富的医生。

2. 临床医生应具备中医学基础 由于红外热像是了解人体温度分布的功能影像学，所以中医八纲辨证中的寒热比较清楚地反映在红外热图上。中医学理论体系，是包括理、法、方、药在内的整体，是关于中医学的基本概念、基本原理和基本方法的科学知识体系。它是以整体观念为主导思想，以精气、阴阳、五行学说为哲学基础和思维方法，以脏腑经络及精气血津液为生理病理学基础，以辨证论治为诊治特点的独特的医学理论体系。

红外热像是根据人体温度分布，继而运用热像仪测量和显示体表温度的细微变化及深部组织器官在病理状态下的体温调节，以确定病灶的部位和病变程度。中医方面，由于临床诊断多以望、闻、问、切这四种方式为主，医生从患者那里获得的客观资料有限，这导致其诊断结果容易受主观因素的影响而发生偏差。同时，国内外学者在对传统中医进行学术研究的过程中，有时也同样因为缺乏客观依据而面临一些困境。红外热像仪的使用，恰好解决了这些棘手的问题，它使中医基础理论中的许多概念，如"气""经络""穴位"等上升到了一个客观高度，临床医生及研究学者可以借此对其拥有直观的认识，从而更好地促进中医学的发展。而且由于红外热像技术的日益发展，诊断技术日益完善、准确和规范，临床诊断的应用范围也日益扩大，这给临床医生提供了又一先进的诊断手段。中医"寒热温凉"等诊疗信息长期以来靠中医传统的望闻问切"四诊"来感觉，如今借助医用红外热像仪可以实现"可视化"。

3. 计算机技术 随着计算机技术的不断发展和计算机的不断普及，计算机在各个行业的发展中都得到了广泛的应用。当前医院信息化建设的不断推进，改变了原有医院业务和医院工作开展的方式；同时，对医务人员的计算机水平也提出了更高的要求。

红外热像检查也是一种高科技现代诊疗技术，在诊疗的过程中涉及用户信息的输入、输出，图像处理技术，报告编辑处理技术，图像或报告的远程传输和远程诊断，信息管理、信息系统数据分析统计等。因此，使用红外热像仪的临床医护人员应具备熟练的计算机使用技术和互联网传输技术。

此外，从事红外热像诊断的医生还应具有良好的沟通表达能力，态度和蔼、耐心。

六、正确诊断的注意事项

正确诊断的措施要求红外评估人员要排除干扰性因素，识别生理性热源，诊断病理性热源，结合临床正确分析热图，并遵循循证医学的原则，出具红外热像的诊断报告。

（一）去除各种干扰因素

红外热像检查是检测人体自身的热辐射，有许多的干扰性因素会影响人体自身热源。因此，正确地去除干扰性因素需要临床医生不断积累经验，以便准确分析热图。常见的干扰热源有以下几种：

1. 头发的干扰热源，如女性额头刘海的分布造成额头的热源分布不均，所以检查前应带上发卡，充分暴露额头部。

2. 头后部秃顶的干扰热源（彩图 16-1）。

3. 头后部旋的部分头发比较稀疏，出现点状的高热点（彩图 16-2）。

4. 围巾、项链引起颈部的异常热图（彩图 16-3）。

5. 穿 V 领衣服引起的胸骨上段 V 型低温区（彩图 16-4）。

6. 女性胸部内衣过紧，乳腺胸罩留下的积存热（彩图 16-5）。

7. 腰带过紧引起的积存热（彩图 16-6）。

8. 跷二郎腿引起的双腿不对称（彩图 16-7、彩图 16-8）。

注释：双侧腿部代谢温图不对称，左腿搭到右腿上，造成左腿后方和右腿前方位的异常干扰热图。

9. 久坐后臀部留下的积存热（彩图 16-9）。

10. 贴敷等的异常干扰（彩图 16-10）。

11. 各种手术后留下的疤痕热（彩图 16-11）。

12. 身体出汗后留下的汗点（彩图 16-12）。

（二）识别生理性热源

1. 女性哺乳期引起乳房的整体高代谢热（彩图 16-13）。

2. 女性乳房先天或后天哺乳的双侧乳房不对称（彩图 16-14）。

3. 胸部胸肌发育有不对称的代谢热（彩图 16-15）。

4. 男性腹部脂肪堆积引起的腹部低温（彩图 16-16）。

5. 左利手或右利手引起的上肢轻微不对称（彩图 16-17、彩图 16-18）。

（三）结合临床

任何影像学检查只有结合临床资料才能避免做出错误诊断，红外热图也不例外。应根据患者的情况，补充询问病史、体检，并做记录。

1. 检查前、后察看患者的体表是否存在影响诊断的因素，并做记录。

2. 对资料不完整、疑难或罕见病例，检查者要深入临床科室了解患者的情况。

3. 要不断总结经验，纠正错误。对检查后手术、病理诊断的病例要"追踪"。

4. 检查者对检查部位的局部解剖，特别是血管分布情况要有充分的认识，熟悉各部位的正常高温区（如腋部、乳下）及低温区。

5. 强调两侧对比温度，高温（或低温）区形态，高变区与周围组织的温差。更要仔细观察血管形态、温差。双侧性病变者更应检测多个高温区与周围组织的温差。

6. 检测部位图像以高温部位调成白色，背景为黑色为最佳，这样图像更清晰，对比更明显。看图过程中不断变换窗宽和窗位，以求从不同的状态下看到热图的分布、走势和形态，即热断层的过程。

7. 先将异常热图找出，区分哪些是正常热图，哪些是异常热图（注意排除体表影响因素），再从整体全面分析热图。

8. 观察热图要仔细，必要时要从不同角度观看热图。

9. 分析热图时必须紧密结合临床，不能脱离临床做诊断。可先采用逆向思维法，即先根据临床表现考虑哪些疾病，再从热图进行排除诊断，最后得出一个或两个较为确实的诊断。

10. 对较为疑难或罕见疾病，在深入了解病史及临床资料的基础上，与临床医生共同商量，必要时进行随访、追踪。

第四节　中医红外热像仪的临床应用

一、红外热像仪的使用场所

1. 各级医院的体检中心、健康管理中心，民营体检中心用于疾病的一站式筛查，早期发现重大疾病，亚健康和身体健康状态的评估和分析。

2. 在综合医院的疼痛科、骨科、康复理疗科及中医医院的中医科、针灸推拿科、治未病科等临床各科，辅助疾病预警、筛查和诊断、辨证分型及疗效评价。

二、在偏颇体质及亚健康评估中的应用

1. 亚健康状态检测。

2. 重大疾病，如中风后偏瘫、乳腺癌切除术后等早期预警筛查。

3. 对疼痛性疾病，如头痛、神经痛、关节疼痛、颈肩腰腿痛、肢痛症等的筛查。

4. 对全身各部位浅表炎症，如鼻炎、副鼻窦炎、口腔炎症、咽喉炎、甲状腺炎症、上呼吸道感染、肺炎、胆囊炎、阑尾炎、胃肠炎、前列腺炎症、妇科炎症等的预警。

5. 周围神经疾病，如各种偏头痛、脊髓损伤、面瘫、面肌痉挛、三叉神经痛等的检查。

6. 血循环早期障碍疾病，如脑血管病变、心肌供血不足、血栓闭塞性脉管炎、静脉曲张、糖尿病等的诊断及疗效观察。

7. 皮肤疾病，如烧伤与冻伤面积与深度的检查与疗效观察。

第五节　中医红外热像仪的优势、存在问题

一、红外热像仪的优势特点

1. 功能影像诊断　红外线诊断属影像学诊断之一。当前影像学诊断大致分为两大类：①组织形态影像学：如 X 线、CT、B 超、核共振等，以观察人体组织形态结构改变为主，当人体出现病变或结构变化时，就能作为诊断依据。传统的组织形态诊断设备对组织器官形态上发生器质性的病变有能定性并准确的结果。②功能影像学：以功能变化为主，如红外线，当人体出现功能性变化时，这种变化可能尚未发生任何结构改变，而此时就能提供诊断的依据或预警。

2. 无辐射性，对人体无伤害　①红外热像仪被动接受人体的自身辐射而形成热图像，在摄取热图像过程中，人体不接受 X 线、超声波、电磁波的作用，这种诊断方法对人体绝对无害，可用于各类患者，包括孕妇、胎儿，可随意频繁使用。②非接触、非介入测量，患者无任何痛苦，检查方法简便迅速，特别适用于门诊。

3. 实时、动态跟踪　①一次可以观察多个脏器甚至全身，可作为探索性检查，进而再进一步重点观测或做其他辅助检查。尤适用于健康检查。②可进行连续的动态观察，将不同时间的温度进行对比分析。体表温度随体内外环境的改变而改变，红外热图可以连续观察其动态变化，并可通过记录器录像，进行重复分析。因此，可充分观察血液循环改变的规律，这是其他方法所不能解决的。经统计学处理，可将不同时间、不同条件、不同部位的记录图像和计量、计数资料导出，进行比较分析。

4. 灵敏度高、反应灵敏　精确度高，分辨率高，采用非制冷焦平面的红外摄像头，可以极其敏感地（小于 0.05℃）接收人体细胞新陈代谢所产生的热辐射。通过特有的成像和"由表及里"的层析技术，测定体内异常热源的分布、深度、强度、形态及走势，从而全面、真实、动态地反映由人体代谢热所表达的整体健康状况。高清晰度彩色图像：伪彩的由冷暖色调组成的色条，由白到黑直观的色彩和层析上的变化，加上丰富的

软件处理功能，便于分析诊断，即查即果，不致延误诊疗。

5. 信息存储大，便于复查 信息贮藏存量大，便于复查对比，对于颈椎病、腰椎病、中风后遗症等多种疾病可以反复检查，进行治疗前和治疗后的疗效评估。

6. 快捷方便 一次检查只需 3～5 分钟，无需特殊准备。对工作人员也无需任何防护。并且可以对接医院的软件系统，实时传输报告和图像数据，大大提高了工作效率。

7. 应用范围广、临床价值大 详见本章第四节相关内容。

8. 整体、系统化 西医学重形态、结构、理化分析；中医学重功能，强调整体。红外热像技术的计算机处理功能可对患者进行反复多次、长期、连续、动态的跟踪检查和客观记录，对医师整体、系统地观察病情的进展趋势尤其是肿瘤或体内炎症病灶非常有利。

二、红外热图的缺点、不足及弥补方法

红外热像敏感度很高，对温度的捕捉可以达到 0.02℃，这是红外热像成像的优点，但同时由于灵敏度很高，而人体温度又容易受环境、饮食、季节、情绪的影响，所以红外热图容易受外界的干扰。此外，红外热图反映的是物体表面的温度，在医学上，对于深层组织、器官，尤其是肥胖者的深层组织、器官较难观察。可以通过规范采图和注意事项设法排除干扰因素。红外热成像检测和其他任何影像学诊断一样，各有其优缺点，都有一个相互补充、修正的问题。临床医生必须提供准确的病史、体征、实验室检查及其他影像学诊断资料，排除各种干扰因素，综合考虑，才能做出较符合实际的诊断。

红外热成像检测仪是功能性的检测设备，它能把人体的体质寒凉及温度、脏腑信息清楚地表达出来，但由于受干扰因素比较大，需要临床医生结合患者的临床主诉和症状进行综合分析，所以目前对医生的依赖性还比较大。红外诊断的标准还没有权威的数据和诊疗规范。另外，中医设备信息化的使用和建设都处于一个起步的阶段，标准的数据和报告输出是中医诊疗的基础，红外热成像自动化报告、人工 AI 智能分析数据及自动报告处理系统，这些都是目前急需研究的课题。

第十七章　经络检测仪

经络有运行气血、感应传导的作用，通过经络的传导，内脏的病变可以反映于外，表现于某些特定的部位或与其相应的官窍。中医经络仪基于中医基础理论、生物电理论、良导络理论和生物全息论，采集人体十二经原穴的生物电，应用计算机技术对数据进行分析对比，形成经络能量指数，以不同颜色和数值的柱状图形式，显示十二经络及相关脏腑的功能状态，指导医师判断失衡经络及相关脏腑的虚实盛衰，预测警示人体健康状况及疾病趋势，辅助临床诊断。其发展有助于推动中医客观化、标准化。本章简要探讨经络检测仪的原理、应用及存在的问题。

第一节　经络的现代化研究

一、中医经络理论

经络，是经和络的总称。经，又称经脉，有路径之意。经脉贯通上下，沟通内外，是经络系统中纵行的主干。在正常生理情况下，经络有运行气血，感应传导的作用。《灵枢·海论》曰："夫十二经脉者，内属于腑脏，外络于肢节。"人体是由五脏六腑、四肢百骸、五官九窍、皮肉脉筋骨等组成的，它们虽各有不同的生理功能，但又共同进行着有机的整体活动，使机体内外、上下保持协调统一，构成一个有机的整体。这种有机配合、相互联系，主要是依靠经络的沟通、联络作用实现的。

当发生病变时，经络就成为传递病邪和反映病变的途径。《灵枢·九针十二原》曰："五脏有疾也，应出十二原，而原各有所出，明知其原，睹其应，而知五脏之害矣。"经络是外邪从皮毛腠理内传于五脏六腑的传变途径。由于脏腑之间有经脉沟通联系，所以经络还可成为脏腑之间病变相互影响的途径。

《灵枢·经脉》曰："经脉者，所以决死生，处百病，调虚实，不可不通。"通过经络的传导，内脏的病变可以反映于外，表现于某些特定的部位或与其相应的官窍。由于经络有一定的循行部位和络属的脏腑，它可以反映所属脏腑的病证，因而在临床上，就可根据疾病所出现的症状，结合经络循行的部位及所联系的脏腑，作为诊断疾病的依据。《伤寒论》的六经辨证，也是在经络学说的基础上发展起来的辨证体系。在临床实践中，还发现在经络循行的通路上，或在经气聚集的某些穴位处，有明显的压痛或有结节状、条索状的反应物，或局部皮肤的形态变化，也常有助于疾病的诊断。

二、生物电理论

生物电是生物的器官、组织和细胞在生命活动过程中发生的电位和极性变化。它是生命活动过程中的一类物理、物理－化学变化，是正常生理活动的表现，也是生物活组织的一个基本特征。

生物体具有应激性，即当它受到一定强度（阈值）的刺激作用时，会引起细胞的代谢或功能的变化。这种引起变化（兴奋）的刺激要有一定的变化速率，缓慢地增强刺激强度不能引起应激反应。如用直流电作刺激，通电时的应激反应发生在阴极处，断电时的应激反应则发生在阳极处。应激反应之后，要经过一段恢复时期（不应期），才能再对刺激起反应。在应激反应过程中，常常伴有细胞膜电位或组织极性的改变。生物体内广泛、繁杂的电现象是正常生理活动的反映，在一定条件下，从统计意义上说生物电是有规律的、一定的生理过程，对应着一定的电反应。因此，依据生物电的变化可以推知生理过程是否处于正常状态，如心电图、脑电图、肌电图、经络检测等生物电信息的检测等。

人体在生命活动中产生生物电，正常人的生物电流动处于平衡状态，如果由于内在或外在因素使人致病后，病变不论侵袭于任何部位，人体各组织器官的任何生理、病理变化都可导致人体局部失调而引起相关穴位生物电变化，使之生物电流失去平衡。这种表现在经络测量中都会有所反应，健康人群各条经脉的电阻基本处于相对平衡，机体表现为亢进时穴位电阻值下降，表现为衰退时穴位电阻值升高，人体发生病变时穴位电阻值失去平衡。经络检测仪通过采集穴位电阻变化的数值，结合大数据关联分析，便可发现人体经络是否受到了外界寒热等刺激，从而诊断经络的气血运行情况、经络虚实寒热等病理性变化。

三、良导络理论

良导络理论是 20 世纪 50 年代，由日本中谷义雄博士在一个肾病肾病患者身上进行测试时所发现的一种生物电子测量法。良导络为皮肤通电良导络的简称。检测过程为一手握住一端电极，另一端电极放置于受检者皮肤部位或目标区域，持续释放 9～12V 电压，便可获得电流表上面的指数。导入直流电到受检者皮肤点位后，会发现一系列导电量高于周围皮肤的点，这些点命名为良导点。将这些良导点连接之后，发现与经络的循行路线相似，便称为良导络。电阻有相反的作用，电阻大电流量小，因此良导络为电阻小的系统，即电流容易通过的系统。良导络也证明了经络现象或状态。通过科学观察，关于良导点及良导络可以有如下的理论表述：①良导络与经络相似，为皮肤通电电阻较低的络状线；②良导点为良导络上面电阻最低的点；③良导点由交感神经兴奋性局部提高所引起；④良导络是交感神经兴奋升高所引起[1]。

中谷义雄博士继续研究发现，以良导络上面的某个良导点代表一条良导络，结果发现了可以作代表的良导点，被称之为该良导络的"代表测定点"。与中医针灸学的穴位作对比发现，这些代表测定点多为中医针灸学的十二原穴。此后，美、法、德、韩等各国医学家的反复试验都证实这种良导点与良导络乃是五脏六腑功能状态反映在体表的一种形式，是由原穴测定皮肤电阻、电流的客观基础。这些穴位的确定是经过古今中外的医学家、科学家们所做的大量实践证实的，这也是中医经络检测确定测量点的原理。

四、生物全息论

"全息"一词，最开始出现于物理学，是"全部信息"的简称，信息是指客观事物的具体性表现。生物全息现象是普遍存在的现象，是指一个生物体的局部和整体之间的关系。山东大学教授张颖清在《全息生物学》一书中从生物胚胎发育的角度探讨生物具有全息现象的原因。指出物体上任何一个细胞、器官或部分，都有着与真正胚胎相同的发育原因，都含有与真正胚胎相同的基因，于是也就可以体现出是整体缩影的胚胎性质。于是张颖清教授就把生物体上这样一个个相对独立的部分，叫做"全息胚"。头、耳、鼻、眼、手、足等皆是全息胚。

中医诊断学在诊察方法上表现出鲜明的内外相通的思维特征，在诊察疾病的过程中，注重搜集机体生命活动外在的表面征象，以推断机体内在的病理发化。《内经》认为，在面部、眼部、耳、鼻、皮肤、寸口等局部区域均含有整体信息，能反映全身阴阳气血津液和五脏六腑的功能状态；近代又完善了耳诊、鼻诊等内容，发展了面色诊病、手足诊病、指甲诊病、第2掌骨诊病等全息诊断术。

经络学说显示人的手和体内器官密切联系，在双手上有12条正经经脉的86个经穴和224个奇穴，集中了跟体内所有器官都有关联的经穴。在手指分经主病中，手诊主病的脏腑经络归属现有两种观点，其中，刘剑峰、张延生两位研究者认为：拇指归脾胃经，食指归肝胆经，中指归心、小肠经，无名指归肺、大肠经，小指归肾、膀胱经。王大有认为：拇指归脾胃经，食指归肝胆经，中指归心包、三焦经，无名指归肺、大肠经，小指归肾、膀胱经（图17-1）。

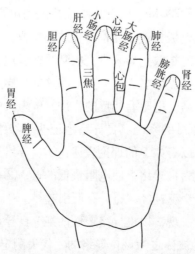

图 17-1　十二经络手部反射区

第二节 电阻抗检测技术与中医经络检测仪

一、概述

生物电阻抗测量技术是一种无创、无辐射的生物检测技术，该技术通过生物组织器官的阻抗、导纳、介电常数等电气特性来提取人体的生理、病理情况等生物医学信息[2]。它通常是借助置于体表的电极系统向检测对象送入一微小的交流测量电流或电压，检测相应的电阻抗及其变化，然后根据不同的应用目的，获取相关的生理和病理信息。其具有无创、无害，操作简单和功能信息丰富等特点，医生和患者易于接受。人体的基本构造单位是细胞，细胞被一层具有特殊结构和功能的半透膜所包被，称作细胞膜或质膜，它允许某些物质有选择地通过，同时严格保持细胞内物质成分的稳定，细胞膜不但是细胞和周围环境之间的屏障，也是细胞接受外界或其他细胞影响的门户，细胞膜的性质及其变化从细胞层次反映了人体生理、病理状态及变化。

生物电阻抗测量技术起源于生物电理论。1780 年，意大利科学家 Galvani 研究了蛙的神经肌肉行为[3]。19 世纪 70 年代，德国科学家 Herman 通过实验测试获得骨骼肌的电阻，并得到了骨骼肌的电阻值会随电流方向的变化而变化的结论，且垂直于骨骼肌方向上的电阻值约为沿骨骼肌方向电阻值的 4 到 9 倍[3]。Sapegno 等人在 1930 年通过交流电桥的方法得到生物组织的电容值，这是首次测得生物组织的电容值。20 世纪初，Cole K. S. 在总结前人研究成果的基础上，利用复平面分析生物电阻抗特性，并认为其轨迹是一段圆弧，随后又与 Cole R. H. 一起建立了 R-C 三元件生物组织的等效电路模型，该模型的建立为生物电阻抗的研究指明了方向，1957 年 Schwan 提出著名的频散理论，清楚地阐明在不同频率段时生物组织会呈现出不同的电阻抗特性，进一步完善了生物电阻抗理论测量，至此生物电阻抗测量理论基本成型[4]。

在我国国内，也有大量的学者对生物电阻抗测量技术进行了深入的分析与研究。第四军医大学的付峰、董秀珍等开发了一套用于测量分析生物组织复阻抗频率特性的测量系统，该系统采用四电极法测量离体生物组织复阻抗。清华大学电机系的吴润泽、高小榕等人开发了一套多路独立人体生物电阻抗测量系统，主要是采用奇异值分解方法分解胸部阻抗信号。北京化工大学的宋凤娟、金翠云利用微电极微尺寸的特性，跨越角质层达到表皮层，提高生物电阻抗的测量精度。上海大学的毛光金、沈林勇等设计了圆柱硅胶电极，实现了对生物病变组织的实时在线测量与分析。

随着生物技术的不断发展进步，生物电阻抗技术的发展进入应用研究阶段，在人体血流图、人体成分分析、电阻抗断层成像等方面取得了突破性的进展，同时也为专注于生物电阻抗技术的广大学者指明了研究方向。生物组织的电阻抗特性包含丰富的生理信息和病理信息，利用这些信息实现对生物体组织和器官的无创功能评价是生物电阻抗技术的最大优势。生物电阻抗技术能够将与生物组织器官的功能有着密切联系的电特性信息提取出来，对人体组织中包含的血液、体液、气体、肌肉、脂肪等各种组织成分具有很强的区别能力，同时对于血液的流动与分布状况、肺泡内的血气交换、体液的位移变化等对生物组织电特性产生影响的内部因素能够进行有效的鉴别。

二、研发历史

（一）国外研究现状

公元 6 世纪左右，中医理论由中国传入朝鲜和日本，16 世纪左右又传入欧洲，中医经络的研究受到国外学者的关注[5]。20 世纪 30 年代，日本清水 Yoshitaro 在对皮肤电阻信息测试时，发现了针灸点具有电学特性[6]。20 世纪 50 年代初，日本的中谷义雄提出了经穴的低阻特性，并将其命名为"良导点""良导络"，"良导络"的循行路线与经络基本一致。1985 年的 Vernejoul P 在法国首次运用同位素示踪和 Y 照相机显像研究经络学说。1970 年法国的 J. Borsarello 第一个运用红外热像图的方式研究经络。1984 年 Eory 在匈牙利首次用二氧化碳测定仪对经络进行研究。1952 年日本的藤田六郎是首位提出系统的经络学说并写出专著的人[7]。2022 年 4 月份，国际期刊《循证补充和替代医学》发表论文显示，研究人员在心包经手臂部分获取超过 20cm 长的清晰经络荧光影像，清晰地观察到沿人体经络穴位迁移的连续荧光线。这项工作为证实中医经络的存在提供了有力佐证，中国中医科学院和美国哈佛大学医学院的科学家参与了协作与验证，这是自 20 世纪 80 年代使用放射性同位素手段示踪之后，科研人员首次在人体采用全新的示踪方法获取到经络轨迹。

（二）国内研究现状

国内的现代中医经络研究始于 20 世纪 50 年代[3]。1954 年开始，张协和（原机械工业部机械科学研究院副院长）利用电子技术进行中医经络研究，独立发明了填补国内外空白的经络测定仪，证明人体经络现象的客观存在，在国内外引起轰动。1958 年他在《健康报》《中医杂志》发表《经络测定的诊病原理与使用方法》《京 I 型经络测定仪使用方法与构造》等论文。1956 年中国将经络的研究列为全国自然科学发展规划重点项目。1973 年卫生部按统一的方法和标准在全国 20 余省市组织进行 20 万例的人群普查，观察循经感传现象，以后又对英、法、德、美、非洲等不同人种做了近千例的循经感传观察，证明其在人类当中无人种和地域的差别。1996 年陈国镇等发表了历经 6 年、以电子仪器测试 30 位志愿者之大肠经及心包经所得上万条曲线的分析，建立了经络电性的新模式。20 世纪 70 年代，南京谢氏导平医学研究所研制出经络导平治疗仪，解放军 309 医院的协作组、中国中医研究院针灸科、中国科学院生物物理研究所对循经感传做了系统研究[8]。20 世纪 80 年代，国家中医药管理局、国家科委和卫生部制定了

"七五"经络研究项目"十四经脉客观检测"[9]。"八五"期间，中国中医研究院针灸研究所发现了"循经低流阻通道"。20 世纪 90 年代，中国医学科学院基础医学所对"循经感传机制"进行研究。1993 年，西安东方医学工程研究所研制了诊断仪；解放军 304 医院研制出了 DTC-1 穴位测温仪；济南大学研制出了中医经络状态系统测量仪。2004 年开始，北京身心康科技有限公司对中医经络检测进行了深入的研究，优化检测技术，完善数据诊断算法模型，结合现代科学技术，于 2011 年注册了国内首台中医经络检测设备，并不断地进行技术升级与更新，在 2013 年研发生产了具有发明专利的掌型经络检测仪，并应用于全国 1000 余家医疗机构，开启了经络检测设备临床大范围应用的序幕。

三、中医经络检测仪展示

（一）电导法穴位测评中医经络检测仪

电导法穴位测评中医经络检测仪（图 17-2）是在中医经络理论指导下，应用人体生物电原理及高科技电子技术研制开发的一款中医诊断设备。通过采集人体十二经原穴的生物电，应用计算机技术对数据进行分析对比，形成经络能量指数，以不同颜色和数值的柱状图形式，显示十二经络及相关脏腑的功能状态，指导医师判断失衡经络及相关脏腑的虚实盛衰，预测警示人体健康状况及疾病趋势，辅助临床诊断。

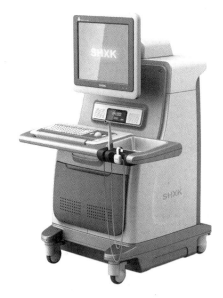

图 17-2　电导法穴位测评中医经络检测仪（型号：SHXK-JL-100F）

电导法穴位测评中医经络检测仪以中医经络理论为基础，选取人体十二经络位于手足的共计 24 个穴位（多为原穴），取穴位置依照国家标准确定。工作时，将电极夹子夹住被测人左手掌心，工作人员手持检测探头，依次检测被测人相应的 24 个经络穴位的导电量。计算机收到穴位导电量的数据后，转换为经络能量指数，并最终将计算结果以柱状图方式显示，实时反映人体经络脏腑变化的趋势，为中医师提供临床参考。

产品功能：疾病风险预警、十二经络数据采集、疗效动态监测评估、中医经络时辰显示、脏腑辨证与病证分析、穴位采集图示靶向定位、检测过程智能语音管理、直观经络测评动态分析、中医体质辨识与病风险预警。

北京身心康科技有限公司作为国内首台中医经络检测的注册单位，其研发改进中医经络检测技术历时近十年，聚集了众多中医经络专家学者及计算机专业技术人员，参考了大量有关经络、生物电及良导点、良导络等方面的文献，临床进行了数万例的试验。在未病预警、体质分型、疑难病因分析、疾病定位定性方面具有科学、系统、全面的优势，是临床医师在四诊的基础上诊断治疗的一种全新的中医检测仪器。2018 年中华中医药学会发布的《中医治未病技术操作规范 – 电导法穴位测评》的中医经络检测技术标准，北京身心康科技有限公司参了本次标准的制定工作。

（二）掌型全自动采集经络检测仪展示

掌型全自动采集经络检测仪（图 17-3）是以中医经络、现代全息理论为基础，通过采集人体十二经络位于手部反射区的电生理信号，应用计算机模拟中医临床诊断分析，以数字、图形、中医辨证等方式呈现检测报告，其包含 5 大模块（经络辨证、脏腑辨证、体质辨识、情志评估、气血分析）的分析，并包含治则指导及饮食、运动、茶疗、节气养生等调理方案，共计 10 余页，为临床诊疗提供辅助参考依据。可实现以下功能：①脏腑辨证与临床早期症状；②经络辨证与疾病风险预警；③体质辨识与健康调理建议；④情志评估与情绪压力状态；⑤气血分析与身体调试功能；⑥用药处方与适宜技术方案；⑦经络时辰与自我调理方案；⑧节气养生与天人合一方案。

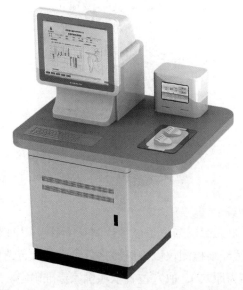

图 17-3　掌型全自动采集经络检测仪（型号：SHXK-JL-200F-C）

第三节　中医经络检测仪的组成与工作原理

一、电导法穴位测评中医经络检测仪

（一）组成

电导法穴位测评中医经络检测仪的基本组成包括测量仪器和经络检测软件。测量仪器包括恒定直流电源、参考电极端、测量电极端（检测探头）三大部分组成，使用防干扰屏蔽电线连接各硬件。配套经络检测软件记录被测量者的基本信息，提示测量穴位的定位图示，显示测量曲线，出具检测报告功能（图 17-4）。

[主要结构]

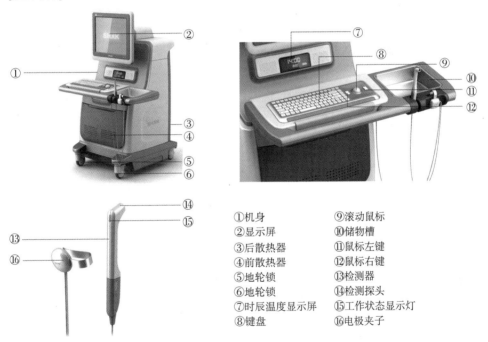

①机身	⑨滚动鼠标
②显示屏	⑩储物槽
③后散热器	⑪鼠标左键
④前散热器	⑫鼠标右键
⑤地轮锁	⑬检测器
⑥地轮锁	⑭检测探头
⑦时辰温度显示屏	⑮工作状态显示灯
⑧键盘	⑯电极夹子

图 17-4　电导法穴位测评中医经络检测仪的基本组成

（二）工作原理

选取人体十二经络位于手、足的 12 个穴位（多为原穴），左、右共 24 个穴位，取穴位置依照国家标准确定。工作时，将电极夹子夹住被测人左手掌心，工作人员手持检测探头，依次检测被测人相应的 24 个经络穴位的导电量。计算机收到穴位导电量的数据后，转换为经络能量指数，最终将计算结果以柱状图方式显示，实时反映人体经络脏腑变化的趋势，为中医师提供临床参考（图 17-5）。

工作原理图：

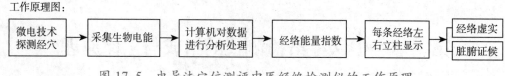

图 17-5　电导法穴位测评中医经络检测仪的工作原理

（三）性能参数

1. 模拟中医临床辨证定性分析，适用于临床医生的诊断参考佐证、临床用药和治疗指导，提高临床治疗效果。

2. 具有探测敏感度高、检测精度高的技术特点；检测结果可直观量化显示脏腑经络的"虚实盛衰、气血盈亏、人体系统平衡状态"。

3. 检测结果自动生成"中医辨证与病因病机"的提示，有利于对"病位、病性、病势"的分析，辨证结论符合临床基本证型。

4. 检测结果可自动提供"未病预警提示、中医体质辨识评估、中医健康管理方案"。

5. 检测结果可自动提供"诊疗处方建议、中医针对性理疗调理建议"。

6. 配备万年历（中医经络时辰表），直观显示十二经络对应十二时辰规律。

7. 软件系统具备检测结果自动存储功能、查询调阅功能、检测结果的对比分析功能。

8. 具有检测结果综合统计分析功能，超宽量程，适合各类人群患者。

9. 校准电阻电流：检测仪在正常工作时，探头与电极夹子之间的电流应为 $7.4\pm0.5\mu A$。

10. 重复性：检测仪在正常工作状态下，变异系数 CV ≤ 14%。

11. 稳定性：检测探头空载输出电压：直流 7.75V±0.3V。

12. 检测精度：0.1%FS。

13. 主机输入电压：AC220V。

14. 安全级别：Ⅰ类B型。

15. 具有防静电、防辐射干扰设计功能；可有效抑制灰尘、粉尘对设备的侵蚀。

16. 整机可任意推动、移动，操作便捷。

二、掌型全自动采集中医经络检测仪

（一）组成

掌型全自动采集中医经络检测仪由掌型采集端、工业计算器、UPS、子午流注仪、掌型中医经络分析软件组成。手掌指尖及中指第二指关节包含了十二经络的反射区，全息理论注重搜集机体生命活动外在的表面征象，以推断机体内在的生理病理发化，检测只需将双手放到掌型采集器上面，设备便可进行全自动检测过程；80秒后，设备将采集到的数据上传至云平台；云平台通过数据模型的计算，将最终结果以柱状图显示，得出经络、脏腑、体质、气血、情志及处方、调理检测等结果，为临床中医师提供辅助参考。

（二）工作原理

掌型全自动采集中医经络检测仪，依据中医经络、全息、生物电等基础理论，融合现代大数据、人工智能、云计算、云网架构等技术，是坚持"中医思维＋原创＋现代科技＋转化"的完美呈现。通过拥有发明专利的掌型经络数据采集单元，采集体征数据的汇总、运算、分析，针对人体经络、脏腑、气血、体质、情志等进行全面系统的检测评估。直观动态地反映人体十二经络、五脏六腑、9种体质、气血指数、情志指数等功能的变化趋势，精准量化"未病""欲病""已病"程度，及时掌握重大疾病风险与关联症状病因。中医与现代技术的融合，实现了多维度条件下中医健康评估，实现对人体"未病""欲病""已病"的一个整体认识和判断，精准指导检后健康管理及中医诊疗服务。

（三）技术参数

1.通过经络检测，模拟中医临床辨证分析的功能。

2.具有全自动掌型中医经络信息采集功能。

3.中医经络数据信息采集时间 ≤ 2 分钟。

4.检测结果可显示经络传感数据，且具有经络虚实与疾病关联症状及风险提示。

5.检测结果可自动生成"脏腑辨证提示"，辨证结论符合临床基本证型，可为临床提供辅助诊断依据。

6.检测结果包含多经分析模型，可提供 2 种疾病的关联症状及风险描述。

7.检测依据经络传感数据全自动进行中医体质辨识评估分析，无需问卷，并且具有针对性的中医体质健康管理方案。

8.检测结果包含气血及情志状态分析，并通过图形颜色进行表示。

9.具有个性化调理建议功能，检测结果可自动提供个性化"诊疗处方建议、中医针对性理疗调理建议，二十四节气针对性调整建议"。

10.配备万年历（中医经络时辰表）功能。

11.信号源输出电压：$7.75 \pm 0.3V$。

12.重复性：检测仪在正常工作状态下，变异系数 $CV \leq 15\%$。

13.稳定性：检测单元空载输出电压直流 $7.75 \pm 0.3V$。

14.检测精度：$\leq 0.1\%FS$。

15.主机功率：$\leq 300W$。

16.主机输入电压：$\leq AC220V$。

17.安全级别：Ⅱ类。

18.可拓展远程医疗技术功能，技术需满足国家卫生健康委《远程医疗信息系统建设技术指南（2014 版）》内关于中医远程医疗的建设要求。

第四节　中医经络检测仪的安装、使用环境及操作要点

一、电导法穴位测评中医经络检测仪

（一）使用环境

1. 温湿度适宜，春、夏季温度建议为 24 ～ 27℃。

2. 相对湿度建议为 < 60%，秋、冬季温度建议为 20 ～ 22℃，湿度建议为 ≥ 35%。

3. 电源电压 AC220±22V，50±1Hz。

4. 检测室应保持整洁、安静，周围环境应安静、清洁。

5. 任何人员不得随意进入检测室。

6. 检查电源、检测系统是否处于良好状态，检测物品物料是否齐全。

7. 检测过程中，严格遵守操作规程，以免损坏检测系统。下班前，切断电源，整理所用的物品，检查仪器使之处于良好的备用状态。

（二）操作要点

1. 开机前检查仪器、部件（如检测探头、电极夹子）、打印机等设备是否连接良好，开机后检测系统、检测探头、打印机等设备是否运行良好。

2. 提示被测者取出所带金属、磁性物品及通信器材，脱掉鞋袜平卧或坐在检测床上；进入"中医经络检测仪检测操控系统"，录入被测者的基本情况（姓名、性别、出生年月日等），准备检测。

3. 检测师戴上薄膜手套、口罩。

4. 用 75% 的酒精棉球擦拭被测者的待测穴位及左手掌心，以清洁该部位。

5. 将一次性探测介质置入检测探头。

6. 将电极夹子夹在被测者的左手掌心，开始检测。

7. 检测师左手持生理盐水棉签，擦拭待检穴位，右手持检测器，对已擦拭穴位进行检测。

8. 检测中，检测师不应接触被测者的皮肤，平心静气，动作轻柔，压力均匀，不应摆动。

9. 显示屏系统显示的线条应为一根平行直线，弯曲或未走到终端都是无效，必须重测。

10. 检测过程中穴位探测不到，应变换角度，稍微加大力度，直至检测线出现。

11. 检测完毕打印报告单解读。

12.清理仪器部件，使之处于良好的备用状态。

13.检测十二经络手足的 12 个穴位（多为原穴，图 17-6），检测双侧；先右后左，先上后下。

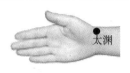

①手太阴肺经取太渊，定位在掌后横纹桡侧端，桡动脉桡侧凹陷处；

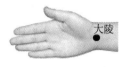

②手厥阴心包经取大陵，定位在腕横纹中央，掌长肌腱与桡侧腕屈肌腱之间；

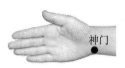

③手少阴心经取神门，定位在腕横纹尺侧端，尺侧腕屈肌腱的桡侧凹陷中；

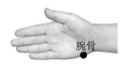

④手太阳小肠经取腕骨，定位在手背尺侧，豌豆骨前凹陷中；

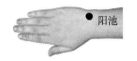

⑤手少阳三焦经取阳池，定位在腕背横纹中，指总伸肌腱尺侧缘凹陷中；

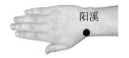

⑥手阳明大肠经取阳溪，定位在腕背横纹桡侧端，拇短伸肌腱与拇长伸肌腱之间的凹陷中；

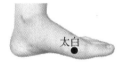

⑦足太阴脾经取太白，定位在第一跖骨小头后缘，赤白肉际；

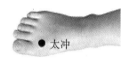

⑧足厥阴肝经取太冲，定位在足背，第一、二跖骨底之间凹陷中；

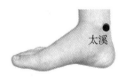

⑨足少阴肾经取太溪，定位在内踝与跟腱之间凹陷中；

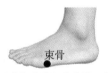

⑩足太阳膀胱经取束骨，定位在第五跖骨小头后缘，赤白肉际；

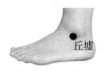

⑪足少阳胆经取丘墟，定位在外踝前下方，趾长伸肌腱外侧凹陷中；

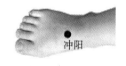

⑫足阳明胃经取冲阳，定位在足背高处第二、三趾间的缝纹端上 5 寸（约合被检测者本人 5 个大拇指的宽度）。

图 17-6　电导法穴位测评中医经络检测仪穴位采集点

（三）受检者的注意事项

1.由于孕妇、婴儿及植入起搏器者等自身状况的特殊性会影响检测数据的准确性，因此禁止检测。

2.不正常的饮食及起居会暂时影响报告，因此过饥过饱不宜检测；测量前 8 小时，请不要饮酒、咖啡及服用对神经系统有影响的药物，如安眠药。

3. 被测者应处于稳定状态，检测前请至少休息 15 分钟；在冬、夏季室内外温差大的情况下应休息 30 分钟。

4. 进食或强烈运动后，如游泳、跑步，必须等待至少 1 小时后才能检测；手足必须保持正常状态。

5. 为避免电磁场的干扰，金属物件如手表、戒指、项链、眼镜等应该摘除，并与检测仪保持 1 米远距离；确认皮肤干净无油、无乳液等。

6. 为了取得精确的检查结果，检查时宜平卧或坐位，舒适放松。

（四）保养方法

1. 必须按照操作说明进行软、硬件系统的安装。

2. 严禁碰撞、挤压、倒置。

3. 严禁放在高温、潮湿、有腐蚀性、有放射性的地方，避免阳光直接照射。

4. 检测探头及电极夹子等部件连线不宜过度牵拉，以免脱落。

5. 保存好加密狗，丢失无法取得报告。

6. 严禁非专业维修人员拆卸检测探头。

7. 每次检测后，及时清理检测探头中的探测介质；每日结束后，用 75% 酒精棉签擦拭检测探头及电极夹子，以保持其清洁。

8. 严禁使用仪器上网，并尽可能不插接 U 盘，如必须使用，请在使用前应用杀毒软件查杀病毒，以防系统损害或数据丢失。

二、掌型全自动采集中医经络检测仪

（一）使用环境

1. 在温度介于 10 ~ 35℃、湿度介于 30% ~ 70% 范围内使用，并避免阳光直射仪器。

2. 静电会对经络检测仪造成严重损害，请在消除静电设施的环境中使用，且公共电网插座必须有效接地线。

3. 保持环境的清洁，灰尘及任何类型的液体进入仪器内部，会有损害仪器的危险。

4. 避免将本仪器与其他电器设备接在同一电源插座上，且仪器周围避免有产生磁场的设备和危险品；周围的磁场及不同电器之间的干扰影响，可能会导致数据丢失及设备的损坏。

5. 保持操作现场具有可靠的公共网络接入条件，否则本仪器将不能正常工作。

（二）操作要点

1.开机前检查 UPS 是否与市电连接，按下 test，启动 UPS。

2.显示器、中医子午流注仪处于开启状态。

3.按下主机开机键，输入账号密码，直接进入检测系统。

4.正式开始检测前，先进行个人信息的录入。

5.嘱受检者将身上所有手机、手表、钥匙链、戒指等金属物件离身。

6.将手掌触碰掌型检测单元两侧电极片后，按照卡槽位置放到掌型检测单元上（图 17-7）。要求：①双手略向下压；②手指伸直，与检测单元各极片保持良好的接触；③左手掌心劳宫穴对准极片；④中指前端与掌模边缘对齐；⑤手指上无戒指等饰品，无创口贴等异物包裹；⑥手保持干净清洁，未涂抹护手霜或沾染油脂等；⑦保持手的温度，寒冷季节检测前应在室内静休 15 分钟，以手不感觉到凉为准。

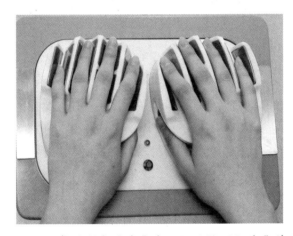

图 17-7 掌型全自动采集中医经络检测仪采集单元

7.然后点击软件的开始检测按钮，静待 80 秒，听到语音提示后，点击系统提交按钮生成报告并嘱受检者可以放下双手。

（三）受检者的注意事项

1.检测前 8 小时，禁止饮酒、饮咖啡和服用对神经系统有影响的药物。

2.受检者应处于稳定状态，检测前至少休息 15 分钟。

3.检测前，进食或剧烈运动后，至少休息 1 小时后进行检测。

4.因经期自身状况的特殊性影响到检测数据的准确性，不建议检测。

5.检测前，金属物件如手表、戒指、项链、眼镜等应摘除，并与检测仪保持 1 米远距离。

6.检测时，受检者须保证手部皮肤干净无油，无乳液等。

7.检测时，身体禁止接触手穴检测单元极片外的金属物品或墙壁。

8.禁忌证：植入心脏起搏器或人体安装金属材料者；孕妇及婴儿。

（四）保养方法

1. 清洁前，请先关闭仪器，拔下电源插头。

2. 经络仪严禁碰撞、挤压。

3. 严禁放在高温、潮湿，有腐蚀性、放射性的地方，避免阳光直射。

4. 使用蘸有清水并拧干的干净软布轻轻擦拭，请勿使用粗糙、不干净或带有腐蚀性的物品清洁仪器，切勿使用盐水、化学或者腐蚀性溶剂。

5. 勿使用手指或尖锐物品或硬物触碰液晶屏幕，以免造成屏幕刮伤或内部元器件的损坏。

6. 严谨非专业维修人员拆卸。

第五节　中医经络检测仪的应用、存在的问题与展望

一、中医经络检测仪的应用

中医经络检测仪从早期研发到现在应用于临床，经历了多年的技术提升与更新。随着现代科技大数据、云计算、AI等发展，中医经络检测仪也随之不断地提升与创新。当前，中医经络检测仪已应用于医疗、教学与科研工作中。在提升中医诊疗科技化特色化水平、增加科室品牌影响力及患者黏性、深化中西医协作联合诊疗工作体系、发挥中医"治未病"传播理念优势和强化中医药人才队伍继续培养力度等方面发挥重要作用。

中医经络检测仪在实际应用过程中所涉及的数据解读方法如下。

（一）经络传感数据

经络传感数据为报告内容的核心数据之一，以柱状图（图17-8）形式展现，结合红、黄、蓝、绿4种颜色，以区分经络传导异常情况。

1. M线　经络基准值，表示为24条经络传感数值的平均值。

2. 柱状图颜色　代表了经络气血运行的通畅程度及身体能量的变化，根据经络瘀堵情况，可按照红色＞黄色＞蓝色＞绿色划分。红色：经络传感数值≥H3或≤L3。黄色：经络传感数值＜H3，≥H2；或≤L2，＞L3。蓝色：经络传感数值＜H2，≥H1；或≤L1，＞L2。绿色：经络传感数值＜H1，＞M；或＜M，＞L1。

3. 传导值异常　指某条经络单侧或者双侧同向出现数值异常，柱状图颜色一般为红色、黄色、蓝色；风险程度为红色＞黄色＞蓝色。

4. 传导平衡异常　指某条经络的两个柱状图一条向上一条向下，方向相反。平衡异常柱状图的颜色分为红色、黄色、蓝色、绿色；风险程度为红色＞黄色＞蓝色＞绿色。

具体应用见下篇《中医诊断装备的应用》。

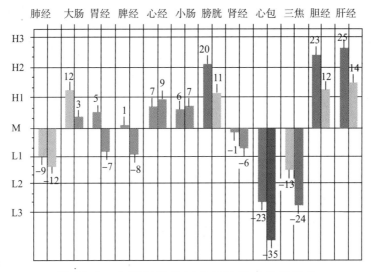

图 17-8 中医经络检测仪经络传感数据报告

（二）传感平衡数据

传感平衡数据表示 24 条经络整体的平衡度，从 5 个方面的数值分析情况，体现人体功能、生理虚实寒热的变化情况（图 17-9）。

传感平衡数据

项目	测定结果	标识	参考范围
自律神经	2.30	↑	≤ 2.0
阴/阳	1.12		0.8~1.2
上/下	0.85		0.8~1.2
左/右	1.35	↑	0.8~1.2
传导系数	55.02	↑	25~55

图 17-9 中医经络检测仪传感平衡数据报告

1. 自律神经 24 条经络数值分为 4 组，即手三阴、手三阳、足三阴、足三阳。自律神经为 4 组数据中最大值与最小值的比值，表示人体整体经络平衡，以及阴阳寒热偏盛偏衰情况。

2. 阴/阳 是全身阴经与阳经的比值，阴阳及脏腑功能的平衡状态。> 1.2 表示阴盛阳虚，有寒证；< 0.8 表示阳盛阴虚，有热证。

3. 上/下 是手三阴三阳经络与足三阴三阳经络的比值，表示人体上下经络平衡、手足协调的情况。> 1.2 表示上实下虚，表现为烦躁失眠。< 0.8 表示上虚下实，表现为注意力不集中，记忆力下降。

4. 左/右 是左半身手足经络与右半身手足经络的比值，表示人体左右经络平衡情况和脏腑经络基本功能。> 1.2 或 < 0.8 表示左右经络不平衡，身体某些部位会有疼痛，兼有血压问题，易中风。

5. 传导系数 是 24 条经络的数值总和除以 24 得到的平均值，表示经络气血运行的通畅程度，身体抵抗力、补偿调适功能和生理功能，对压力或病变有良好的抵抗适应力，营养状态等。一般情况下，> 55 表示气血旺盛，功能亢奋；< 25 表示体虚易病，抵抗力下降。

二、中医经络检测仪存在的问题

1. 检测探头的改进 因为电导法穴位测评经络检测仪对操作人员要求较高，压力过轻或过重均会影响测量结果。若采用恒定压力贴片式探头分别固定于经络穴位点，多通道同时采集，既减小了操作误差，又提高了测量速度。

2. 系统适用性 现阶段科技发展迅速，操作系统更新迭代较快，检测系统需不断升级与改进以保证系统与现代计算的契合性。

3. 疾病预警数据模型 这个是长久的过程，医学技术不断地发展，数据不断积累，可以增加如肿瘤、慢病风险评估的模型，在疾病发生早期阶段就能给出提示，与"治未病"思想不谋而合，更能体现中医学的强大之处。

三、创新性经络检测仪的特点

以往的健康检测仪体积较大，测量速度慢，对人体也会有一定的影响。掌型经络采集全自动检测仪体积小，采用恒流源且电流在微安级，测量电流对人体产生刺激较小，能够真实地反映经络电信息。

掌型经络采集全自动检测仪用手模跟手直接接触，测量时只需将手放于手模上即可，使得测量更加简单方便。

以往的健康检测仪都是单通道的，掌型经络采集全自动检测仪是多通道的。而且测量速度较以往的检测仪有了很大提高，80 秒即可测完 24 个经络信息，节省了时间，减轻了被测人的压力。掌型经络采集全自动检测仪是基于互联网的，使得其软件更安全、更方便维护和扩展。

四、中医经络检测未来发展

随着生活水平的不断提高，人们对健康的需求日益增强，希望通过各种健康检测类设备对身体的健康状况有一个全面的了解。今后，精准医疗体系将会实现精准医疗，将整合应用现代科技手段和人类健康资料、大数据与传统医学方法，科学认识人体功能与疾病本质系统，优化人类疾病的预防、发现、诊断和治疗，以有效、安全、经济的医疗方式获取人类健康效益最大化。

未来的中医经络检测发展趋势，预计会有以下几点：

1. 诊断更加精准　中医数据的不断积累，现代科技融合中医诊断算法的不断更新，会使中医诊断结果更加准确。

2. 经络数据标准化　现阶段经络检测数据的分析诊断还没有实现完全的数据统一。中医经络检测技术的发展，十分需要将经络数据采集分析进行标准化，这样对于整个经络检测在临床的应用也起到积极推进的作用。

3. 经络检测的小型化　可穿戴化的设备现在层出不穷，而中医方面却缺少相关的健康监测类的居家设备。如果将经络检测做成小型化、家庭化，就可以随时随地进行健康监测，并且将中医结果上传至家庭医生处，随时保持对健康的关注。

参考文献

［1］中谷义雄，叶少璘.良导络的原理及概要［J］.浙江医学院学报，1958（6）：1-2.

［2］任超世.生物电阻抗测量技术［J］.中国医疗器械信息，2004，10（1）：21-25.

［3］刘俊霞.基于虚拟仪器的生物阻抗测量平台［D］.天津：天津大学，2005.

［4］庄翠芳.人体生物电阻抗检测技术研究［D］.长沙：湖南师范大学，2016.

［5］张强.具有自标定功能的经络检测仪研制［D］.哈尔滨：哈尔滨工业大学，2015.

［6］李红娟，陈勇，遆保忠.经络穴位伏安变化与人体生理病理相关性的研究综述［C］.全国第十一次中医诊断学术年会论文集，2010（2）：22-26.

［7］李禹政.基于ADS1100的经络检测仪的研制［D］.哈尔滨：哈尔滨工业大学，2014.

［8］梁美.掌型健康检测仪的研制［D］.哈尔滨：哈尔滨工业大学，2012.

［9］李莹莹.基于经络的多通道人体信息检测仪的研制［D］.哈尔滨：哈尔滨工业大学，2008.

第十八章 腧穴按诊设备

按诊是医学检查的基本方法，又称触诊。腧穴按诊是中医诊法的重要内容。临床中，腧穴按诊可为诊断提供依据，也是调治选穴的基础。科研中，腧穴按诊主要用于腧穴按压反应[1]和力敏等穴位敏化[2]的研究。

手法按诊方便、灵活，可粗略量化，但不能提供精确的数据。手法按诊较多地依赖个人经验和技术，难以排除诊察者个体因素的影响，不能适应精确量化研究，不利于规范量化操作和复制推广。因此，现代研究中出现了测量器具的研制、应用和改进，使腧穴按压诊法呈现出手法按诊、手动器具按诊和自动按诊3个发展阶段。其中自动按诊是采用自动控制技术，模拟手法按诊按压过程，多方面采集按诊信息的诊察技术。自动化程度更高和按诊按摩一体的仪器设备将更好地推动腧穴按诊的研究和应用，推动相关诊断、治疗技术的发展。

一、传统腧穴按诊概要

（一）腧穴按诊的概念

腧穴按诊是指对腧穴部位施行触摸、按压等技法，以获得生理病理信息，推断健康状况与病情的中医诊法，属于"望、闻、问、切"中的切诊。

切诊包括脉诊和按诊。根据诊察部位，按诊通常分为按腧穴（经络）、按胸胁、按腹部、按肌肤、按手足等内容。根据技法特点，腧穴按诊主要分为触摸法和按压法（图18-1）。以下只讨论按压法。

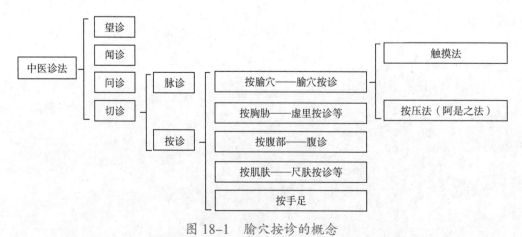

图 18-1　腧穴按诊的概念

腧穴按压诊法（腧穴按诊按压法）是穴位检查的基本方法，与查找阿是穴的"阿是之法"一致[1]。

（二）腧穴按诊的原理

腧穴按诊符合中医诊断学司外揣内的基本原理，遵循腧穴经络与脏腑器官联系的规律。

《灵枢·海论》曰："夫十二经脉者，内属于腑脏，外络于肢节。"说明经络是沟通脏腑和体表的通路。《灵枢·九针十二原》曰："五脏有六腑，六腑有十二原，十二原出于四关，四关主治五脏。五脏有疾，当取之十二原。十二原者，五脏之所以禀三百六十五节气味也。五脏有疾也，应出十二原，而原各有所出，明知其原，睹其应，而知五脏之害矣。"阐述了十二原穴与脏腑的对应关系和诊察十二原穴推断脏腑病证的原理。这种思想方法并不局限于原穴诊断，可运用到背俞穴、腹募穴、六腑下合穴、络穴等，是包括腧穴按诊在内的腧穴诊断的一般原理。

（三）腧穴按诊的源流和意义

腧穴按诊是与腧穴发现、定位、筛查、选用相伴随的诊法，有着悠久的历史，并传承至今。腧穴按诊对于临床诊病、辨证有一定的意义。

1. 按诊是腧穴定位的基本方法　腧穴定位的方法主要有以下两种：

（1）依据文献记载，在当代发展为国家标准　代表性文献如《内经》《脉经》《针灸甲乙经》和《铜人腧穴针灸图经》。我国于1999年颁布《经穴部位》（GB 12346-90)，统一了361个经穴及48个奇穴的定位标准，2006年底修订公布了《腧穴名称与定位》（GB/T 12346-2006），为教学、科研、医疗和学术交流建立了平台。

（2）通过手法按诊，确定腧穴的具体位置　《内经》中多处记载以按之"快然""（疼）痛""立快""应在中而痛解"等按压反应为腧穴位置的判断依据[1]。后世如孙思邈《备急千金要方·灸例》在介绍腧穴定位的"尺寸之法"之后写道："又以肌肉纹理节解缝会宛陷之中，及以手按之，病者快然。如此仔细安详用心者，乃能得之耳。"[3]也表明按压反应是腧穴定位的一般性指征。临证经穴、奇穴选穴、取穴时，可先通过按诊确定腧穴区域或附近是否存在按压反应，以按压反应显著的地方作为施术部位，可能取得更好的或特殊的疗效[1]。阿是穴则是完全依靠手法按诊确定的。

更广泛意义的穴位，如良导点、热敏穴，则通过相应的测试或诊察方法定位。

2. 按诊是腧穴发现的基本方法　早期腧穴的发现途径无明确记载。而历代文献中腧穴数量总体上在增多，包括经穴和奇穴，特别是奇穴，表明新穴一直在被发现中。如《内经》中实际所载有名腧穴仅160个左右，一些腧穴只有定位而无名称；《针灸甲乙经》增至349个，《针灸逢源》补充后，经穴数固定在361个[4]。《腧穴名称与定位》（GB/T 12346-2006）规定经穴362个。20世纪中叶后的几十年间，大量新穴被提出，初步统计达2000余个[5]，其中，被纳入国家标准奇穴的如胆囊穴、阑尾穴。压痛和针灸按摩的临床疗效往往是发现、确定新穴的指征，按诊则是发现新穴的基本方法之一。

压痛等腧穴按压反应与形体、器官、脏腑的功能状态、病理变化有着内在联系，其规律有待进一步研究。按诊对探究腧穴、经络的起源和实质有重要意义。

3. 按诊有助于疾病诊断和治疗选穴　西医学对压痛现象有深入研究，压痛是软组织损伤的基本表现之一，也作为一些疾病的主要诊断指标。如美国风湿病学学会（ACR）曾经制定的纤维肌痛综合征（fibromyalgia syndrome，FMS）诊断标准中规定，特定部位的 18 个压痛点（tender point）中至少 11 个出现压痛。

盖国才在临床调查的基础上，提出了西医疾病与穴位反应的对应关系，制定出"定位穴""定性穴"，确定了 195 种常见病的诊断配穴表，创立了"盖氏穴位诊断法"，出版有系列著作，如《盖氏穴位诊断学》[6]。韩毅等通过临床观察发现，腧穴按诊在腹部疾病、急腹症的诊断中有一定意义，特别是用于鉴别诊断，著有《常见腹部疾病的穴位诊断》等[7]。反应腧穴常作为治疗选取的穴位。

疾病的腧穴反应规律有待进一步研究，腧穴按诊等检测技术是关键制约因素。

4. 按诊可以为辨证提供依据　腧穴按诊多用于判定机体病位，也可用于判别病性、病程或健康状况。

（1）辨别病位　穴位与形体、器官、脏腑的对应关系表明，腧穴按压反应可用于推断病位。

（2）辨别病性　腧穴按压反应在疾病的急性期往往显著，而缓解期则减轻或消失。如急性胆囊炎、胆绞痛，常在胆俞、阳陵泉等穴出现显著压痛，慢性胆囊炎在相应部位则较少出现反应。提示腧穴压 – 感反应可能反映病性缓急。

（3）辨别病程　腧穴反应的多种形式中，条索状、结节状等组织改变需要较长的时间，压 – 感反应则变化快。可见，腧穴反应的不同形式有助于辨别病证新久。腧穴按压法应结合触摸法，腧穴按诊应结合望诊。

（四）手法按诊的优点和局限

手法按诊的优点是方便、灵活，适用范围广。其可以粗略量化，但不能提供精确的数据。其不足之处是较多地依赖个人经验，难以排除诊察者个体因素的影响。测试表明，手法按压力度个体差异大，按诊结果的一致性不高。

二、压痛测量器具

压痛是临床常见的体征之一。调查表明，按诊引起的腧穴按压感觉反应（压 – 感反应）主要有疼痛、单纯酸胀、舒服（压快）和麻 4 类，其中，疼痛（压痛）占 81.18%[8]。实际中，中医学对腧穴（acupoint），西医学对压痛点（tender point，TP）、肌筋膜扳机点（myofascial trigger points，MTrPs）（又称为触发点、激痛点等）的按压检查，主要是对压痛的度量。

（一）压痛测量的历史和器具

20世纪80年代初，压痛测量器具在国外开始用于疼痛研究。手持式按压测痛计于1986年和1997年推向市场[9, 10]，1987年公布了标准值[11]，从而成为压痛研究的测量工具。测痛计主要用于测量按压检查的按压力或平均压强值，用于量化压痛程度。如对压痛阈（pressure pain threshold，PPT）的测量。临床上涉及纤维肌痛综合征（fibromyalgia syndrome，FMS）、肌筋膜疼痛综合征（myofascial pain syndrome，MPS）等疾病的诊断。

手持式按压测痛计不断改进，根据其构造和功能特点，可划分为三代产品。

第一代产品为指针式压痛测量仪。如Fischer测痛计[12]、手持式压力测痛仪（FDK, Wagner Instruments, USA）[13]、Wagner FPK Algometer压痛计，均由一顶端带有橡皮垫的压力棒，通过内置带活塞装置的连接杆与另一端的圆形压力刻度表相连而构成。使用时将带有橡皮垫的一端对准受测点，保持测痛仪长轴垂直于受测点皮肤表面并向下加压。当受测者刚能感疼痛时立即说"痛!"，施测者停止加压，此时刻度表的度数就是受测点的PPT值。该测痛计由测试者手动操作和间接记录压痛感觉，按压件为带有橡皮脚垫的刚性圆柱体，所测压痛阈的单位为kg/cm^2，反映按压部位所受平均压强。

第二代产品为数字式压痛测量仪。代表产品如Wagner FPX数字式压痛测量仪和Wagner FPIX数字式压痛测量仪，可数字显示并存储压痛测试的按压力或平均压强值，提高了数据的精确性和工作效率。

第三代产品为诊察者自主记录的数字式压痛测量仪，代表产品如SOMEDIC Algometer压痛测量仪，终端按钮使压痛测试的按压力值（或平均压强值）由受试者直接记录，避免了由检查者记录的中间环节，可提高测量的准确性，同时考虑了按压倾斜对按压力的影响。

国内也出现了手动式压痛器具的研制，如压痛阈值监测仪[14]、人体压痛力学定量测试仪[15]、弹簧式压力测痛仪[16]。

（二）手动器具的意义和不足

手动式压痛器具的发明使得压痛的度量有了精细的数量依据，拉开了按诊客观化研究的帷幕。其测量的客观性和信度得到广泛认可，并在临床中有一些应用。其优点是使用简便，操作灵活，可在自然体位下对多数穴位进行按诊检查。缺点是依靠手动操作，按压力度、按压过程不易控制，测量的精确性受到施测者操作技术的制约。测量结果既要考虑重测信度，还要考虑施术者间信度。

手动器具对测量结果的影响还在于受试者被动接受机械按压的心理因素、测量者间接采集的延迟因素、压痛计计量的精确程度等，测量的数据内容也很有限。

三、自动腧穴按诊仪

自动按诊是采用自动控制技术，模拟手法按诊按压过程，多方面采集按诊信息的诊察技术。其可以规避手动器具的施术者操作因素，实现按诊操作的合理化和规范化；可以获取更多的按诊信息，更好地反映按诊过程，得出更确切的结果；容易复制和推广。

自动腧穴按诊仪（图 18-2）是在腧穴按诊研究中研制的按压反应测试仪器。按压反应包括压痛，腧穴按诊可以涵盖西医学对软组织压痛和激痛点的检查。因此，自动腧穴按诊仪可看作性能更强的新一代压痛测量仪器。自动腧穴按诊仪经历了 10 余年的研发、应用和改进过程，可以较为准确地采集腧穴按诊信息，安全性良好。

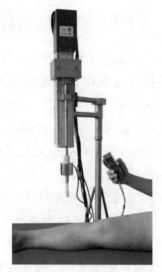

图 18-2　自动腧穴按诊仪（一代 A 型）实施例

（一）自动腧穴按诊仪的基本结构

1. 总体结构　自动腧穴按诊仪采用伺服电动机提供机械动力，驱动机械臂（滑台），施行按诊按压。一代设备采用自重加压法，通过机械臂操作自重加压装置，施行按诊的按压动作。二代设备采用直接加压法，同时用常闭型电磁吸盘构成按压保险装置，保障机械按压的安全性。三代设备采用多轴机器人，以及自动空间定位技术，可实现自动化程度更高的按诊检查。

2. 多种指标的监测与按压件　按压反应与按压件的形状、质地，按压的压强、按压力、按压速度等因素均有关系。自动腧穴按诊仪可实时监测力、时间、距离等多种参数。

按压力的监测需设置力传感器（或力变送器），按压件的主体为刚性部件，按压件与传感器的受力端连接。按压端可覆盖 1 ～ 2mm 厚的医用硅胶或其他柔性材料，以柔化机械按压，避免刚性按压件引起本来并不存在的按压反应，但需将柔性部件形变引起的按压力损失控制在允许的范围内。采用刚性主体的按压件，仅以按压力或平均压强为监测目的的按诊仪器称为 A 型仪器。

压力（压强）的直接监测需要设置压力传感器（或变送器），并以液体或气体作为压力介质，按压件接触按压部位的部分应为柔性弹性材料。以压强为监测目的的按诊装置称为 B 型仪器。

3. 自动控制与手法模拟　按诊的按压过程由 PLC 或单片机程序控制，伺服电动机通过加速与减速、正转与反转，驱动机械臂及按压装置完成按压动作。按压过程必须随时可以终止。控制信号采用按压力值。按压模式需考虑手法模拟、数据采集、工作效率几方面，按压运动宜采取减速模式。

4. 自主的按诊过程和数据采集 受试者通过手持式触控屏自主控制按诊过程，随时记录按压反应。这种方式可消除受试者对机器按压的紧张，并及时记录按诊数据，提高数据的准确性。按诊前，受试者必须熟悉仪器和操作。按诊过程中，受试者需遵照操作要求，避免采集延迟和错误操作。

触摸屏多个显示界面分别设置各方面用途，首页为主菜单，设有运动控制、参数设定、数据采集、数据显示等项目，运动控制界面设有开关、上升、下降、按压运动等功能键，参数设定界面可对按压距离、速度、压力压强的最小采集值、最大按压力值等进行设定，数据采集界面用于受试者控制按诊过程、采集按压反应数据，数据显示界面用于查看或删除已采集的数据。

数据采集界面的基本功能按键：①运动键：用于开启按压过程；②采1、采2、采3、采4键：分别用于1～4度按压反应的数据采集；③停返键：用于随时终止按压过程，按压装置返回起始位置。数据采集界面实时显示按压力、压强的数字量，提示按压状态和程度。数据显示界面用于查询数据记录、清除数据等。

5. 数据存储和读取 按诊数据实时存储于PLC或单片机，可借助软件读入计算机。计算机也可通过通信口实时监控PLC的运行及获取数据。软件界面见图18-3。

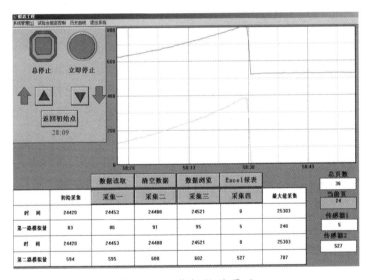

图 18-3 监控软件界面

6. 防护措施 自动腧穴按诊仪采用多种措施确保按诊过程的安全性。除了用电安全和机械的精密性能要求外，安全防护措施包括：

（1）最大按压力限制：除了在程序中设置最大按压力值，一代设备采用自重加压法，二代、三代设备采用电磁保险装置，均从机械方面限制按压力最大值，可靠地防止过度按压。

（2）缓冲、柔化措施：通过设置弹簧和按压程序的手法模拟实现。

（3）断电保护：机械臂（滑台）设有断电制动装置，断电时可锁定机械臂的运动部件，避免按压按摩装置由于重力作用而坠下。

（4）可手动移除按压装置：在断电情况下，可人工解除按压。

（5）就诊者自主控制：在需要时，就诊者可随时通过触摸屏终止按诊过程。

（6）测试前，需使就诊者熟悉仪器的操作程序和注意事项。测试中，有医护人员或测试员指导和看护。

（二）自动按诊与按压过程描记

自动腧穴按诊仪采用按压过程描计法，实时记录各级按压反应数据，反映按压反应的变化过程，使数据采集精细化。可精细量化各级压 - 感反应，客观描记按压反应的变化过程（图 18-4、图 18-5），对其评价、比较及机理研究可起到促进作用。

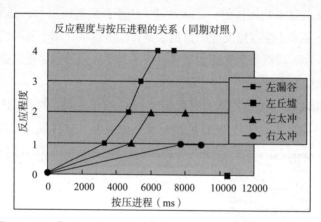

图 18-4　实例：反应程度与按压进程的关系（同期对照）

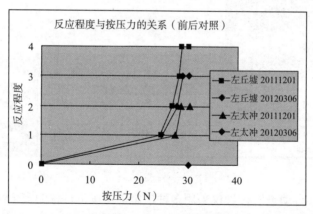

图 18-5　实例：反应程度与按压力的关系（前后对照）

（三）按压力度及压 - 感反应判定

在每次按诊过程中，需根据具体部位采用适宜的按压力度。自动腧穴按诊仪的按压端以缓慢的速度接触体表，进行按压。按压过程中记录压 - 感反应有无、形式及各级反应程度对应的按压力、压强等参数，以反映按诊的全过程，并按照相关标准对腧穴按压反应程度进行判定[17]。以压痛为例，某部位的压痛度，对应该部位在按诊过程中达到的最高压痛程度。对于相同压痛度的部位，可根据按压力度数据比较其压痛敏感度。其他形式的压 – 感反应与压痛的诊察相似。

按压知觉阈是按诊过程中刚能引起压 – 感反应的按压力度，即引起 1 度按压反应的按压力度。其中，刚能引起疼痛的按压力度，即 1 度压痛的按压力度，称为压痛知觉阈（pressure pain threshold，PPT），常简称为压痛阈（pressure pain threshold，PPT），是压痛研究中最常用的指标。在缓慢按压的情况下，压痛知觉阈用按压部位所受的压强来表示，单位为千帕（KPa）；当按压部件与身体接触面大小不变时，可以用按压力的大小来衡量，单位为牛顿（N）或千克力（kgf）。

（四）按诊的腧穴范围

一代、二代腧穴按诊仪要求待测部位处于水平位，以便按压端垂直于穴位皮肤表面。将人体分区对待，选取自然体位下可处于水平位，特别是较为广阔、平坦的体表部位，涵盖多数按摩常用穴位。

三代腧穴按诊仪采用自动定位技术。依据同身寸原理和骨度分寸法，根据骨性标志确定目标部位的空间位置，在分区内按比例设定按压点，适用于不同身高和体型的就诊者。成组定位的规划部位主要有胸腹部、背腰骶部区，股前、外、后区，小腿内侧区，小腿前外侧区，小腿后侧区。这些区域是足三阴三阳六条正经广泛分布的部位，涉及手太阳经及奇经八脉，可包含躯干、大腿、小腿的多数常用穴位。

由于人体体表形状复杂，腧穴部位的范围不尽相同，安全性要求不同，腧穴的空间定位方法、按压件规格、仪器性能不便简单划一。目前通用的腧穴按诊仪有适用的腧穴范围。可按照仪器要求，参考上述适宜部位，合理应用。

（五）使用方法

1. 要求

（1）确保仪器完好和运行正常。

（2）了解仪器和按诊过程，掌握仪器按压启动和停止的操作方法，消除对仪器和按诊的陌生感，消除部分受试者对机械按压的惧怕，保障每位受试者在接受按诊时心境平和。

（3）掌握按诊信息采集的操作方法和要领，确保信息准确。

2. 步骤

（1）去掉防尘罩，查看线路和仪器部件，确定仪器完好。

（2）打开电源，设置运行参数，试运行，确定仪器运行正常。

（3）按照测试要求布置诊室环境，调控、记录诊室的温度、湿度。

（4）现场或通过视频短片介绍仪器及其使用方法、注意事项。

（5）仪器按压的启动和停止操作练习，掌握随时停止按压的操作。

（6）按诊信息采集练习。

（7）体位和操作指导：①端坐位：检查手部、前臂穴位；②仰卧位：检查前头部、面部、胸部前面、腹部、下肢前面穴位；③俯卧位：检查后头部、项部、背腰骶部、下肢后面穴位；④侧卧位：检查侧头、下肢外侧、小腿内侧穴位；⑤床上坐位：检查足背穴位。

（8）腧穴定位：由诊察者进行待测腧穴的定位和标记。

（9）正式按诊：在诊察者的引导、定位下，逐一检查待测穴位。由受试者手持触控屏控制按诊的启动，适时采集按诊信息。如遇到不能耐受按压等特殊情况，受试者可随时终止按诊。诊察者在受试者所按穴位对应的栏目记录按诊序号，以及相关信息。

（10）数据导出和整理：及时导出按诊数据，依据按诊记录，整理出按诊资料。

对同一批次的受试者，步骤（4）～（7）可一起进行，提高效率。

四、腧穴按诊设备的技术参数和操作要领

（一）手动按诊器具

1. 配置和主要技术参数　①数字显示屏；②可充电电池，直流充电器；③按压件：刚性按压件，末端直径为 8mm，带有硅胶帽；④量程：常用 50N 或 5kgf；⑤精确度：≤ ±0.3% 全量程；⑥单位选择：gf、N；⑦可选峰值采样：100 或 1000/s；⑧电脑 / 打印输出：USB、RS232。对于平坦的腧穴部位，可借用国际通用的压痛器具，其按压件末端为直径 10mm 的刚性圆柱体，带有橡胶脚垫。

2. 操作要领

（1）排除不能耐受机械按压的受试者。

（2）受试者应处于舒适体位。

（3）施压方向：通常，按压端垂直于穴位表面。需考虑穴位及其临近的组织结构，把握正确的施压方向。

（4）按压速度：试验研究表明，腧穴按诊不应加速按压，也不宜匀速按压，而应减速按压。手动器具操作中，对于按压速度的把握，可参考按压的总时长和按压力的变化。手法训练的按压时间，轻按为 0.5 ～ 1s，中按为 1 ～ 1.5s，重按为 1.5 ～ 2s；按压力每秒约增加 2kgf。手动器具操作不应快于上述速度。

（5）按压深度与按压力的大小：穴位的浅深差异极大，如果按压的深度不够，深部的按压反应可能测不到；过度按压，则可能造成假阳性反应或损伤。腧穴按压反应主要产生于软组织，按压的适宜深度为按透肌层，应在按压受到的抵抗突然快速增大时停止按压。对于不同个体、不同部位，最大按压力不是固定的。在适宜深度、力度的按压范围内，最大按压反应程度（如某穴位的最大压痛度）不会因为按压力的增加而增大。

（6）重复测试 2 至 3 次，取平均值，提高测试数值的准确性。

（7）同一穴位的两次测试，至少间隔 15 分钟，以减少记忆对测试结果的影响。

（二）自动腧穴按诊仪

1. 主要技术参数（A 型） ①电源：直流 6 ～ 48v；②机械臂重复定位精度：< 0.02mm；③力传感器量程：50N 或 5kgf；④自动定位水平距离误差：< 1mm；⑤按压件：直径 8mm 的刚性圆柱体，末端为半球形或圆形，外覆 1mm 厚的硅胶帽；⑥按压力误差：< 5gf；⑦按压时间单位：ms；⑧整机防护等级：IP5。

2. 配置

（1）自动腧穴按诊仪（ⅠA 型）①基本功能：手动定位，自重加压，机械保险，竖直按压，测按压力（压痛知觉阈、各级按压敏感度等）。②主要组成：仪器本体、机箱、检查床、笔记本计算机及软件。

（2）自动腧穴按诊仪（ⅡA 型）①基本功能：电动定位，电磁加机械保险，竖直按压，测按压力（压痛知觉阈、各级按压敏感度等）。②主要组成：仪器本体、直流稳压电源、电气柜、检查床、笔记本计算机及软件。

（3）腧穴按诊机器人（ⅢA 型）①基本功能：自动定位，电磁加机械保险，竖直按压，测按压力（压痛知觉阈、各级按压敏感度等）。②主要组成：仪器本体、直流稳压电源、电气柜、电动升降检查床、台式计算机及软件、打印机。

（4）辅助工具 用于辅助体位、姿势的垫子、支架，同身寸尺，记号笔。

3. 操作要领及注意事项

（1）选择适合仪器按诊的受试者和穴位进行按诊检查。不能耐受机械按压者不能进行按诊检查。机械按压存在危险的穴位不宜进行仪器按诊检查，或应采取特殊保护措施。直径 8mm 的按压件不适合腧穴范围小的穴位，如井穴。对于只能竖直按压的仪器，所按诊穴位需处于水平位，且施压方向为竖直向下。

（2）按诊时，受试者应处于舒适体位。为了使所按诊穴位位置符合要求，需采用特殊姿势，或配套的垫子、支架。

（3）医护人员做好各项准备，确保仪器运行正常，测试环境符合要求。记录室内温度、相对湿度。

（4）受试者了解腧穴按诊检查方法，熟悉按压反应的形式、程度和记录方法。

（5）受试者了解仪器的主要结构、性能，通过实际试用和练习，熟悉按诊体位，熟悉仪器的自主操作和注意事项，掌握仪器的操作和按压反应采集方法。

（6）受试者清楚安全注意事项，掌握"停返"按键的使用，可自行随时终止按压检查，消除仪器检查和按压反应造成的紧张心理；并签署知情同意书。

（7）腧穴按诊前，由负责测试的医护人员进行腧穴定位和标记。腧穴定位依据国家标准，如《GBT 12346–2006 腧穴名称与定位》。可采用同身寸尺，减少一些部位腧穴定位所需时间。

（8）由医护人员引导检查过程，指导体位，对待诊腧穴按顺序进行手动或自动定位。

（9）受试者自主开启按诊过程，记录按压反应。

（10）医护人员采用专用记录表记录按诊过程，包括检查的腧穴顺序，按压反应的形式、程度等。

（11）受试者如出现不规范、不正确的操作，医护人员应及时进行记录和纠正。

（12）检查完毕，医护人员及时导出、核查按诊数据。

（13）医护人员分析数据，根据需要出具按诊报告。

五、腧穴按诊仪器的应用

（一）科研

压痛等按压反应（力敏）是腧穴的基本特征，是腧穴经络研究的基本对象。自动腧穴按诊装置制成后，首次获取腧穴按诊过程数据，可记录各级按压反应敏感度，以及按压时间、距离，为深入研究按压反应提供了工具。通过测试调查，明确了不同性别及人体不同部位压痛知觉阈不尽相同，不应采用统一的最大按压力进行腧穴按诊检查[18]；显示了按压力与按压反应的关系，回答了"腧穴按诊应该用多大力"的问题，提出了腧穴按诊"适宜按压力度的按压过程描记法"。

临床研究中，疾病的腧穴按压反应规律是腧穴诊断与调治的基本问题。使用自动腧穴按诊装置已对原发性痛经、颈型颈椎病的腧穴压痛特异性进行了一些研究，缩小了观察组腧穴的范围，发现了一些可能具有压痛特异性的腧穴；同时，观察了女性保健经络操、颈部保健经络操的疗效，以及对反应腧穴的影响。表明该装置及改进后的自动腧穴按诊仪等仪器可用于相关临床研究。

自动腧穴按诊仪、自动经穴按诊按摩机器人还可用于临床疗效评价、经穴按摩的临床疗效观察、规范量化经穴按摩。

在原发性痛经、颈型颈椎病腧穴压痛特异性研究中，同时观测了腧穴红外温度，探讨了腧穴压痛与红外温度的关系；结果显示二者有关联，但不重合。表明自动按诊仪器可用于腧穴经络多方面指标的比较研究。

自动按诊仪器还可用于腧穴按压反应机理等研究。

（二）教学

自动腧穴按诊装置已用于中医诊断学专业硕士研究生腧穴按诊教学（腧穴按诊研究进展）、中医医学类本科生中医诊断学实训课（腧穴按诊）、开放性实验课教学（腧穴按压反应与红外热像观测）中。改进后的自动腧穴按诊仪、经穴按诊按摩机器人可用于腧穴按诊教学和实验，还可用于点穴保健、点穴疗法、推拿学、实验针灸学等课程的教学。

（三）临床

　　腧穴经络是针、灸、推拿、穴位贴敷等中医外治法的基础，腧穴按诊是最基本的诊察方法和选取穴位的依据，有反应、反应程度高的腧穴通常也是上述治法的施术部位。

　　腧穴按诊设备可用于中医健康体检。对特定腧穴的按诊检查有助于推断身体健康状况，指导进一步的检查和保健。如情志不畅的人膻中穴常有明显压痛，其病机为胸部气机不畅。测试膻中穴压痛可查知胸部气机状况，推断受试者的情志状况，结合问诊，可能得出有意义的判断。一生致力于穴位诊治的盖国才医师，提出新大都、新内都穴压痛用于肿瘤诊断，可在健康体检中进行检验。更多的腧穴按压反应规律有待运用腧穴按诊设备提供数据，进行研究和应用。

　　依据反应部位即施术部位的原理研发的按诊按摩一体化的经穴按诊按摩机器人，有助于腧穴按诊设备应用的拓展，在临床中发挥作用。

（四）结语

　　腧穴按诊是中医基本的诊察方法和技术，既广泛应用于临床，又与腧穴经络的研究密切相关。传统手法按诊积累了丰富的临床经验，揭示了穴位与脏腑器官的内在联系。由于缺少精准的按诊数据，腧穴按诊的应用受到限制，腧穴按压反应的规律尚待进一步研究。手动的压痛测试器具为腧穴按诊研究提供了参照。自动按诊仪器为深入研究腧穴按压反应提供了较好的工具，促进了腧穴按诊研究及在教学、临床中的应用。自动化程度更高和按诊按摩一体的仪器设备将更好地推动腧穴按诊的研究和应用，推动相关诊断、治疗技术的发展。

参考文献

［1］王朝晖，张志枫，丁晓君，等.阿是穴、阿是之法与按压反应［J］.中国针灸,2011,31（4）:333-335.

［2］朱兵.穴位敏化现象及其生物学意义［J］.中国针灸，2019，39（2）:115-121.

［3］唐·孙思邈.千金方［M］.刘更生等，点校.北京:华夏出版社，1993:482.

［4］严洁,朱兵.针灸基础与临床［M］.长沙:湖南科学技术出版社，2010:89.

［5］王富春,王之虹,袁洪平,等.新穴奇穴图谱［M］.北京:科学技术文献出版社,1999:前言页.

［6］盖国才.盖氏穴位诊断学［M］.北京:学苑出版社,2012.

［7］韩毅.常见腹部疾病的穴位诊断［M］.北京:人民卫生出版社,2005.

［8］王朝晖,邓科穗,朱慧.腧穴压-感反应58穴665例调查［J］.中国中医基础医学杂志,2014，20）（6）:817-818+825.

［9］Fischer AA. Pressure threshold meter: its use for quantification of tender spots［J］. Arch Phys Med Rehabil, 1986, 67(11): 836-838.

［10］Fischer AA. New developments in diagnosis of myofascial pain and fibromyalgia［J］. Phys Med Rehabil Clin, 1997, 8: 1-22.

［11］Fisher AA. Pressure algometry over normal muscles. Standard values, validity and reproducibility of pressure threshold. Pain, 1987, 30: 115-126.

［12］Siegfried Mense, David G. Simons, I. Jon Russell. 肌痛［M］. 郭传友, 主译. 北京: 人民卫生出版社, 2005: 248.

［13］陈祢, 郭铁成, 许惊飞, 等. 手持式压力测痛仪的信度及效度检验［J］. 中华物理医学与康复杂志, 2009, 31（10）: 690-693.

［14］张燕泉, 伍洪. 压痛阈测量仪的研制［J］. 现代科学仪器, 2000,（5）: 24-25.

［15］朱立国, 于杰, 高景华, 等. 颈肩部压痛的测定及其在神经根型颈椎病诊疗过程中的意义［J］. 颈腰痛杂志, 2008, 29（1）: 6-9.

［16］张奋耿, 梁向坚, 张继平, 等. 弹簧式压力测痛仪在肱骨外上髁炎诊断中的应用［J］. 中国中西医结合外科杂志, 2006, 12（6）: 557-559.

［17］王朝晖, 邓科穗, 朱慧. 腧穴压 - 感反应 58 穴 665 例调查［J］. 中国中医基础医学杂志, 2014, 20（6）: 817-818+825.

［18］王朝晖, 张志枫, 周昌乐. 基于自动化技术的大学生腧穴压痛知觉阈调查［J］. 中国疼痛医学杂志, 2014, 20（11）: 835-837.

下 篇

应用篇

第十九章　智能中医诊断技术与装备应用进展

望、闻、问、切"四诊"是中医诊断的重要内容，在没有现代检测技术的古代，医家根据经验通过"四诊合参"进行疾病诊断和疗效判断。随着科技发展，早期中医脉诊、舌诊等诊法客观化、仪器化的研究不断出现。2019 年《中共中央 国务院关于促进中医药传承创新发展的意见》提到相关内容。调研中医诊断装备的检测原理，选择和提出合适的策略，促进现有装备的临床应用和新装备的研发，是国家中医药发展的重大需求。随着 AI 技术的发展，中医智能诊断装备的应用场景逐渐涌现。中医智能诊断装备在健康管理和疾病诊断等各种场景中均有应用。

第一节　健康管理应用进展

一、健康状态评估

中医学早在几千年前的《内经》中就已提出"不治已病治未病"，这里的"未病"是指机体已发生一定程度上的阴阳失衡、气血失常、脏腑功能失调等问题，但又没有进入真正的疾病病理状态，属于病与非病之间的亚健康状态。据 WHO 一项全球性调查结果表明，全世界真正健康的人仅占 5%，患病的也只占 20%，75% 的人是处于亚健康状态。而亚健康状态利用现代医学手段又检查不出疾病明确指标的变化，但机体又实实在在处于非健康状态。

许家佗等[1]对 207 名大学生进行健康状态评估及四诊信息采集，对比了其健康状态和亚健康状态时舌象、脉象、面色等方面的差异。结果显示：在舌象方面，与健康组比较，亚健康组面色 L、a、S 值差异显著，气血虚组 L 值增高，肝郁组 a 值降低，肾虚组、阳虚组 S 值降低，阳虚组 H 值增大；舌色、苔色 a、b 值差异显著，气血虚组、阳虚组 a、b 值均增高。

姚叙莹等[2]以 972 名体检者为研究对象，探讨了体检者舌色的亮度与外周血红细胞参数的相关性。结果显示：舌色亮度的降低与血液中红细胞、血红蛋白、红细胞压积、红细胞平均体积升高有关，提示舌色的亮度与气血的状态之间存在着密切的关联，可作为衡量人体气血状态的参考指标。

利用指尖血液容积波脉诊仪使用简便、成本低、可家用的特性，可实现定期的连续测量（例如每天 1 次），监控重要指标的变化。这是健康监控的含义，非常适于实现治未病和预后管理的应用。

"上医治未病"最早源于《内经》所说："上工治未病，不治已病。此之谓也。""治"，为治理管理的意思。"治未病"即采取相应的措施，防止疾病的发生发展。在身体处于亚健康状态的时候，及时调理，能够防止严重疾病的发生。在发生器质性改变之前，身体功能会先发生变化，这些变化普通人不容易感受到，而通过脉诊仪可以捕捉。

智能中医诊断技术与装备应用于治未病，可在某些测量指标逐渐恶化的过程中，出现器质性病变之前，提前进行预警。结合具体有问题的指标情况，以及生活习惯等有关信息，提示可能的解决方案，从而避免严重疾病的发生。这对于提高全民生活质量，降低医疗资源消耗，有着重要意义。比较相关和重要的脉诊仪指标包括精神压力指标、中医指标、心率变异性（heart rate variability，HRV）能量指标、左右平衡指标和 APG 指标等。

智能中医诊断技术与装备应用于预后管理，需要由有关疾病的专科医生团队来为所管理的疾病设计有针对性的解决方案，确定与特定疾病最相关的脉诊指标，根据指标变化，给予预后治疗或康养的指导服务。HRV 总能量 TP 指标是一个比较特别的指标，几乎所有负面的情绪、不健康的变化都会导致该指标降低，适用于预后管理。

健康监控通过动态、连续的采集健康和生理指标，能够提供远比定期体检丰富的身体观测数据。与动态监控相对应的是静态测量，例如验血、透视拍片等。

动态监控优于静态测量的因素包括：①静态测量只能够获取一个孤立时间点上的静态指标，用人群平均的值作为正常与否的阈值；动态监控能够观察到指标随时间变化的过程，能够用针对本人的、更加精准的个性化阈值做诊断。②动态监控可以获取身体调节能力指标。人体内的生理指标，如血压、心率、呼吸、神经活动等，都是处于既不断变化，又动态平衡的过程中，维持这种平衡需要靠身体自身的能力来完成。只有通过动态监控，才能捕捉到反映调节能力的指标。

动态健康监控是未来医学的发展方向，拥有广阔的应用场景。TH-Health 脉诊仪等中医诊断装备十分适用于这类应用。

1. 亚健康状态检测　通过人体细胞代谢热强度差异与变化特征，运用中医整体辨证观等医学理论和临床经验，对人体各系统及整体亚健康状况进行综合评估。中医学很多病证包括了西医学中亚健康的概念，而亚健康状态的范畴与中医学所言"欲病"的状态最为接近。近年来，红外热成像技术在人体亚健康状态领域的研究较为深入，对改善人体亚健康状态，预防疾病发生，提高自身生活质量等方面具有重要的参考价值。

亚健康态颈部不适者进行红外热图像检查，其研究结果显示亚健康态颈部的自觉不适部位与热图的高温区一致，亚健康组自觉不适的红外热图高温点与其身体对侧对称点的温度差异及整个颈部各区域间的温度差异有定量价值，对指导亚健康者进行自我保健和康复具有一定的指导意义。

2. 重大疾病早期预警筛查　观测免疫系统、内分泌系统、局部组织器官及其相应淋巴区域的异常表现，早期发现心脑血管、高血压、肿瘤等重大疾病隐患。早期肿瘤筛查：在癌症患病早期，癌细胞占位不足毫米，传统体检设备（CT/MRI）早期很难发现异常。但细胞裂变代谢热产量非常大，与其周围正常细胞的温差可达 2℃以上，红外热像仪可以轻易捕捉到该信息，所以在肿瘤前期筛查方面，红外技术有很大的优势。红外热成像技术对表浅的癌症如甲状腺癌和乳腺癌的敏感度很高，是世界公认的最为安全、敏感和有效的乳腺癌和甲状腺癌隐患普查方法，普查一例，从图像采集到分析报告只需 10 分钟即可完成。

3. 疼痛性疾病筛查　可对头痛、神经痛、关节疼痛、颈肩腰腿痛、肢痛症等疼痛性疾病进行筛查。

4. 炎症的预警　可对鼻炎、副鼻窦炎、口腔炎症、咽喉炎、甲状腺炎症、上呼吸道感染、肺炎、胆囊炎、阑尾炎、胃肠炎、前列腺炎症、妇科炎症等全身各部位浅表炎症进行预警。

5. 周围神经疾病的检查　周围神经疾病，包括各种偏头痛、脊髓损伤、面瘫、面肌痉挛、三叉神经痛等，会造成血液循环的改变。如三叉神经痛急性期，患侧表现为充血，而在慢性期却表现为患侧的低温。

6. 血液循环早期障碍疾病的诊断及疗效观察　血液循环早期障碍疾病，包括脑血管病变、心肌供血不足、血栓闭塞性脉管炎、静脉曲张、糖尿病等。如供血不足表现为该部位的低温改变，而静脉曲张则表现为静脉迂曲状的充血改变。

7. 皮肤疾病的检查与疗效观察　烧伤与冻伤面积与深度的检查，断指（趾）再植、植皮疗效的观察。

二、体质辨识

中医学认为，体质是个体身心的综合体。面部与脏腑经络相连，是人体气血精华汇集之处，因此面部的变化能够直接客观地反映人体的身体状况。面部特征是辨识体质必不可少的维度，可以辅助中医体质辨识。现代研究表明，不同中医体质类型对应不同的面部特征，所以现代大多研究从面部特征的诊察来辨识体质。目前借助计算机手段对面部颜色、纹理等特征进行提取后对中医体质类型进行分类，从而形成基于面部特征的中医体质辨识系统，为进一步制定符合个性化需求的养生方案提供依据[3]。如 9 种体质类型的皮肤特征的对应关系：①平和质：面色红润；②气虚质：面色偏黄或㿠白；③阳虚质：面色柔白；④阴虚质：易生皱纹，色苍或潮红；⑤痰湿质：面多油脂，面色淡黄而暗；⑥湿热质：面垢油光，易生痤疮粉刺；⑦血瘀质：肤色暗或色素沉着；⑧气郁质：干性皮肤，面色无光泽；⑨特禀质：敏感性皮肤，易患荨麻疹、特异性皮炎等。

目前，基于面部特征的中医体质辨识系统在临床中不断应用。苏义书[4]应用 DS01-A 舌面脉信息采集体质辨识系统，对原发性痛风患者和健康体检者进行面色信息采集及体质辨识。结果表明：原发性痛风患者与健康体检者的面色存在一定差异；其中，平和质、阴虚质正常面色比例降低，痰湿质黄色比例增高，湿热质、阴虚质红色比例增高。这为从面部特征辨识不同体质类型的原发性痛风患者提供了参考。梁玉梅[3]构建了中医体质自动辨识系统，通过面部特征进行体质自动辨识。这为探讨中医面部特征与体质辨识的关系提供了新的思路。王盛花等[5]以 844 例体质辨识属平和质的体检者为研究对象，利用数字舌图，研究了舌象异常与体检数据异常之间的相关性。结果显示：平和质体检者中，常见的异常舌象是暗红舌、红/绛舌、腻苔、厚苔；"暗红舌、腻苔"者 BMI、肝脏超声、ALT、URIC、TG 和 HDL-C 的异常发生率显著升高；肝功能异常者大多出现腻苔和厚苔。张莹等[6]以 1687 例体检人群为对象，利用数字舌图探讨了中医体质辨识中的平和质与痰湿质、湿热质、阴虚质等 3 种偏颇体质的舌象特征。结果显示：平和质组中，属于淡红舌、薄白苔与正常舌形的出现率均不到 50%；与平和质组比较，痰湿质组的暗红舌、厚腻苔、黄苔的发生率增高，湿热质组的红/绛舌、厚腻苔的发生率增高，阴虚质组的红绛舌、瘦薄舌、少苔的发生率增高。在运用舌诊仪进行分析时，不同医者的主观因素也会导致检测结果的不同。针对这一问题，洪乐[7]认为可以将舌诊仪收集到的舌诊信息根据其舌象特征划分为 5 类，即舌色、舌形、苔色、苔质和津液。并对每一类别进行不同的亚型标注，最后将不同亚型通过一定算法公式进而获得更加数据化、标准化的舌象分类。

　　近年来，中医面诊仪广泛应用于辨体质、辨疾病、辨证候等方面，是面诊临床应用的有益尝试。早在《内经》中就记载有"十二经脉，三百六十五络，其血气皆上于面而走空窍"，可见，面诊作为中医望诊的重要组成部分，能够反馈人体内在的生理病理变化情况。因此，面部特征的改变能够反映人体的气血盛衰状态变化。中医四诊法中首先进行的大多是望诊。在观察受试者的面部特征后，医者会对其健康状况做出初步评估。杨帅[8]通过面诊仪采集符合纳入标准的 3980 例阴虚质、3801 例阳虚质及 3783 例平和质的受试者的面诊图像。对比后发现：阳虚质的人群面色、唇色比平和质、阴虚质的人群偏白；阴虚质的人群面色、唇色比平和质、阳虚质的人群偏红；且阴虚质、阳虚质的人群面部光泽度远逊于平和质。证明了通过面诊仪采集到的面部特征可以辅助辨识阴虚、阳虚质，为中医的体质辨识提供了数据指标和参考依据。

　　中医诊断病证的基础方法就是"四诊"法，即望、闻、问、切。其中切诊在医者诊治过程中是不可忽视的一个重要环节。通过诊脉可以帮助医者判断患者的状况，更准确地遣方用药。何思妹[9]根据脉诊原理，运用脉诊仪对 70 名不同体质的女大学生进行观察。结果显示，气郁质学生与平和质学生的脉诊波形图存在较大差异性，且部分波段差异具有统计学意义。说明通过脉诊仪收集受试者的脉诊信息可以对中医体质的辨识起到辅助作用。

　　而红外热成像技术的运用，使中医体质辨识的客观化成为可能。以脏腑对应体表区域温度与躯干体表的平均温度的差值作为分析指标，将中医体质简单分为平和质与偏颇体质两种类型进行研究，结果显示偏颇质人群存在一定的督脉凉偏离和肾凉偏离倾向。红外热态与中医体质（表 19-1）存在一定程度的相关性表现，具体如下：

表 19-1　九种体质类型

九种体质类型	主要特征
平和质（A 型）	阴阳调和，健康体质
气虚质（B 型）	元气不足，瘦或胖乏力型
阳虚质（C 型）	阳气不足，白胖怕冷型
阴虚质（D 型）	阴液亏少，形瘦怕热型
痰湿质（E 型）	痰湿凝聚，体肥痰多型
湿热质（F 型）	湿热内蕴，偏瘦怕湿热型
血瘀质（G 型）	血行不畅，偏瘦皮肤色暗型
气郁质（H 型）	气机郁滞，面苍敏感多疑型
特禀质（I 型）	过敏体质，先天生理缺陷型

（1）平和质

红外热图表现：全身热代谢温图大致对称，分布基本均匀，脐温正常，督脉热源通畅，无异常杂乱热代谢图。

常见表现：体态适中，面色红润，精力充沛，睡眠良好，二便正常，舌质淡红，苔薄白，脉和有神。

发病倾向：平素患病较少。

中医辨体描述：平时性格随和开朗，患病较少，对自然环境和社会环境适应能力较强。

（2）气虚质

红外热图表现：常见体型偏胖，全身整体热代谢温图较低，脐温低，其中脘穴区域代谢热偏低，督脉热源不通畅。

总体特征：元气不足，以疲乏、气短、自汗等气虚表现为主要特征。

形体特征：肌肉松软不实。

常见表现：平时气短懒语，容易疲乏、精神不振，易出汗，舌淡红，舌体胖大，边有齿痕，脉象虚缓。

发病倾向：易患感冒、内脏下垂病，病后康复缓慢。

适应能力：不耐受风、寒、暑、湿邪。

中医辨体描述：气虚体质易患感冒、疲劳综合征、贫血、营养不良、重症肌无力、胃下垂、直肠脱垂、神经性尿频等。

（3）阳虚质

红外热图表现：四肢末端、鼻尖、耳郭等代谢热偏低，脐温低，脊柱代谢热出现较慢或呈间断状，伴有头面部代谢热偏低特征。

总体特征：阳气不足，以畏寒怕冷、手足不温等虚寒表现为主要特征。

常见表现：平素畏冷，手足不温，喜热饮食，大便溏薄，小便清长，舌淡胖嫩，脉沉迟。

适应能力：耐夏不耐冬，易感风、寒、湿邪。

中医辨体描述：阳虚体质易感风邪、关节痛、风湿性关节炎、类风湿，女性易患宫寒痛经、月经延后等疾病。

（4）阴虚质

红外热图表现：通常体型较瘦，目内眦代谢温图偏高，手心劳宫穴代谢热偏高，全身性代谢热偏高，且具有整体温度分布相对均匀的特点。

总体特征：阴液亏少，以口燥咽干、手足心热等虚热表现为主要特征。

形体特征：形体偏瘦。

常见表现：口燥咽干，喜冷饮，面色潮红，手足心热，大便干燥，舌红少津，脉细数。

发病倾向：易患疲劳、失精、不寐等病，感邪易从热化。

适应能力：耐冬不耐夏，不耐受暑、热、燥邪。

中医辨体描述：阴虚体质易患心悸、咽炎、肺结核、糖尿病、顽固性便秘等疾病。

（5）痰湿质

红外热图表现：全身代谢温图分布不均，督脉热源不通畅，脐中热源低，上焦热，中焦寒凉，下焦一般偏热，头面部代谢温图偏高，双手代谢温图偏高或末梢伴有节段状分布。

总体特征：痰湿凝聚，以形体肥胖、腹部肥满、口黏苔腻等痰湿表现为主要特征。

形体特征：形体肥胖，腹部肥满松软。

常见表现：皮肤油脂较多，多汗且黏，胸闷，痰多，口黏或甜，舌苔白腻，脉滑。

发病倾向：易患消渴、中风、胸痹等病。

中医辨体描述：痰湿体质易患高血压、糖尿病、高脂血症、痛风、冠心病、肥胖症、代谢综合征、脑血管疾病等。

（6）湿热质

红外热图表现：全身代谢温图分布不均，头面部代谢温图偏高，脐中热源不低，督脉热源不通畅，腹部带脉代谢热偏高或小腹部热代谢高。

总体特征：湿热内蕴，以面垢油光、口苦、苔黄腻等湿热表现为主要特征。

形体特征：形体中等或偏瘦。

常见表现：鼻部油腻或油光发亮，易生痤疮或疖疮，口苦或嘴里有异味，皮肤易瘙痒，大便黏滞不爽，小便短赤，舌质偏红，苔黄腻，脉濡数。

中医辨体描述：湿热体质易患疮疖、脂溢性皮炎、复发性口疮、慢性膀胱炎、胆结石、胆囊炎等。

（7）血瘀质

红外热图表现：全身代谢温图分布杂乱、冷热不均，或见身体左右两侧代谢热不对称，小腹部代谢热偏低，下肢可见迂回条状异常代谢热。

总体特征：血行不畅，以肤色晦暗、舌质紫暗等血瘀表现为主要特征。

常见表现：平素面色晦暗，易出现褐斑，易出现黑眼圈，胸闷胸痛，女性可出现痛经、闭经或经血紫黑有块，舌质暗有点、片状瘀斑，舌下静脉曲张，脉象细涩或结代。

发病倾向：易患痛证、血证等。

中医辨体描述：血瘀体质易患中风、高血压、胃溃疡、冠心病、偏头痛、乳腺炎、子宫肌瘤、月经病、失眠等。

（8）气郁质

红外热图表现：面颊部代谢热值偏低，目内眦代谢温图偏高，两肋侧可见条索状代谢温图增高，女性乳腺见团块状代谢热偏低或偏高、膻中穴区代谢热值偏高，督脉热源不连续。

形体特征：形体瘦者为多。

常见表现：胸胁胀满，心烦，易紧张焦虑，肋部乳房胀痛，咽部有异物感，舌红，苔薄白，脉弦。

中医辨体描述：气郁体质易胸痛、神经衰弱、消化性溃疡、慢性咽痛，女性易患经前期紧张综合征、乳腺增生、月经不调等。

（9）特禀质

红外热图表现：躯干四肢部见杂乱、不均匀代谢热偏高，如雪花状均匀分布，脐中热源偏低，督脉热源不连续。

总体特征：先天禀赋不足、易过敏反应等为主要特征。

常见表现：没有感冒时也会打喷嚏、鼻塞、流鼻涕，因季节变化、异味原因而咳喘，容易过敏（对药物、食物或花粉）。皮肤易起荨麻疹；因过敏出现紫癜；一抓就红，易出现抓痕。

发病倾向：过敏体质者易患哮喘、荨麻疹、花粉症及药物过敏等。

适应能力：适应能力差，如过敏体质者对易致过敏季节适应能力差，易引发宿疾。

李洪娟[10]对133名体检人员进行体质辨识后，运用医用远红外线成像仪及其他仪器设备对他们的体脂量进行测算比对。根据检测结果发现，不同体质人群的体脂含量存在明显差异，9种体质中阴虚质人群的体脂含量最低，痰湿质人群含量最高。平和质同痰湿质，阴虚质同湿热质、血瘀质、阳虚质、痰湿质、气虚质的组间比较也存在明显差异。黄博[11]通过采集在校研究生夏季与冬季的红外热像图进行中医体质辨析研究观察，发现不同体质与红外热像之间的相关性存在差异：阳虚质与气虚质的受试者分数与鼻部温度呈负相关，平和质的受试者分数与鼻部温度呈正相关；阴虚质的受试者分数与脚底温度呈正相关；痰湿质的受试者分数与夏冬季节体表温差呈正相关等（表19-2）。

表 19-2　夏冬两季不同中医体质类型与红外热图像的相关性

体质类型\部位	平和质	气郁质	阳虚质	阴虚质	特禀质	痰湿质	气虚质	湿热质	瘀血质
胸腹部	负相关（冬、夏）	-	-	-	正相关（冬）	正相关（冬、夏）	-	-	-
背上部	负相关（夏）	-	-	-	-	-	-	-	-
大小腿	负相关（夏）	-	-	-	-	-	-	-	-
鼻部	正相关（夏）	-	-	-	-	-	-	-	-
头面部	正相关（夏）	-	-	-	-	-	-	-	-
左胸部	-	-	-	-	-	-	-	-	正相关（夏）
鼻部	-	-	-	-	-	-	-	负相关（夏）	-
鼻部相对于头面部的温度差	正相关（夏）	-	负相关（冬、夏）	-	-	-	负相关（夏）	-	-
腹中相对于脐的温度差	负相关（夏）	-	-	-	-	-	-	-	-
背部正中的上下差值	负相关（夏）	-	-	-	-	-	-	-	-
上腹部相对于脐部	-	-	-	-	-	-	正相关（夏）	-	-
脚底温度	-	-	-	正相关（冬）	-	-	-	-	-
背部右侧上下温度差	-	-	-	负相关（夏）	-	-	-	负相关（夏）	-

体质 类型 部位	平和质	气郁质	阳虚质	阴虚质	特禀质	痰湿质	气虚质	湿热质	瘀血质
手部相对 于颈部温 度差	–	负相关 （夏）	–	–	–	–	–	–	–
手鼻部 相对于 颈胸部 温度差	–	–	–	–	–	–	–	负相关 （夏）	–
右侧胸 部与上 腹部温 度差	–	–	–	–	–	–	–	正相关 （冬）	–
背部左右 的上下温 度差	–	–	–	–	–	–	–	负相关 （冬）	–
上腹左 右侧温 度差	–	–	–	–	负相关 （夏）	–	–	–	–
背上部 左右侧 温度差	–	–	–	–	正相关 （夏）	–	–	–	–
脚底左 右测温 度差	–	–	–	–	负相关 （夏）	–	–	–	–

注："冬"代表冬季；"夏"代表夏季。

曹金霞[12]整理了多年以来红外热成像技术的应用情况，认为红外热成像技术在阳虚质人群的研究中作用显著，阳虚质人群的红外热图大多会出现"上寒下热"的特点。同时她发现多位学者在研究过程中存在着研究的样本量不足、调查范围过小、受试者年龄跨度较大、研究季节杂乱等不足；而且目前市面上红外热成像仪种类颇多，存在设备参数不尽相同等问题。

王雨婷[13]借助红外热成像技术对比了痰湿质与平和质人群全身16个不同区域的热值数据。结果显示平和质人群上焦属凉、中焦微凉、下焦属热，处于热力分布平衡状态；痰湿质人群则处于上热下寒的热力失衡状态（表19-3）。

表 19-3　痰湿质与平和质不同部位ΔT平均值的比较（℃）

	痰湿质	平和质
上焦	0.14**	−0.02
中焦	−0.10**	0.01
下焦	−0.31**	0.09
督脉	0.30*	0.39
任脉	−0.76*	−0.01
胸膺	0.25*	−0.02
虚里	0.19	0.07
左胁	0.16	0.14
胃脘	0.17	0.12
右胁	0.13	0.17
左肾	−0.11*	0.07
右肾	−0.08*	0.09
大腹	−0.37**	−0.11
小腹	−0.29**	−0.02
左少腹	0.11	0.07
右少腹	0.05	0.25

注：ΔT＝T区域均温−T躯干均温；与平和质组比较，$*P < 0.05$，$**P < 0.01$。

红外热成像技术可以将受试者的体温寒热状况客观化、图像化、可视化。合理运用此技术可以在疾病观察、疗效分析及体质评估中发挥重要作用，在一定程度上可以弥补由于医者的主观意识不同而导致运用量表评估法所产生的偏差。

第二节　各科疾病的诊疗应用进展

一、肺及呼吸系统疾病

（一）疾病诊断

肺癌诊断的金标准是支气管镜检查及病理活检，主要适用于肺癌中后期。国内外研究显示，肺癌患者的呼出气体中含有挥发性有机化合物，对于肺癌的早期诊断具有重要意义。徐珍琴等[36]应用电子鼻筛选非小细胞肺癌患者呼气中的挥发性标志物，其结果显示癸醛诊断的灵敏性和特异性可达到95%与70%。Shehada等[37]运用超灵敏硅纳米线电子鼻对癌症进行诊断,具有明显差异性。Wang Li 等[38]利用基于优化算法设计的电子鼻系统对肺癌进行筛查,其确定的分类特异性、敏感性和准确性均在 90% 以上。Dragonieri S 等人[39]应用电子鼻检测出特发性肺纤维化患者的呼出 VOC 谱与健康人及慢阻肺患者有所不同,可以对其进行有效区分。Fens N 等人[40]所做的旨在分离慢阻肺和哮喘患者的 VOC 谱的研究发现,哮喘患者和 COPD 患者的呼吸特征不同,准确率为 96%,而不吸烟对照组和吸烟对照组的准确率分别为 95% 和 92.5%。

对于病原微生物感染所造成的疾病,确定微生物感染类型及感染程度非常重要。早在 1997 年,英国 Warwick 大学的 J. W. Gardner 等人[41]利用电子鼻对病原微生物白喉杆菌、金黄葡萄球菌的类型和生长阶段进行预测,结果显示金黄葡萄球菌的识别达到 100%,白喉杆菌的识别达到 92%,而对细菌 3 个生长阶段检测的精确度达到了 80%。喻勇新等[42]的研究表明,电子鼻技术有望更广泛地应用在致病菌快速检测上。Joseph 等[43]采取横断面研究以检测呼吸道细菌,其敏感性和特异性分别为 62% 和 80%。Dutta 等人[44]对耳鼻喉细菌感染的患者应用电子鼻检测并结合 RBF(径向基)网络,结果显示能够识别耳鼻喉细菌感染患者 3 个细菌亚类,准确率为 99.69%。

(二)辨证应用

在肺系疾病早期诊断及中医辨证等方面,中医诊断装备发挥着重要作用。如 2020 年曾令旨等[14]以非小细胞肺癌患者舌象图像特征为对象的研究发现,在气虚、痰湿、血瘀 3 个证型患者的比较中,气虚证组舌色较淡,痰湿证组舌苔最厚,而血瘀证组舌色则偏青紫色,这表明客观化的舌象图像特征指标具有为非小细胞肺癌患者提供中医临床辨证诊断客观量化标准的潜力。石玉琳等[15]的研究则证明,不同中医证型非小细胞肺癌患者的 TB-L、TB-a、TC-b、TB-Cr、h1、h4、t4 等舌脉诊参数具有统计学差异。而脉图参数同样可以为小儿反复呼吸道感染的辨证分型及临床疗效评价提供客观依据[16]。中医诊断装备与新技术的结合,也为中医辨证分型及中医理论的延展提供了新的思路与途径。如陈惠惠等[17]利用包括中医四诊仪所采集数据的客观依据辨证分型,结合二代基因测序(next-generation sequencing,NGS)技术,探讨了 Ⅲ B/ Ⅳ 期 NSCLC 患者中医辨证分型与分子病理分型间的相关性。再如徐杨等[18]基于压电陶瓷传感器的呼吸运动检测装置,实现了肺脏司呼吸功能异常相关症状与证候要素的客观测评,完成了评价中医肺脏司呼吸功能异常及其相关症状、相关证候要素的客观量化诊断参数与可视化图形。

此外,程思益[19]等运用统一的数字听诊生理音监测设备采集嗓音建立闻诊数据库,发现慢性阻塞性肺疾病患者不同肺功能分级的声学特征性指标,体现在第一共振峰、第三共振峰及声断度。红外热成像技术同样在临床疾病的辅助诊断等方面发挥了重要作用。如赵传琳[20]发现,红外热成像图中骨转移发生部位的温度相对未发生部位较高,而在 3 种不同中医证型中,温度由高到低依次为阴虚热毒组、气阴两虚组、肾阳亏虚组。再如熊伟等[21]通过应用 PeriCam PSI 血流灌注成像仪和红外热像仪监测慢阻肺患者肺俞穴及其旁开 1cm 对照点的血流灌注量和体表温度，发现肺俞穴体表温度升高及血流灌注量的增多与慢阻肺疾病相关。肺结核患者的肺俞、中府的红外温度变化较普通经穴同样具有差异性[22]。

近年来，中医诊断装备在疾病的数据收集及构建相关数据库或模型等方面也有广泛应用。夏小军等[26]采用中医数字化四诊仪，发现 224 例复治肺癌患者中，可见平和质与偏颇质共存，且兼见以气虚、阴虚、阳虚为主的 2 ~ 3 种体质。借助舌象仪与临床特征，孙建荣构建了肺癌化疗后骨髓抑制发生的预测模型[27]。

机器学习方法与相关模型的优化，同样能够促进与推动中医诊断设备的进步。如张智超等[28]通过分析多种分类模型，发现利用选取的 12 个肺癌脉搏信号特征结合高斯 SVM 对在桡动脉处寸部位上采集的脉搏信号的肺癌识别率最佳（96.15%），证明了基于拟合的迭代式滑动窗口算法结合金氏脉学理论的脉搏信号特征及无效信号自动剔除的有效性。再如臧晓彤等[29]通过收集小细胞肺癌患者中医四诊信息，依据基于证素理论的分层诊断方法进行中医辨证，基于人工神经网络算法建立起小细胞肺癌中医智能辨证模型，模型训练集总准确率 91%，验证集总准确率 92.6%，模型平均受试者工作特征曲线下面积（area under curve，AUC）为 0.842。而杨志强等[30]则利用神经网络实现模糊推理，构建自适应神经模糊推理系统（ANFIS），把模糊控制、神经网络、中医理论的临床经验知识结合起来处理感冒诊断的问题。石艳敏等[31]优化的 OLO V3 对哮喘病症候 – 大鱼际掌纹的阴阳性识别准确率可达到 92.5%。一种基于优化的 BP 神经网络的智能诊断辅助方法同样被引入到中医哮喘病领域[32]。在平台构建方面，许强等[33]通过有向图的证素归因模型构建 ISO–R 证素辨证新体系；通过此体系开发肺胀病智能辨证决策支持平台，并以此挖掘肺胀病的证素分布规律。

杨琼等[34]以气阴两虚型原发性非小细胞肺癌患者作为研究对象，采用 ZBOX–I 型舌象数字化分析仪采集患者的舌象参数，探讨了 31 例原发性肺癌患者中医舌象客观化参数与生命质量量表的相关性。结果显示：气阴两虚型肺癌患者中，点刺指数与生命质量量表中失眠之间的简单相关系数较大，且呈正相关；而舌象参数与生命质量量表之间不具有典型相关性。

姜之炎等[35]采用 DS01 型中医舌象采集系统，采集 31 例小儿肺炎患者在急性期和缓解期的舌象，研究了舌象与小儿肺炎不同证型的相关性。结果显示，小儿肺炎患者中，舌色 R、V 值与热毒证候相关，G、B、H、L、a、b 值均与痰瘀证候相关。

（三）疗效评价

在疗效观察方面，叶文倩等[23]通过对 60 例上热下寒型感冒后咳嗽患者进行包括红外热成像技术在内的疗效观察发现，红外热图像中患者胸部和腹部体温均较治疗前升高，且两部位体温高于对照组，证明了乌梅丸对于该病证疗效的确切性。这项技术同样应用于柴胡桂枝干姜汤治疗上热下寒型亚急性咳嗽的疗效评价[24]中。倪昱烜等[25]采用中医脉象仪及舌象数字化分析仪，在比较患者治疗前后舌象、脉象客观指标的变化后，得出 GP 方案通常导向不良结局的结论。

二、脾胃及消化系统疾病

（一）疾病诊断

贾新颖[48、49]应用 LGX–2016H 远程腕带充气式中医脉象仪收集 60 例急性发作期胆总管结石弦脉患者 ERCP/EST 取石前后脉象图，同时采集 60 例健康人群的平脉脉象图，研究发现：患者术前组脉图 P1（x1, y1, z1）、P2（x2, y2, z2）、P3（x3, y3）、P1/P2 参数值均显著高于术后组与健康人群（$P<0.05$）；其中术前组患者弦脉象波图特征与手诊弦脉特点相吻合，且术后组与体检组参数比较差异无统计学意义。

刘宏[50]检查了慢性 HBV 感染患者肝区内期门、日月、步廊经穴红外温度与门静脉血流速度（VPV）、最大内径（DPV）、门静脉充血指数（CI）、肝静脉血液速度（VHV）、肝中静脉内径（DHV）等相关指标，同时对健康人群进行同步检查作为对照。发现慢性 HBV 感染患者期门、日月、步廊红外温度与 CI 呈负相关；期门、步廊与 VPV 呈正相关，与 DPV 呈负相关；步廊与 DHV 和 HV1 检出率负相关。健康人群期门、日月、步廊经穴温度与各项血液动力学参数均不相关。

田东梅[54]收集 100 例消化疾病患者的舌象信息与患者在内镜下诊断脉象信息进行关联性分析，发现一次诊断完全符合率为 50.0%，二次诊断一致率为 48.0%，总准确率为 98%。消化疾病患者舌象以淡白舌为主，其中主要包括黄腻苔及淡红舌黄腻苔、绛红舌黄腻苔；同时伴随舌形胖大裂纹，无明显异常。胃、十二指肠病变中以淡白舌、黄腻苔及淡红舌、黄腻苔为主。

侯秋科[55]对 1548 名胃食管反流病患者进行 PWV 检查和智能脉象仪检测，通过 HEM9000AI 脉搏仪对患者左右手的桡动脉进行检测，同时运用 ZM–BOX–I 型智能脉象仪进行中医脉象的读取，对两种信息进行相关性分析。结果显示，胃食管反流病患者左侧脉搏波提示 PWV ≥ 1400cm/S 者占 71%，右侧脉搏波提示 PWV ≥ 1400cm/S 者占 62%，胃食管反流病患者左右侧 PWV 明显高于正常人群。横断面研究结果显示，患者实性脉（79.72%）所占的比例大于虚性脉（18.86%），平脉占 0.90%，不确定脉占 0.52%。实性脉中以弦脉（74.64%）、浮脉（18.23%）为主；虚性脉中，沉脉 189 例，迟脉 103 例。复合脉象中弦数脉所占的比例最大（36.8%）。

钱鹏等[60]运用舌诊仪收集了 46 例胃癌中晚期患者与 50 例健康人群的舌诊信息，研究发现：胃癌患者以暗红舌、绛舌为主，舌体多庞大，有裂痕和瘀斑，舌苔主要以白苔、黄苔为主。胃癌患者的舌色 RGB_R、RGB_G、RGB_B、HSV_H、HSV_V 高于健康人群，HSV_S 低于健康人群；胃癌患者的苔色 RGB_RT、RGB_GT、RGB_BT、HSV_HT、HSV_VT 高于健康人群，HSV_ST 低于健康人群。贺妍等[61]探究了 150 例中晚期胃癌患者的脉象特征与肿瘤标志物 CEA、CA199 的关系，发现患者多以涩脉、弱脉、细数脉、虚脉为主；CEA 的升高是虚脉的保护因素（OR 值＝ –3.243 ＜ 1），CA199 的升高是涩脉的危险因素（OR 值＝ 14.000 ＞ 1）。

王宇立[62]运用舌诊仪、脉诊仪采集了 125 例经高强度聚焦超声治疗前后的原发性肝癌患者的舌脉信息，研究发现：在高强度聚焦超声治疗 1 个周期后患者舌质 TB–a（16.79）和舌苔 TC–H（8.62）较治疗前（19.38、23.76）明显降低，治疗后患者脉象信息 h4 及 h4/h1 值较治疗前明显降低，而 w/t 值则显著升高。

周之毅[63]收集了我国新疆喀什地区 60 例食管癌患者放疗前后的舌象、脉象数据，患者放疗前后主要以暗红舌为主，淡紫舌患者放疗后（8 例）比放疗前（1 例）有所增加；齿痕舌患者放疗后（19 例）比放疗前（23 例）有所减少；舌有瘀斑患者放疗后（27 例）比放疗前（31 例）有所减少；白苔患者放疗后（17 例）比放疗前（22 例）有所减少；见促脉或数脉患者放疗后（16 例）比放疗前（5 例）有所增加；弦脉患者放疗后（15 例）比放疗前（27 例）有所减少；灰黑苔患者放疗后（16 例）比放疗前（9 例）有所增加；食管癌患者放疗后脉象参数 W1、W2、T1、h3/h1、H1、H3、T4、T5、Ass、T 较放疗前均有降低。

阮铭等[64]采集了 97 例恶性肿瘤伴抑郁焦虑患者的面色、舌象信息。结果显示：患者眼眶图 RGB_R、RGB_G、RGB_B、HSV_V、Lab_L、Lab_A 值低于健康人群，HSV_H、HSV_S、Lab_B 值高于健康人群；鼻子图 RGB_R、RGB_G、RGB_B、HSV_V、Lab_L、Lab_A 值低于健康人群，HSV_H、HSV_S、Lab_B 值高于健康人群；额头图 RGB_R、RGB_G、RGB_B、HSV_V、Lab_L、Lab_A 值低于健康人群，HSV_S、Lab_B 值高于健康人群；口唇图 RGB_R、RGB_G、RGB_B、HSV_V、Lab_L、Lab_A 值低于健康人群，HSV_H、Lab_B 值高于健康人群；面色整体图 RGB_R、RGB_G、RGB_B、HSV_V、Lab_L、Lab_A 值低于健康人群，HSV_H、HSV_S、Lab_B 值高于健康人群；舌色图 RGB_R、RGB_G、RGB_B、HSV_V、Lab_L、Lab_A 值低于健康人群，HSV_H、HSV_S、Lab_B 值高于健康人群；苔色图 RGB_R、RGB_G、RGB_B、HSV_V、Lab_L、Lab_A 值低于健康人群，HSV_H、HSV_S、Lab_B 值高于健康人群。

李福凤等[70]采用人工与 Z–BOX 舌象数字化分析仪共同判读的方法诊断受试者的舌苔，探究了慢性胃炎患者腻苔形成过程中舌苔代谢物质的变化。纳入研究的受试者包括慢性胃炎患者腻苔 40 例、非腻苔 30 例及正常人淡红舌薄白苔 20 例。结果显示：在机体代谢物中，与非腻苔组比较，腻苔组 3- 酮基乳糖、抗坏血酸盐、吡啶甲酸、2- 脱氧 –D– 核糖和 UDP–D– 半乳糖的相对含量增高，变视紫红（质）和组氨酸的相对含量降低；与正常组比较，腻苔组 3- 酮基乳糖、UDP–D– 半乳糖和白细胞三烯 A4 的相对含量增高，维生素 D_2 的相对含量降低。

张伟妃等[71]研究了慢性胃炎患者的舌诊特征与胃镜及病理结果的变化特征及规律。结果显示：在 241 例慢性胃炎患者中，患者苔色的 B 值与糜烂相关，苔色的 G 值与慢性炎性反应相关，苔色的 B 值和舌色的 G 值均与胆汁返流相关。各舌象颜色参数与慢性胃炎患者的肠腺化生、Hp 感染和充血渗出性无明显相关性。

许岚等[72]使用中医舌象智能辅助诊断系统观察了200例慢性乙型肝炎患者治疗前后的舌象变化，研究了其与中医证候指标的相关性。结果显示：通过治疗，舌苔的面积、齿痕的数量与面积发生了改变；在舌象与中医证候指标之间，齿痕的数量、面积与恶心呕吐呈正相关，与脘腹胀满呈正相关，裂纹的数量与口干口苦呈负相关。

丁然等[73]探讨了127例慢性乙型肝炎患者中医证候及舌象客观量化指标的变化同中医病理因素的关系。结果显示，舌苔面积、舌质颜色RGB值、舌苔颜色RGB值、齿痕数量与面积、裂纹数量与面积、点刺数量与面积均与慢性乙型肝炎的临床症状相关，并能够反映相应症状的变化情况。

邬艳波等[74]通过比较肝原性黄疸阴黄与阳黄患者面色色差，应用光谱测色系统采集268位肝原性黄疸患者的面色信息，指出二者之间主要在明度上存在差别，这为黄疸的中医辨证提供参考。宫爱民等[75]应用中医四诊仪采集120例肝纤维化患者的面部参数，结果表明，肝纤维化各证型中湿热中阻证面色偏黄，肝郁脾虚证偏青，气虚血瘀证偏青黑，肝肾阴虚证以红色为主，这从面色角度为肝纤维化的中医诊断提供了参考。王静等[76]对116例慢性乙型肝炎病毒感染者的面色、肝穿病理炎症及纤维化分级进行分析比较，结果表明，面色分析对肝脏纤维化程度的评估有意义，表明面色是评价肝脏纤维化的有用指标。

（二）辨证应用

谢武[45]对60例非酒精性脂肪性肝病患者行肝区红外热像检查，记录肝区病变区域与正常区域之间的温差为△T1，治疗结束后病变区域与正常区域之间的温差为△T2，通过比较发现治疗后△T2（1.71±0.68）较治疗前△T1（1.20±0.54）变化明显。周晓玲等[46]运用红外热成像技术收集300例非酒精性脂肪性肝病患者的红外热成像图，总结各证型患者的红外热像图特征。①脾肾虚寒证：下焦呈冷偏离，肝区热偏离，督脉红外轨迹显示断续或不显影；②湿浊内停证：肝区热偏离，上焦、中焦、下焦、背部散在高温区，腹部有散在低温区；③肝郁脾虚证：神阙凉偏离，两侧胁肋、督脉高温区，肝区热偏离。杨薇等[47]对湿浊内停型非酒精性脂肪性肝病患者采用穴位埋线的治疗方法，同时运用医用红外热成像仪进行疗效分析。结果显示：治疗前患者脾胃二经热像图的特点为弥散、断续、低温；治疗后患者脾、胃二经及太白、冲阳、太冲的均温显著高于治疗前，热像图的特点为完整、连续、温度适中。

方晨晔[51]运用TDA-1舌诊仪采集大肠湿热证、脾气亏虚证、脾肾阳虚证、肝郁脾虚证及寒热错杂证溃疡性结肠炎患者的舌象参数，并用中医舌诊分析系统TDAS V2.0对所采集信息进行分析，同时收集健康人群数据作为对照。结果显示：①TB-g值：大肠湿热组＜其余各组；TB-r值：寒热错杂组、大肠湿热组＞其余各组；TC-b值：大肠湿热组＜其余各组；②TB-r值：健康对照组＜其余各组，大肠湿热组、寒热错杂组＜脾气亏虚组、脾肾阳虚组；③TC-ENT值：健康对照组＜其余各组，大肠湿热组＞其余各组；④TC-CON、TC-MEAN、TC-ASM值：健康对照组＞其余各组，大肠湿热组＜其余各组。大肠湿热组舌质较其他各组更偏紫红；寒热错杂组、大肠湿热组舌质较其他组更偏红；溃疡性结肠炎患者各证型舌质与健康人群对比更偏青，且脾气亏虚组与脾肾阳虚组舌质较大肠湿热组及寒热错杂组更青；大肠湿热组舌苔较其他各组更黄、更腻，溃疡性结肠炎患者各证型舌苔较健康对照组更腻。同时，方晨晔[52]整理出患者的肠镜象信息，对比后得知：溃疡性结肠炎患者尤其是目前肠道存在病变者较健康人群舌质更偏红、紫红、青，舌苔更黄腻；在肠镜象病变部位中，有病变者较目前无病变者舌质更红、紫红，舌苔更黄腻，且各病变部位之间差异不大；在充血水肿程度方面，弥漫性改变者较其他类型溃疡性结肠炎患者舌质更红、紫红，舌苔更黄腻；在黏膜脆性、脓液分泌及自发性出血程度中，阳性者均较阴性者舌质更红、紫红，舌苔更黄腻。在黏膜溃烂程度中，黏膜存在溃烂者较无溃烂者舌质更红、紫红，舌苔更腻，弥漫性改变者较其他类型 UC 患者舌苔更黄腻，各溃烂程度间等级越接近，比较差异越不明显；但总体趋势显示溃烂程度越重，舌质更偏红、紫红色，舌苔更偏黄腻。相关性分析显示，肠黏膜充血水肿、脆性、溃烂、脓液分泌、自发性出血程度越重，舌质越红、紫红，舌苔越黄腻；病变范围越广，舌质越红、紫红，舌苔越腻。

王超[53]为探索胃肠道虚实不同状态在脉象上的反映，收集辟谷者辟谷前、中、后3 种状态下的脉象特征。发现辟谷前、后期的脉象特征差异明显，LS 识别二者准确率为 80.64％，Lasso 判决准确概率是 72％；辟谷前、中期的脉象特征差异明显，LS 识别二者准确率为 80.48％，Lasso 判决准确概率是 67.57％；辟谷中、后期的脉象特征差异并不显著，LS 识别二者准确率为 75.99％，Lasso 判决准确概率仅为 58.33％。

张鑫[56]收集 270 例三江侗族胃食管反流病患者的红外热图特征，研究发现：①阳虚质夹气郁质患者督脉轨迹不显示或者断续，咽喉处、剑突下、两侧胁肋部呈高温分布，下焦、肾区呈凉偏离。②阳虚质夹痰湿质患者督脉轨迹不显示或者断续，胸骨后、剑突下呈高温分布，双眼皮温呈"镜片征"或者"八字征"，督脉、中焦、下焦、肾区呈凉偏离。③阴阳两虚质患者督脉轨迹不显示或者断续，口腔、咽喉处、胸骨后或者剑突下呈高温分布。其中偏于阳虚者，督脉、中焦、下焦、肾区呈凉偏离；偏于阴虚者，头面、四肢呈热偏离，督脉、中焦、下焦、肾区呈凉偏离。

韩柯柯等[65]收集 493 例大肠癌患者的舌诊信息并与正常人群作对比，大肠癌患者的舌色 R、G、B 数值高于正常人群，苔色 R、G、B 数值低于正常人群，齿痕指数、点刺指数、瘀斑指数、舌苔厚薄指数、润燥指数和腐腻指数高于正常人群。大肠癌中医临床可以分为脾虚气滞证、脾肾阳虚证、肾精亏虚证、湿热蕴结证、气血两虚证 5 种证型，其中：气血两虚证患者的舌色 G 数值高于其他证型，与脾肾阳虚证患者比较有显著差异；湿热蕴结证患者的苔色 R、G、B 数值高于其他证型，且均与肾精亏虚证患者有显著差异；湿热蕴结证患者的苔色 R 值与脾虚气滞证患者比较有显著差异；脾肾阳虚证患者的瘀斑指数高于其他证型，与脾虚气滞证患者比较有显著差异；肾精亏虚证患者的腐腻指数低于其他证型，与脾虚气滞证患者比较有显著差异。张伟妃等[66]则收集大肠癌患者的面诊信息，分析发现：大肠癌患者的面色以常色、黄色为主，与正常人群相同，然而面部出现黑色的概率要高于正常人群；患者面色的红色指数、青色指数、黑色指数高于正常人群，白色指数和黄色指数低于正常人群；患者面部有光泽人数比例、有光泽指数、无光泽指数均低于正常人群；患者唇色 S 高于正常人群，明度 L（I）低于正常人群。大肠癌气血两虚证患者的红色指数低于其他证型，与脾虚气滞证患者比较有显著差异；湿热蕴结证患者的白色指数低于其他证型，与脾肾阳虚证患者比较有显著差异。

临床中最常见的消化系统疾病为慢性胃炎，其伴有 Hp 感染的患者大多会出现口臭的情况，很多慢性胃炎患者虽未感染 Hp，但因为消化不良也会有强烈持续的口臭。林雪娟等研究表明慢性胃炎寒热病性可通过电子鼻在气味图谱中反映出来，且运用电子鼻可以初步判断慢性胃炎常见病性证素间的气味差异。在运用电子鼻对慢性胃炎气滞证研究时表明，结合模式识别方法可初步判断慢性胃炎气滞证及其不同病位间的口腔呼气气味差异。因此，电子鼻能够较为敏感和准确地为慢性胃炎常见病位、病性的判断提供参考依据[67-69]。

（三）疗效评价

李明月等[57]使用黄芪建中汤治疗慢性非萎缩性胃炎脾胃虚寒型患者，并使用北京悦天光电技术有限公司生产的 HIR2000A 红外热像诊断系统采集治疗前后的红外热图，并记录上腹部及双侧太白、冲阳穴的体表温度。治疗前患者上腹部均呈凉偏离（30.39±0.29），对比发现患者治疗后上腹部（34.23±0.67）和双侧同名穴的红外温度均较治疗前明显升高：太白（左）治疗前后为 28.44±0.35、31.08±0.40；冲阳（左）治疗前后为 29.74±0.54、31.56±0.38；太白（右）治疗前后为 28.33±0.31、30.74±0.58；冲阳（右）治疗前后为 29.52±0.43、31.71±0.55。

杨帅等[58]使用中医舌、面诊检测仪采集 122 名慢性萎缩性胃炎脾虚气滞证患者经四君子汤合半夏泻心汤加减治疗前后的舌、面信息数据。结果显示：经过治疗后患者嘴唇 H 值、I 值较治疗前显著升高，面部 W 值、Y 值、面色指数、嘴唇 S 值、有光泽指数呈现升高趋势，面部 R 值呈现下降趋势；治疗后患者舌诊色度参数中苔色 R 值、G 值、B 值与舌色 R 值、B 值较治疗前有所下降，舌色 G 值则有所上升；舌诊特征参数中，腐腻、剥苔、老嫩、齿痕、裂纹、瘀斑特征值有所下降，下降程度为齿痕特征值＞裂纹特征值＞瘀斑特征值＞剥苔特征值＞腐腻特征值＝老嫩特征值，厚薄、点刺特征值有所上升。赵书彬[59]利用脉诊仪客观收集慢性萎缩性胃炎患者脉象信息，比较单纯慢性萎缩性胃炎、慢性萎缩性胃炎伴糜烂、慢性萎缩性胃炎伴溃疡、慢性萎缩性胃炎伴胃息肉组、慢性萎缩性胃炎伴胆汁反流等不同胃镜象与脉象特征及相关性指标。结果显示：单纯慢性萎缩性胃炎患者脉象以虚弦脉（27.39%）、弦脉（17.20%）、迟弦脉（8.92%）为主，患者脉力中无力的比例（62.42%）高于健康人群，与脉力呈负相关（r=-0.224，P=0.000）；脉势中低平虚的比例（50.32%）高于健康人群，与脉势呈负相关（r=-0.171，P=0.002）。患者脉图参数 h1、h3、h4 和 h5 与健康人群相比较低，h1、 h3、h4、h5（r＜0，P＜0.05）均存在负相关，相关系数及 P 值分别是（r=-0.121，r=0.032）、（r=-0.115，P=0.042）、（r=-0.116，P=0.04）、（r=-0.134，P=0.018）。慢性萎缩性胃炎伴糜烂患者脉象以虚弦脉（40.63%）、弦脉（12.5%）、迟弦脉（9.38%）为主，与单纯慢性萎缩性胃炎相比，慢性萎缩性胃炎伴糜烂患者脉图参数与h5、h3/h1存在正相关（r＞0，P＜0.05），其相关系数及 P 值分别是（r=0.232，P=0.044）、（r=0.397，P=0.000）；与h1、h4存在负相关（r＜0，P＜0.05），其相关系数及 P 值分别为（r=-0.356，P=0.002）、（r=-0.294，P=0.01）。慢性萎缩性胃炎伴溃疡患者以虚弦脉（44.44%）、弦脉（18.51%）、迟弦脉（11.11%）为主，与单纯慢性萎缩性胃炎相比，慢性萎缩性胃炎伴溃疡患者脉图参数与h5、h3/h1、h4/h1存在正相关（r＞0，P＜0.05），其相关系数及 P 值分别是（r=0.260，P=0.028）、（r=0.388，P=0.001）、（r=0.242，P=0.042）；与h1、h4存在负相关（r＜0，P＜0.05），其相关系数及 P 值分别是（r=-0.379，P=0.001）、（r=-0.279，P=0.019）。慢性萎缩性胃炎伴胃息肉患者以虚弦脉（36.00%）、弦脉（12.00%）、迟弦脉（8.00%）为主，与单纯慢性萎缩性胃炎相比，慢性萎缩性胃炎伴胃息肉患者脉图参数与h5、h3/h1、h5/h1存在正相关（r＞0，P＜0.05），其相关系数及 P 值分别是（r=0.243，P=0.044）（r=0.428，P=0.000）（r=0.254，P=0.035）；与h1、h4、t存在负相关（r＜0，P＜0.05），其相关系数及 P 值分别是（r=-0.436，P=0.000）（r=-0.348，P=0.003）（r=-0.263，P=0.029）。慢性萎缩性胃炎伴胆汁反流患者以弦脉（37.93%）、虚弦脉（17.24%）、虚脉（10.34%）为主，与单纯慢性萎缩性胃炎相比，慢性萎缩性胃炎伴胆汁反流患者脉图参数与h5、h3/h1存在正相关（r＞0，P＜0.05），其相关系数及 P 值分别是（r=0.239，P=0.042）（r=0.258，P=0.028）；与t存在负相关（r＜0，P＜0.05），其相关系数及 P 值分别是（r=-0.26，P=0.026）。故慢性萎缩性胃炎患者脉象以虚弦脉、弦脉、迟弦脉为主，但伴胆汁反流患者以弦脉多见；患者脉力以无力为主，脉势以低平虚为主，与脉位、脉律、脉率无相关性；患者脉图参数总体反映了患者左心室收缩能力减弱，脉管的弹性及外周阻力降低，一定程度上说明慢性萎缩性胃炎患者气血亏虚，脉力不足，病性以虚为本，可虚实夹杂。

三、肾及内分泌系统疾病

朱穆朗玛等[77]采用舌面一体仪记录分析157例慢性肾病患者和30例正常人的舌象图，观察慢性肾病不同肾功能分期的舌象特征。结果显示：与对照组比较，肾病各期舌色R、L值均明显降低，肾病1～4期舌色G和B值均明显降低；不同肾病分期的舌色R、G、B、L值中，肾病1、2期较4期明显降低，肾病1～3期较5期明显降低；随着肾功能下降，舌苔的腐腻指数、剥脱指数明显降低。

邢志光等[78]对比分析88例2型糖尿病患者中，42例脂代谢异常者与46例脂代谢正常者的数字化舌象特征。结果显示：脂代谢异常患者舌苔的腐腻指数高于正常者；单纯三酰甘油代谢异常者的剥苔指数与单纯胆固醇代谢异常者的点刺指数、舌苔润燥指数及剥苔指数均显著高于正常者。这提示伴有脂代谢异常的 2 型糖尿病患者常表现出脾虚痰聚、胃阴不足的舌象。

王露等[79]以 180 例 2 型糖尿病患者为对象，研究了量化的中医舌诊指标在其血糖控制、营养状况及膳食结构等方面的评估价值。结果显示：与正常组比较，空腹血糖和餐后 2h 血糖异常组舌苔的厚薄、腐腻指数和舌色的 R 指数明显增高，糖化血红蛋白异常组舌苔的润燥、厚薄、腐腻和剥苔指数及舌色的 R 指数明显增高；超重肥胖组舌苔的润燥、厚薄、腐腻指数及舌质的裂纹指数增高；蛋白质和脂肪摄入过高组舌苔的厚薄、腐腻和舌色的 R 指数明显增高；碳水化合物摄入过少组舌色的 R 指数明显增高。

徐杰等[80]研究了 83 例 1 型或 2 型糖尿病患者的数字化舌象和血糖代谢之间的联系。结果显示：血糖指标与舌质参数方面，糖化血红蛋白（HbA1c）与 TN-a* 呈负相关，与 TN-L*、TN-CON、TN-ENT、TN-MEAN 呈正相关；空腹血糖（FBG）与 TN-a* 呈负相关，与 TN-L* 呈正相关；日均血糖（ABG）与 TN-L* 呈正相关。血糖指标与舌苔参数方面，HbA1c 与 TC-a*、TC-b*、TC-ASM 呈负相关，与 TC-L*、TCCON、TC-ENT、TC-MEAN 呈正相关。

曹燕亚等[81]探讨 200 例不同慢性肾炎虚实兼证的面色指数与临床病理生化指标尿素氮、血肌酐、尿酸、肾小球滤过率的相关性，结果表明面色指数与临床病理生化指标有一定相关性，这为慢性肾炎的中医辨证提供了参考。郭文良等[82]应用中医面诊检测仪采集慢性肾衰患者的面诊信息，结果表明慢性肾衰不同肾功能分期与面色指数有一定相关性，通过面色指数的变化为慢性肾衰不同肾功能分期的判定提供依据。刘金涛等[83]应用中医面诊检测仪及中医面色软件分析系统对 60 例慢性肾炎患者的面色指数进行了采集与分析，结合面色指数与临床病理生化指标尿素氮、血肌酐、尿酸的相关性分析，这为慢性肾炎湿热证的病证研究提供参考。

研究显示，糖尿病患者在消耗大量脂肪时会产生丙酮酸，最终经过血液传输到肺，由呼气排出体外，且丙酮含量与血糖值成正相关性。2011 年，Arasaradnam RP[84]在评估应用电子鼻技术检测人类相关疾病的研究中指出，电子鼻对炎症性肠病或糖尿病的检出率约为 97%。Mohamed 等[85]采用含 8 个传感器阵列的电子鼻对尿样进行检测，可以区分正常人与 2 型糖尿病患者，采用 ACMD 网络识别率达到 96%。陆彦邑等人[86]运用自制电子鼻检测大肠杆菌、肺炎克雷伯杆菌、金黄色葡萄球菌可达 98% 以上，检测鲍曼不动杆菌、铜绿假单胞菌可达 90% 左右，表明电子鼻用于伤口感染细菌的快速检测和识别具有一定的可行性。林雪娟课题组[87]从中医学角度开展闻诊研究，运用电子鼻较准确地将 2 型糖尿病患者识别为实证组、虚证组和虚实夹杂组，对 2 型糖尿病的虚实病性做出初步判断。

四、心及循环系统疾病

红外热成像技术通过收集人体发出的红外辐射热，经计算机处理形成直观的温度彩色图谱。其能够用不同的色彩显示人体表面的温度分布，依据正常组织与异常组织的红外热辐射差，准确测量人体温度分布的变化程度，判断病灶的位置及范围，是一种能够反映机体代谢的功能影像[88]。该技术可反映疾病变化，在一定程度上为疾病诊断提供客观化依据，并且能够反映疾病的疗效。杜思哲等[89]使用 Thermo Tracer TH9100 经络仪器测量针刺内关穴前后心经、心包经的温度变化，从而体现其能量代谢变化，正式针刺内关穴有活血通络的作用。

高梦蕉等人[90]通过红外热成像诊断冠心病相关文献的分析得出，敏感、高效的红外热成像技术可以应用于早期诊断冠心病，但仍存在分析方法局限、易受其他组织影响等问题，并提出可以结合数学方法解读红外热图的观点。李灵灵[91]应用 ATIR-M301 医用红外以采集冠心病心血瘀阻证患者和正常人背腧穴及小肠经的部分背部腧穴的红外热图并记录其温度值，对比数值差异后发现心系疾病在与其相表里的小肠经上也有明显表现，为"心与小肠相表里"提供了客观依据；提出了红外热成像可较高水平地反映疾病变化及疾病疗效的观点。

舌象仪目前可用于舌象的采集，研究者通过对其舌象参数的分析或与具有丰富临床经验的中医专家判别结果进行对比，证实了舌象仪一定程度上可成为中医客观化诊疗的依据。陈艳等人[92]使用索尼 Cybershot DSC-W1 数码相机采集 103 例慢性稳定型心绞痛患者的舌象信息，发现该疾病患者以厚苔为主，从客观化的角度验证了舌诊对中医辨证分型有重要意义。高慧等人[93]使用上海中医药大学与上海道生医疗器械有限公司共同研发的中医舌面仪采集早发、晚发冠心病患者的舌象，分析该舌象后发现早、晚发冠心病舌象特征有明显差异。李雪平等人[94]使用上海中医药大学与上海道生医疗器械有限公司共同研发的中医舌面仪采集冠心病痰阻心脉、气虚血瘀及气滞血瘀证患者的舌象，通过分析舌诊参数特征后发现，冠心病舌诊参数可为临床诊断与治疗提供客观化依据。林双[95]使用 TFDA-1 舌面仪采集冠心病痰阻心脉证、痰瘀互结证、痰热瘀阻证及健康人的舌象，发现舌象颜色参数、舌苔参数及厚薄参数可以在一定程度上为临床诊疗提供客观化依据。阚翼[96]使用 DS01-G 舌面仪收集 90 位冠心病稳定型心绞痛患者的舌象，拍摄照片并分析，且邀请 5 位有丰富临床经验的专家对所得结果进行判别，判别一致性在 5.6%～95.56% 不等，提出舌象客观化研究可以在一定程度上指导冠心病的临床诊疗。

脉诊仪在一定程度上可为判别脉象提供客观化依据。崔健[97]采用声波脉诊探测系统收集并对比稳定型心绞痛患者和正常人的涩脉低频可闻声波发现，微观脉学中涩脉物理性质可能是异常低频可闻声波。吕洋等人[98]发现 LGX-2016H 腕带充气式中医脉象仪可准确检测房颤患者脉象，通过脉搏节律结合脉象图可判断促脉与结脉，脉象图解析可明确患者脉位及病位深浅，有助于指导临床疾病诊治。

脉诊仪可采集脉象信息并提供脉图，从而为冠心病辨证分型提供客观化依据。方格等人[99]使用型号为 YM-Ⅲ系列的中医智能脉诊仪分别采集冠心病痰瘀互结证、非痰瘀互结证和正常人的脉图，提出脉图可以成为冠心病痰瘀互结证患者临床辅助诊断客观化依据的观点。胡楠楠[100]采用中医脉诊信息采集装置，从左右手的寸、关、尺同时采集脉象，分析冠心病气滞痰浊证、气滞血瘀证、痰瘀互结证、气虚血瘀证 4 种证型脉诊信息特征，在一定程度上为冠心病的诊断、证型判断提供了客观依据。

脉诊仪可用于分析冠心病脉象特征与西医指标的相关性。陈瑞等[101]在采集冠心病并发心力衰竭患者超声心动图的同时，利用 Z-BOX 型脉象仪采集该类患者的脉图，并采用典则分析法分析脉象时域特征与超声心动图之间的关系。研究发现，冠心病并发心力衰竭患者脉象时域特征与超声心动图的指标存在一定关系，超声心动图指标心搏量与脉象时域特征 H5/H1 呈正相关，与 W1 成负相关。胡桢青等人[102]运用 ZM-Ⅲc 型智能脉象仪收集并分析心系疾病患者脉象信息，提出当心系病患者出现弦脉时，可初步推断患者的外周阻力高、血管弹性差的观点。刘璐等人[103]通过建立基于脉图特征的冠心病患者冠状动脉不同阻塞程度评估模型发现，脉图检测技术对于冠状动脉危险事件的评估具有潜在的应用价值。

曹燕亚等[104]应用中医面色检测仪采集冠心病患者面部图像。结果表明：与气虚组比较，虚实夹杂组白色指数明显降低，红色指数明显升高；痰瘀组红色指数、黑色指数明显升高，白色指数明显降低。

五、妇科疾病

佟庆等[105]研究 101 例多囊卵巢综合征患者的中医证候规律及舌象特征。研究采用数码相机拍摄患者的舌象照片，通过图像统一化处理对舌象的颜色、形态、舌苔等进行分析。结果显示，多囊卵巢综合征患者以脾肾不足多见，其舌色有淡紫舌、淡舌和紫红舌 3 类，胖大舌、齿痕舌、嫩舌等舌形的出现率高，舌苔以腻苔和滑苔多见。

田玉[106]及陈维伟[107]通过对原发性痛经患者进行不同时间及不同腧穴配伍的针刺治疗后发现，利用红外仪判断患者小腹温度的变化，可以作为为观察针刺治疗寒凝血瘀型原发性痛经的客观指标之一。王宗佼[108]通过激痛点及腧穴敏化特性应用"解锁通脉"按导法治疗原发性痛经时，利用红外仪发现"解锁通脉"按导法对于腰腹部观测区热代谢△T 效果十分明显。杨莹莹[109]运用脉象仪采集原发性痛经寒凝血瘀证患者的脉象信息，发现痛经发作前、发作时与缓解后及健康人群的脉图参数有一定程度改变，且与其疼痛程度具有相关性。

李美红[110]使用温针灸治疗肾阳虚型早发性卵巢功能不全时，利用红外仪观察到经过治疗后患者神阙、下腹部、督脉、腰骶部、足部的温度明显升高，以可视化的方式展现了温针灸的临床疗效，通过肾阳虚型早发性卵巢功能不全患者不同区位的红外热值数据，可以为临床判定患者肾阳虚程度提供辨证参考依据。

张为[111]采集 60 例多囊卵巢综合征患者的舌脉"四诊"及红外成像信息，结果显示：偏颇体质人群的三焦热结构紊乱，痰湿质中焦、下焦、胃脘、大腹、小腹红外热图表现为凉偏离状态，上焦、胁肋部呈热偏离状态；湿热质患者上焦、中焦呈高温态，中焦胃脘部的热偏离十分明显，下焦、小腹温度稍偏低；阳虚质患者中焦、下焦、胃脘、大腹、小腹呈凉偏离状态，下焦、小腹凉偏离十分明显；部分痰湿质、阳虚质多囊卵巢综合征患者的督脉轨迹呈断续性或不显像。冯晓等[112]利用脉诊仪采集多囊卵巢综合征肝郁脾虚证患者、月经后期肝郁脾虚证患者及月经正常但有肝郁脾虚症状女性的脉象信息，结果显示：与正常健康人群对比，多囊卵巢综合征患者的脉图参数 h1、h3、h4、h5、ad、as、h4/h1 显著降低；与 PCOS 组比较，月经后期患者相对多囊卵巢综合征患者的 h4、t4、as、h4/h1 显著升高。冯路[113]在研究中发现：与正常人相比，多囊卵巢综合征患者脉图参数 h3/h1、w/t、w 增高，参数 h4、h4/h1、t4 降低；与肝郁脾虚证患者对比，痰瘀互结证患者脉图参数 t1、t、t5、w 降低，肾虚血瘀证患者 w 降低；月经增生期的脉图参数 h4/h1、t4 高于月经期，参数 t5 低于分泌期。谢鲤荔[114]发现针灸周期疗法对乳腺增生症患者任脉的红外温度具有调节作用。黄亮亮[115]采集乳腺增生症患者乳房和肝经、脾经、肾经、胃经、任脉等腧穴红外热图，发现与健康女性相比这些部位的温度发生了变化，并且依据中医证素积分不同的分级，乳房及相关经络腧穴的红外热图亦有不同程度的表现。李梁慧智[116]利用中医经络检测仪对乳腺增生病患者双侧经络原穴进行左右、上下对比检测，发现右侧、足部的经络异常程度较高。

杨茜[117]选取 100 例女性桥本甲状腺炎患者研究其红外热图特征，患者中的偏颇体质主要以阳虚质、气郁质、湿热质及痰湿质为主；患者甲状腺左、右叶区位热值均高于健康人群，子宫、督脉及神阙区位热值均低于健康人群；患者甲状腺左、右叶区位热值与 TGAb 呈正相关，子宫区位热值与 TSH 呈负相关。

王静等[118]使用数字舌诊仪收集 207 例乳腺癌患者的舌象信息，并用 RGB 与 HSV颜色模型对患者舌色与苔色进行 R、G、B、H、S、V 6 个数值的记录。根据乳腺癌中医临床辨证，将乳腺癌分为气虚证、气滞证、热毒证、痰湿证、血瘀证、阴虚证 6 个证型。分析结果后发现：气滞证、血瘀证患者舌 B、P、H 数值高于气虚证、痰湿证患者，痰湿证患者舌 P、H 数值高于气虚证患者，阴虚证患者舌 R、B、P、H、V 数值高于气虚证、痰湿证患者，热毒证患者舌 R、P、H、V 数值高于痰湿证患者；与气虚证患者对比，其他证型患者的苔 H 偏低，热毒证、气滞证、血瘀证患者苔 R、V、Y 偏高；与气滞证患者对比，痰湿证、阴虚证、血瘀证苔 H 偏高，苔 Y 偏低，痰湿证苔 S 偏低；与热毒证患者对比，痰湿证、血瘀证、阴虚证苔 H 偏高，苔 Y 偏低，痰湿证苔 R、S、V 偏低；与痰湿证患者对比，血瘀证、阴虚证苔 H、S 偏高。对乳腺癌患者进行分期观察后发现：与 Ⅱ、Ⅳ期乳腺癌患者对比，Ⅰ期患者舌 P 偏高，Ⅰ期舌色倾向于紫色；与 Ⅳ期乳腺癌患者对比，Ⅱ、Ⅲ期患者苔 R、V 偏高，Ⅳ期舌红较少且偏暗。

六、外科疾病

（一）疾病诊断

马碧涛[122]根据膝骨关节炎的不同发病阶段招募 36 例急性期患者、32 例慢性期患者，同时招募 40 例健康人群，运用红外仪收集膝关节 4 个观察区的温度信息，同时记录患者视觉模拟量表（VAS）数据。结果显示膝骨关节炎急性期、慢性期患者膝关节 4 个观察区的温度皆明显高于健康人群，且急性期患者温度高于慢性期患者。通过对比急、慢性期患者的 VAS 数据可知红外热图与 VAS 评分呈正相关，两组红外热像温度与 VAS 相关系数分别为 r=0.763，P=0.002。

方小燕等[123] 运用面诊测仪收集 217 例膝骨关节炎患者的舌面信息，分析患者舌色、舌形、苔色、苔质特征，将舌象特征运用 K-L 分级分析相关性，同时对患者的舌象特征进行聚类分析。患者舌象特征：舌色以淡（45.62%）、红（32.72）、紫暗（11.06）、淡紫（5.99）为主；舌形主要以胖（47.93%）、齿痕（40.09%）、裂纹（31.34%）为主；舌色主要是白色（91.24%）；苔质主要以薄（60.37%）、腻（48.39%）、少（33.18%）为主。K-L 分级显示：Ⅰ 级特征为淡、胖、齿痕、白、腻苔、薄；Ⅱ 级特征为淡、胖、齿痕和腻苔；Ⅲ 级特征为红、裂纹、苔少；Ⅳ 级特征为红、裂纹、少苔。舌象聚为 3 类：①第 1 类：舌淡胖，苔薄白腻，齿痕；②第 2 类：舌红，裂纹，苔少；③第 3 类：舌紫暗或淡紫，瘀斑，苔黄白相兼。

（二）辨证应用

张兵等[119] 分析舌象特征在非创伤性股骨头坏死中医辨证中的应用价值。研究采用 DS01-B 舌面诊测信息采集仪采集分析 273 例非创伤性股骨头坏死患者的舌象信息，分析非创伤性股骨头坏死分期与舌象特征的关系。结果显示，非创伤性股骨头坏死患者的舌色以淡紫为最多，舌形以胖大为最多，苔色以白色为最多，苔质以薄苔为最多。对照国际股循环研究会（ARCO）对非创伤性股骨头坏死的分期，ARCO Ⅰ 期患者舌色多为淡紫，舌形多胖，苔色多为灰黑，苔少；ARCO Ⅱ 期和Ⅲ期患者舌色多为暗红、淡紫或淡红，舌形多胖，苔色多为白色，苔质薄；ARCO Ⅳ 期患者舌色多为暗红，舌形多胖或有齿痕，苔色以黄白相兼或灰黑为主，苔质薄。

唐皓[120] 收集 150 例膝关节骨性关节炎患者的膝关节前侧面、胫侧面、腓侧面红外热像图。健康人群膝关节前侧面温度最低，胫侧面、腓侧面无明显差异。筋脉瘀滞证和痰瘀交阻证膝骨关节炎患者健侧膝关节胫侧面（21.34±0.42、21.30 + 0.33）与健康人群（21.17±0.32）相比具有明显差异；湿注骨节证患者健侧膝关节腓侧面（21.02±0.41）与健康人群（21.30±0.36）相比具有明显差异；患者患膝关节 3 个侧面的红外温度与健侧相比皆有明显差异；湿注骨节证患者患膝关节 3 个侧面的红外温度与筋脉瘀滞证和痰瘀交阻证患者患膝差异明显，筋脉瘀滞证患者和痰瘀交阻证患者患膝比较未见明显差异。

高瑶[121] 依据风寒湿痹证、湿热痹阻证、痰瘀痹阻证、肝肾两虚证将 80 例膝骨关节炎患者分为 4 组，分别采集相应红外热图信息，其以髌底上 3 寸、髌底、髌尖、足三里分别做 4 条水平线，以髌骨外侧缘、内侧缘、腘横纹两端分别做 4 条垂线，将膝关节及其周围分为 9 个观测部位。结果显示：湿热痹阻证患者患膝所有观测部位都高于其他证型患者；痰瘀痹阻证患膝 9 个观测部位温度与肝肾两虚证患者相比具有明显差异；风寒湿痹证患者患膝髌上囊区、上内区、髌骨区、内侧区、髌骨下区、鹅足囊区与痰瘀痹阻证患者相比具有明显差异；风寒湿痹证患者与肝肾两虚证患者患膝髌上囊区、上内区、外侧区、髌骨区、内侧区、下外区、髌骨下区、鹅足囊区温度相比具有明显差异。同时，湿热痹阻证患者患膝红外热图高温区呈红色或深红色；痰瘀痹阻型和风寒湿痹证患者患膝红外热图低温区呈蓝色或深蓝色；肝肾两虚组低温区呈深蓝色。高温区及低温区周围存在明显色阶变化，但冷热交叉，无明显分界；除外侧 3 个区域外，其余各区域温度均为湿热痹阻证＞痰瘀痹阻证＞风寒湿痹证＞肝肾两虚证。

吴静等[125] 对 63 名痤疮患者在中医诊断的基础上拍摄红外热图。痤疮包括肺经风热、痰瘀互结、冲任不调、上热下寒、阴虚内热 5 种证型。痤疮患者下焦均为凉偏离（＜0），其中肺经风热型凉偏离最多（-2.44），其次为痰瘀互结型（-1.47），阴虚内热型凉偏离最少（-0.71）；上焦均为热偏离，其中阴虚内热型热偏离最多（0.47），痰瘀互结型热偏离最少（0.17）；肺经风热型和痰瘀互结型患者的中焦为热偏离（＞0），其余各证型为凉偏离。痤疮患者左、右颊为凉偏离；患者鼻部多为凉偏离，冲任不调型为热偏离（0.31）；唇部多为凉偏离，肺经风热型为热偏离（0.36）；下颏多为凉偏离，冲任不调型（0.01）及阴虚内热型（0.30）为热偏离；痰瘀互结型面部各区域均为凉偏离；上热下寒型各区域均为凉偏离；肺经风热型、冲任不调型、阴虚内热型的大腹及左右少腹为凉偏离，其余均为热偏离；痰瘀互结型的左右少腹为凉偏离，其余均为热偏离；上热下寒型的虚里、胃脘、大腹及左右少腹为凉偏离，其余为热偏离。刘霏[126] 运用证素辨证的方法将痤疮患者的面部分为上、下、中、左、右 5 个区域，通过红外仪提取 5 个区域的温度及面部平均温、最高温、最低温并做出相关分析。若以病位证素肝、肾、脾、胃作为自变量，分别将上部区域温、左侧区域温、右侧区域湿、中部区域温、下部区域温 5 个温度作为协变量，进行二元 Logistic 回归分析。患者左侧区域温及右侧区域温为肝证素的影响因子，OR 值分别为 2.160、2.231（＞1），提示左右两侧区域温为肝证素的危险因素，即当痤疮患者的左侧区域温及右侧区域温越高时，肝证素产生的可能性大，痤疮患者的病位在肝的可能性较大。若以病性证素热、阴虚、湿、气滞、痰、血瘀作为因变量，面部平均温作为协变量，进行二元 Logistic 回归分析。分析后发现面部平均温为热证素的影响因子，OR 值为 1.528（＞1），提示面部平均温为热证素的危险因素，即面部平均温越高时，热这种证素产生的可能性越大，痤疮患者的病理因素为热的可能性越大；面部平均温为痰、血瘀等证素的影响因子，OR 值为 0.247、0.379（＜1），说明面部平均温是痰、血瘀等证素的保护因子，即面部平均温越高时，痰、血瘀等证素产生的可能性越小。

蔡琛[127] 采集 199 名慢性荨麻疹患者的舌色、舌形、苔色、苔质，以及舌色、苔色的 RGB、Lab、HSV 计数数值等舌象信息，通过与中医临床辨证分型进行相关性分析后发现：患者主要以淡红舌（32%）和淡紫舌（21%）为主；R 值与热象呈负相关，a 值与热象呈正相关；当患者存在瘀象时，G、B 值升高，舌色偏紫暗；H 值可以提示热象的变化过程，H 值越高则舌色越淡，反之舌色越红，热象越重。S、V、L 的升高提示疾病从实证到虚证的变化过程。患者正常舌形最多（26.6%），其次为胖大舌（18.6%）与齿痕舌（15.1%），胖大舌、齿痕舌可提示脾虚、湿盛，与中医临床脾虚湿滞证诊断结果相符。患者苔色多见黄苔、白苔、灰黑苔，黄苔多见于实热证，白苔多见于虚证，散在见灰黑苔。L 值越高则颜色越鲜亮，即舌苔越厚腻，故 L 值可作为舌苔由厚腻转薄、病情向愈程度的评估；苔色越黄则 b 值越高，故实热证 b 值最高。S、V 值越高，舌苔越厚腻；S、V 值越小，舌苔越薄。患者苔质以厚腻苔（80%）为主，薄苔（15%）、腻苔（2%）、花剥苔（2%）、厚苔（1%）则偏少，这与受试者中脾虚湿蕴证患者最多情况相符。李胜男[128]通过德国 MORA-SuPer 生物共振治疗仪检测 60 名慢性荨麻疹患者（发作期和缓解期各 30 例）和 30 名健康志愿者肺经（少商穴）、大肠经（商阳穴）和心经（少冲穴）的经络值。结果显示：慢性荨麻疹发作期患者肺经经络值（53.60）高于健康者（49.30），大肠经经络值（47.33）低于健康者（49.63）；缓解期患者肺经经络值（46.97）低于健康者（49.30），大肠经经络值（47.03）低于健康者（49.63）；故发作期患者肺经经络值高于缓解期患者。

（三）疗效评价

权伍成[124]对 44 例膝骨性关节炎患者行针刀治疗及电针治疗，评判临床治疗效果时采用步态分析指标，运用单自由度负重步态分析仪收集患者的双下肢最大负重（kg）、时间积分（kg*s）、负重积分比例（%）。结果显示：针刀组患者经治疗后的步态分析指标优于电针组患者，可以有效改善患者膝关节部位的负重不平衡状态；同时对于两组患者膝关节评分结果亦证明，针刀组的治疗效果更为显著。步态分析仪检测的生物力学因素是膝骨性关节炎病程中的关键因素，力的平衡与否与膝骨性关节炎的严重程度直接相关。

七、儿科疾病

吴敏等[129]使用红外仪收集 700 名学龄期儿童的面部红外信息，分析发现：正常学龄期儿童的面部温度为 30 ～ 34℃，其中额部与鼻部、下颌部、左颊部、右颊部间的温差在 1℃左右，鼻部、下颌部、左颊部、右颊部相互间的温差在 0.5℃左右；舌部温度为 32.5 ～ 34.5℃，其中舌尖部、舌中部、舌根部、舌左部、舌右部相互间的温差在 0.4℃左右。同时，其将中医五色望诊与儿童红外信息对比后发现：色泽淡黄、淡红润泽的儿童面部温度为 32.95 ～ 33.00℃；淡红润泽的儿童面部温度为 32.92 ～ 32.95℃；淡黄润泽的儿童面部温度为 32.8 ～ 32.85℃；淡黄色泽偏暗的儿童面部温度为 32.75 ～ 32.80℃。Kolosovas-Machuca[130]对 25 名健康儿童全身共 84 个测量点进行红外仪检测，发现儿童温度最高的部位为前额、颈部和锁骨，同时儿童全身的温度分布与成年人类似，但温度变化却小于成年人，故红外成像对儿童的诊断可能比成年人较准确。

王月等[131]采集22名原发免疫性血小板减少症儿童与11名健康儿童的红外信息，研究发现患有原发免疫性血小板减少症的儿童红外特征包括：额头、眼周、手掌出现异常高温，躯干及肢体近心段红外热图可见点、片状分布的高温区，表现为机体温度分布的不均匀。患病儿童的手掌部相对热态差值高于健康儿童；脊柱区相对热态差值低于健康儿童；患病儿童三焦温度排序为上焦＞中焦＞下焦，健康儿童三焦温度排序为上焦＜中焦＜下焦。

宋媛媛[132]对偏肺虚质的儿童搜集上焦、中焦、下焦、督脉、任脉、神阙、肺、心、肝、胃、脾、肾、命门、小肠、左大肠、右大肠、膀胱共17个部位的红外热图信息，最后用统计学的方式量化出儿童偏肺虚质的数据标准，从而建立量化儿童偏肺虚质的数据标准。

王翠薇[133]根据临床诊疗经验结合红外仪发现，偏于热性体质的心肝火旺儿童的红外热图特点：督脉上段心肺反映区温度高、中段下段（脾、胃、肾）反射区温度偏低，督脉膀胱经整体呈现上热下凉之象；另外，上焦咽喉、眼周额头温度偏高，有的表现为大肠区热，头面温度高于下肢温度。偏于虚寒体质的脾肾阳虚肝郁儿童的红外热图特点：脐周凉，四肢末梢凉，肝胆经区域温度偏高，督脉上段温度低于下段，大椎区温度低。腺样体肥大儿童的红外热图特点：上焦肺区、咽喉部及胃脘区能量高，同时伴随大肠区能量高；督脉呈现上热下凉状态。患有便秘儿童的红外热图可表现出在降结肠、乙状结肠接近直肠区的投影区热代谢最高，左右两侧呈现明显的不对称，大肠区对称性热，肺热（缺盆热），肝区横向走向热源，督脉中段热等特点。厌食纳差小儿的红外热图易出现下焦大肠区高热。

参考文献

［1］许家佗，屠立平，邸智，等.亚健康状态的四诊信息分析与辨证分类研究［J］.北京中医药大学学报，2011，34（11）：741-745+750.

［2］姚叙莹，梁嵘，陈东宁，等.舌色的亮度与外周血红细胞参数的相关性研究［J］.北京中医药大学学报，2015，38（3）：176-181.

［3］梁玉梅.基于面象特征的中医体质自动辨识系统研究［D］.北京：北京工业大学，2016.

［4］苏义书.原发性痛风患者体质与舌脉面象的相关性研究［D］.昆明：云南中医学院，2017.

［5］王盛花，王召平，任继平，等.844例平和质体检者的舌象与体检数据的相关性分析［J］.世界科学技术 - 中医药现代化，2012，14（6）：2290-2294.

［6］张莹，梁嵘，任玉杰，等.1687例平和质及3种偏颇体质的舌象特征研究［J］.世界科学技术 - 中医药现代化，2012，14（6）：2278-2282.

［7］洪乐，叶双林，刘婷婷，等.基于舌象分析的中医体质辨识系统的研究思路［J］.中国中医药现代远程教育，2016，1（2）：34-36.

［8］杨帅，徐莹，关茜，等.阴虚、阳虚质人群的面诊图像特征分析研究［J］.中国中医基础医

学杂志，2021，27（7）：1141-1144.

　　［9］何思妹，谢梦洲.气郁质与平和质健康人群的脉诊信息特征研究［J］.中医药临床杂志，2019，31（9）：1686-1689.

　　［10］李洪娟，杨露，胡斌强，等.9种体质人群体脂肪量分布规律研究［J］.中国中医基础医学杂志，2017，2（7）：957-958+983.

　　［11］黄博，李子孺，陈锂，等.夏冬季节人体红外热像图像特征的初步研究［J］.世界中医药，2011，6（4）：287-290.

　　［12］曹金霞，施绍龙，戴鹏举，等.红外热成像技术在阳虚质中应用的研究进展［J］.云南中医学院学报，2018，41（1）：99-102.

　　［13］王雨婷，李洪娟.运用红外热成像技术探索痰湿体质人群热结构的研究［A］//全国红外加热暨红外医学发展研讨会论文集［C］.2017：4.

　　［14］曾令旨，黄景斌，崔骥，等.基于图像特征的不同证型非小细胞肺癌患者舌象研究［J］.上海中医药大学学报，2020，34（5）：6-13.

　　［15］石玉琳，刘嘉懿，李军，等.非小细胞肺癌中医证候的舌脉诊参数特征［J］.中华中医药杂志，2022，37（6）：3395-3400.

　　［16］梁颖瑜，王忆勤，燕海霞，等.348例小儿反复呼吸道感染中医证型与脉图参数的相关研究［J］.世界科学技术-中医药现代化，2016，18（11）：2001-2006.

　　［17］陈惠惠.ⅢB/Ⅳ期NSCLC患者中医辨证分型与分子病理分型的相关性研究［D］.广州：广州中医药大学，2018.

　　［18］徐杨.基于呼吸运动检测的肺藏司呼吸功能异常的客观测评研究［D］.北京：中国中医科学院，2021.

　　［19］程思益.慢性阻塞性肺疾病稳定期患者闻诊特点研究［D］.北京：北京中医药大学，2021.

　　［20］赵传琳.肺癌骨转移中医证型与红外热成像技术特征相关性研究［D］.咸阳：陕西中医药大学，2021.

　　［21］熊伟.慢阻肺患者肺俞穴血流灌注量与体表温度的初步研究［J］.光明中医，2020，35（13）：1949-1951.

　　［22］梁哲瑞.肺结核患者肺脏俞募穴的红外热成像特征研究［D］.沈阳：辽宁中医药大学，2014.

　　［23］叶文倩，刘忠达，郑勇飞，等.乌梅丸治疗上热下寒型感冒后咳嗽临床疗效及红外热成像效果观察［J］.新中医，2017，49（12）：33-35.

　　［24］种凯艳，陈海涛，张尊敬.试用红外热成像技术对柴胡桂枝干姜汤治疗上热下寒型亚急性咳嗽进行疗效评价［J］.浙江中医杂志，2018，53（2）：105-105.

　　［25］倪昱烜.晚期非小细胞肺癌患者GP方案化疗前后应用舌像、脉象仪器疗效观察［J］.临床医药文献电子杂志，2016，3（49）：9770-9770.

　　［26］夏小军，雷旭东，陈浩方，等.224例复治肺癌患者中医体质类型及舌脉特点分析［J］.甘肃医药，2019，38（5）：400-402.

［27］孙建荣.舌象特征和肺癌化疗后骨髓抑制发生的相关性研究及预测［D］.北京：北京中医药大学，2021.

［28］张智超.基于滑动窗口和高斯 SVM 的脉搏信号处理与肺癌识别［D］.济南：济南大学，2018.

［29］臧晓彤，张培彤.基于神经网络的小细胞肺癌智能辨证研究［J］.中医学报，2022，37（5）：1067-1070.

［30］杨志强.模糊神经网络在中医寒热感冒诊断中的应用研究［D］.广州：广东工业大学，2012.

［31］石艳敏.基于大数据的中医哮喘病诊疗智能化方法研究［D］.青岛：青岛科技大学，2019.

［32］林建君.哮喘病辅助诊断的智能化方法研究与设计［D］.青岛：青岛科技大学，2020.

［33］许强.基于有向图的证素归因模型挖掘 AECOPD 的证素分布规律［D］.成都：成都中医药大学，2017.

［34］杨琼，朱惠蓉，燕海霞，等.31 例原发性肺癌患者舌象特征参数与生命质量量表的相关性分析［J］.中华中医药学刊，2011，29（4）：786-789.

［35］姜之炎，张超群.小儿肺炎中医证型与舌象演变探讨［J］.实用中医药杂志，2012，28（5）：409-411.

［36］徐珍琴，丁露.电子鼻对非小细胞肺癌挥发性标志物检测的可行性.安徽医科大学学报，2011，46（8）：798-801.

［37］Shehada N., Brönstrup G., Funka K, et al. Ultrasensitive silicon nanowire for real-world gas sensing:noninvasive diagnosis of cancer from breath volatolome［J］. Nano Letters, 2015, 15(2): 1288-1295.

［38］Wang Li, Hongying Liu, Dandan Xie, et al. Lung Cancer Screening Based on TyPe-different Sensor Arrays［J］. Scientific RePorts, 2017, 7.

［39］Silvano Dragonieri, Giulia Scioscia, Vitaliano Nicola Quaranta, et al. Exhaled volatile organic comPounds analysis by e-nose can detect idioPathic Pulmonary fibrosis［J］. J Breath Res. 2020 Jul 21;14(4):047101.

［40］N. Fens, A. C. Roldaan, M. P. van der Schee, et al. External validation of exhaled breath Profiling using an electronic nose in the discrimination of asthma with fixed airways obstruction and chronic obstructive Pulmonary disease［J］. Clin ExP Allergy. 2011; 41: 1371-1378.

［41］Julian W. Gardner, et al. An electronic nose system to diagnose illness［J］. Sensors and Actuators B, 2000, 70: 19-24.

［42］喻勇新，刘源，孙晓红，等.基于电子鼻区分三种致病菌的研究［J］.传感技术学报，2010，23（1）：10-13.

［43］JosePh M. Lewis, Richard S. Savage, Nicholas J. Beeching, et al. Identifying volatile metabolite signatures for the diagnosis of bacterial resPiratory tract infection using electronic nose technology: A Pilot study［J］. Plos One, 2017, 12(12): e0188879.

［44］Ritaban Dutta, David Morgan, Nicky Baker, et al. Identification of StaPhylococcus aureus infections in hosPital environment：electronic nose based aPProach［J］. Sensors and Actuators B: Chemical. 2005; 109: 355-362.

［45］谢武，覃武海，林丽云，等.基于红外热成像对非酒精性脂肪性肝病患者中医体质判断及中药干预临床观察［J］.光明中医，2021，36（5）：742-745.

［46］周晓玲，阮博文，李泽鹏，等.非酒精性脂肪性肝病中医体质及中医证型分布与红外热成像特点［J］.河北中医，2020，42（12）：1812-1816.

［47］杨薇，周晓玲，刘静，等.基于医用红外热成像技术评价穴位埋线对湿浊内停型非酒精性脂肪性肝病临床疗效观察［J］.辽宁中医药大学学报，2019，21（5）：118-122.

［48］贾新颖.远程腕带充气式脉象仪检测急性胆总管结石弦脉患者ERCP/EST取石前后脉象图分析［D］.沈阳：辽宁中医药大学，2018.

［49］贾新颖，石刚，李虎阳，等.急性发作期胆总管结石弦脉患者ERCP/EST取石前后脉象参数比较［J］.辽宁中医药大学学报，2018，20（9）：177-180.

［50］刘宏，张澈，谷忠悦，等.慢性HBV感染患者经穴红外温度与肝内静脉血流动力学相关的比较［J］.辽宁中医杂志，2018，45（6）：1147-1150.

［51］方晨晔，戴彦成，张亚利，等.基于图像数据化的不同证型溃疡性结肠炎患者的舌象研究［J］.中国中西医结合消化杂志，2021，29（6）：406-410

［52］方晨晔，戴彦成，张亚利，等.基于图像数据化的溃疡性结肠炎患者舌象与肠镜象的关系研究［J］.上海中医药杂志，2021，55（11）：11-17.

［53］王超.基于中医脉诊客观化对胃肠道虚实不同状态的脉象研究［D］.北京：北京中医药大学，2020.

［54］田东梅.探讨消化疾病中医舌脉象与内镜下诊断的相关性［J］.智慧健康，2018，4（20）：131-132

［55］侯秋科，谢胜，陈东风.1548例胃食管反流病病例的脉象特征及其临床意义初探［J］.四川中医，2014，32（5）：93-94.

［56］张鑫，覃绿星，陀景舒，等.270例三江侗族胃食管反流病患者中医体质类型及红外皮温的分布特点分析［J］.湖南中医杂志，2021，37（12）：99-102.

［57］李明月，金钿，杨佳，等.基于红外热成像技术的黄芪建中汤治疗慢性非萎缩性胃炎的临床疗效评价［J］.红外，2021，42（8）：47-52.

［58］杨帅，王步轶，李福凤，等.基于舌诊及面诊信息特征的慢性萎缩性胃炎脾虚气滞证中医疗效评价［J］.中华中医药杂志，2021，36（5）：2957-2960.

［59］赵书彬.慢性萎缩性胃炎胃镜象与脉象的关联研究［D］.长春：长春中医药大学，2021.

［60］钱鹏，燕海霞，谢国群，等.胃肿瘤患者中医舌象客观参数分析研究［J］.世界科学技术-中医药现代化，2021，23（6）：2058-2063.

［61］贺妍，谌海军，谢梦洲，等.中晚期胃癌的脉象分布规律及其与肿瘤标志物CEA、CA199的关系［J］.中医药导报，2016，22（17）：24-26.

［62］王宇立，方媛，徐静，等.原发性肝癌患者高强度聚焦超声治疗前后舌象、脉象参数及中

医体质变化［J］.中华中医药杂志，2020，35（12）：6313-6317.

［63］周之毅，张淑娟，阿提坎·卡吾力，等.食管癌放疗患者舌脉象及证型的客观化研究［J］.辽宁中医杂志，2015，42（10）：1844-1847.

［64］阮铭，陈敬贤，沈小珩，等.恶性肿瘤伴抑郁焦虑患者中医面色、舌象观察及客观化分析［J］.辽宁中医药大学学报，2019，21（7）：140-143.

［65］韩柯柯，钱峻，张伟妃，等.大肠癌临床辨证舌诊信息特征研究［J］.中华中医药学刊，2018，36（3）：668-671.

［66］张伟妃，李雪，张瑞义，等.大肠癌临床辨证面诊信息特征研究［J］.中国中医药科技，2019，26（1）：1-4.

［67］林雪娟，梁丽丽，刘丽桑，等.基于电子鼻的慢性胃炎寒热病性间的气味图谱特征研究［J］.中华中医药杂志，2016，31（4）：1193-1197.

［68］郭森仁，梁丽丽，林雪娟，等.基于电子鼻的慢性胃炎常见病性证素间的气味图谱特征研究［J］.中华中医药杂志，2016，31（6）：2263-2266.

［69］冯秀君.基于证素辨证的慢性胃炎气滞证的口腔呼气气味图谱研究［D］.福州：福建中医药大学，2017.

［70］李福凤，赵洁，钱鹏，等.慢性胃炎患者腻苔的代谢指纹图谱研究［J］.中西医结合学报，2012，10（7）：757-765.

［71］张伟妃，李福凤，李琦，等.慢性胃炎舌诊特征信息与胃镜及病理结果的关联分析［J］.中华中医药学刊，2015，33（3）：576-578.

［72］许岚，宓余强.慢性乙型肝炎舌诊研究进展［J］.新中医，2013，45（11）：120-121.

［73］丁然，陆小左.慢性乙型肝炎中医证候与舌象客观量化指标相关性的临床研究［J］.西部中医药，2015，28（1）：56-59.

［74］邬艳波，曾常春，彭秋红，等.肝原性黄疸患者阴黄与阳黄证面色色差比较研究［J］.中西医结合肝病杂志，2013，23（3）：139-141.

［75］官爱民，曹玉，董秀娟，等.120例肝纤维化患者舌面象特征分析［J］.世界科学技术 - 中医药现代化，2016，18（10）：1646-1651.

［76］王静，李秋伟，马莹，等.慢性乙型肝炎病毒感染者舌色面色与肝组织病理相关性研究［J］.吉林中医药，2011，31（10）：987-988.

［77］朱穆朗玛，张宇，金亚明，等.157例慢性肾病患者不同肾功能分期的舌象特征研究［J］.世界科学技术 - 中医药现代化，2014，16（6）：1273-1277.

［78］邢志光，季学清，关玮，等.42例脂代谢异常2型糖尿病患者数字化舌象分析［J］.中国中医药信息杂志，2012，19（5）：8-9.

［79］王露，高键，王忆勤，等.数字化舌诊对2型糖尿病患者血糖水平、营养状况及膳食结构的评估作用［J］.上海中医药杂志，2011，45（6）：25-27.

［80］徐杰，许家佗，朱蕴华，等.糖尿病患者糖代谢和数字化舌象关系的初步探索［J］.上海中医药杂志，2014，48（11）：11-13+17.

［81］曹燕亚，李福凤，王忆勤，等.冠心病患者临床辨证面诊颜色特征研究［J］.中华中医药学刊，2013，31（9）：1867-1869.

［82］郭文良，郑晓燕，李福凤，等.中医面诊检测仪在慢性肾衰不同肾功能分期面诊信息研究中的应用［J］.中华中医药学刊，2013，31（8）：1632-1634.

［83］刘金涛，陈叶，金燕，等.基于数字化慢性肾炎湿热证面诊特征研究［J］.中华中医药学刊，2014，32（11）：2680-2683.

［84］R. P. Arasaradnam, N. Quraishi, I. Kyrou, et al. Insights into "fermentonomics": evaluation of volatile organic comPounds (VOCs) in human disease using an electronic 'e -nose'. Med Eng Technol, 2011, 35(2): 87-91.

［85］L .A. Steiner, D. Pfister, S. P. Strebel, et al. Near -infrared sPectroscoPy can monitor dynamic cerebral autoregulation in adults［J］. Neurocritical Care, 2009, 10: 122-128.

［86］陆彦邑，曾琳，严博文，等.电子鼻检测常见伤口感染细菌实验研究［J］.中国医学物理学杂志，2021，38（10）：1268-1272.

［87］林雪娟，郑哲洲，吴青海，等.基于电子鼻的2型糖尿病虚实病性间的气味识别分析［J］.中华中医药杂志，2015，30（8）：2687-2691.

［88］张冀东，胡镜清，何清湖，等.红外热成像技术在冠心病的相关研究现状及思考［J］.中华中医药杂志，2018，33（12）：5501-5504.

［89］杜思哲，何卫东，崔晓丽，等.针刺内关穴对胸痹心血瘀阻证患者红外热像图及血栓弹力图的影响及机制研究［J］.中外医学研究，2021，19（6）：145-147.

［90］高梦蕉，史银春，肖永华，等.红外热成像技术早期诊断冠心病应用概述［J］.中华中医药杂志，2020，35（9）：4561-4564.

［91］李灵灵.红外热成像对冠心病血瘀证相关腧穴温度变化的研究［D］.济南：山东中医药大学，2018.

［92］陈艳.慢性稳定性心绞痛患者舌脉量化分析探索性研究［D］.北京：中国中医科学院，2014.

［93］高慧，宋雪阳，冯路，等.早发与晚发冠状动脉粥样硬化性心脏病患者舌象特征参数初步分析［J］.中华中医药杂志，2021，3（1）：412-415.

［94］李雪平，许朝霞，徐瓅，等.冠心病患者不同中医证型的舌诊特征参数分析［J］.时珍国医国药，2018，29（11）：2810-2813.

［95］林双.长沙地区冠心病不同证型的舌象客观化特征研究［D］.长沙：湖南中医药大学，2020.

［96］阙翼.冠心病稳定期患者舌象特征及其客观测量比较研究［D］.北京：中国中医科学院，2018.

［97］崔健.现代微观脉学中涩脉类声波与稳定性冠心病的临床研究［D］.济南：山东中医药大学，2020.

［98］吕洋，贾新颖，赵朋飞，等.腕带充气式脉象仪检测非瓣膜性房颤患者脉象图谱分析［J］.

临床军医杂志，2019，47（5）：502-504.

［99］方格，唐斐斐，任琦，等.冠状动脉粥样硬化性心脏病痰瘀互结证脉图的临床研究［J］.中华中医药杂志，2020，35（3）：1524-1526.

［100］胡楠楠.基于三探头脉诊仪的冠心病脉象特征及中医证候的研究［D］.北京：北京中医药大学，2020.

［101］陈瑞，张春柯，武文杰，等.冠心病并发射血分数保留的心力衰竭患者脉象时域特征与超声心动图指标的关联研究［J］.辽宁中医杂志，2022，49（1）：7-11.

［102］胡桢青，武玉琳，齐新.心系病患者常见证型的脉象特征分析［J］.湖南中医杂志，2019，35（9）：1-4.

［103］刘璐，张春柯，颜建军，等.冠状动脉不同阻塞程度冠心病患者的中医脉图特征参数分析［J］.北京中医药大学学报，2022，45（8）：835-841.

［104］曹燕亚，李福凤，王忆勤，等.冠心病患者临床辨证面诊颜色特征研究［J］.中华中医药学刊，2013，31（9）：1867-1869.

［105］佟庆，金哲.101例多囊卵巢综合征患者舌象分析［J］.北京中医药，2013，32（12）：928-930.

［106］田玉.不同时间针刺治疗原发性痛经（寒凝血瘀型）的临床疗效差异研究［D］.长春：长春中医药大学，2021.

［107］陈维伟.不同部位腧穴配伍针刺治疗原发性痛经（寒凝血瘀型）的疗效差异［D］.长春：长春中医药大学，2021.

［108］王宗佼.基于激痛点及腧穴敏化特性应用“解锁通脉”按导法治疗原发性痛经的临床机制研究［D］.武汉：湖北中医药大学，2022.

［109］杨莹莹，王天芳，赵丽红，等.多时点动态观测原发性痛经寒凝血瘀证患者的脉图参数变化［J］.北京中医药大学学报，2021，44（4）：350-357.

［110］李美红，许巧莹，陈广进，等.基于红外热成像技术评价温针灸治疗肾阳虚型早发性卵巢功能不全的疗效［J］.黑龙江医药科学，2022，45（2）：22-24.

［111］张为，杨芳华，莫素莹，等.多囊卵巢综合征患者红外热成像特征及中医体质相关性研究［J］.医学理论与实践，2022，35（9）：1534-1536.

［112］冯晓，冯路，高慧，等.多囊卵巢综合征肝郁脾虚证患者的脉图特征分析［J］.中华中医药杂志，2022，37（3）：1695-1698.

［113］冯路，许朝霞，钱鹏，等.多囊卵巢综合征患者不同中医证型及月经周期脉图特征分析［J］.中国中医药信息杂志，2020，27（3）：19-23.

［114］谢鲤荔.针灸周期疗法对冲任失调型乳腺增生病的疗效观察及任脉红外温度的影响［D］.福州：福建中医药大学，2020.

［115］黄亮亮.乳腺增生症中医证素分布特点与红外热成像特征的相关性研究［D］.福州：福建中医药大学，2021.

［116］李梁慧智.基于经络检测探讨乳腺增生病经络及中医体质分布特点的研究［D］.南宁：广

西中医药大学，2021.

[117] 杨茜，陆华，刘芊辰. 女性桥本甲状腺炎红外热成像人体代谢热值特点研究 [J]. 中国全科医学，2022，25（18）：2255-2261.

[118] 王静，贾玫，姜琳，等. 基于颜色模型的乳腺癌舌象客观化研究 [J]. 世界中西医结合杂志，2022，17（1）：116-122.

[119] 张兵，马鳳富，刘波，陈志伟，陈卫衡. 非创伤性股骨头坏死的舌象定量研究 [J]. 中医正骨，2015，27（4）：8-11.

[120] 唐皓，蒋盛昶，陈坚，等. 红外热成像技术在膝关节骨性关节炎中医证型诊断中的意义 [J]. 湖南中医药大学学报，2015，3（2）：43-45.

[121] 高瑶. 不同中医证型膝骨性关节炎红外热图温度的差异性研究 [J]. 世界最新医学信息文摘，2018，18（43）：39-40.

[122] 马碧涛，叶姗，王庆，等. 基于红外热成像的膝骨关节炎不同中医证候热力学分布特征研究 [J]. 上海中医药杂志，2021，5（12）：17-22.

[123] 方小燕，杨青梅，郭跃，等. 基于舌象仪探讨膝骨关节炎的舌象特征 [J]. 北京中医药，2015，34（3）：205-209.

[124] 权伍成，张秀芬，蒋均远，等. 针刀治疗膝关节骨性关节炎的足底压力分析 [J]. 成都中医药大学学报，2008（3）：6-8.

[125] 吴静，赵雅梅，贾淑琳，等. 痤疮不同证型红外成像特征的研究 [J]. 中医临床研究，2018，10（9）：141-142.

[126] 刘霏. 寻常痤疮的证素特征及其与面部红外温度的相关性研究 [D]. 福州：福建中医药大学，2017.

[127] 蔡琛. 基于舌诊客观化的慢性荨麻疹患者舌象特征分析和中医证型相关性研究 [D]. 成都：成都中医药大学，2021.

[128] 李胜男. 慢性荨麻疹经络值检测与中医基础理论量化研究 [D]. 南京：南京中医药大学，2014.

[129] 吴敏，宓越群，倪建俐，等. 700名健康学龄期儿童红外热像谱特征及中医望诊关联研究 [J]. 上海中医药杂志，2002（3）：34-36.

[130] Eleazar Samuel Kolosovas-Machuca, Francisco Javier González. Distribution of skin temPerature in Mexican children. [J]. Skin research and technology: official journal of International Society for Bioengineering and the Skin (ISBS)［and］International Society for Digital Imaging of Skin (ISDIS)［and］International Society for Skin Imaging (ISSI). 2011, 17(3).

[131] 王月，余惠平，高梦蕉，等. 儿童原发免疫性血小板减少症红外热图特征初探 [J]. 湖南中医药大学学报，2020，40（5）：583-586.

[132] 宋媛媛. 基于红外热成像技术量化儿童偏肺虚质宏观参数的立论探讨 [J]. 教育教学论坛，2018（34）：95-96.

[133] 王翠薇. 中医儿科应用红外热像辅助诊断经验略谈 [A]. 全国第十七届红外加热暨红外医学发展研讨会论文及论文摘要集 [C]. 2019年.

后　记

　　中医诊断装备的发展是中医现代化的一个重要方面。众所周知，西医受益于医疗装备的发展，在精准诊断方面取得了长足的进步，很多诊断装备经过了数十年，乃至上百年的发展，已经能够智能化、小型化甚至走入家庭。与之相比，中医诊断装备的起步晚、发展慢，尚处于萌芽阶段。由于国家重视、政策支持，并赶上了国产医疗器械大发展的浪潮，目前，光、电、磁、热指导的中医诊断器械的研究有了一定进展，本书装备篇详细介绍了这些器械的原理、应用与发展概况。

　　然而，当前中医诊断装备的发展受到中医理论的制约，其核心问题是中医基础理论概念不够明确、客观思维不够清楚。中医语言的模糊性、理论知识的难以理解性、治疗思维的抽象性、中医医案的繁杂性阻碍着中医药的客观化与规范化，增加了与现代科学技术相结合的难度，没有为工程化做好准备。此外，既往诊断装备多基于已有理论体系，模拟专家诊断过程。但是这种方式并不能发现专家可能会错过的有价值的临床信息，更不可能超越、替代，或者帮助到专家。

　　解决上述问题，发展中医诊断装备，要有从零做起的决心。从源头入手，明确中医基础理论概念的内涵与外延、疾病概念的客观实在，进而确定概念之间的关系，使得中医概念可定性定量测量。以创新为核心，提出新的、适用于工程化的学术观点和理论框架，在此基础上，建立新的学科，逐步重构和创新中医基础理论的概念和思维模式，使其既要符合中医学的自身规律，也要符合公认的评价体系。基于统计学原理的数据挖掘与知识发现方法，将中医药内部纷繁复杂的联系转化为不同变量在隐层空间的数学关系，为中医诊断装备的工程化做好准备。只有理论框架清晰、思维模式清晰，才能推动中医诊断装备发展的现代化。

编者

2023 年 5 月

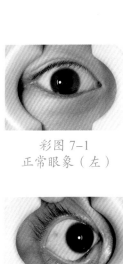

彩图 7-1
正常眼象（左）

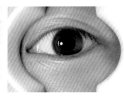

彩图 7-1
正常眼象（右）

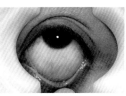

彩图 7-2
气虚眼象（左）

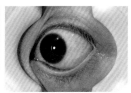

彩图 7-2
气虚眼象（右）

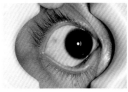

彩图 7-3
血虚眼象（左）

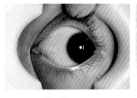

彩图 7-3
血虚眼象（右）

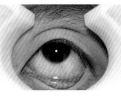

彩图 7-4
阴虚眼象（左）

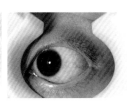

彩图 7-4
阴虚眼象（右）

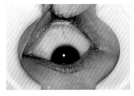

彩图 7-5
阳虚眼象（左）

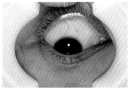

彩图 7-5
阳虚眼象（右）

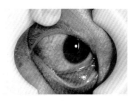

彩图 7-6
血热眼象（左）

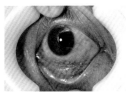

彩图 7-6
血热眼象（右）

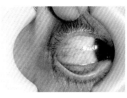

彩图 7-7
湿证眼象（左）

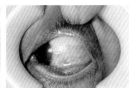

彩图 7-7
湿证眼象（右）

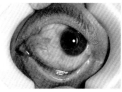

彩图 7-8
湿热眼象（左）

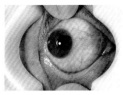

彩图 7-8
湿热眼象（右）

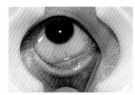

彩图 7-9
寒湿眼象（左）

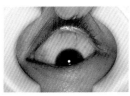

彩图 7-9
寒湿眼象（右）

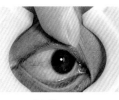

彩图 7-10
气滞眼象（左）

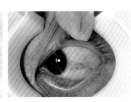

彩图 7-10
气滞眼象（右）

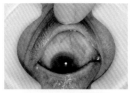 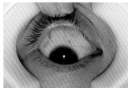 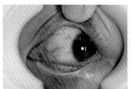 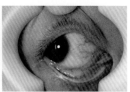

彩图 7-11 血瘀眼象（左）　　彩图 7-11 血瘀眼象（右）　　彩图 7-12 心火亢盛眼象（左）　　彩图 7-12 心火亢盛眼象（右）

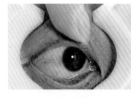 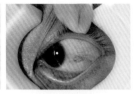 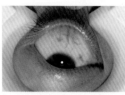 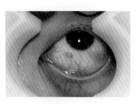

彩图 7-13 肝郁气滞眼象（左）　　彩图 7-13 肝郁气滞眼象（右）　　彩图 7-14 气滞血瘀眼象（左）　　彩图 7-14 气滞血瘀眼象（右）

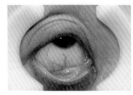 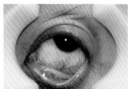 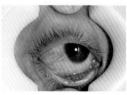 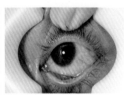

彩图 7-15 胃肠气滞眼象（左）　　彩图 7-15 胃肠气滞眼象（右）　　彩图 7-16 肝火炽盛眼象（左）　　彩图 7-16 肝火炽盛眼象（右）

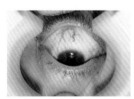 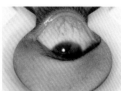 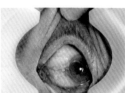 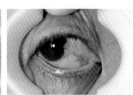

彩图 7-17 头痛眼象（左）　　彩图 7-17 头痛眼象（右）　　彩图 7-18 高脂血症眼象（左）　　彩图 7-18 高脂血症眼象（右）

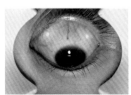 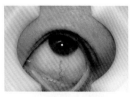

彩图 7-19 甲状腺结节、乳腺结节、子宫肌瘤眼象（左）　　彩图 7-19 甲状腺结节、乳腺结节、子宫肌瘤眼象（右）

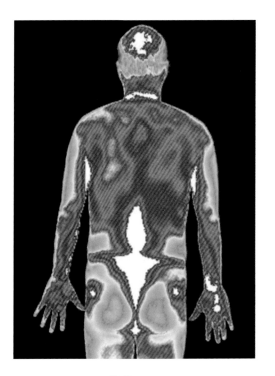

彩图 16-1
头后部秃顶的红外热图

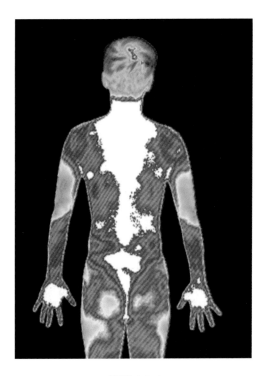

彩图 16-2
头后部头发稀疏的红外热图

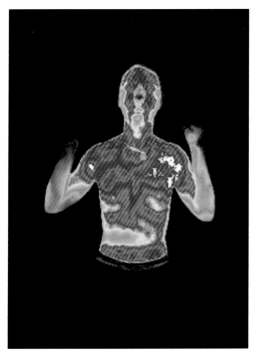

彩图 16-3
颈部的异常热图

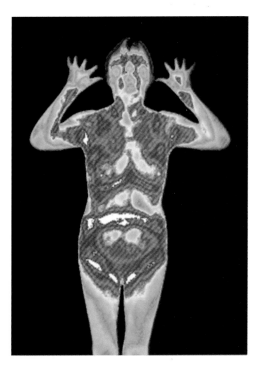

彩图 16-4
V 领衣服的红外热图

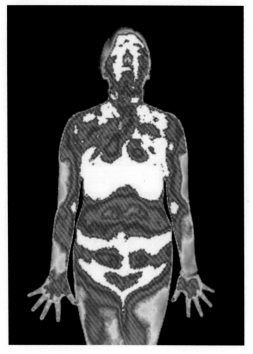

彩图 16-5
乳腺胸罩留下的积存热图

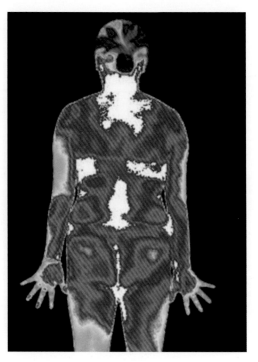

彩图 16-6
腰带过紧引起的积存热图

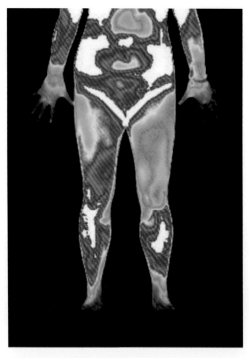

彩图 16-7
双腿不对称热图 1

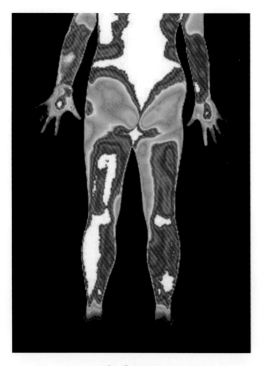

彩图 16-8
双腿不对称热图 2

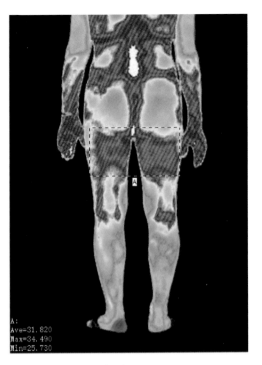

彩图 16-9
后臀部的积存热图

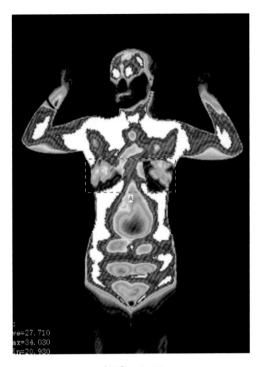

彩图 16-10
贴敷的异常热图

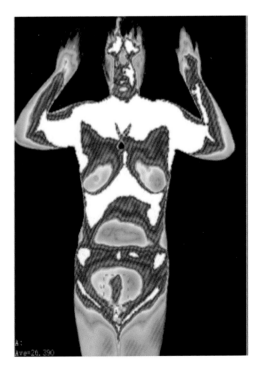

彩图 16-11
疤痕热图

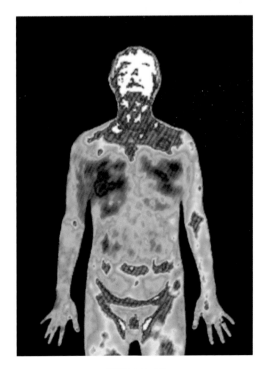

彩图 16-12
汗点热图

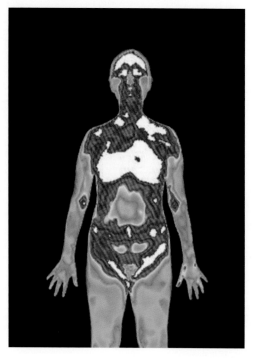

彩图 16-13
哺乳期的高代谢热图

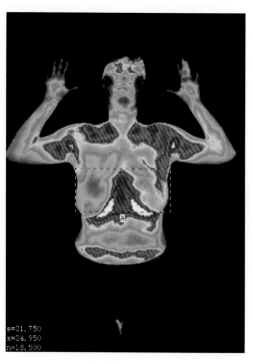

彩图 16-14
乳房不对称热图

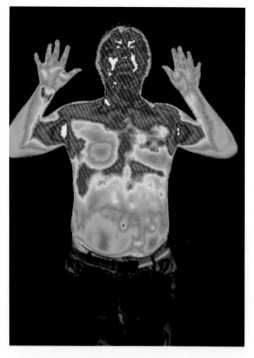

彩图 16-15
胸肌发育不对称的代谢热图

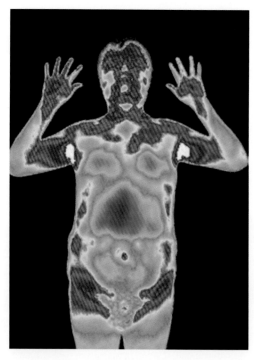

彩图 16-16
脂肪堆积热图

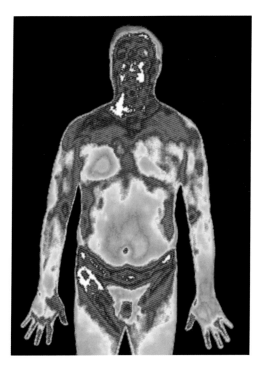

彩图 16-17
左利手热图

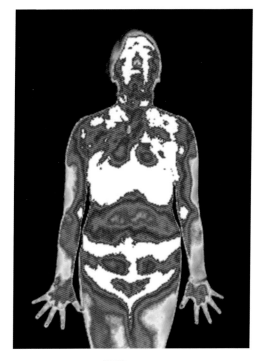

彩图 16-18
右利手热图